# 局部与腧穴解剖学

JUBU YU SHUXUE JIEPOUXUE

姜国华　徐国成　主编

全国高等学校『十二五』医学规划教材

（供中医·中西医临床·针灸·推拿·康复·护理等专业用）

高等教育出版社·北京




主　编　姜国华　徐国成

副主编　汪建民　李新华　武煜明　罗亚非

　　　　梁栋阳　申国明　张文光

编者（以姓氏笔画为序）

| | | | |
|---|---|---|---|
| 王吉锡 | 黑龙江中医药大学 | 邰浩清 | 南京中医药大学 |
| 王怀福 | 河北医科大学 | 武煜明 | 云南中医学院 |
| 王野成 | 长春中医药大学 | 罗亚非 | 贵阳中医学院 |
| 牛晓军 | 山西中医学院 | 赵　伟 | 天津中医药大学 |
| 申国明 | 安徽中医药大学 | 赵学纲 | 山东中医药大学 |
| 任恩发 | 北京中医药大学 | 姜国华 | 黑龙江中医药大学 |
| 关建军 | 陕西中医学院 | 徐国成 | 中国医科大学 |
| 李新华 | 湖南中医药大学 | 梁明康 | 广西中医药大学 |
| 汪建民 | 江西中医药大学 | 梁栋阳 | 辽宁中医药大学 |
| 张力华 | 成都中医药大学 | 韩永明 | 湖北中医药大学 |
| 张文光 | 福建中医药大学 | 游言文 | 河南中医学院 |
| 张跃明 | 浙江中医药大学 | 黎　晖 | 广州中医药大学 |
| 陈彦文 | 甘肃中医学院 | 颜　玲 | 湖北民族学院 |
| 邵水金 | 上海中医药大学 | | |

主审　杨茂有　长春中医药大学

内容提要

本书内容共9章，包括上肢、下肢、头部、颈部、胸部、腹部、盆部、会阴、脊柱区等部分。采用言简意赅、点到为止的简洁描述，力求做到层次分明、重点突出、通俗易懂；采用层次解剖法和断面解剖法描述腧穴，研究穴位与层次血管、神经、肌肉的立体配布，以便正确反映针刺自然层次，呈现出立体视图。本书可供高等中医药院校中医专业、中西医临床专业，及针灸、推拿、康复、护理等专业使用，同时也可供针灸、按摩、功法、武术等工作者和科研人员参考。

**图书在版编目（CIP）数据**

局部与腧穴解剖学／姜国华，徐国成主编. --北京：高等教育出版社，2015.1（2016.12重印）
ISBN 978-7-04-041464-6

Ⅰ. ①局… Ⅱ. ①姜… ②徐… Ⅲ. ①局部解剖学－高等学校－教材②俞穴（五腧）－人体解剖学－高等学校－教材 Ⅳ. ①R323②R224.2

中国版本图书馆CIP数据核字（2014）第260468号

策划编辑 李光跃　　责任编辑 李光跃　　封面设计 赵 阳　　责任印制 毛斯璐

出版发行 高等教育出版社
社　　址 北京市西城区德外大街4号
邮政编码 100120
印　　刷 三河市骏杰印刷有限公司
开　　本 889mm×1194mm 1/16
印　　张 18.5
字　　数 530千字
购书热线 010-58581118
咨询电话 400-810-0598
网　　址 http://www.hep.edu.cn
　　　　 http://www.hep.com.cn
网上订购 http://www.landraco.com
　　　　 http://www.landraco.com.cn
版　　次 2015年1月第1版
印　　次 2016年12月第2次印刷
定　　价 37.00元


物 料 号 41464-00

# 前 言

《局部与腧穴解剖学》是一部以局部解剖学为纲，按照人体部位将腧穴学有机结合的跨学科教材，体现出中西医与基础医学理论知识相结合，临床应用与基础教学相结合的特点。针灸是中医临床工作的重要方法与手段，在中华民族的延续中起着重要的作用。近代对针灸的研究，多数从穴位入手，而穴位的形态学基础首先引起人们的关注，不同穴位都有不同的解剖结构，针刺穴位予以不同的深度、方向、角度所涉及的解剖结构又各有差异。从临床工作实际出发，对全身穴位进行解剖观察，并加以具体描绘和解说是减少针刺医疗事故的有效解决方法，是中医学生建立科学化学科体系的必由之路。目前，国内外有关腧穴解剖学方面的教材较少，本书编写队伍由多年从事一线教学和临床的人员组成，采用层次解剖法和断面解剖法描述腧穴，研究穴位与层次血管、神经、肌肉的立体配布，以便正确反映针刺自然层次，呈现出立体视图。

本书共分九章，分别为上肢、下肢、头部、颈部、胸部、腹部、盆部、会阴、脊柱区，全书图文并茂，深入浅出、全面系统地加以叙述。本书供各高等中医药院校学生使用，同时也可供从事针灸、按摩、功法、武术等工作者和科研人员参考。

当今，传统针灸学和现代科学相互结合，不断向广度、深度推进。我们的经验和学术水平有限，难免有不足之处，敬请读者不吝赐教。

姜国华　徐国成

2014年7月

# 目 录

## 第二章　下肢

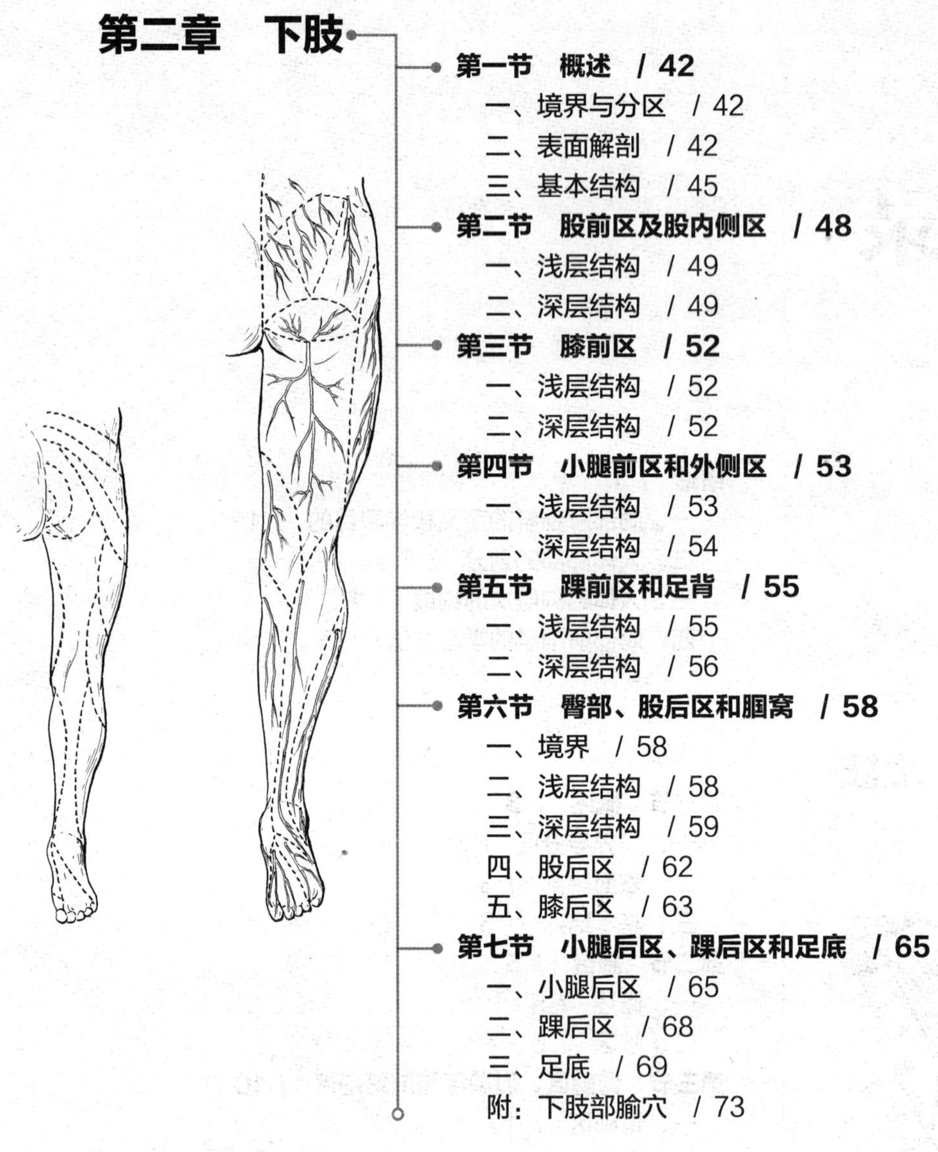



## 第三章　头部

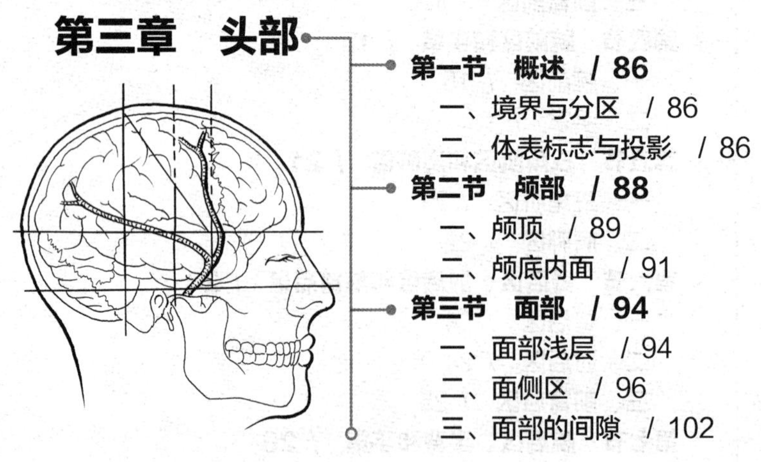

## 第四章　颈部

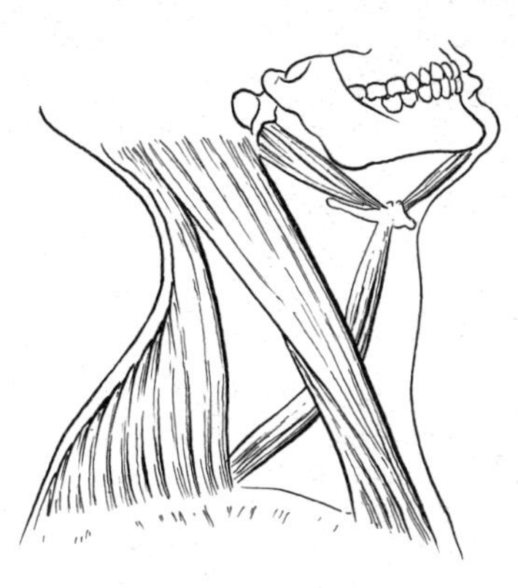



## 第五章　胸部

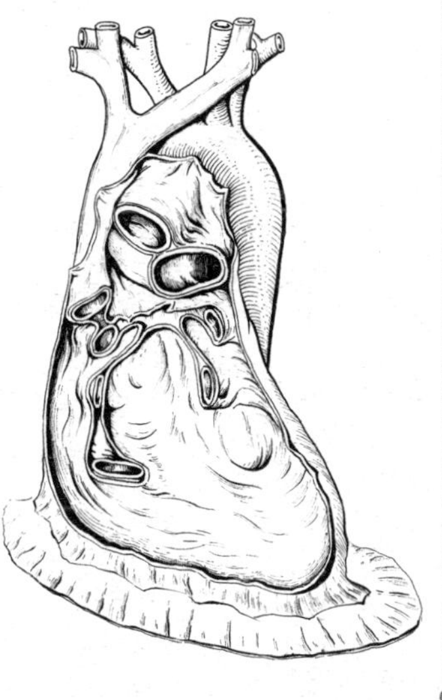



## 第六章　腹部

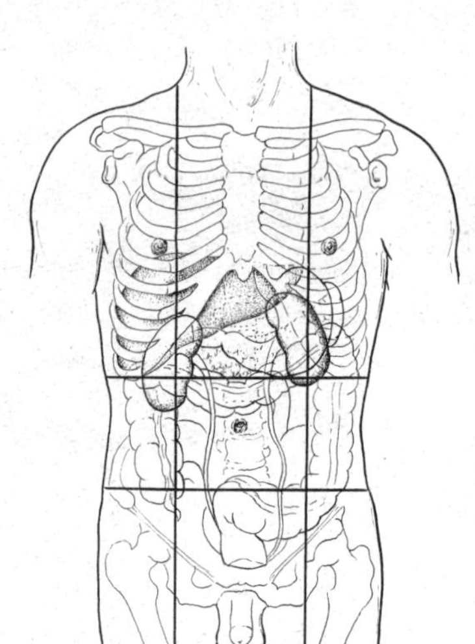

## 第七章　盆部



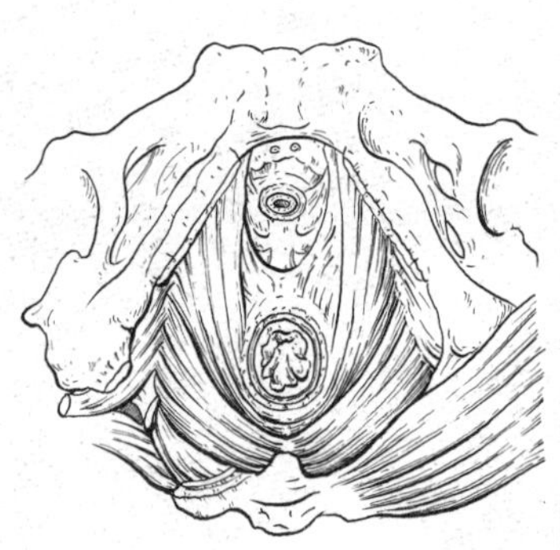

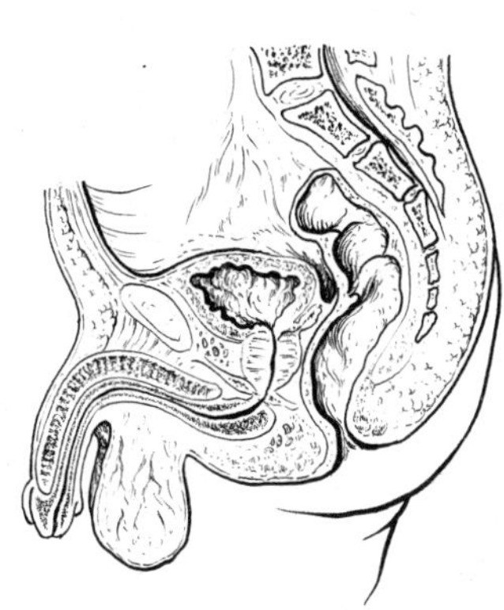



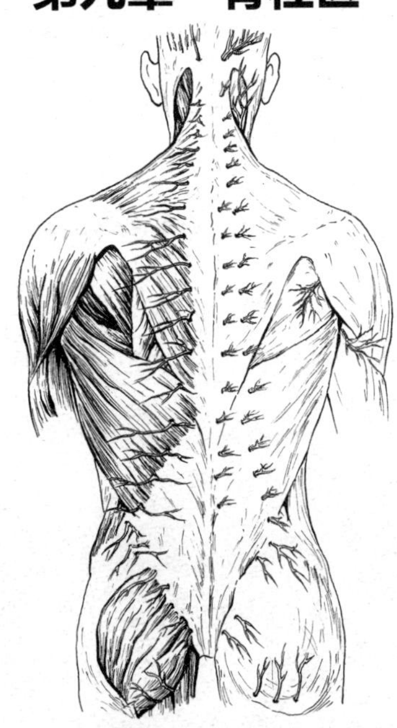

# 绪 论

## 一、局部解剖学的定义和学习目的

局部解剖学是在系统解剖学的基础上，着重研究人体各局部由浅入深的组成结构、形态特点及其层次和毗邻关系的解剖学。它是解剖学的分科之一。是基础医学与临床医学之间的桥梁课程。

局部解剖学的目的和任务是，明确人体各局部内器官的数目、器官间的关系及器官的内部关系，以求获得正确的结论，确立正确的处理路线和原则。

## 二、人体局部的划分

1. 自然划分　人体可自然地划分为 8 个局部，即头部、颈部、胸部、腹部、盆部、脊柱区、上肢和下肢。

2. 人为划分　为有利于研究各局部器官间的关系，可将八大局部根据其组成特点进一步划分若干小的局部，最小的局部即一器官所占据的局部，即器官的局部解剖。

## 三、人体结构层次的构成

1. 皮肤　被覆体表，由上皮构成的表皮和由致密的结缔组织构成的真皮所组成。皮肤各部厚薄不一,一般规律是，腹侧（屈侧）面薄，背侧（伸侧）面厚。

2. 浅筋膜　位于皮下，又称皮下组织或皮下脂肪，由含有脂肪的疏松结缔组织构成，配布于全身。浅动脉、浅静脉、浅淋巴管和皮神经行于其中。

3. 深筋膜　位于浅筋膜深面，又称固有筋膜，主要由致密结缔组织构成，包被于体壁和四肢肌的表面。可形成肌间隔、血管神经鞘和筋膜鞘等结构。

4. 肌　由肌腹和肌腱构成，肌腹由肌纤维构成，具有收缩功能。肌包括分布于躯干及四肢的骨骼肌、分布于内脏器官的平滑肌和特有的心肌。

5. 体腔　包括胸膜腔、心包腔和腹膜腔等，由脏、壁两层浆膜折返形成。

6. 内脏　包括中空性器官和实质性器官。中空性器官借孔道与外界相通。实质性器官包有结缔组织被膜或浆膜。

## 四、局部解剖学的学习方法

1. 理论指导下的解剖实践

学习局部解剖学要遵循理论联系实践的原则，在学习局部解剖学时应将理论知识和实际解剖、标本观察、活体触摸有机地结合起来，通过实践去验证所学习的内容。

2. 立足局部、综观整体

人体是一个统一的整体，任何器官或局部都是整体不可分割的一部分。既要重视对局部区域的研究，又要从整体的角度认识个别器官或局部。

3. 与临床知识紧密结合，注重能力的锻炼

局部解剖学是临床学科的桥梁，它是临床医学，特别是骨伤学、针灸推拿学、康复医学等学科的重要基础学科。用局部解剖学的理论来解决有关临床问题，为以后的临床工作和科研工作奠定基础。

# 第一章　上肢

## 第一节　概述

上肢与下肢相比，人类的上肢运动灵活，骨骼小而轻，关节灵活，肌肉数目众多，排列复杂。

### 一、境界与分区

上肢upper limbs通过肩部与颈部、胸部和背部相连接。以三角肌前、后缘上份与腋前、后襞下缘中点连线与胸、背部为界。其与颈部的界限是锁骨上缘外1/3和肩峰至第7颈椎棘突的连线。按部位，可将上肢分为肩、臂、肘、前臂和手部。肩部和手部分为三区，其余各部分为前、后两区。

### 二、表面解剖

（一）体表标志

1. 肩部　该部位于肩关节的上方，其外侧端连接肩峰acromion，沿肩峰向后内可摸到肩胛冈spineof scapula。在锁骨clavicle外、中1/3交界的下方的锁骨下窝处，向后外可触及喙突coracoid process。肩峰的下外方为肱骨大结节。三角肌前、后缘当臂外展时，尤为明显。腋前、后襞为腋窝的前、后界。

2. 臂部　前区可见肱二头肌biceps brachii隆起，其两侧的浅沟，分别称肱二头肌内、外侧沟medial,lateral bicipital groove。在肱二头肌内侧沟内可摸到肱动脉的搏动。肱二头肌外侧沟有头静脉通过。三角肌粗隆deltoid tuberosity位于臂中份的外侧。

3. 肘部　肱骨内、外上髁internal,external epicondyle of humerus是肘部两侧的高点，后方有鹰嘴olecranon。外上髁下方皮肤凹陷处，可触及桡骨头。屈肘时，于肘前方可扪到肱二头肌腱。腱两侧凹陷为肘前内、外侧沟，向上分别与肱二头肌内、外侧沟相续。

4. 手部　腕部桡侧可摸到桡骨茎突，尺侧偏后方可见尺骨头，其远侧的突起为尺骨茎突。手掌的中部呈尖朝向近侧的三角形凹陷，称为掌心palm，其两侧的隆起分别为鱼际thenar eminence和小鱼际hypothenar eminence。

（二）对比关系

在正常时，肩峰、肱骨大结节和喙突，三者间呈一等腰三角形。屈肘时，肱骨内、外上髁与鹰嘴，也为一等腰三角形。当肩、肘关节脱位时，可以改变这种正常关系。检查时应与健侧进行比较。

（三）上肢轴线及提携角

经过肱骨头、肱骨小头和尺骨头中心的连线称上肢轴线。通过肱骨纵轴的线称臂轴arm axle。与尺骨长轴相一致的线称前臂轴forearm axle（图1-1）。

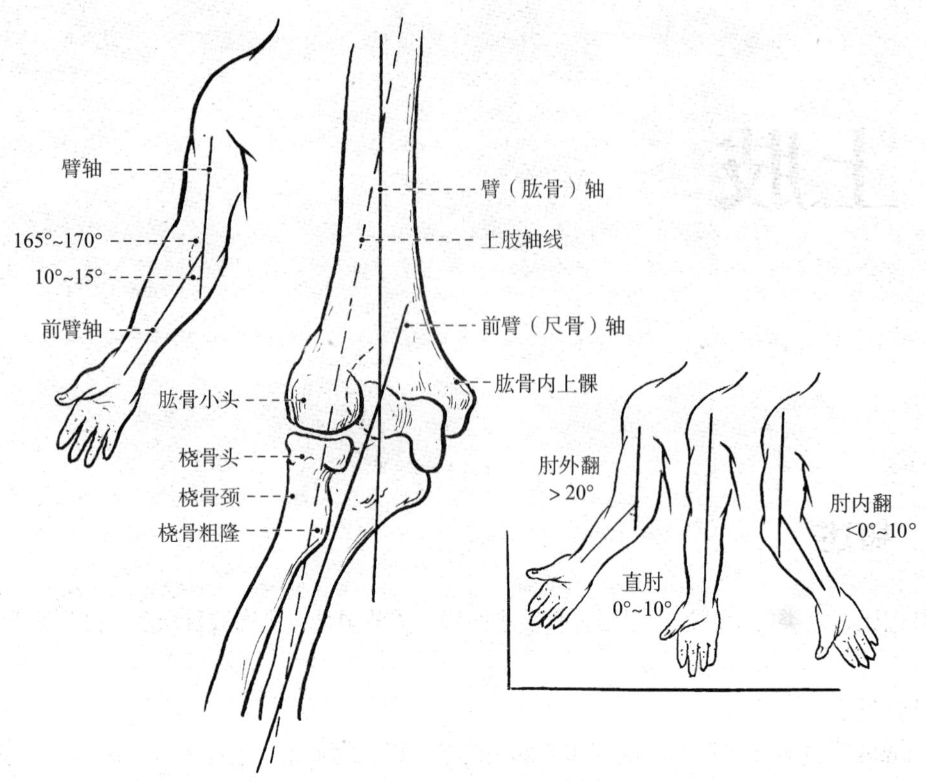


图1-1　上肢轴线及提携角

臂轴与前臂轴构成向外侧开放的165°~170°角，其补角为10°~15°，此角即提携角carrying angle，又称肘外偏角。此角若>20°为肘外翻cubitus valgus；0°~10°时为直肘；若<0°~10°时为肘内翻cubitus varus。

（四）体表投影

1. 上肢动脉干的投影

（1）腋动脉axillary artery及肱动脉brachial artery　上肢向外展90°，掌心向上，从锁骨中点至肘前横纹中点远侧2 cm处的连线，此线上1/3段为腋动脉，下2/3段为肱动脉的投影。大圆肌下缘为两动脉的分界标志。

（2）桡、尺动脉radial, ulnar artery　从肘前横纹的中点远侧2 cm处，分别至桡骨茎突前方和豌豆骨桡侧的连线，为桡、尺动脉的投影（图1-2）。

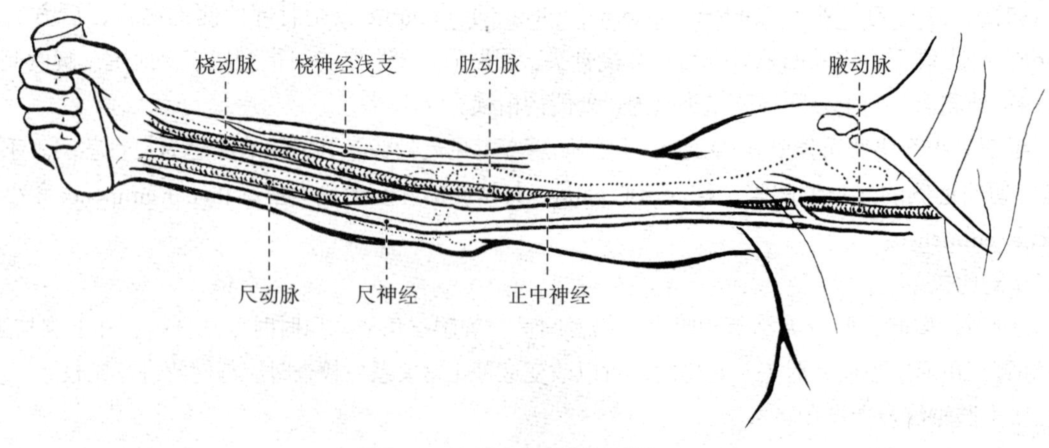


图1-2　上肢动脉及神经干的投影

2. 上肢三大神经干的投影

（1）正中神经 median nerve　正中神经在臂部行径与肱动脉相同；在前臂自肱骨内、外上髁间线中点稍内侧，至腕掌横纹中点的连线。

（2）尺神经 ulnar nerve　尺神经自腋窝顶，经肱骨内上髁与鹰嘴之间。在前臂为从肱骨内上髁与鹰嘴连线中点至豌豆骨桡侧缘的连线。

（3）桡神经 radial nerve　桡神经从腋后襞下缘外侧与臂相交处，经肱骨后方，至肱骨外上髁的连线。

## 三、基本结构

上肢的基本结构为浅、深两部分。浅层包括皮肤和浅筋膜，内有皮神经、浅静脉、浅淋巴管及淋巴结等。深层以骨为支架，关节为枢纽，肌肉按关节运动轴的方位分群、分层排列。深筋膜包绕肌肉并形成肌间隔连于骨膜，构成骨筋膜鞘，血管和神经在其间穿行。

（一）浅层结构

1. 皮肤　上肢各部的皮肤厚薄不同，一般伸侧厚于屈侧，但手掌例外。手掌皮肤无毛，汗腺较多。

2. 浅筋膜　上肢各部的浅筋膜厚薄不同。内有皮神经、浅血管、浅淋巴管及浅淋巴结等。

（1）皮神经　一般分布于浅静脉干的浅层，其分布有二种：①干线型：呈节段分布，臂、前臂及手的桡侧半，由近及远为第5~7颈神经前支；其尺侧半，由远到近分别为第8颈神经和第1、2胸神经前支。②弥散型：即按组成的皮神经分布在一定的皮肤区域。以上二种分布方式均有重叠现象，彼此起代偿作用，对体表定位诊断及牵涉性疼痛的识别有一定临床应用意义。

（2）浅静脉　上肢浅静脉主要分为头静脉 cephalic vein 与贵要静脉 basilic vein。分别起自手背静脉网的桡侧与尺侧，经前臂至肘窝，以各种形式彼此吻合，并与深静脉有交通支，贵要静脉于臂中份穿深筋膜汇入腋静脉或肱静脉；头静脉经三角肌胸大肌间沟入深筋膜，至锁骨下窝处穿锁胸筋膜汇入腋静脉或锁骨下静脉。当腋、肱静脉因故受阻时，头静脉即是上肢深静脉血经浅静脉回流的重要侧支途径。

（3）浅淋巴管　一般与浅静脉伴行，尺侧半的浅淋巴管伴贵要静脉上行，注入肘浅淋巴结，桡侧半的浅淋巴管与头静脉伴行，经锁骨下淋巴结注入腋淋巴结。当上肢浅静脉受阻时，浅淋巴管可部分代偿体液的回流。

（二）深层结构

上肢各部深筋膜互相延续，包绕肌肉及血管神经，分隔肌群，形成肌间隔、骨筋膜鞘和血管神经鞘，以及深筋膜增厚形成支持带，对肌肉、肌腱和肌群起支持和约束作用。

# 第二节　腋区

## 一、概述

腋区位于肩关节下方，臂上段和胸前外侧壁上部之间。当上肢外展时，向上呈穹窿形状的皮肤凹陷，称腋窝（axillary fossa）。可分为一顶、一底及四壁。

## 二、腋区

（一）腋窝axillar fossa的构成

1. 顶　是腋窝上口，由第1肋、肩胛骨上缘及锁骨中段围成，向上与颈根部相交通（图1-3）。

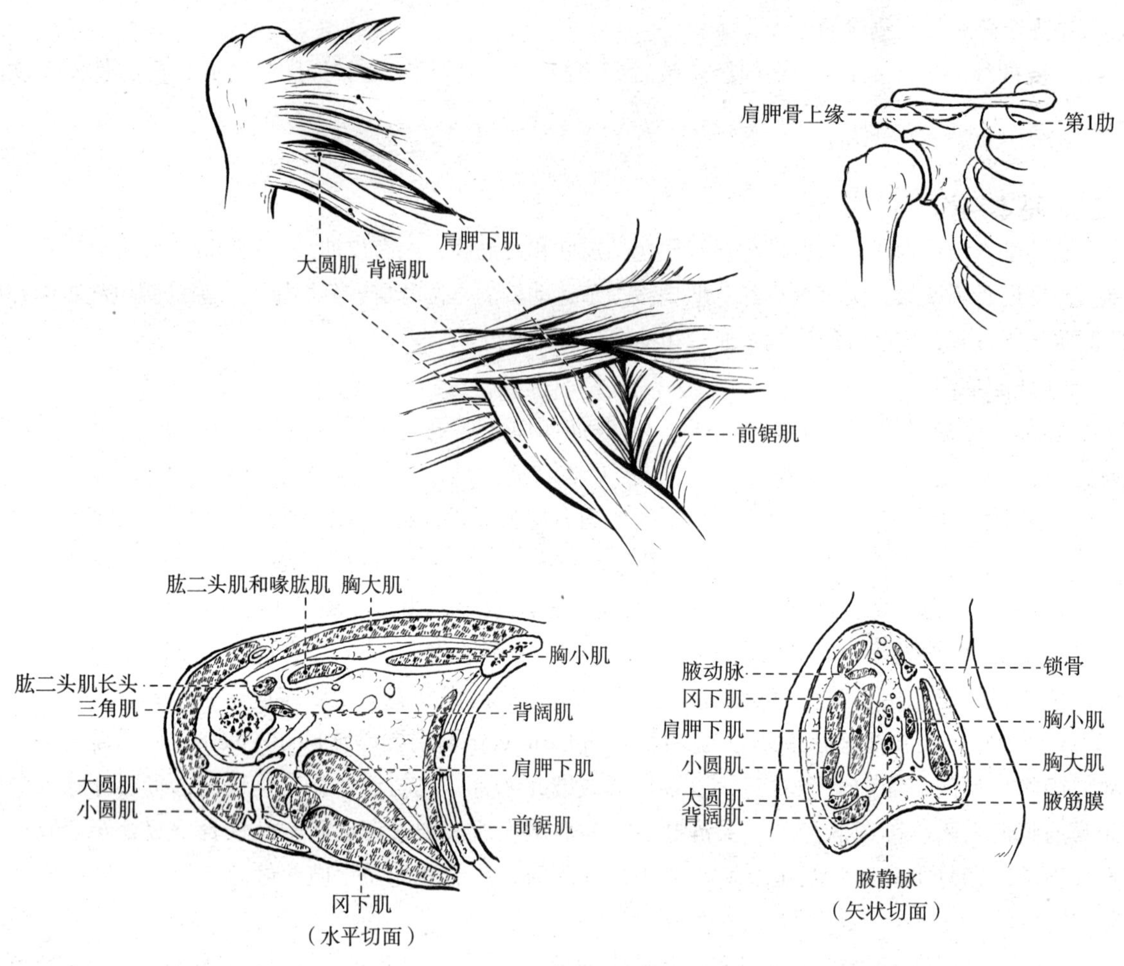


图1-3　腋窝的构成

2. 底　由腋窝皮肤、浅筋膜及腋筋膜封闭。皮肤较薄，成人生有腋毛，并有大量皮脂腺及大汗腺。皮肤借纤维隔与腋筋膜相连。浅筋膜内有数个腋浅淋巴结，收纳上肢、胸壁及乳房的浅淋巴，其输出管穿腋筋膜注入腋深淋巴结。腋筋膜与腋窝各壁的筋膜相延续，其中央部薄弱，且有皮神经、浅血管及淋巴管穿过，而呈筛状故名筛状筋膜cribriform fascia。

3. 四壁　有前、后壁和内、外侧壁。

（1）前壁　由皮肤、浅筋膜、胸大肌、胸小肌、锁骨下肌及其筋膜所构成。锁胸筋膜呈三角形，位于锁骨下肌、胸小肌和喙突之间。胸小肌下缘以下的筋膜，连于腋筋膜，称腋悬韧带suspensory ligament of axilla。胸大、小肌筋膜之间的蜂窝组织，称胸肌间隙（图1-4）。

（2）后壁　由肩胛下肌、大圆肌、背阔肌与肩胛骨组成。由于肱三头肌长头穿行于大圆肌和小圆肌、肩胛下肌之间，在此处形成了外侧的四边孔，位于肱三头肌长头与肱骨外科颈之间，有腋神经及旋肱后血管通过；内侧的三边孔有旋肩胛血管通过（图1-5）。

（3）内侧壁　由上4肋及肋间肌、前锯肌构成。胸外侧血管及胸长神经分别沿腋中线前、后行于前锯肌表面。胸长神经支配前锯肌，胸肌淋巴结沿血管、神经周围排列。

（4）外侧壁　由肱骨的结节间沟、喙肱肌及肱二头肌长、短头构成。

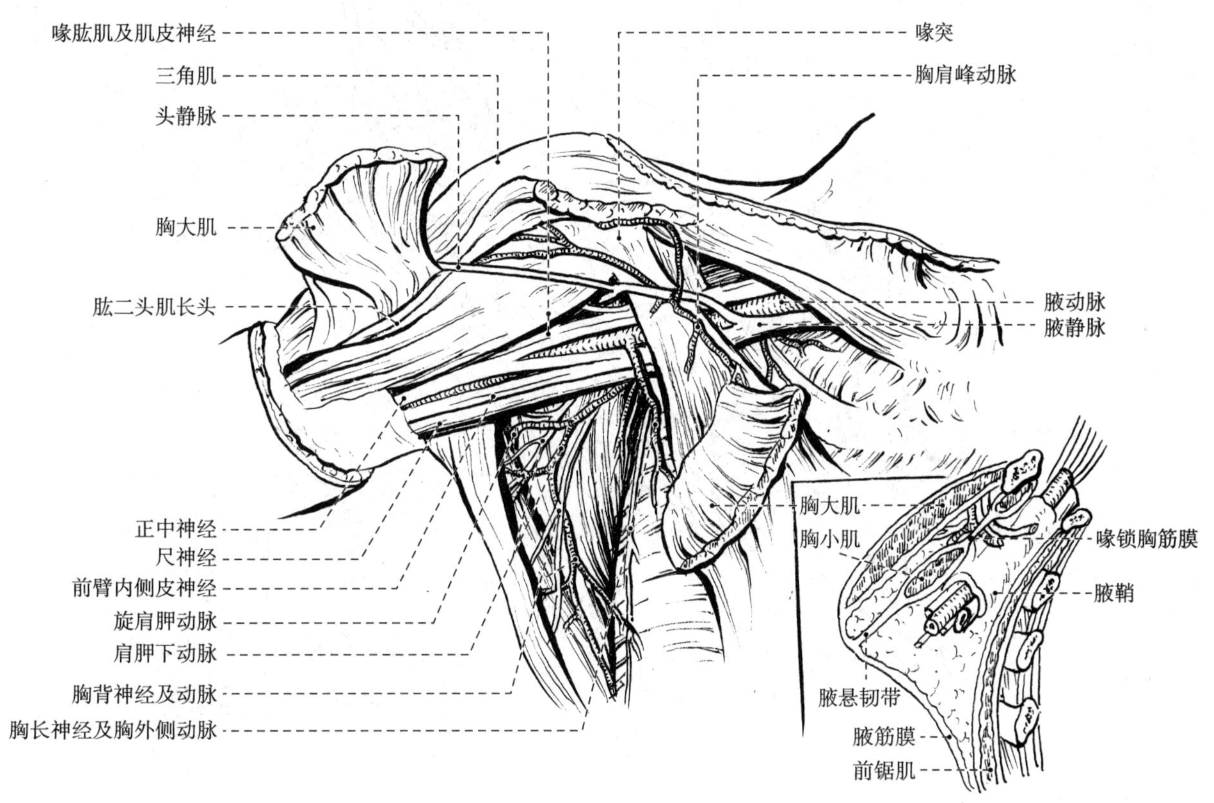

图1-4 腋窝前壁

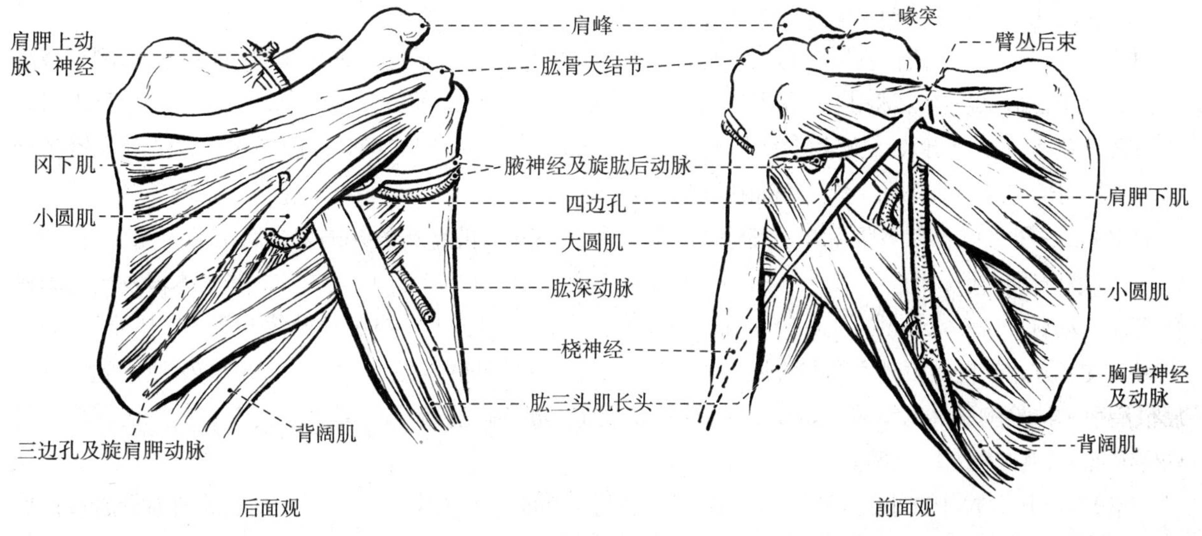

图1-5 腋窝后壁及三边孔和四边孔

（二）腋窝的内容

腋窝主要有腋动脉及其分支、腋静脉及其属支、臂丛及腋淋巴结等重要结构。以腋动脉为中心，借以识别腋窝内各结构的毗邻关系。腋动、静脉和臂丛，经腋窝上口出入腋窝，斜向下外。当上肢下垂时，在腋动脉的前内为腋静脉，后为臂丛的股和束。当上肢外展时，腋静脉在前，动脉居中，臂丛在后方。腋淋巴管位于腋窝蜂窝组织中（图1-6）。

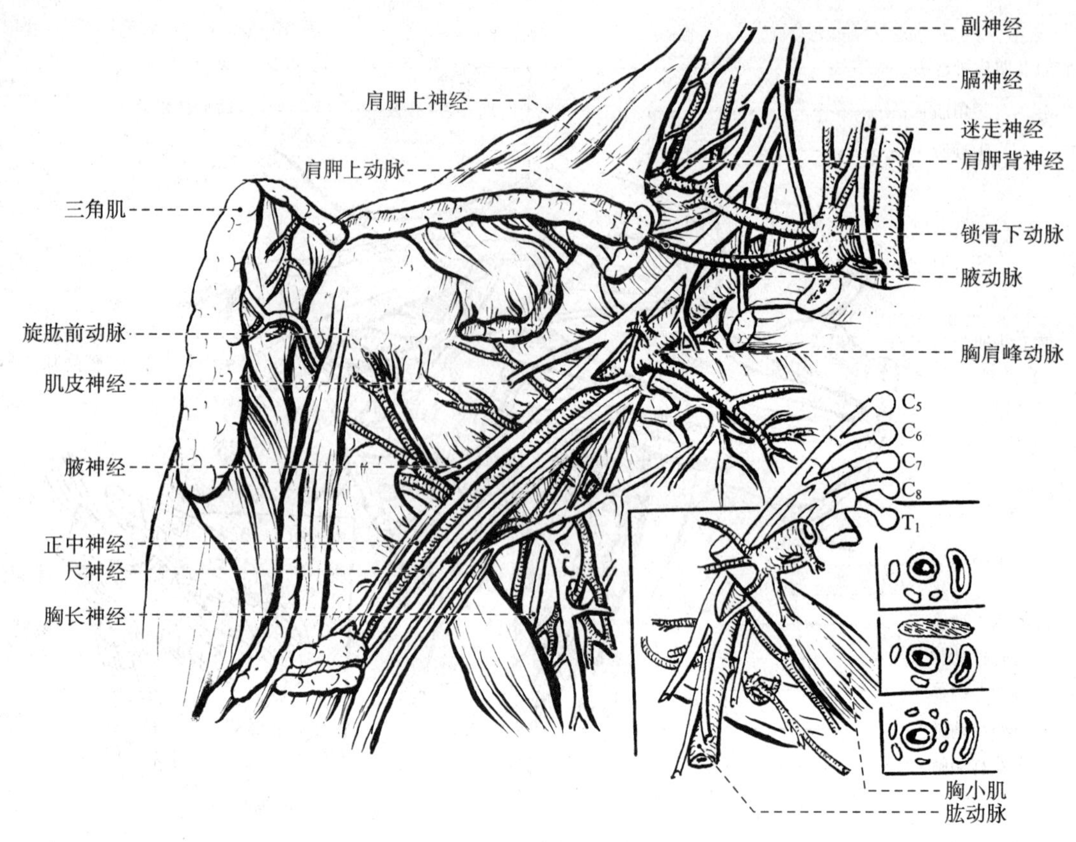


图1-6　腋窝内容及臂丛组成

1. 腋动脉 axillary artery　以胸小肌为标志，将腋动脉分为3段。

（1）第1段　位于锁骨胸肌三角内，是腋动脉从第1肋外侧缘至胸小肌上缘的一段。其内侧有腋静脉、腋尖淋巴结以及腋动脉第1段发出的胸上动脉与其伴行静脉。前方有胸大肌及其筋膜、锁骨下肌及锁胸筋膜遮盖，以及出入锁胸筋膜的头静脉、胸肩峰血管及胸外侧神经等。后外方与臂丛各束紧密相邻，还有胸长神经、前锯肌、第1肋间隙等。

（2）第2段　位于胸小肌后方。其外侧、后方和内侧分别被臂丛的外侧束、后束及内侧束所包绕；臂丛后方为肩胛下肌；前方有胸大、小肌及其筋膜遮盖；腋静脉伴行于腋动脉的内侧。本段发出胸肩峰及胸外侧动脉 thoracoacromial, lateral thoracic artery。胸外侧动脉（起自腋动脉第1段）与其伴行静脉，于腋中线前方，在前锯肌外面沿胸小肌下缘走行。胸长神经于腋中线后方下行，支配前锯肌。施行乳腺癌根治手术清除胸肌淋巴结时，如损伤胸长神经，则前锯肌瘫痪，患肢不能高举过头；前推时，肩胛骨内侧缘翘起，称“翼状肩胛”。

（3）第3段　位于胸小肌下缘与大圆肌下缘之间。其前方有正中神经内侧根及旋肱前血管越过；后方有桡神经、腋神经及旋肱后血管。该段发出旋肱前、后动脉及肩胛下动脉。腋动脉第3段位置表浅，仅覆以皮肤及浅、深筋膜，易于暴露。

肩胛下动脉 subscapular artery　平肩胛下肌下缘起自腋动脉第3段；与旋肱后动脉共干起始者在半数以上，其分支为旋肩胛动脉 circumflex scapular artery 与胸背动脉 thoracodorsal artery，后者与胸背神经伴行，沿腋窝后壁中线下降潜入背阔肌。乳腺癌手术清除肩胛下淋巴结时，如损伤胸背神经，会使背阔肌瘫痪。尺、桡神经分别位于肩胛下动脉的前、后方。喙肱肌紧贴腋窝外侧壁，是重要的肌性标志，它与腋动、静脉第3段之间，依次为肌皮神经、正中神经及其内、外侧根以及尺神经等，它们一般呈“M”型结合，是确认此三大神经的标志。

2. 腋静脉　位于腋动脉的内侧。两者之间的前方有臂及前臂内侧皮神经，后方为尺神经。

3. 臂丛 brachial plexus　臂丛由3个束所组成，分为5大终支，其锁骨上部，又称颈部，由第5、6颈神经前支合成上干 superior trunk，第7颈神经前支为中干 middle trunk，第8颈神经前支和第1胸神经前支合成下干 inferior trunk；三干均分为前、后股 anterior, posterior division。锁骨下部由三个后股合成后束 posterior，上、中干的前股合成外侧束 lateral cord，下干的前股为内侧束 medial cord。三个束先位于腋动脉第1段的后外侧，继而列于腋动脉第2段的内、外侧及后方；在腋动脉第3段周围分为5大终支。

4. 腋鞘 axillary sheath 及腋窝蜂窝组织　腋鞘亦称颈腋管，由椎前筋膜延续包绕腋血管及臂丛而成。锁骨下臂丛麻醉，需将药液注入此鞘内。腋血管、腋淋巴结和臂丛之间，充填有疏松结缔组织，并沿血管、神经束鞘与邻近各区相交通。向上经腋鞘达颈根部；远侧通臂前、后区；向后经三边孔 trilateral foramen、四边孔 quadrilateral foramen 分别与肩胛区、三角区相交通；向前通胸肌间隙；穿筛筋膜与腋窝皮下组织相通。因此，这些区域的感染可互相蔓延。

5. 腋淋巴结　收纳上肢、部分胸壁和乳房的淋巴。按其排列一般分五群（图1-7）。

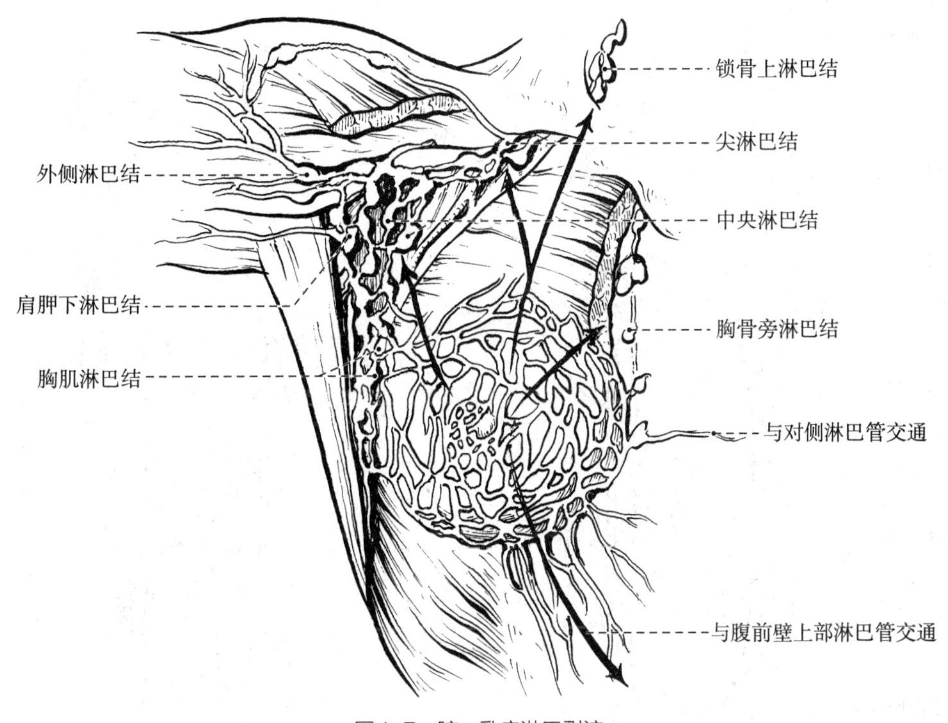


图1-7　腋、乳房淋巴引流

（1）外侧淋巴结　沿腋静脉外侧段排列，收纳上肢的淋巴，其输出管注入中央及尖淋巴结；部分入锁骨上淋巴结。

（2）胸肌淋巴结　位于胸小肌下缘，沿胸外侧血管及胸长神经排列，收纳乳房外2/3，胸前外侧壁及脐以上腹前壁的淋巴，输出管注入中央淋巴结和尖淋巴结。

（3）肩胛下淋巴结　沿肩胛下血管、胸背神经排列，收纳肩胛区及背部的淋巴，输出管注入尖淋巴结。

（4）中央淋巴结　是最大的一群，位于腋血管、胸外侧血管及肩胛下血管三者之间的蜂窝组织中。收纳上述胸肌、肩胛下和外侧淋巴结3群淋巴，其输出管注入尖淋巴结。

（5）尖淋巴结　位于腋血管内侧段周围，收纳其他各群腋淋巴结的淋巴，其输出管合成锁骨下干，右侧注入右静脉角或右淋巴导管；左侧多入胸导管。

# 第三节　臂前区、肘前区和前臂前区

## 一、臂前区

### （一）浅层结构

臂前区皮肤较薄而有移动性，尤以臂内侧皮肤无毛且富有弹性，皮动脉多。浅筋膜薄而疏松。分布的皮神经有3条，臂内侧为肋间臂神经和臂内侧皮神经，外侧为臂外侧皮神经。在肱二头肌内侧沟的下半，有贵要静脉及前臂内侧皮神经，二者在臂中部出入深筋膜。贵要静脉注入肱静脉或于深筋膜深方向上注入腋静脉。在肱二头肌外侧沟下部有头静脉及前臂外侧皮神经（图1-8）。

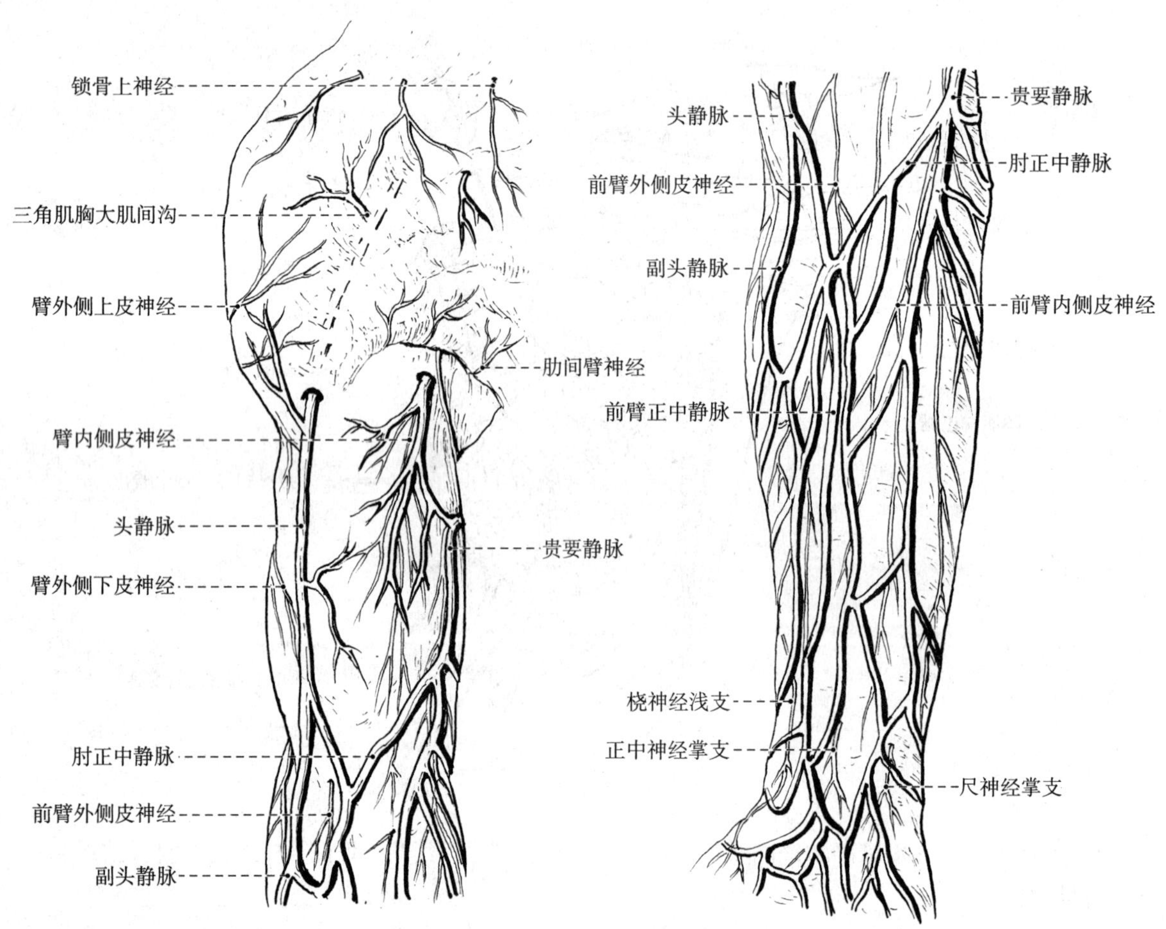


图1-8　上肢浅静脉及皮神经（前面观）

### （二）深层结构

1．深筋膜与骨筋膜鞘　臂部的筋膜称臂筋膜。臂前区的深筋膜较薄，可见许多横行纤维，深筋膜与内、外侧肌间隔intermuscular septum和肱骨骨膜三者围成臂前区骨筋膜鞘，包绕肱二头肌biceps brachii、喙肱肌coracobrachialis和肱肌brachialis。肱肌与肱二头肌间有一筋膜隔。内、外侧肌间隔分隔臂的屈肌和伸肌。三角肌粗隆位于肱骨干中段外侧，其下端约平肱骨中点。喙肱肌的止点在肱骨中点的内侧。肱骨中点的前方为肱肌起点的上缘，后方是桡神经沟（表1-1）。

表1-1 臂部肌

| 肌 群 | 名 称 | 起 点 | 止 点 | 作 用 | 神经及节段 |
|---|---|---|---|---|---|
| 前（屈肌）群 | 肱二头肌 | 长头：肩胛骨盂上粗隆<br>短头：肩胛骨喙突 | 桡骨粗隆 | 屈肘，前臂旋后 | 肌皮神经（C5~7） |
| | 喙肱肌 | 肩胛骨喙突 | 肱骨中份内侧 | 肩关节内收，前屈 | |
| | 肱肌 | 肱骨体下半前面 | 尺骨粗隆 | 屈肘 | |
| 后（伸肌）群 | 肱三头肌 | 长头：肩胛骨盂下粗隆内<br>侧头：肱骨后面（桡神经沟以下）<br>外侧头：肱骨后面（桡神经沟以上） | 尺骨鹰嘴 | 伸肘 | 桡神经（C5~8） |
| | 肘肌 | 肱骨外上髁 | 鹰嘴、尺骨后面上1/4部 | | |

2. 血管与神经

（1）肱动脉brachial artery　肱动脉在大圆肌外侧端下缘处接续腋动脉，与2条肱静脉brachial vein和贵要静脉伴行，在肱二头肌内侧沟中下行至肘窝。3条静脉于大圆肌下缘处汇入腋静脉。肱动脉在肱二头肌内侧沟中先后经过喙肱肌、肱三头肌长头和肱肌的前方。沿途发出3个侧支：①肱深动脉deep brachial起自肱动脉的上端，有2条伴行静脉，并与桡神经伴行，穿肱骨肌（桡神经）管，至臂后区。②尺侧上副动脉superior ulnar collateral artery平肱肌起点处，起自肱动脉，即与尺神经伴行，穿内侧肌间隔，达臂后区。③尺侧下副动脉inferior ulnar collateral artery平肱骨内上髁上方5 cm处，起自肱动脉，分为前、后2支，分别与尺侧返动脉前、后支吻合（图1-9）。

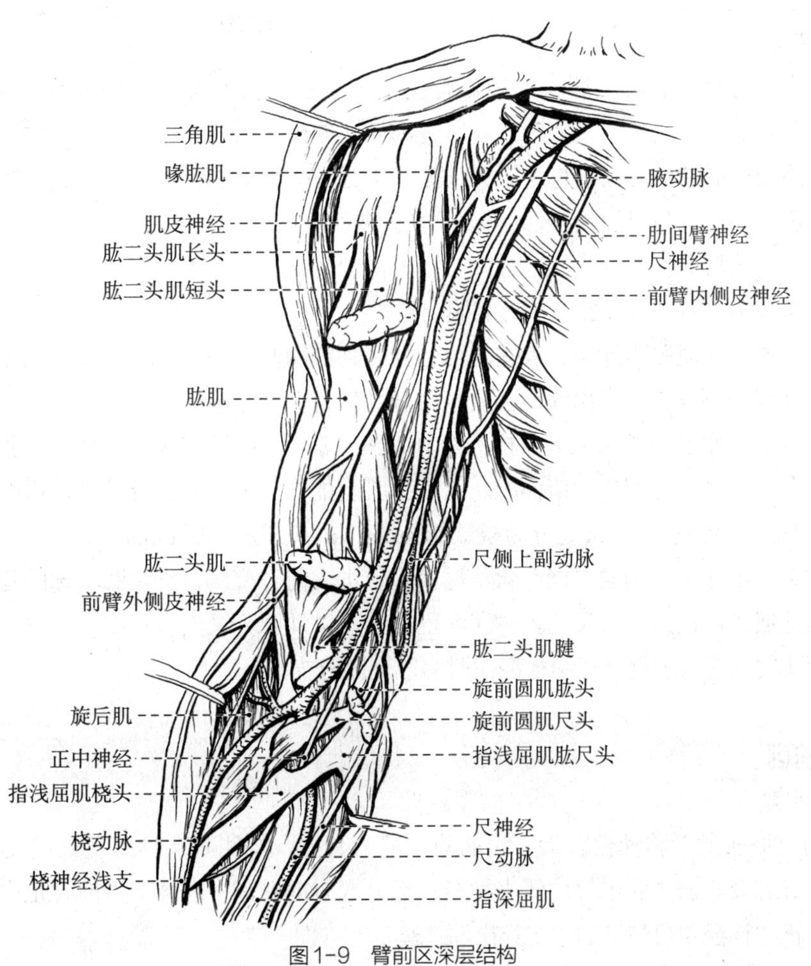


图1-9　臂前区深层结构

（2）正中神经 median nerve　正中神经在臂上部先行于肱动脉的外侧，于臂中部越过肱动脉前方（78.3%），少数经过后方（15.7%），向下行于肱动脉的内侧。

（3）肌皮神经　起自臂丛外侧束，在胸小肌下缘处，先穿喙肱肌，再经肱二头肌与肱肌之间，行向外下方，并发肌支，支配这三块肌肉；其末支从肱二头肌与肱肌之间穿出，于肱二头肌外侧沟下份，穿出深筋膜，改名为前臂外侧皮神经。

（4）桡神经 radial nerve　桡神经在臂中、下1/3交界处穿臂外侧肌间隔，前行至肱肌与肱桡肌之间下行。

（5）尺神经 ulnar nerve　尺神经先行于肱动脉内侧，于臂中部伴尺侧上副动脉穿臂内侧肌间隔至臂后区。

（6）肌皮神经　起自臂丛外侧束。

## 二、肘前区

### （一）浅层结构

肘前区皮肤薄而柔软。浅筋膜疏松，有浅静脉数条和皮神经行于其内。走行于肱二头肌腱外侧的有头静脉和前臂外侧皮神经，走行于肱二头肌腱内侧的有贵要静脉和前臂内则皮神经。在这二条浅静脉之间有吻合静脉相接，称肘正中静脉；由于这条静脉口径粗大，位置表浅，比较固定，其深面有肱二头肌腱膜与深层血管、神经隔开。因此，是临床上做静脉穿刺及导管插入的常用部位。肘浅淋巴结位于肱骨内上髁上方，贵要静脉附近，又名滑车上淋巴结，收纳手与前臂尺侧半的浅淋巴，其输出管注入腋淋巴结。

### （二）深层结构

1. 筋膜　肘前区的深筋膜上续臂筋膜，下连前臂筋膜，并有肱二头肌腱膜 aponeurosis of biceps brachii 参与而增厚。肱二头肌腱膜是从肱二头肌腱内侧，向内下散开止于前臂筋膜的部分。腱膜的游离上缘，是肘前区重要的肌性标志，它与肱二头肌腱交角处，是触及肱动脉搏动和测量血压的听诊部位。

2. 肘窝 cubital fossa　肘窝是肘前区深筋膜下呈尖端朝向远侧的三角形浅窝。

（1）境界　上界为肱骨内、外上髁的连线，下外侧界为肱桡肌，下内侧界为旋前圆肌，窝底主要是肱肌与旋后肌，窝顶为肘深筋膜及肱二头肌腱膜。

（2）内容　以肱二头肌腱为标志，有关的血管神经列其两侧。在肱二头肌腱外侧主要有前臂外侧皮神经和桡神经。前臂外侧皮神经穿出深筋膜后与头静脉伴行，分布于前臂外侧皮肤；桡神经于肱桡肌与肱肌之间下行，在肘窝平肱骨外上髁处，桡神经分为浅、深2支：浅支属皮神经，经肱桡肌深面达前臂桡侧；深支为混合性神经，支配前臂诸伸肌。肱二头肌腱的内侧有肱动脉及二条伴行静脉，内侧为正中神经。肱动脉于肘窝中点远侧2 cm处分为桡动脉 radial artery 和尺动脉 ulnar artery。二者在肘窝内均发出返支，参与肘关节动脉网的构成。桡动脉从肘窝尖处进入前臂桡侧，它是肱动脉的延续。尺动脉较桡动脉粗，经旋前圆肌深面进入前臂尺侧。肘深淋巴结位于肱动脉分叉处，正中神经越过尺动脉前方，向下穿旋前圆肌两头之间进入前臂。正中神经在肘窝以上无分支。

## 三、前臂前区

### （一）浅层结构

前臂前区的皮肤较薄，移动性较大。浅筋膜较薄，其内，桡侧有头静脉及其属支和前臂外侧皮神经；尺侧有贵要静脉及其属支和前臂内侧皮神经；部分人有前臂正中静脉，沿前臂正中线上行。在屈肌支持带近侧，有正中神经和尺神经的掌支穿出深筋膜。

（二）深层结构

**1. 筋膜** 前臂深筋膜与臂和手的筋膜延续。前臂前区近肘部的深筋膜，因有肱二头肌腱膜纤维的参与而增强，并有屈肌群从其内面起始。在前臂中部，筋膜较弱。在前臂下部，筋膜增厚，纤维横行，包绕肌腱形成腕掌侧韧带。深筋膜向深部发出肌间隔，深入屈、伸肌群之间，分别附于尺、桡骨的骨膜。深筋膜和肌间隔与尺、桡骨和前臂骨间膜共同围成前臂前骨筋膜鞘。深筋膜还深入各肌层间形成筋膜隔，并包绕血管神经束，构成血管神经鞘（图1-10）。

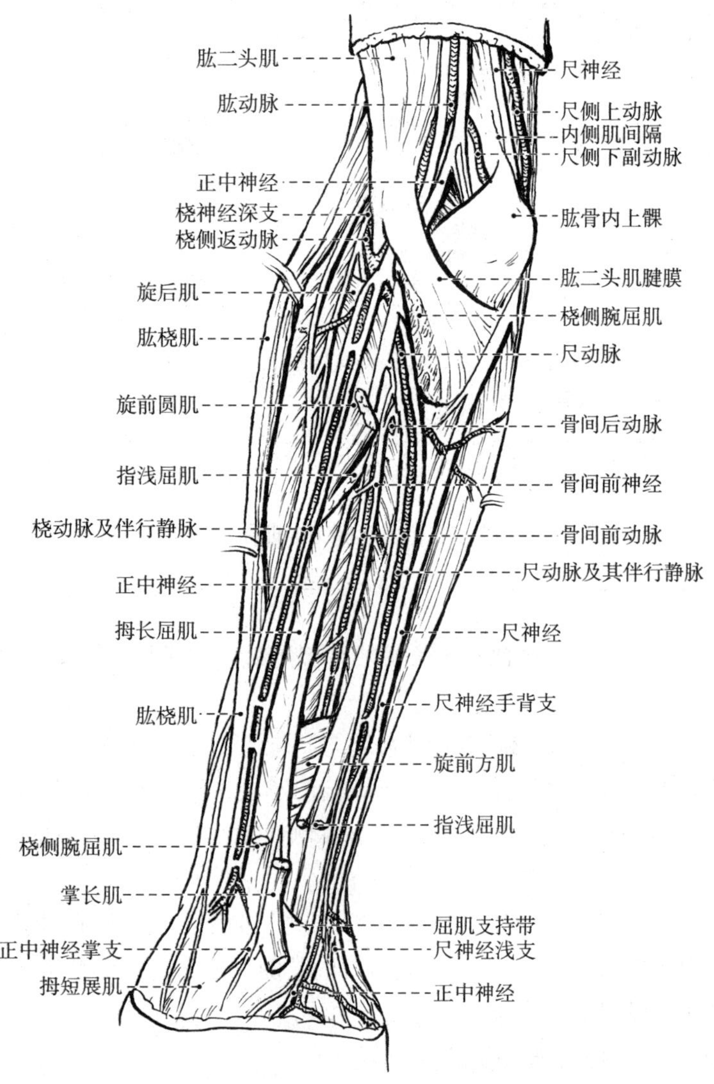


图1-10 前臂前区深层结构

**2. 前臂肌前群** 共有9块，分3层排列如下。

（1）浅层 自桡侧向尺侧有肱桡肌、旋前圆肌、桡侧腕屈肌、掌长肌及尺侧腕屈肌。

（2）中层 有1块，为指浅屈肌。

（3）深层 桡侧为拇长屈肌，尺侧为指深屈肌；二肌远侧深面为旋前方肌。

1）旋前圆肌 肌的二头分别起于肱骨内上髁与尺骨冠突，二头之间有正中神经与血管穿过。肌纤维斜向下外，止于桡骨中1/3的外面与后面，此处的近侧有旋后肌附着，远侧为旋前方肌，故桡骨骨折时，骨折线在旋前圆肌止端上、下方，其错位的结果不同。

2）掌长肌 肌腹很短，其腱细长。无重要功能，是肌腱移植选用取材处，少数人缺如（3.76%）。

3）指浅屈肌　位于浅、深肌层之间，是暴露识别深层血管、神经束的标志。其起端处的腱弓深面有神经血管通过。其远端4条肌腱，在腕前分为二层，至3，4指的腱位于2，5指腱的浅面（表1-2）。

**表1-2　前臂前区肌**

| 层次 | 名称 | 起点 | 止点 | 作用 | 神经及节段 |
|---|---|---|---|---|---|
| 浅层 | 肱桡肌 | 肱骨外上髁上方 | 桡骨茎突 | 屈肘，前臂旋前 | 桡神经（C5、6） |
| | 旋前圆肌 | 肱骨内上髁，前臂筋膜 | 桡骨中部外、后面 | | |
| | 桡侧腕屈肌 | | 第2掌骨底前面 | 屈肘、屈腕手外展 | 正中神经（C6、7） |
| | 掌长肌 | | 掌腱膜 | 屈腕、紧张掌腱膜 | |
| | 尺侧腕屈肌 | | 豌豆骨 | 屈腕、手内收 | 尺神经（C7、8，T1） |
| 中层 | 指浅屈肌 | | 第2~5指中节指骨底 | 屈：近侧指关节、掌指关节、腕 | 正中神经（C7、8，T1）（指深屈肌内侧半为尺神经） |
| 深层 | 拇长屈肌 | 桡骨中1/3、骨间膜前面 | 拇指远节指骨底 | 屈拇指 | |
| | 指深屈肌 | 尺骨及骨间膜前面 | 第2~5指远节指骨底 | 屈：远侧指关节、掌指关节、腕 | |
| | 旋前方肌 | 尺骨远侧1/4前面 | 桡骨远侧1/4前面 | 前臂旋前 | |

3. **血管与神经**　前臂前区有4个血管神经束。一个紧贴前臂骨间膜下行，其他3个行于指浅屈肌的内、外侧缘及其深面。

（1）尺血管神经束　由尺动脉及其2条伴行静脉与尺神经组成。

尺动脉经旋前圆肌深面穿指浅屈肌腱弓，于前臂近1/3处，位于指浅屈肌的深面，斜向下内；在前臂远侧2/3，位于指浅屈肌与尺侧腕屈肌之间，经腕掌侧韧带深面，达豌豆骨的桡侧入手掌。于尺动脉上端发出骨间总动脉。

尺神经于肘后内侧沟下行，经尺侧腕肌腱弓的深面进入前臂前区，垂直向远侧达豌豆骨桡侧。在前臂近侧1/3与尺血管相距较远，远侧2/3行于尺血管的尺侧；分支支配尺侧腕屈肌、指深屈肌尺侧半，于腕近侧5 cm处发出的手背支，分布于手背尺侧半皮肤。

（2）正中神经血管束　由正中神经及正中血管组成。

正中神经于尺动脉前方，穿旋前圆肌二头之间，经指浅屈肌腱深面，在前臂近侧2/3位于指浅、深屈肌之间，远侧1/3位于桡侧腕屈肌与掌长肌腱之间，手术中应注意与掌长肌腱相鉴别。正中神经在前臂向尺侧发出分支支配旋前圆肌、桡侧腕屈肌、掌长肌和指浅屈肌，并发出掌支，分布于手掌近侧部皮肤。正中神经伴行动脉是骨间前动脉的分支。

（3）桡血管神经束　由桡动脉及其2条伴行静脉和桡神经浅支组成。走行于前臂外侧屈、伸肌之间。

桡动脉：有2条伴行静脉，位于肱桡肌的内侧缘，其内侧上1/3为旋前圆肌，下2/3为桡侧腕屈肌。动脉后方，自上而下依次为旋后肌、指浅屈肌、拇长屈肌及旋前方肌。桡动脉下1/3在肱桡肌3腱与桡侧腕屈肌腱之间，位置表浅。是扪脉和穿刺的理想位置。桡神经浅支：在肱桡肌深面，沿桡动脉的外侧下行，在前臂上1/3二者相距较远，行至中1/3二者伴行，到下1/3又逐渐分开走行，通常在茎突上方

7~7.5 cm处，经肱桡肌腱深面转至前臂背侧，分布于手背桡侧半和桡侧二个半指近节背侧（拇指除外）的皮肤。

（4）骨间前神经血管束　由骨间前神经血管组成。

骨间前神经是正中神经的分支，与起自骨间总动脉的骨间前动脉伴行。于骨间膜前方，拇长屈肌和指深屈肌之间下行，至旋前方肌的深面，发支支配指深屈肌桡侧半、拇长屈肌及旋前方肌。

前臂屈肌后间隙：位于前臂远侧1/4，指深屈肌、拇长屈肌腱与旋前方肌之间，其侧界分别为桡、尺侧腕屈肌及前臂筋膜。远侧经腕管与掌间隙相交通，前臂或手掌间隙感染时，可彼此蔓延。该间隙一旦发生脓肿，可因位置深，以致脓肿波动感不显著而造成诊断上的困难。

## 第四节　腕前区和手掌

### 一、腕前区

（一）体表标志　微屈腕时，腕前区有3条皮肤横纹。

1. 近侧横纹　明显且较恒定，约与尺骨头相平。

2. 中间横纹　不恒定，其两端约平尺、桡骨茎突。

3. 远侧横纹　最明显，约平腕横韧带近侧缘，其尺侧端可触及豌豆骨。

用力屈腕时，腕前皮肤由于肌腱收缩，有3条纵行皮肤隆起。其中位于腕前中线上的是掌长肌腱；在桡侧为桡侧腕屈肌腱，两腱之间有正中神经通过；在尺侧为尺侧腕屈肌腱。在桡侧腕屈肌腱的外侧，可扪及桡动脉的搏动。

（二）浅层结构

腕前区的皮肤和浅筋膜较薄而松弛，有前臂正中静脉的属支，前臂内、外侧皮神经的末支，以及正中神经和尺神经的掌皮支分布。

（三）深层结构

1. 深筋膜　腕前区的深筋膜，向上与前臂筋膜相续，在腕前增厚形成2条韧带，并参与腕管等结构的构成，向下与掌筋膜相连。

（1）腕掌侧韧带　位于腕前三条皮肤横纹的深面，比较表浅，向下与屈肌支持带紧密结合，于两则与伸肌支持带相连。

（2）屈肌支持带　又称腕横韧带，位于腕掌侧韧带的远侧，位置较深，厚而坚韧，长、宽各约2.5 cm，厚0.1~0.2 cm。屈肌支持带的尺侧端，附着于豌豆骨和钩骨钩，其近侧面与腕掌侧韧带围成腕尺侧管，有尺动脉及其伴行静脉和尺神经通过，尺血管位于尺神经的桡侧。屈肌支持带的桡侧端分为前后二层，附着于手舟骨结节和大多角骨结节，共同围成腕桡侧管，有桡侧腕屈肌腱通过。在屈肌支持带桡侧端的浅面，有桡动脉的掌浅支下行入手掌，桡动脉本干绕过桡骨茎突的远侧，达腕后区。在屈肌支持带正中的浅面，有掌长肌腱下行，与掌腱膜相续。

2. 腕管 carpal canal　腕管由腕骨沟与屈肌支持带共同围成，腕管近似椭圆形，管的中部比较狭窄，通过腕管有9条屈肌腱（指浅、深屈肌腱各4条及拇长屈肌腱）和1条正中神经。9条肌腱分浅深二层排列，并被二个腱鞘所包绕，即屈肌总腱鞘又称尺侧囊，和拇长屈肌腱鞘又称桡侧囊。二腱鞘均超过屈肌支持带上、下缘各约2.5 cm，在二腱鞘之间有正中神经穿过达手掌。正中神经一般直接与屈肌支持带相接触，其浅面仅有掌长肌腱掩盖，位置表浅，故易伤及正中神经（图1-11）。

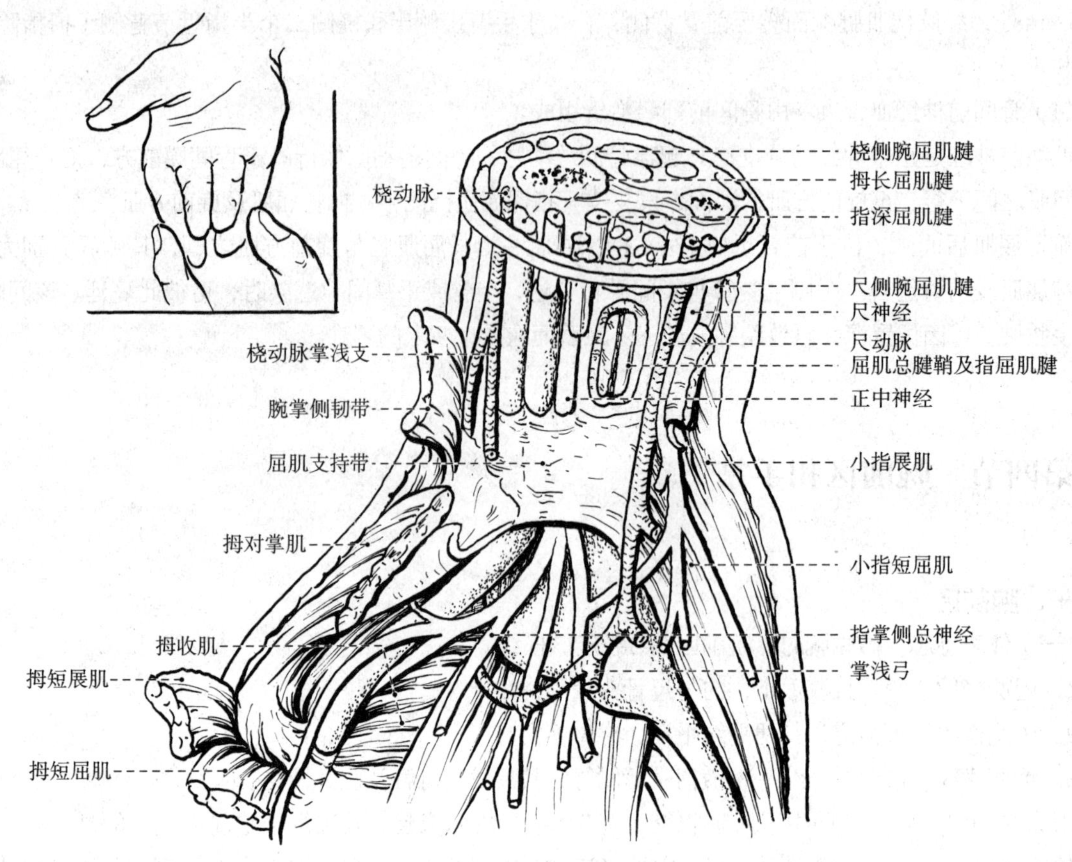


图1-11　腕前区深层结构

## 二、手掌

手掌中央部有浅的凹陷，即掌心，呈尖向近侧的三角形，其两侧呈鱼腹状隆起，桡侧称鱼际，尺侧称小鱼际。

### （一）体表标志

手掌表面常见的有三条掌纹：

1. **鱼际纹**　在鱼际的尺侧斜行，其近侧端的深面有正中神经通过；远侧端向外弯行达手掌桡侧缘，与第2掌指关节相对。

2. **掌中纹**　形式不一，有人缺如，其桡侧端与鱼际纹重叠。此纹与中指中线的延长线相交处，适对掌浅弓的顶点。掌深弓位于掌浅弓近侧1~2 cm处。

3. **掌远纹**　横行，适对第3~5掌指关节的连线，其尺侧端达手掌尺侧缘。

### （二）浅层结构

1. **皮肤**　手掌的皮肤厚而坚韧，角化层较厚，无毛及皮脂腺，但汗腺丰富，在3条掌纹处，皮肤直接与深筋膜相连。

2. **浅筋膜**　手掌有较厚的脂肪，在掌心非常致密，有很多致密而垂直的纤维隔贯穿皮下组织，将皮肤与手掌腱膜紧密相连。纤维隔将皮下组织分隔成无数小叶，浅血管、淋巴管及皮神经在其间穿行。浅筋膜在鱼际和小鱼际处较薄。

3. **浅血管、浅淋巴管及皮神经**　浅动脉分支数目多而细小，且无静脉伴行，浅静脉和浅淋巴管吻合成网。由于手握持的压力，手掌的血液和淋巴，主要经两侧流向手背，并经指蹼间隙汇入深部静脉和淋巴管，只有正中小部分直接流向前臂。手掌的皮神经，内侧1/3为尺神经掌皮支分布；外侧2/3由正中神经掌皮支分布；鱼际外侧部由桡神经浅支分布。

4. 掌短肌short palmar muscle　掌短肌属退化的皮肌，居小鱼际近侧部的浅筋膜内，肌纤维横行，止于掌尺侧缘皮肤，受尺神经浅支支配，对尺神经尺血管有保护作用。

（三）深层结构

1. 深筋膜　分浅、深两层。

（1）手掌深筋膜浅层　被覆在鱼际和小鱼际表面的深筋膜比较薄弱；而掌心处的深筋膜厚而坚韧，呈尖向近侧的三角形，称掌腱膜palmar aponeurosis，位于屈指肌腱的前方，由纵横纤维构成，为腱性组织。掌腱膜近端于屈肌支持带浅面与掌长肌腱相连，远端展开，纵行纤维居于浅层，分4束延伸到第2~5指，横行纤维位于深层，适对掌骨头处，由位于指蹼深面的掌浅横韧带与掌腱膜纵、横纤维束，共同围成3个指蹼间隙，又称联合孔，是手指血管、神经等出入的部位，也是手掌、手背与手指三者相互间的通道。掌腱膜有协助屈指的作用，炎症和外伤时，常能引起掌腱膜挛缩，影响手的功能（图1-12）。

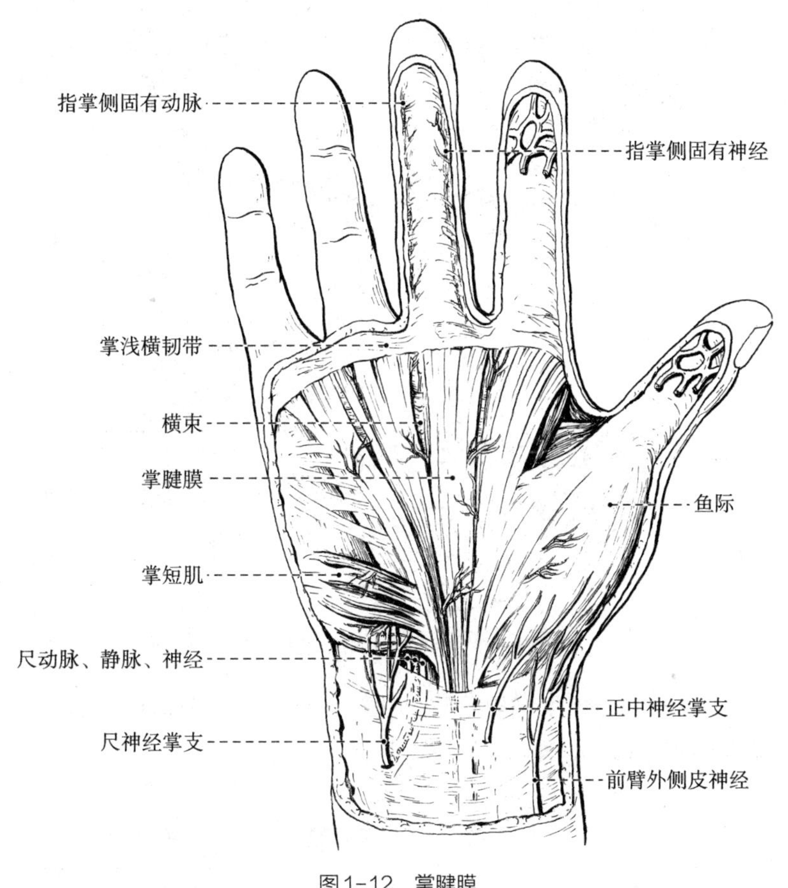


图1-12　掌腱膜

（2）手掌深筋膜深层　包括骨间掌侧筋膜和拇收肌筋膜，紧贴于骨间肌和拇收肌的前面。

2. 骨筋膜鞘及其内容　掌腱膜的两侧向深面发出内、外侧肌间隔，分别止于第5及第1掌骨。从而在手掌深筋膜浅、深层与内、外侧肌间隔及拇收肌筋膜之间构成3个骨筋膜鞘（图1-13）。

（1）内侧鞘medial compartment　又称小鱼际鞘，由小鱼际筋膜、内侧肌间隔和第5掌骨共同围成。鞘内有小鱼际肌3块以及至小指的血管、神经等。

（2）中间鞘intermediate compartment　位于掌腱膜、骨间掌侧筋膜、拇收肌筋膜、内侧肌间隔和外侧肌间隔之间。鞘内主要有屈肌总腱鞘；4块蚓状肌和指浅、深屈肌腱各4条。还有掌浅弓、指血管和神经等。

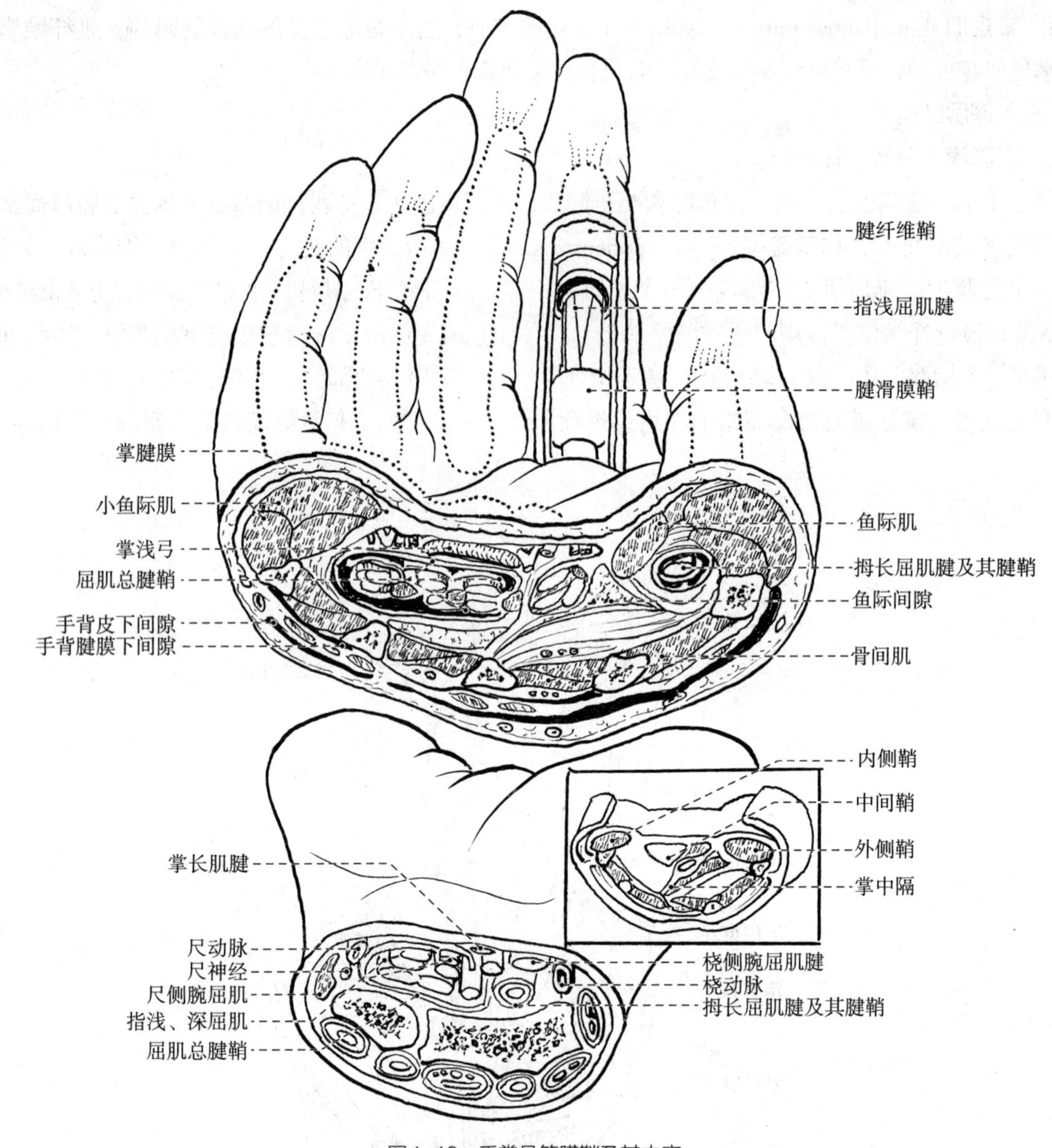


图1-13　手掌骨筋膜鞘及其内容

（3）外侧鞘lateral compartment　又称鱼际鞘，由鱼际筋膜thenar fascia、外侧肌间隔和第1掌骨共同围成。鞘内有鱼际肌（拇收肌除外），拇长屈肌腱及其腱鞘，还有拇指的血管和神经等（表1-3）。

**表1-3　手内肌**

| 肌　群 | 名　称 | 起　点 | 止　点 | 作　用 | 神经节段 |
|---|---|---|---|---|---|
| 外侧群 | 拇短展肌 | 腕横韧带、舟骨结节 | 拇近节指骨底外侧缘及外侧籽骨 | 外展拇指 | 正中神经（C6、7） |
| | 拇短屈肌 | 浅头：腕横韧带<br>深头：腕横韧带、小多角骨 | 拇近节指骨底及两籽骨 | 屈拇掌指关节 | 正中神经（C6、7） |
| | 拇对掌肌 | 腕横韧带、大多角骨 | 第1掌骨桡侧缘 | 拇指对掌（屈+旋前） | 正中神经（C6、7） |
| | 拇收肌 | 斜头：头状骨、腕横韧带<br>横头：第3掌骨前面 | 拇近节指骨底 | 拇指内收、屈曲 | 尺神经（C8） |

续表

| 肌 群 | 名 称 | 起 点 | 止 点 | 作 用 | 神经节段 |
|---|---|---|---|---|---|
| 中间群 | 蚓状肌 | 指深屈肌腱桡侧 | 第2～5指近节指骨背面及指背腱膜 | 屈掌指关节<br>伸指间关节 | 正中神经（C6、7） |
| | 骨间掌侧肌 | 第2、4、5掌骨 | 经示指尺侧止于指背腱膜经4，5指桡侧止于指背腱膜 | 2，4，5指内收，屈掌指关节、伸指关节 | 尺神经深支（C8） |
| | 骨间背侧肌 | 第1～5掌骨相对缘 | 经2，3指桡侧止于近节指骨底、指背腱膜经3，4尺侧止于近节指骨底、指背腱膜 | 2，4指外展、屈掌指关节、伸指关节 | |
| 内侧群 | 小指展肌 | 豌豆骨、豆钩韧带 | 小指近节指骨底尺侧缘 | 屈及外展小指 | |
| | 小指短屈肌 | 钩骨及腕横韧带 | 同上 | 屈小指关节 | |
| | 小指对掌肌 | 同上 | 第5掌骨尺侧缘 | 小指对掌 | |

3. 血管与神经

（1）掌浅弓、尺神经和正中神经的分支　它们位于掌腱膜、屈指肌腱及其屈肌总腱鞘、蚓状肌之间。

1）掌浅弓 superficial palmar arch　掌浅弓由尺动脉的终支与桡动脉掌浅支构成并与静脉伴行。从掌浅弓的远侧先发出1支小指尺掌侧动脉至小指尺侧缘；此后又发出3支指掌侧总动脉，在蚓状肌浅面行向远侧达指蹼间隙，各分为2支指掌侧固有动脉，分布于相邻两指相对缘的皮肤。

2）尺神经浅支　伴行于尺动脉的尺侧，经掌短肌深面，除发支支配该肌外，又分为2支。一支为指掌侧固有神经，行至小指尺侧缘；另一支为指掌侧总神经。后者又分为2支指掌侧固有神经，分别行至环指与小指的相对缘。尺神经浅支分布于尺侧一个半指的皮肤。

3）正中神经　紧贴屈肌支持带深面进入手掌，行至掌浅弓的深面，钩绕屈肌支持带远侧缘行向近侧，支配除拇收肌以外的鱼际诸肌。正中神经返支与桡动脉掌浅支伴行，掌浅支是识别正中神经返支的标志，正中神经分出3支指掌侧总神经与同名动脉伴行于蚓状肌鞘（管）中，在平掌骨头处，各分2支指掌侧固有神经，除发支支配第1，2蚓状肌外，分布于桡侧3个半指掌侧及其中、远节背侧的皮肤（图1-14）。

（2）掌深弓及尺神经深支　它们均位于骨间掌侧筋膜的深面（图1-15）。

1）掌深弓 deep palmar arch　掌深弓由桡动脉终支与尺动脉掌深支吻合而成，位于第2~4掌骨底远侧的前面，并有静脉伴行。弓顶距掌浅弓近侧1~2 cm，从弓的远侧发出3支掌心动脉，沿骨间掌侧肌前面下行，分别与指掌侧总动脉末端汇合。此外，掌深弓还发出返支与穿支，分别与腕掌侧网、腕背侧网相交通，构成手部的吻合动脉。

2）尺神经深支　平豌豆骨下缘起自尺神经，经钩骨钩弯向下外，于掌深弓的上缘或下缘与其伴行，发出分支支配小鱼际诸肌、第3蚓状肌、第4蚓状肌、7块骨间肌及拇收肌 adductor pollicis。

**4. 筋膜间隙**　位于手掌中间鞘深部的疏松结缔组织间隙，被掌中隔分为鱼际间隙和掌中间隙。掌中隔自掌腱膜桡侧缘，向下内包绕示指屈肌腱和第1蚓状肌。其深部附于第3掌骨。

（1）鱼际间隙　位于掌中间鞘的桡侧半，在示指肌腱、第一蚓状肌和拇收肌肌膜之间，其桡侧界为外侧肌间隔，尺侧以掌中隔与掌中间隙为界。其近侧为盲端，远侧经第1蚓状肌鞘（管）与示指背侧相通。

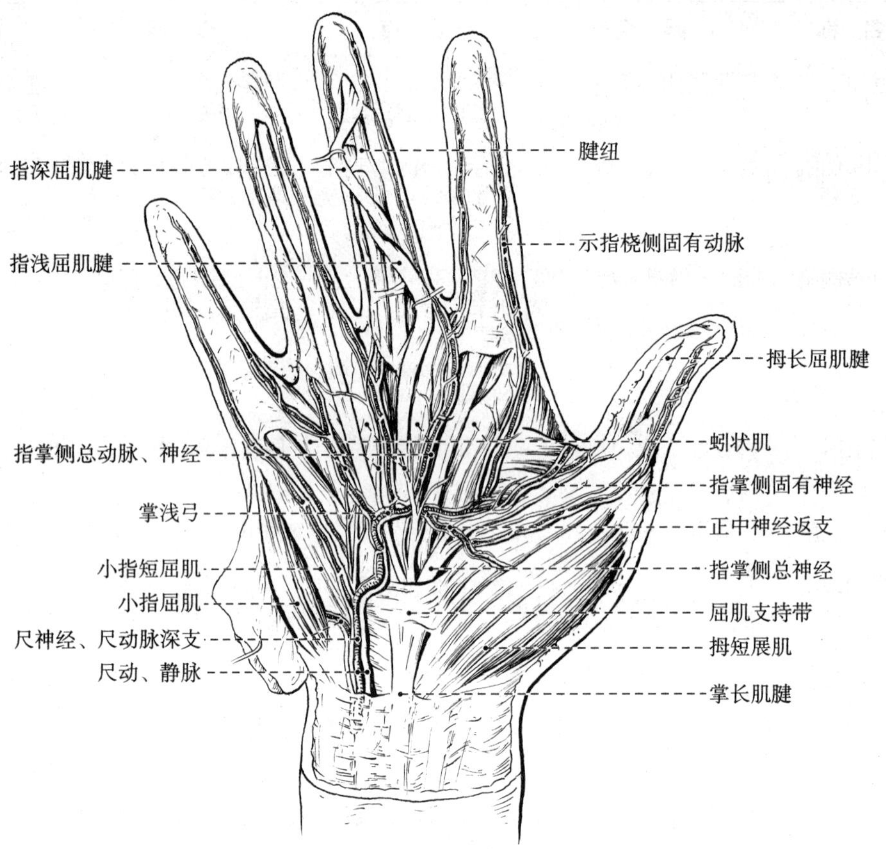


图1-14　掌浅弓、正中神经及其分支

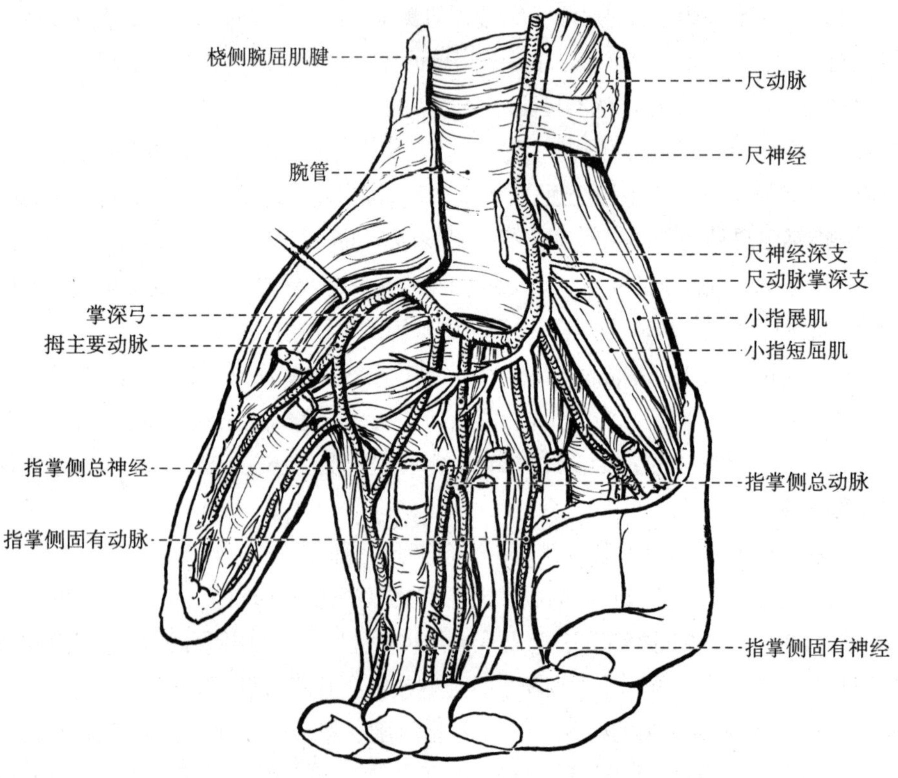


图1-15　掌深弓、尺神经及其分支

（2）掌中间隙　位于掌中间的鞘的尺侧半，在屈肌总腱鞘和骨间掌侧筋膜尺侧半之间，其桡侧界为掌中隔，尺侧界为内侧肌间隔。此间隙的近端，经腕管与前臂屈肌后间隙相通；其远侧经第2~4蚓状肌鞘（管），达第2~4指蹼间隙，并与3~5指背相交通（图1-16）。

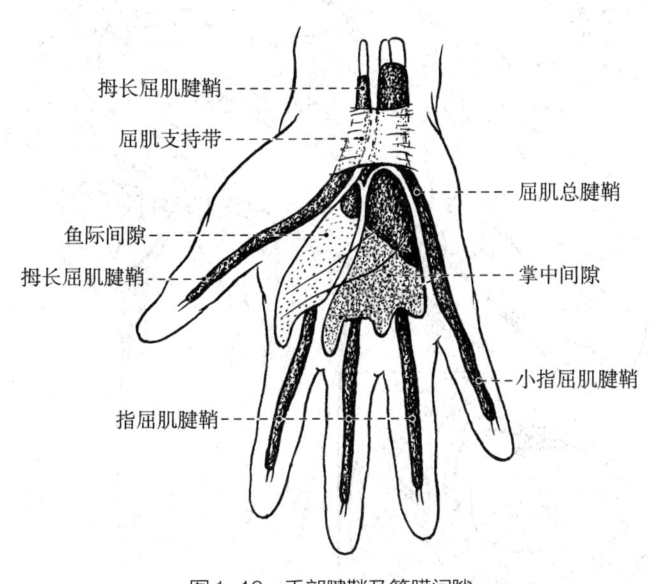


图1-16　手部腱鞘及筋膜间隙

## 第五节　三角肌区和肩胛区

### 一、三角肌区（表1-4）

表1-4　肩部肌

| 名　称 | 起　点 | 止　点 | 作　用 | 神经及节段 |
|---|---|---|---|---|
| 三角肌 | 锁骨外1/3、肩峰、肩胛冈 | 肱骨三角肌粗隆 | 肩关节外展前屈　后伸 | 腋神经（C5，6） |
| 冈上肌 | 冈上窝 | 肱骨大结节　上压迹 | 肩关节外展 | 肩胛上神经C5 |
| 冈下肌 | 冈下窝 | 中压迹 | 肩关节内收、外旋 | 肩胛上神经（C5，6） |
| 小圆肌 | 冈下窝下部 | 下压迹 | | 腋神经（C5，6） |
| 大圆肌 | 肩胛骨下角背面 | 肱骨小结节嵴 | 肩关节内收后伸　内旋 | 肩胛下神经（C5，6） |
| 肩胛下肌 | 肩胛骨前面 | 肱骨小结节 | | |

三角肌区 deltoid region　系指三角肌所在范围浅、深结构的总称。此区皮肤较厚，浅筋膜较致密，有腋神经的臂外侧上皮神经分布。三角肌包绕肩关节，分为前、中、后3部分。该肌及其筋膜的深面有腋神经的后支，支配肌的后部和小圆肌；其前支，支配三角肌的前部与中部。旋肱后血管与腋神经伴行穿四边孔，平肩峰下5 cm处绕肱骨外科颈，向前与旋肱前血管相吻合。肱骨外科颈骨折时，可伤及腋神

经，致三角肌瘫痪，以及肩关节脱位，均可形成"方肩"（图1-17）。

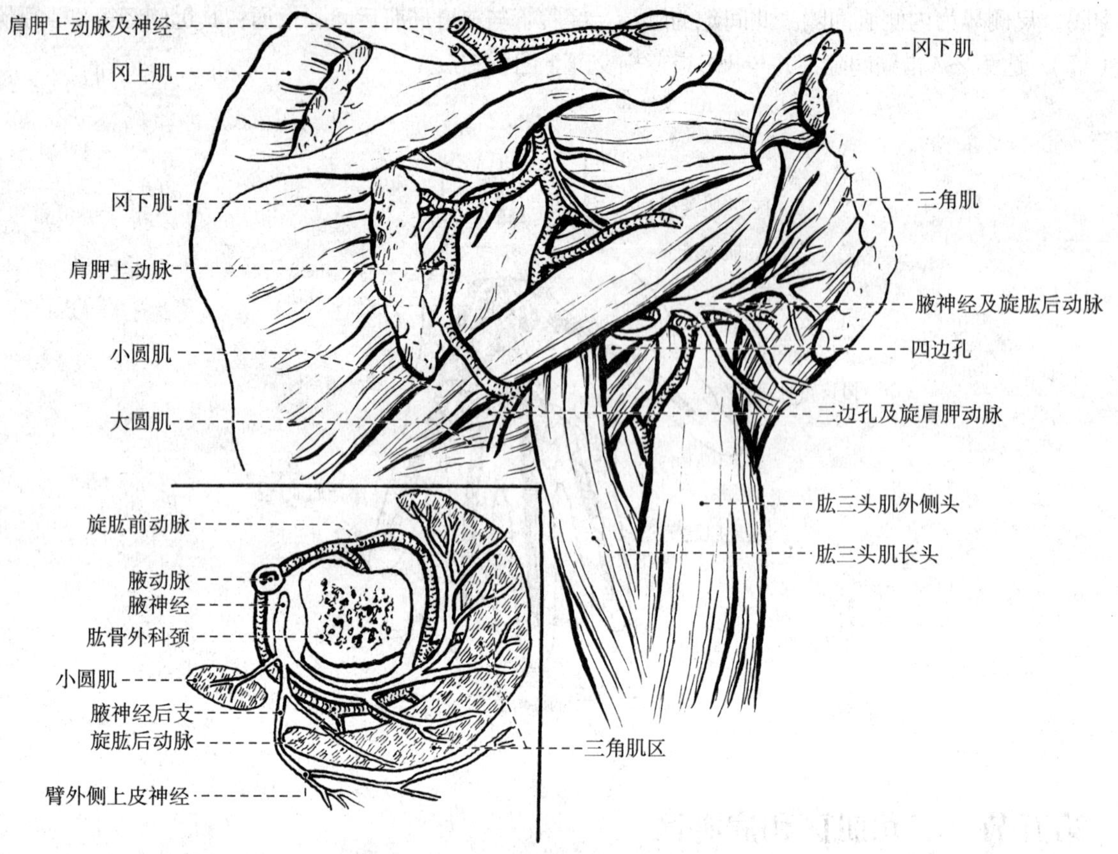

图1-17　三角肌区及肩胛区的结构

## 二、肩胛区

肩胛区scapular region　是肩胛骨后面的区域。此区皮肤厚，浅筋膜致密。肌层由浅入深有斜方肌，背阔肌，冈上、下肌，小、大圆肌，以及深面的肩胛骨。肩胛上神经起自臂丛锁骨上部和肩胛上血管分别经肩胛上横韧带的深面和浅面，分布于冈上、下肌。

### （一）肌腱袖

由冈上肌、冈下肌、小圆肌及肩胛下肌的腱在肩关节囊周围连成腱板，围绕肩关节shoulder joint的上、后和前方，分别止于肱骨大、小结节，并与关节囊愈着，对肩关节起稳定作用，肌腱袖又称肩袖或旋转轴，如肩关节扭伤或脱位可致肩袖撕裂或肱骨大结节骨折（图1-18）。

### （二）肩胛动脉网

肩胛动脉网scapular arterial network　位于肩胛骨的周围。是由3条动脉的分支互相吻合形成的动脉网。肩胛上动脉来自锁骨下动脉第1段的甲状颈干，经肩胛上横韧带上方达冈上窝。肩胛背动脉即颈横动脉的降支，沿肩胛骨内侧缘下降。旋肩胛动脉来自腋动脉第3段的肩胛下动脉，穿三边孔达冈下窝。三者互相吻合成肩胛动脉网，是肩部的侧支循环途径。如果腋动脉血管受阻时，仍可保证上肢的血运（图1-19）。

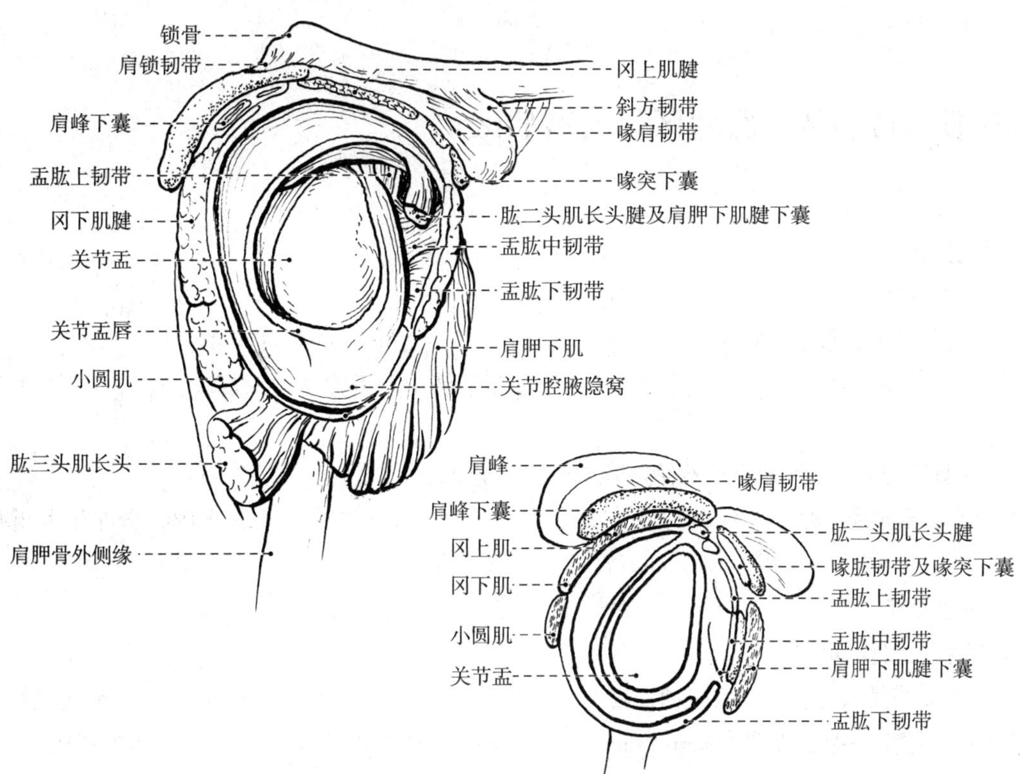


图1-18　肌腱（肩）袖

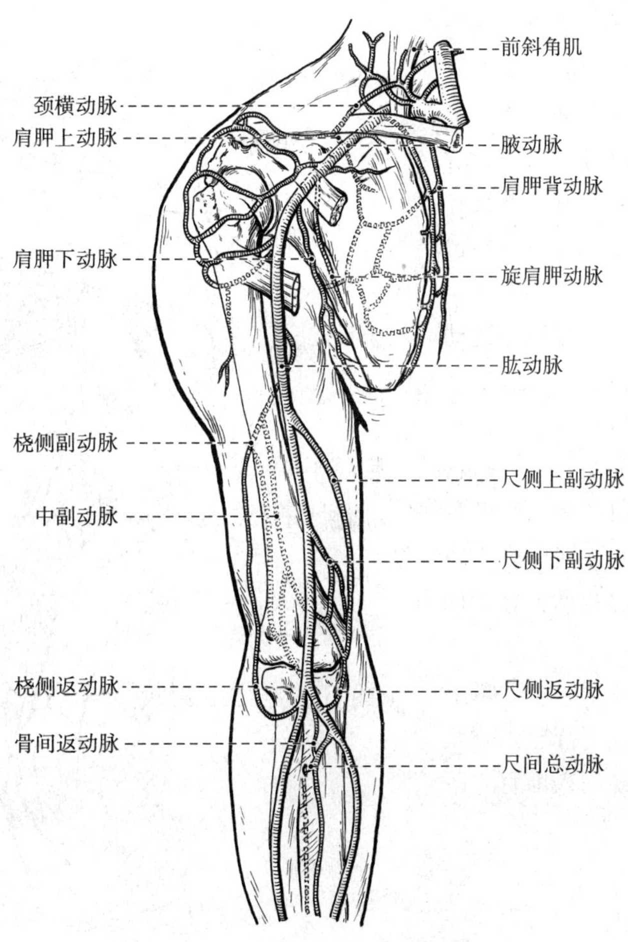


图1-19　肩胛动脉网和肘关节动脉网

# 第六节 臂后区、肘后区和前臂后区

## 一、臂后区

### （一）浅层结构

臂后区皮肤较厚，移动性较大，浅筋膜比臂前区致密，分布的皮神经有3条。

1. **臂外侧上皮神经** 是腋神经的皮支，于三角肌后缘中点下方穿出深筋膜，分布于三角肌区及臂外侧区的皮肤。

2. **臂外侧下皮神经** 平三角肌粗隆起自桡神经，分布于臂外侧区下份的皮肤。

3. **前臂后皮神经** 是桡神经的分支，约平臂中、下1/3交界处穿出深筋膜，分布于前臂后区的皮肤。

### （二）深层结构

1. 深筋膜与骨筋膜鞘

臂后区的深筋膜较臂前区厚而坚韧，借内、外侧肌间隔与肱骨骨膜共同围成臂后区骨筋膜鞘，肱骨肌管又称桡神经管。由肱三头肌triceps brachii的三个头与肱骨桡神经沟，构成一个旋绕肱骨中段后面的管道，管内有桡神经及伴行的肱深血管从管中通过。

2. 血管神经束

（1）桡血管神经束 由桡神经radial nerve及肱深血管构成。在大圆肌下缘与肱骨交角处，斜向外，于肱骨干的后方，与肱深动脉及其两条伴行静脉，经肱骨肌管至肱骨中、下1/3交界处，桡神经与肱深动脉的前支——桡侧副动脉radial collateral artery，共同穿外侧肌间隔达臂前区。后者与桡侧返动脉radial recurrent artery吻合。肱深动脉的后支即中副动脉在臂后区下行，与骨间返动脉recurrent interosseous artery吻合。桡神经穿经肱骨肌管时，紧贴骨面而行，故臂后区中份受压或肱骨中段骨折时，均易引起桡神经损伤，导致伸肌麻痹，引起垂腕症。

（2）尺神经ulnar nerve 与尺侧上副动脉伴行，在臂中份以下行于内侧肌间隔后方，经肘后尺神经沟入前臂（图1-20）。

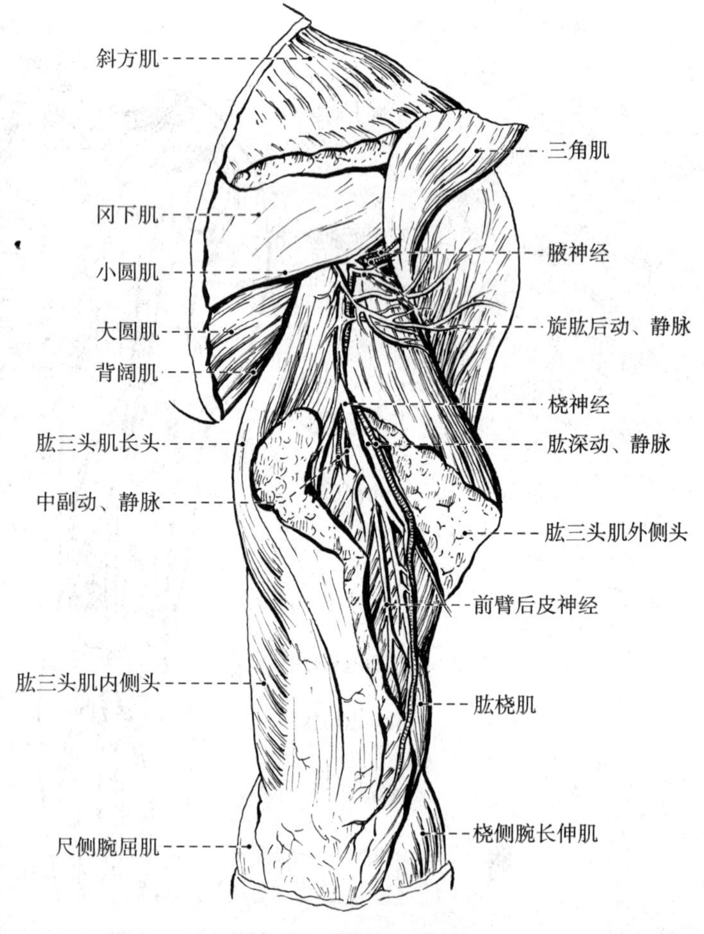


图1-20 臂后区深层结构

## 二、肘后区

肘后区皮肤较厚而松弛，浅筋膜较

薄，在鹰嘴肱三头肌腱扩展部与皮肤之间，有鹰嘴皮下囊subcutaneous bursa of olecranon。深筋膜在鹰嘴、尺骨后缘，肱骨内、外上髁处与骨膜紧密结合。肱骨内上髁与鹰嘴之间有尺神经通过。肱三头肌腱止于鹰嘴。

（一）肘后三角

肘后三角是指屈肘关节呈直角时，肱骨内、外上髁与尺骨鹰嘴三点成一尖向远侧的等腰三角形；伸肘时三点成一直线。当肘关节脱位时，上述关系即发生改变。

（二）肘外侧三角

肘外侧三角是指屈肘呈90° 时，肱骨外上髁、桡骨头与鹰嘴后角，三点成一尖向前的三角形。

其中央点是肘关节穿刺的进针部位。伸肘时，在鹰嘴、桡骨头及肱骨外上髁间，所成的凹陷称肘后窝。于此处可以触及桡骨头，也是肘关节穿刺的部位。

（三）肘关节动脉网

肘关节动脉网由肱动脉、尺动脉及桡动脉的9条分支，在肘关节前后吻合而成。

1. 尺侧下副动脉的前支与尺侧返动脉前支吻合。

2. 尺侧下副动脉后支、尺侧上副动脉与尺侧返动脉后支吻合。

3. 桡侧副动脉与桡侧返动脉吻合。

4. 中副动脉middle collateral artery与骨间返动脉recurrent interosseous artery吻合，构成肘关节周围丰富的侧支循环。

## 三、前臂后区

（一）浅层结构

前臂后区皮肤较前区厚。浅筋膜较薄，内有头静脉和贵要静脉的属支，互相吻合，数量较前区少。前臂内、外皮神经和前臂后皮神经（桡神经的分支），共同分布于前臂后区的皮肤。

（二）深层结构

1. **筋膜** 前臂后区深筋膜厚而坚韧，上部被肱三头肌腱膜增强，纤维纵行并有伸肌起始，附着于尺骨鹰嘴及尺骨后缘，起增强和固定作用；在腕部背侧筋膜增厚形成伸肌支持带。深筋膜向深部还发出筋膜隔包绕前臂伸肌，并与尺、桡骨骨膜和前臂骨间膜共同围成前臂后骨筋膜鞘，内有旋后肌，伸、展拇指肌3块，伸腕肌3块，伸指肌3块，以及骨间后血管神经束。

2. **前臂肌后群** 共有10块，分为二层（图1-21）。

（1）浅层 肌自桡侧向尺侧，浅层肌有桡侧腕长伸肌、桡侧腕短伸肌、指伸肌、小指伸肌及尺侧腕伸肌。

（2）深层肌 肌有旋后肌、拇长展肌、拇短伸肌、拇长伸肌及示指伸肌（表1-5）。

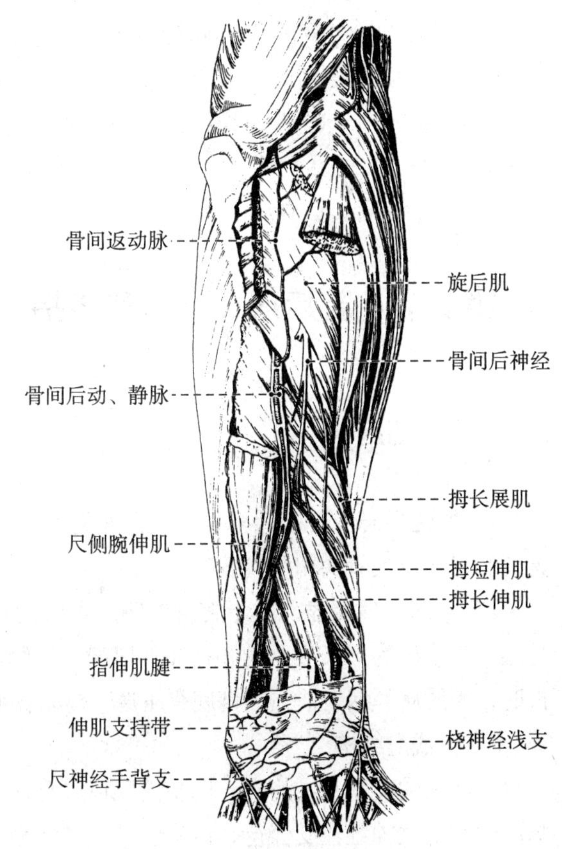


图1-21 前臂后面的肌、血管和神经

**表1-5　前臂后区肌**

| 层次 | | 名称 | 起点 | 止点 | 作用 | 神经支配 |
|---|---|---|---|---|---|---|
| 浅层肌 | 外侧群 | 桡侧腕长伸肌 | 肱骨外上髁 | 第2掌骨底背面 | 伸、外展桡腕关节 | 桡神经（C6～8） |
| | | 桡侧腕短伸肌 | | 第3掌骨底背面 | 伸桡腕关节 | |
| | 后　群 | 指伸肌 | | 第2~5指中节和远节指骨底 | 伸指、伸腕 | |
| | | 小指伸肌 | | 小指指背腱膜 | 伸小指、伸腕 | |
| | | 尺侧腕伸肌 | | 第5掌骨底 | 伸、内收桡腕关节 | |
| 深层肌 | 上　部 | 旋后肌 | 肱骨外上髁、尺骨 | 桡骨前面上1/3 | 前臂旋后 | |
| | 下　部 | 拇长展肌 | 桡、尺骨背面 | 第1掌骨底 | 外展拇指及桡腕关节 | |
| | | 拇短伸肌 | | 拇指近节指骨底 | 伸拇掌指关节 | |
| | | 拇长伸肌 | | 拇指远节指骨底 | 伸拇指 | |
| | | 示指伸肌 | | 示指中节指骨底 | 伸示指 | |

由于伸、展拇指的3块肌肉从深层浅出，故将浅层又划分为外侧群及后群。①外侧群为桡侧腕长、短伸肌及肱桡肌（后者在位置上列为前区的屈肌群），由桡神经支配；②后群为指伸肌、小指伸肌和尺侧腕伸肌。由骨间后神经支配。两肌群间的缝隙是前臂后区的手术入路。

3. 骨间后血管神经束　由骨间后血管和神经组成，下行于浅、深层伸肌之间。骨间后动脉起自骨间总动脉，经骨间膜近侧缘进入前臂后区。桡神经深支穿旋后肌之前，发支支配该肌及桡侧腕长、短伸肌和肱桡肌，于桡骨头下方5~7 cm处，穿出旋后肌后，改名为骨间后神经，它向尺侧发支支配其余诸伸肌。骨间前血管神经位于骨间膜的前方，骨间后血管神经位于浅、深层伸肌之间。

## 第七节　腕后区、手背和手指

### 一、腕后区

（一）体表标志

1. 骨性标志　在桡骨下端，腕背外侧可触及桡骨背侧结节即Lister结节和桡骨茎突；在尺骨下端，腕背侧可触及尺骨头和尺骨茎突。

2. 解剖学鼻烟壶　位于腕背外侧，当拇指外展背伸时，呈尖向拇指的三角形凹陷，其近侧界为桡骨茎突，桡侧为拇长展肌腱和拇短伸肌腱，尺侧界为拇长伸肌腱，窝底为手舟骨及大多角骨。当舟骨骨折时，因肿胀鼻烟壶消失，窝底有压痛。桡动脉经此窝底走向远侧，穿第1掌骨间隙至手掌。

（二）浅层结构

腕后区的皮肤和浅筋膜，比腕前区稍厚且松弛。腕正中有前臂后皮神经的末支分布。在桡侧有头静脉起始部与桡神经浅支伴行，该神经在”鼻烟壶”处分为内、外二支。在尺侧有贵要静脉起始部与尺神经伴行。

（三）深层结构

1. 伸肌支持带extensor retinaculum 又称腕背侧韧带dorsal carpal ligament，由腕背深筋膜增厚而形成，二侧附于桡、尺骨和腕骨。从伸肌支持带的深面发出5个纤维隔，分别附着于桡、尺骨下端的背侧面，形成6个骨性纤维管道，由前臂至手背的9条肌腱，分别被6个腱鞘所包绕，依次通过6个管道，到达手背和手指。各腱鞘均超过伸肌支持带上、下缘约2.5 cm。

2. 腕背侧肌腱 从桡侧到尺侧，各管中通过的腱鞘及肌腱，依次为①拇长展肌腱与拇短伸肌腱，②桡侧腕长、短伸肌腱，③拇长伸肌腱，④指伸肌腱与示指伸肌腱，⑤小指伸肌腱，⑥尺侧腕伸肌腱。大多数人，拇长伸肌腱鞘与桡腕关节腔相交通。此外，拇长展肌腱常有副腱（图1-22）。

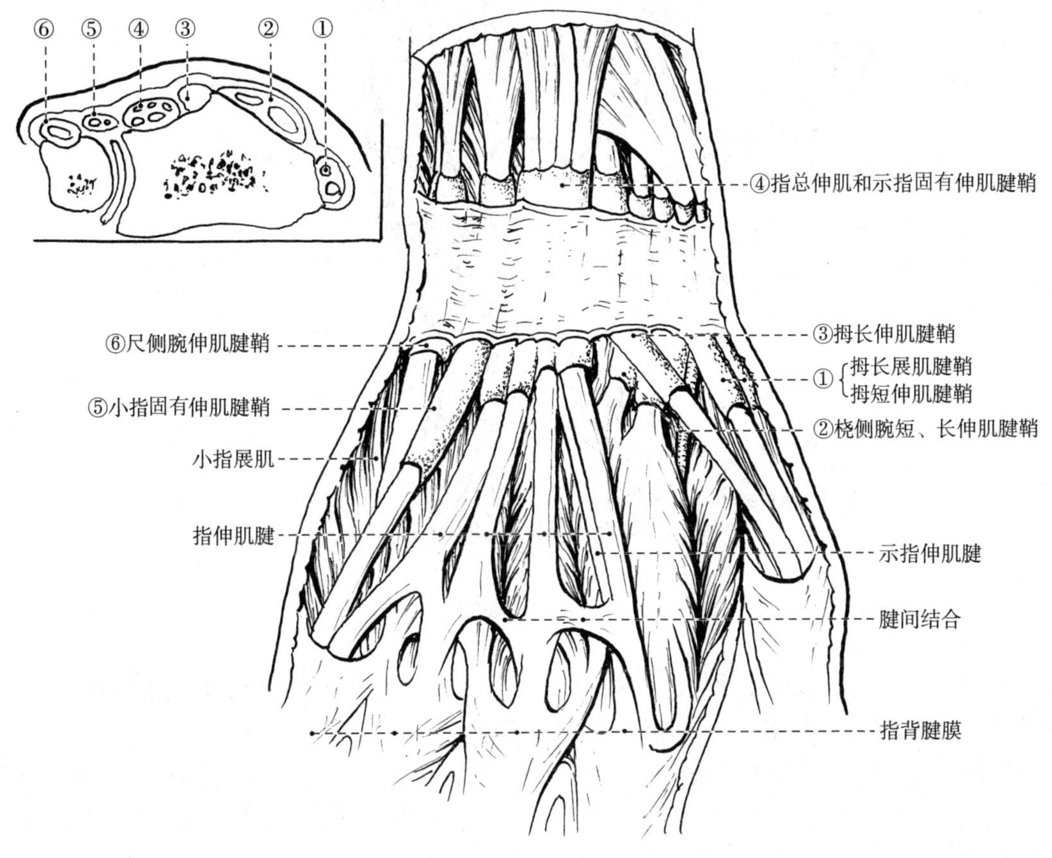


图1-22 腕后区及手背深层结构

## 二、手背

（一）体表标志

1. 骨性标志 可触及全部掌骨。

2. 肌性标志 当拇指内收时，第1骨间背侧肌明显隆起，其近侧端为桡动脉入掌处。

（二）浅层结构

1. 皮肤与浅筋膜 手背皮肤和皮下组织薄而松弛，有较大移动性，有毛和皮脂腺，富有弹性。握拳时，皮肤紧张；伸指时，也不过于松弛，故易致撕脱伤。

2. 手背静脉网 手背浅静脉非常丰富，互相吻合成网状，位于皮神经的浅面。它收纳手指和手掌浅部以及手背浅、深部的静脉血。手背静脉网外、内侧，分别与拇指和小指的静脉吻合成头静脉和贵要静脉的起始端。手的静脉血，一般由深层流入浅层静脉，由掌侧流向背侧，大部分自手背回流（图1-23）。

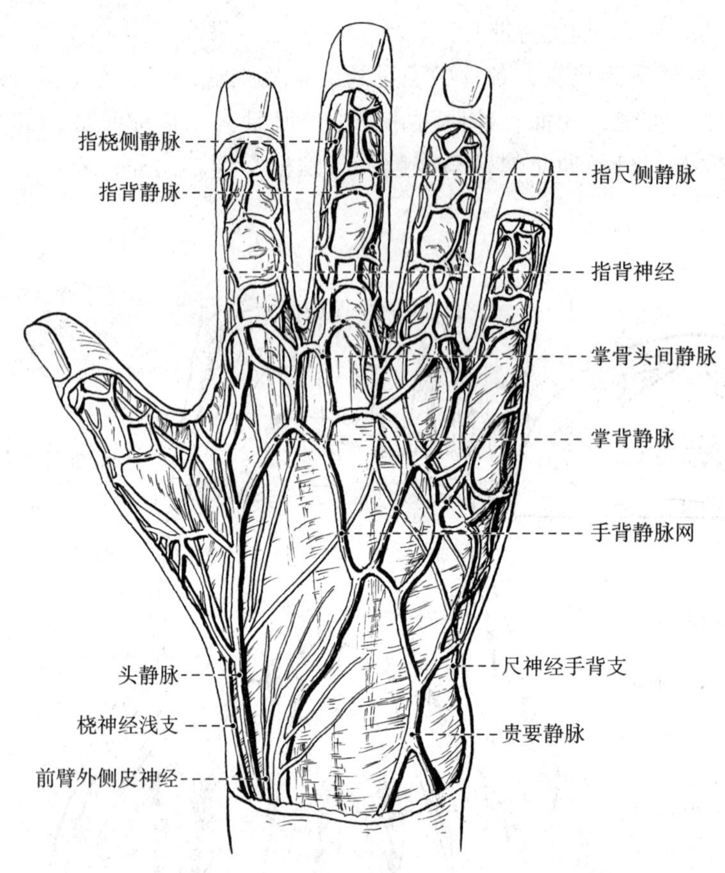


图1-23 手背浅层结构

3. **浅淋巴管** 手背的浅淋巴管与浅静脉伴行，淋巴回流与静脉相似。所以，当手指和手掌感染时，手背肿胀比手掌更明显。这时决不能错误地在手背切开引流。

4. **皮神经** 手背的皮神经有桡神经浅支和尺神经手背支。各分出5条指背神经，分别分布于手背的桡侧半和尺侧半，以及各两个半手指背侧的皮肤。（拇指、示指、中指及环指桡侧半中远节指背皮肤由正中神经分支分布）。两神经之间有交通支，互相重叠分布。

（三）深筋膜及手背的筋膜间隙

1. 深筋膜分浅、深二层（图1-24）

（1）手背深筋膜浅层 为伸肌支持带的延续，并与伸指肌腱结合，形成手背腱膜，其两侧附着于第2~5掌骨。第2~5指伸肌腱之间有斜行腱束相连，称腱间结合 intertendinous connections，当伸指时，各肌腱协同活动，彼此牵扯，特别是小、环、中指联合更为明显。

（2）手背深筋膜深层 又称骨间背侧筋膜，覆盖第2~5掌骨及第2~4骨间背侧肌表面。其在掌骨近端以纤维隔与手背腱膜相结合；远端在指蹼处，浅、深层筋膜相结合。

2. **手背筋膜间隙** 手背浅筋膜、手背腱膜和手背深筋膜深层，三层之间构成两个筋膜间隙，即手背皮下间隙和腱膜下间隙。二间隙常彼此交通，当感染时，常互相扩散，使整个手背肿胀。

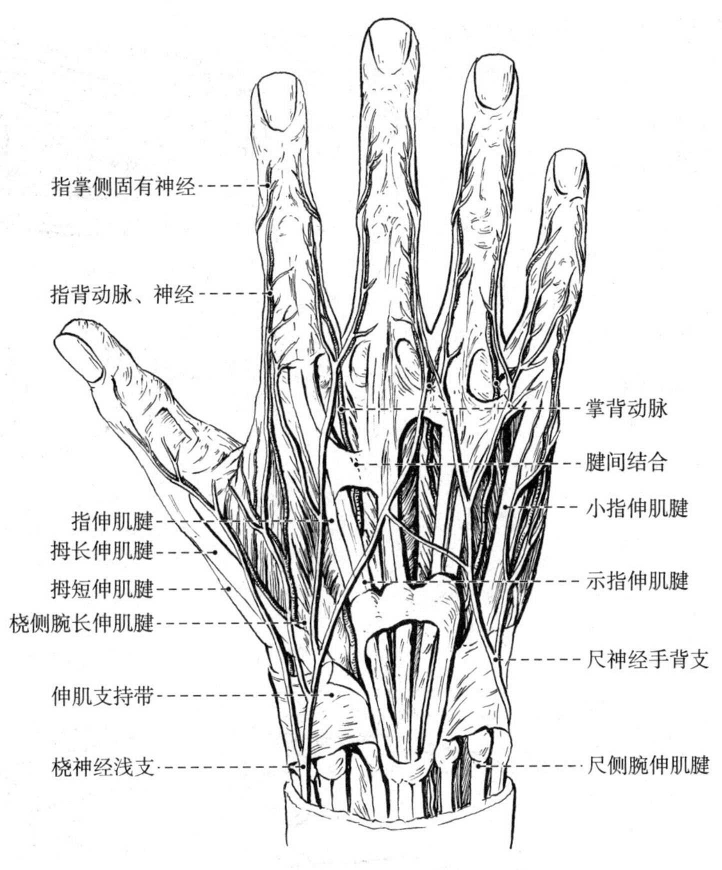


图1-24　手背深层结构

## 三、手指

手指finger　借掌指关节与手掌相连，运动十分灵活，由于拇指的腕掌关节为鞍状关节故运动范围很大，可完成手功能的一半。

（一）浅层结构

1. **皮肤**　手指掌侧的皮肤比背侧厚，富有汗腺和指纹，但无毛和皮脂腺。指掌侧皮纹有3条。

近侧横纹：相当于近节指骨的底部；中、远侧横纹为指关节处。在指掌横纹处，无皮下组织，故皮肤直接与腱鞘相连。当刺伤感染时，常导致腱鞘炎。指横纹的内、外端，是指掌侧与背侧的分界标志。在指腹处的皮肤，神经末稍和血管特别丰富，触觉敏锐。指甲nail是指背侧皮肤的衍生结构，由真皮增厚而成。甲下的真皮为甲床nail bed，甲根部的表皮生发层，是指甲的生长点；围绕甲根及其两侧缘的皮肤皱襞为甲廓nail wall，常因刺伤感染形成甲沟炎及甲下脓肿。

2. **浅筋膜**　指掌侧的皮下脂肪积聚成球，有纤维隔介于其间，将皮肤连于指骨骨膜和指屈肌腱鞘，当刺伤感染时，常向深层扩散。

手指的血管和神经；手指的静脉主要位于背侧，汇入手背静脉网；浅淋巴管与指腱鞘、指骨骨膜的淋巴管相互交通，感染时可互相蔓延。手指的动脉，每指均有2条指掌侧固有动脉proper palmar digital arteries和2条指背动脉dorsal digital arteries，分别与同名神经伴行。且都位于指掌、背侧面与侧面的交界线上。指背血管及神经均较细而短，只达指背近节（环指尺侧和小指背侧可达末节），指背末两节及指掌侧的皮肤和深层结构，由指掌侧的血管神经分布。

3. **指髓间隙**　位于远节指骨远侧4/5的掌面皮肤与骨膜之间，有纤维隔连于指远侧横纹的皮下，此隔紧邻指深屈肌腱鞘的末端，形成指端的密闭间隙，纤维隔将指腹浅筋膜内的脂肪分成许多小叶，其间有血管和神经末梢分布。指端感染肿胀时，压迫血管和神经末梢，引起剧痛；血流阻断可引起指骨坏死，应及时进行指端侧方切开引流减压，但必须切断纤维隔，使引流通畅（图1-25）。

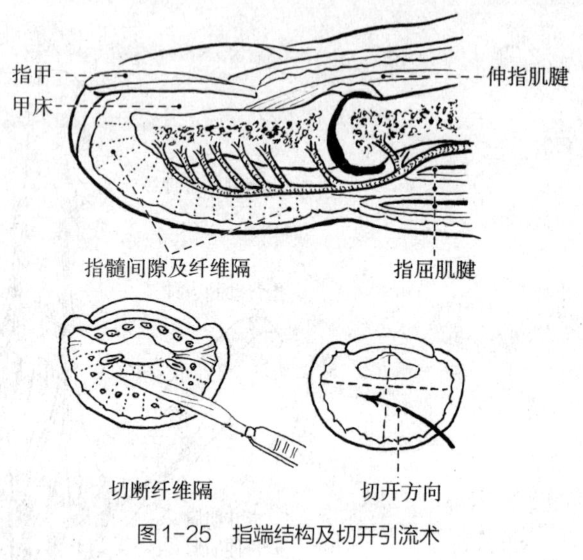

图1-25　指端结构及切开引流术

（二）深层结构

1. **指浅、深屈肌腱的附着及特点**　指浅屈肌腱在近节指骨处变扁、覆盖并包绕指深屈肌腱；行向远侧分为两股，附着于中节指骨中部的两侧缘，形成腱裂孔，容纳深腱穿过。深腱自腱裂孔浅出，向远侧止于远节指骨底的掌侧面。浅腱主要屈近侧指关节；深腱主要屈远侧指关节。二腱各有独立的滑动范围，又互相协同增强肌力（图1-26）。

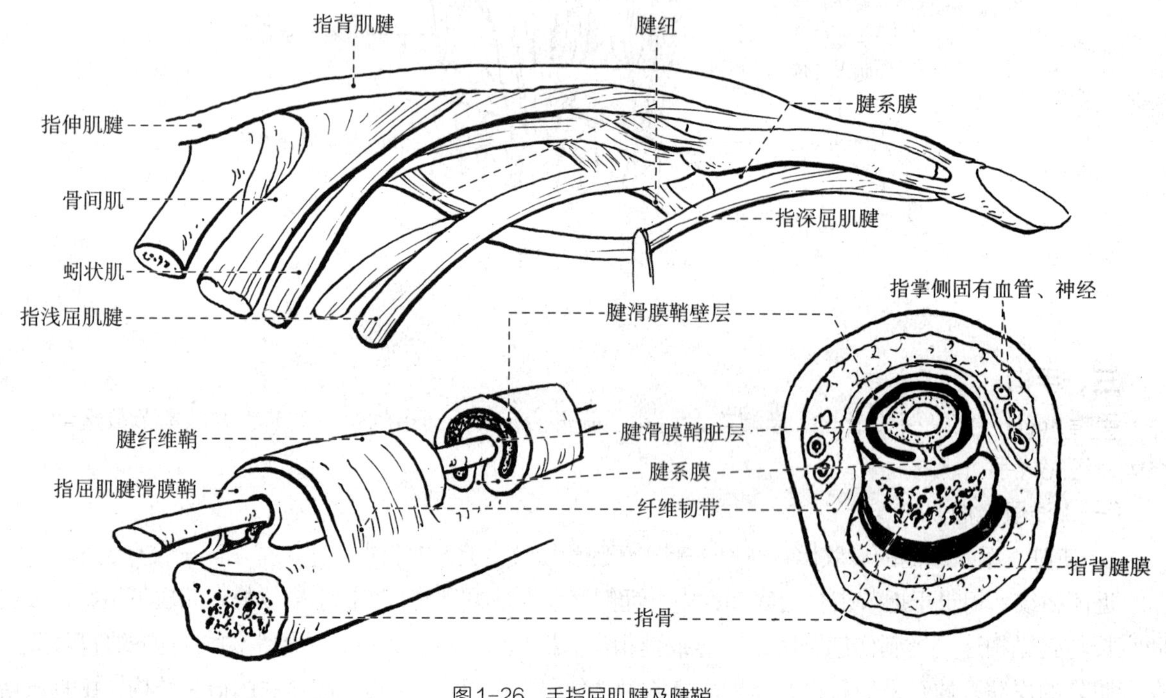

图1-26　手指屈肌腱及腱鞘

2. **手指腱鞘**　包绕浅、深屈指肌腱，由手指腱纤维鞘和腱滑膜鞘两部分组成（图1-27）。

（1）手指腱纤维鞘　是指掌侧深筋膜增厚所形成的。附着于指骨及关节囊的两侧。其纤维分环状部和交叉部，交叉部在关节处比较薄。

（2）手指腱滑膜鞘　是包绕肌腱的双层管状的滑膜鞘，分脏、壁两层。脏层包绕肌腱，壁层紧贴纤维鞘的内面，脏、壁两层在鞘的两端互相移行。在腱背侧与指骨之间，有腱系膜相连，保护出入肌腱的血管和神经。腱系膜两侧，脏、壁两层也彼此移行。第2~4指的腱滑膜鞘从远节指骨底向近侧延伸，均越过3个关节，达掌指关节的近侧。但是拇指及小指的腱滑膜鞘，分别与拇长屈肌腱鞘和屈肌总腱鞘相连。

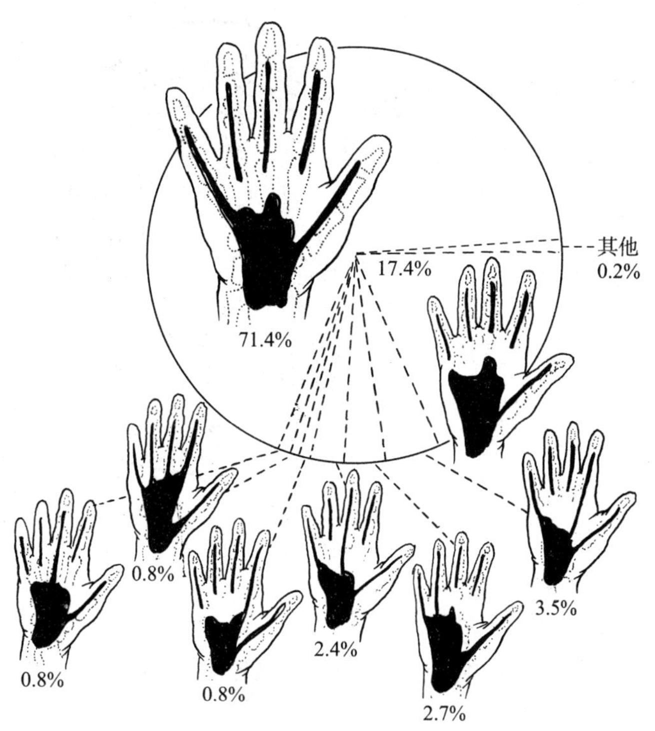


图1-27 手部腱滑膜鞘类型

3. **伸指肌腱的附着特点** 伸指肌腱越过掌骨小头后，向两侧扩展，包绕掌骨小头和近节指骨的背面，叫指背腱膜 dorsal aponeurosis，又称伸肌腱帽 extensor hood。它向远侧分为3束：中间束止于中节指骨底；两条侧束在中节指骨背侧合并后，止于远节指骨底。侧束的近侧部有骨间肌腱参加；远侧部有蚓状肌腱加强。伸指肌腱可伸全部指关节；在骨间肌和蚓状肌协同下，尚可屈掌指关节，伸指骨间关节。

手的功能位：如手握网球的姿势。①桡腕关节伸30°。②掌指关节屈30°~45°，指关节半屈位。③拇指微屈，对掌位。④手指分开。当指骨骨折固定时，多取此势。当掌骨或指骨骨折，需要牵引时，应以舟骨结节为中心向远侧作放射状牵引，以保持手和指的功能。

## 附：上肢部腧穴

一、臑俞 Nàoshù（SI10，手太阳小肠经）

【体表定位】位于肩部后面，腋后襞外端直上，肩胛冈下缘处。

【进针层次】见图1-28。

1. **皮肤** 由锁骨上外侧神经支配。锁骨上神经为颈丛神经的分支。到达穴区的神经纤维由第4颈神经组成。

2. **皮下组织** 有上述皮神经的分支通过。

3. **三角肌后部** 由腋神经支配。到该肌的神经纤维由第5、6颈神经组成。

4. **冈下肌** 由肩胛上神经支配。到达该肌的神经纤维由第5、6颈神经组成。继续深刺针尖可达肩关节囊后壁。穿过关节囊壁进入关节腔内，可刺及肱骨头骨面。

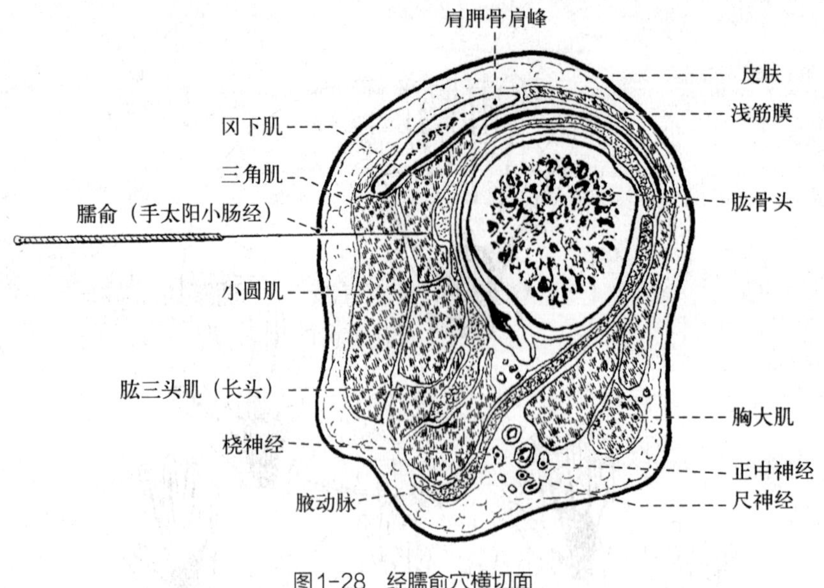


图1-28　经臑俞穴横切面

二、肩髃Jiānyú（LI15，手阳明大肠经）

【体表定位】在肩部三角肌上缘中点，肩胛骨肩峰与肱骨大结节之间。

【进针层次】见图1-29。

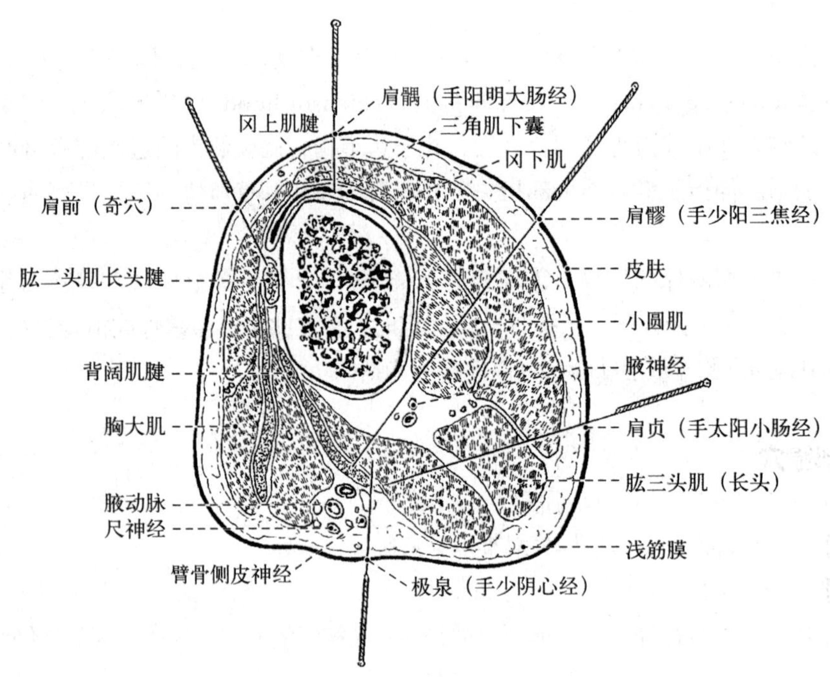


图1-29　经肩前、极泉、肩髃、肩贞、肩髎穴矢状断面

1. **皮肤**　由锁骨上神经外侧组分支支配。锁骨上神经是颈丛的皮支，到穴区皮肤的神经纤维由第4颈神经组成。

2. **皮下组织**　有上述皮神经纤维分支。

3. **三角肌deltoid**　由腋神经支配，由第5、6颈神经组成。

4. **三角肌下囊subdeltoid bursa**　位于三角肌深面与肱骨大结节之间，有时与肩峰下囊相交通，当臂外展时起滑动作用。

5. **冈上肌腱** 附着于肱骨大结节的上部，由肩胛上神经支配，肩胛上神经来自臂丛，由第5颈神经前支组成。

【针刺注意事项】针的深面为肱骨头，遇坚硬阻力则不可再刺；也不可向上穿过肩关节囊，进入关节腔，以免造成感染。

三、极泉 Jíquán（HT1，手少阴心经）

【体表定位】在腋窝中央，腋动脉后方。

【进针层次】见图1-29。

1. **皮肤** 此处皮肤较薄，由第2肋间神经外侧皮支，即肋间臂神经支配。

2. **皮下组织** 有上述皮神经的分支通过。

3. **腋筋膜** 为腋部的深筋膜，针穿过此层即进入腋窝。

4. **腋窝** 由肌筋膜围成的一锥形腔隙，内有腋动、静脉和臂丛神经及淋巴结等。取穴进针时，尽量避开血管，若刺到臂从及其分支，有强烈的触电感向前臂放射。

5. **背阔肌腱** 位于腋窝的深部，紧挨着大圆肌，由胸背神经支配。胸背神经是臂丛后束的分支。

6. **大圆肌 teres major** 针穿过背阔肌腱后即进入大圆肌。大圆肌由肩胛下神经支配。肩胛下神经是臂丛后束的分支，分布于大圆肌和肩胛下肌。

【针刺注意事项】针刺入腋窝后，忌猛力提插。因腋窝内组织疏松，且腋静脉与深筋膜保持扩张状态，如不慎刺破该血管，可造成血肿。

四、肩髎 Jiānliáo（SJ14少阳三焦经）

【体表定位】肩部，肩峰后下方。肩髃穴后约1寸处。

【进针层次】见图1-29。

1. **皮肤** 由锁骨上神经的外侧组分支支配，到达穴区的神经纤维由第4颈神经组成。

2. **皮下组织** 有上述皮神经的分支通过。

3. **三角肌后份** 针从三角肌的后份向前下方刺入，该肌由腋神经支配。

4. **小圆肌 teres major** 位于冈下肌的外下方，止于肱骨大结节的下部，由腋神经的分支支配，该神经由第5~7颈神经前支组成。

5. **腋神经及旋肱后动、静脉** 该神经和血管正当穴区，其中腋神经是臂丛后束的分支，绕肱骨外科颈，穿四边孔，分支分布至三角肌和小圆肌。若刺及腋神经，可产生向肩部及臂后外侧放射的触电感。旋肱后动、静脉分别为腋动、静脉的分支和属支，并与腋神经伴行。

6. **大圆肌** 由肩胛下神经支配。该神经是臂丛的分支，由第5~6颈神经前支组成。

7. **背阔肌** 由胸背神经支配。胸背神经是臂丛的分支，由第6~8颈神经前支组成。

8. **深刺** 针继续深刺即进入腋腔，腔内有腋动、静脉及臂丛神经的分支。若刺及臂丛神经及其分支可产生向上肢远端放射的触电感。

【针刺注意事项】针刺该穴，应注意避免损伤旋肱后动、静脉和腋动、静脉，以免造成深部出血。

五、肘髎 Zhǒuliáo（LI12，手阳明大肠经）

【体表定位】在肱骨外上髁上1寸，肱骨边缘处。相当于曲池穴外上方1寸许。

【进针层次】见图1-30。

1. **皮肤** 由前臂后皮神经支配。到达穴区的神经纤维由第5颈神经组成。

2. **皮下组织** 有上述皮神经的分支通过。

3. **肱三头肌** 由桡神经支配。到该肌的神经纤维由第6~8颈神经组成。经皮下组织后若针刺偏向肱骨前缘，既不刺入肱三头肌内而刺入肱桡肌中。

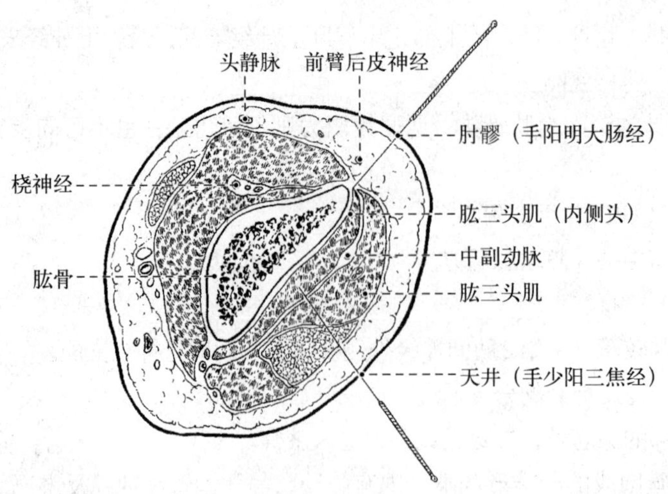


图1-30　经肘髎、天井穴横断面

六、天井Tiānjǐng（SJ10，手少阳三焦经）

【体表定位】位于尺骨鹰嘴上1寸的凹陷之中。

【进针层次】见图1-30。

1. **皮肤**　由臂后皮神经支配。到达该区皮肤的神经纤维由第6颈神经前支组成。

2. **皮下组织**　有上述皮神经的分支分布。

3. **肱三头肌**　由桡神经干的分支支配。中副动、静脉位于穴区的稍外侧。中副动脉为肱深动脉的终支之一，下行与骨间返动脉吻合，参与组成肘关节动脉网。中副静脉为中副动脉的伴行静脉。

【针刺注意事项】针若偏向外侧，可刺及中副动脉及其伴行静脉。

七、曲池Qūchí（LI11，手阳明大肠经）

【体表定位】在肘横纹外侧端，屈肘时当尺泽与肱骨外上髁连线的中点。

【进针层次】见图1-31。

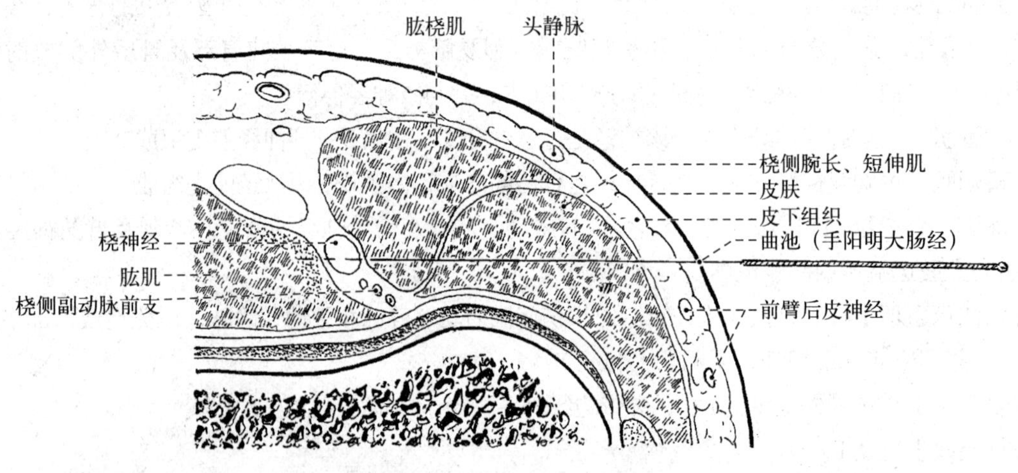


图1-31　曲池的层次解剖（横断面）

1. **皮肤**　由前臂后皮神经支配，该神经是桡神经的分支。

2. **皮下组织**　有上述皮神经的分支通过。

3. **桡侧腕长、短伸肌**　两肌共同起于肱骨外上髁的上方，均由桡神经的深支支配，针刺为两肌的起始部位。

4. **肱桡肌** 起于肱骨外上髁，止于桡骨茎突，位于前臂前面外侧，由桡神经的分支支配，该神经由第5~7颈神经前支组成，针刺所及为该肌的起始部位。

5. **桡神经干及桡侧副动、静脉** 桡神经在此处位于肱桡肌与肱二头肌腱及肱肌之间，正当穴区。针若刺及桡神经干，可产生强烈的触电感，并向前臂后外侧放射，直至手背的外侧。桡侧副动脉为肱深动脉的终支之一，有同名静脉与之伴行。

6. **肱肌** 由肌皮神经支配。肌皮神经起自臂丛的外侧束，由第5、6颈神经前支组成。

八、尺泽Chǐzé（LU5，手太阴肺经）

【体表定位】在肘横纹中，肱二头肌腱桡侧凹陷处。

【进针层次】见图1-32。

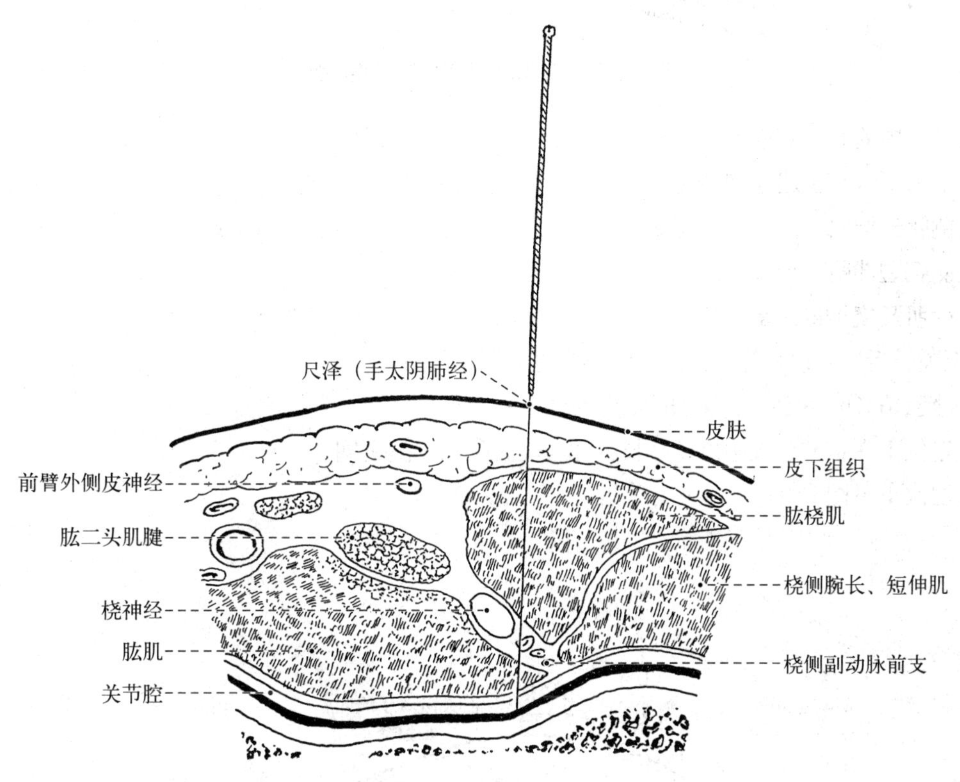


图1-32 尺泽穴的层次解剖（横断面）

1. **皮肤** 由前臂外侧皮神经支配。到达该穴区皮肤的神经纤维由第6颈神经前支组成。

2. **皮下组织** 有上述皮神经和肘正中静脉的属支通过。

3. **肱桡肌** 由桡神经的分支支配。

4. **桡神经干桡侧副动、静脉** 桡神经干于肱桡肌、肱二头肌腱及肱肌之间下行，至肱骨外上髁前方分为桡神经深、浅2支，桡侧副动、静脉与之伴行。

【针刺注意事项】若刺及桡神经干，可产生向前臂桡侧、手背桡侧并向指端放射的强烈的触电感，一般此时应停止继续进针。桡侧副动脉有同名静脉与之伴行。若刺破上述血管可造成出血。

九、手三里Shǒusānlǐ（L10，手阳明大肠经）

【体表定位】在前臂背面桡侧，当阳溪与曲池连线上，肘横纹下2寸。

【进针层次】见图1-33。

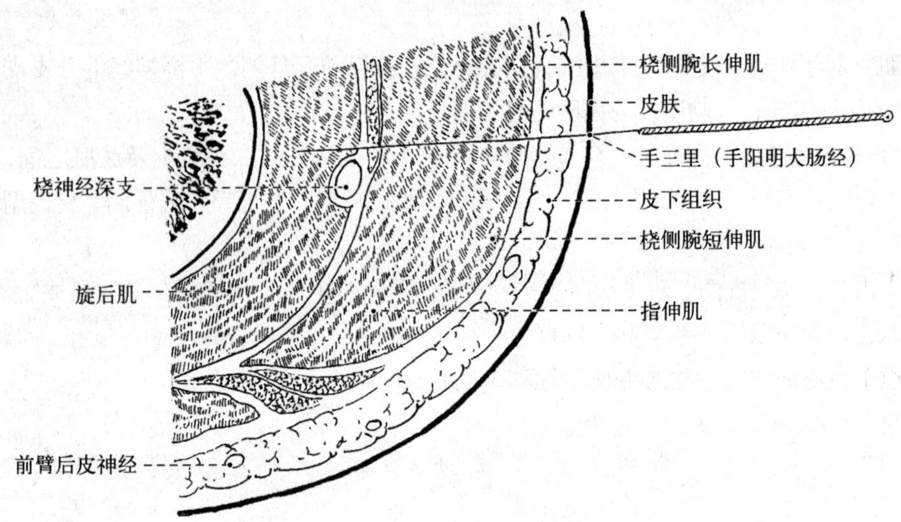


图1-33　手三里穴的层次解剖（横切面）

1. **皮肤**　由前臂外侧皮神经支配，到达该穴区皮肤的神经由第6颈神经前支组成。

2. **皮下组织**　有上述皮神经通过。

3. **桡侧腕长伸肌**　由桡神经深支的分支支配，由第5~7颈神经前支组成。

4. **桡侧腕短伸肌**　神经支配同桡侧腕长伸肌。

5. **旋后肌及桡神经深支**　旋后肌由桡神经深支支配。桡神经深支在肱骨外上髁前方由桡神经分出，穿旋后肌至前臂后区，改名为骨间后神经。支配前臂诸伸肌。

十、大陵Dàlíng（PC7，手厥阴心包经）

【体表定位】在腕掌横纹中点，掌长肌腱与桡侧腕屈肌腱之间。

【进针层次】见图1-34。

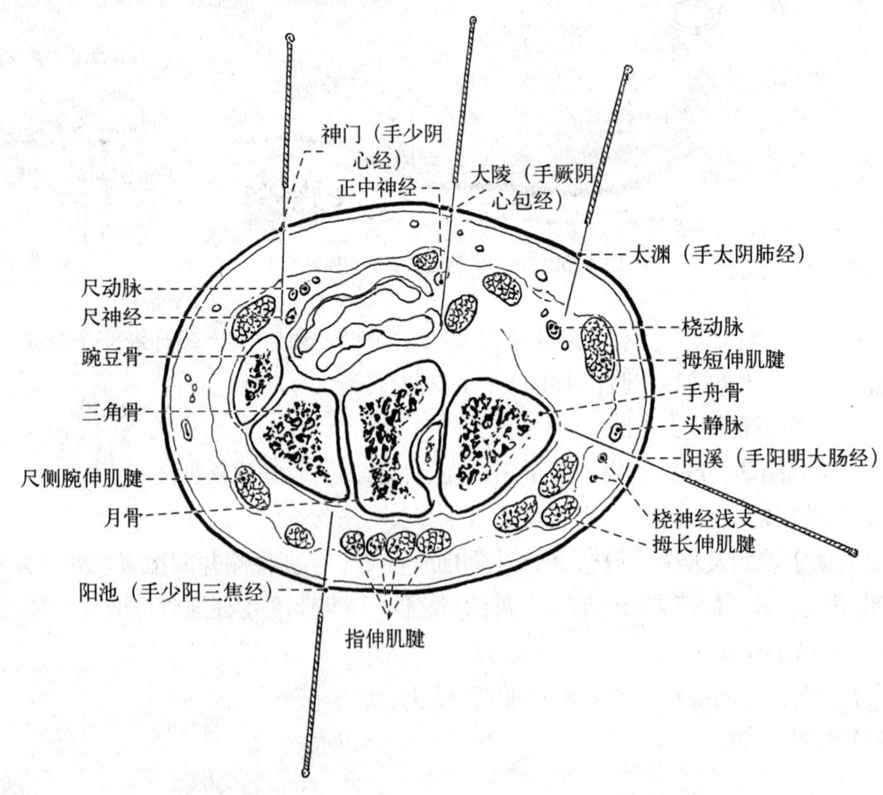


图1-34　经阳溪、阳池、太渊、大陵、神门穴的横断面

1. **皮肤** 由正中神经掌支支配，到达该穴区皮肤的神经纤维由第7颈神经组成。

2. **皮下组织** 内有上述皮神经分布。

3. **桡侧腕屈肌腱与掌长肌腱** 两肌均由正中神经支配。

4. **正中神经干** 在此处位置表浅，位于上述两肌腱之间，向下通过腕管至手掌。该神经容易被刺到，可产生向手桡侧半及指端放射的强烈触电感，此时一般应停止继续进针。

5. **拇长屈肌腱 flexor pollicis longus 与指浅、深屈肌腱 flexor digitorum superficialis, profoundus** 针从正中神经尺侧、或桡侧通过后，即进入拇长屈肌腱与指浅、深屈肌腱之间。拇长屈肌腱位于桡侧，由正中神经支配；后两肌腱位于尺侧，其中指浅屈肌腱和指深屈肌腱桡侧半由正中神经支配，指深屈肌腱的尺侧半由尺神经支配。

【针刺注意事项】正中神经及其伴行动、静脉正当穴位，极易刺到，应避免损伤。

十一、神门 Shénmén（HT7，手少阴心经）

【体表定位】在腕部，腕掌侧横纹尺侧端，尺侧腕屈肌腱的桡侧凹陷处。

【进针层次】见图1-34。

1. **皮肤** 由前臂内侧皮神经及尺神经掌支双重支配。到达该穴区皮肤的神经纤维由第8颈神经前支组成。

2. **皮下组织** 内有上述皮神经通过。

3. **尺侧腕屈肌腱** 向下止于豌豆骨，由尺神经支配。针从该肌腱的桡侧缘通过。

4. **尺神经及尺动、静脉** 该血管神经束位于针的桡侧，尺神经干紧靠近针，位置表浅，易被刺及，可产生向手尺侧缘及指尖放射的触电感；尺动脉位于尺神经的桡侧，在此位置表浅，可触及其搏动，尺静脉为伴行静脉。

【针刺注意事项】针的桡侧依次为尺神经、尺动、静脉，应避免刺破血管，以免造成出血。

十二、合谷 Hégǔ（LI4，手阳明大肠经）

【体表定位】在手背，第1、2掌骨之间，当第2掌骨桡侧中点处。

【进针层次】见图1-35。

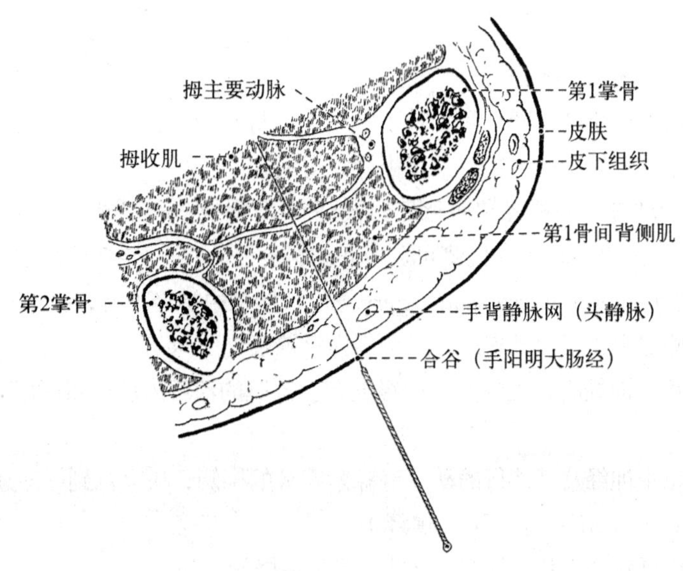


图1-35 合谷穴的层次解剖（横断面）

1. **皮肤** 由桡神经浅支支配，到达穴区的神经纤维由第6颈神经前支组成。

2. **皮下组织** 内有上述皮神经通过。穴区附近还有手背静脉网汇成的头静脉的起始部。

3. **第1骨间背侧肌** 起于第1掌骨内侧面，止于示指近节指骨底桡侧，作用为外展示指，由尺神经深支支配。

4. **拇收肌adductor pollicis** 由尺神经深支支配。针刺所及为该肌的横头。

【针刺注意事项】孕妇忌针，否则可能引起流产。

十三、内关Nèiguān（PC6，手厥阴心包经）

【体表定位】在前臂掌侧，当曲泽与大陵连线上，腕横纹上2寸，掌长肌腱与桡侧腕屈肌腱之间。

【进针层次】见图1-36。

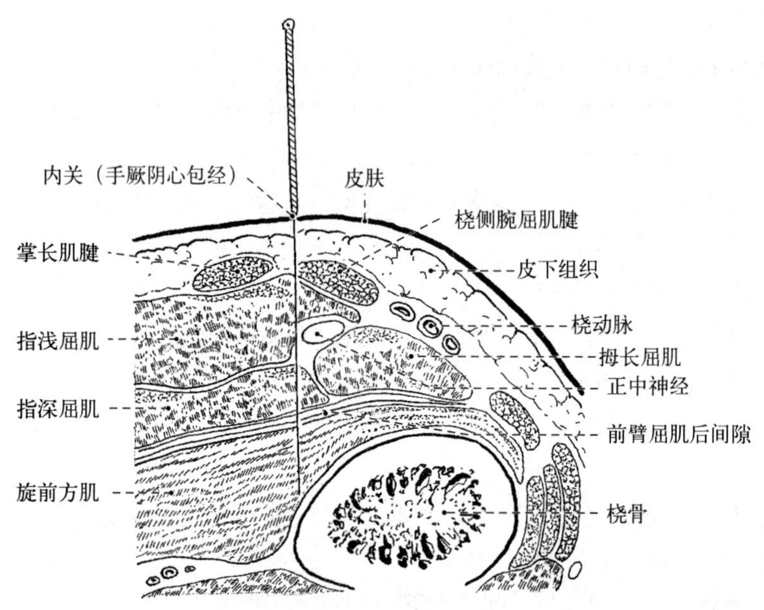


图1-36 内关穴的层次解剖（横切面）

1. **皮肤** 由前臂内侧皮神经和前臂外侧皮神经双重支配。到达该穴区皮肤的神经纤维由第7颈神经前支组成。

2. **皮下组织** 内有上述皮神经分布。

3. **桡侧腕屈肌腱与掌长肌腱** 针从两肌腱（中医称”两筋”）之间通过。两肌均由正中神经支配。

4. **指浅屈肌** 位于前臂屈肌的中层，由正中神经支配。

5. **正中神经及正中动脉** 该神经和动脉正当穴区。正中神经干在指浅屈肌的深面，行于拇长屈肌及指深屈肌之间的沟内。进针若稍偏向桡侧可刺及正中神经干，产生向指端放射的触电感。正中动脉由尺动脉的分支骨间前动脉anterior interosseous artery发出，伴正中神经下行，主要营养该神经。

6. **指深屈肌** 桡侧部由正中神经支配，尺侧部由尺神经支配。

7. **旋前方肌** 由正中神经的分支骨间前神经支配。该肌的深层为前臂骨间膜interosseous membrane of forearm。

【针刺注意事项】正中神经及其伴行的动、静脉紧靠针的桡侧，极易刺到，应避免损伤。

十四、外关Wàiguān（SJ5，手少阳三焦经）

【体表定位】位于前臂背侧，腕背横纹上2寸，尺骨与桡骨之间。

【进针层次】见图1-37。

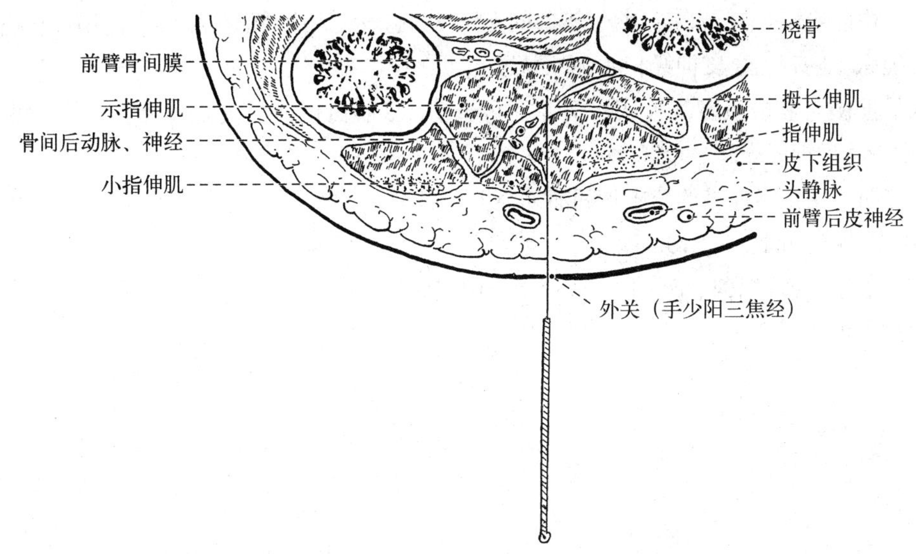


图1-37 外关穴的层次解剖（横切面）

1. **皮肤** 由前臂后皮神经支配，分布于前臂后区的皮肤。到达穴区皮肤的神经纤维由第7颈神经前支组成。

2. **皮下组织** 有上述皮神经通过。

3. **小指伸肌和指伸肌** 该两肌并列，前者位于尺侧，后者位于桡侧，针从两者之间穿过。两肌均由桡神经深支的分支骨间后神经posterior interosseous nerve支配。

4. **骨间后神经及同名动、静脉** 该神经血管束位于针的尺侧。分布于前臂诸伸肌，若被刺及，则产生向腕后及手背放射的触电感。骨间后动脉有骨间后静脉伴行。

5. **拇长伸肌及示指伸肌** 两肌是前臂后区的深层肌，两肌并列，前者位于桡侧，后者位于尺侧，均由骨间后神经支配。

【针刺注意事项】若针偏向尺侧，则可刺到骨间后动、静脉及神经。

十五、列缺Lièquē（LU7，手太阴肺经）

【体表定位】在前臂桡侧缘，桡骨茎突上方，腕横纹上1.5寸，肱桡肌与拇长展肌腱之间。

【进针层次】见图1-38。

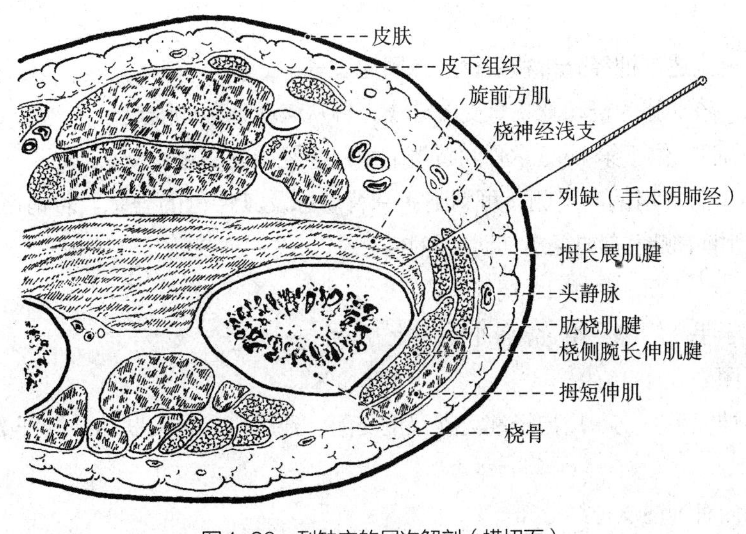


图1-38 列缺穴的层次解剖（横切面）

1. **皮肤**　由前臂外皮神经和桡神经浅支共同支配。到达该穴区皮肤的神经纤维由第6颈神经前支组成。

2. **皮下组织**　内有上述皮神经和头静脉通过。

3. **拇长展肌腱与肱桡肌腱**　针从两肌腱之间通过，该肌由桡神经支配；针若偏外侧可刺到拇长展肌腱，该肌由骨间后神经支配。

4. **旋前方肌**　由正中神经的分支骨间前神经支配。

十六、中渚 Zhōngzhǔ（SJ3，手少阳三焦经）

【体表定位】手背部，第4、5掌骨小头稍上方凹陷处。

【进针层次】见图1-39。

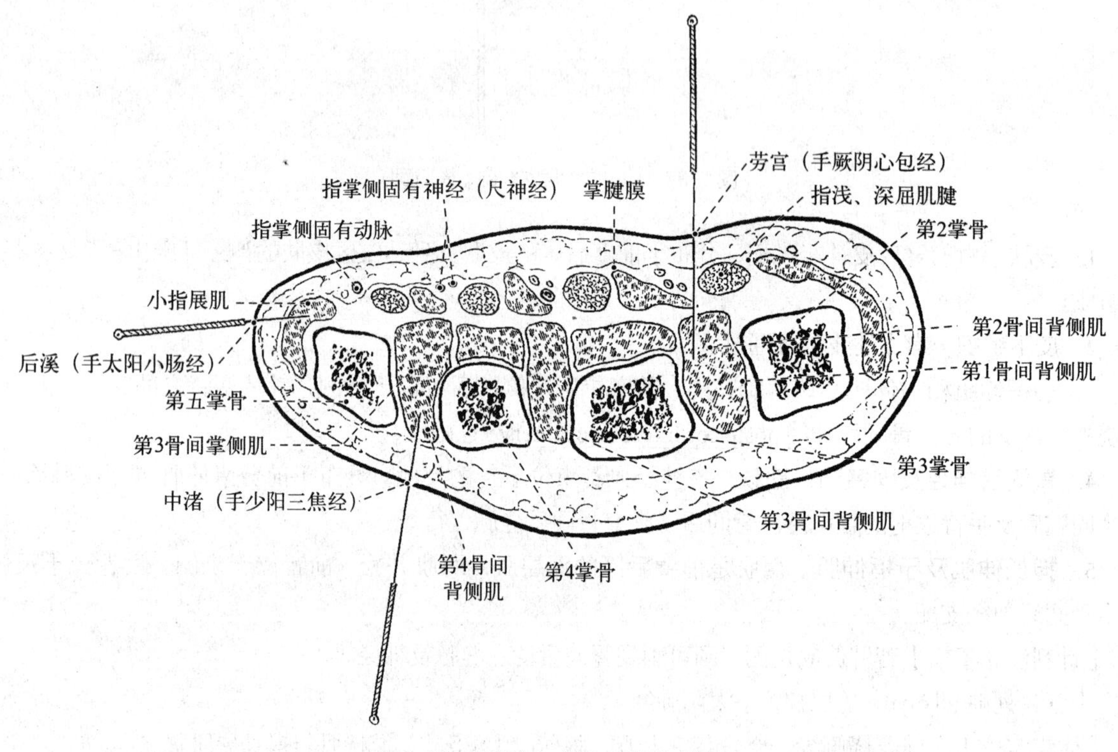


图1-39　经劳宫、中渚、后溪穴横断面

1. **皮肤**　由位于第4、5掌骨间背侧的指背神经支配，到达该穴区皮肤的神经纤维由第8颈神经前支组成。

2. **皮下组织**　有上述皮神经分布和手背静脉网通过。

3. **手掌背动脉**　该动脉为桡动脉腕背支的分支，针从该动脉桡侧通过。

4. **第4骨间背侧肌**　位于第4、5掌骨间背侧，由尺神经深支支配。

【针刺注意事项】若针稍偏向尺侧，可刺到手掌背动脉及其伴行的静脉。若稍用力深刺，则可穿至手掌皮下，甚至刺到指掌侧固有神经及其动、静脉。

十七、后溪 Hòuxī（SI3手太阳小肠经）

【体表定位】位于手内侧缘，第5掌骨小头内上方。

【进针层次】见图1-39。

1. **皮肤**　由尺神经手背支和尺神经掌浅支双重支配。到达该穴区皮肤的神经纤维由第8颈神经前支组成。

2. **皮下组织**　内有上述皮神经分布。

3. **小指展肌** 由尺神经深支支配，针刺所及为该肌的远侧端。

4. **小指短屈肌** 位于小指展肌的桡侧，神经支配同小指展肌。

5. **指掌侧固有神经和指掌侧固有动脉** 该神经和血管位于针的掌侧。前者是尺神经的分支，后者是掌浅弓的分支。

【针刺注意事项】若针刺过于偏向掌侧，则可刺到小指固有神经和动、静脉。

十八、劳宫 Láogōng（PC8，手厥阴心包经）

【体表定位】在手掌心，当第2、3掌骨间，偏于第3掌骨。

【进针层次】见图1-40。

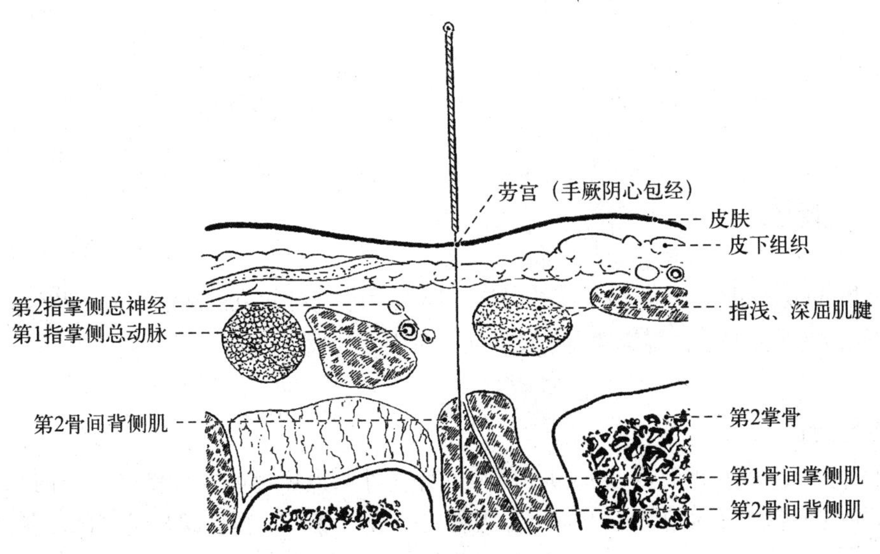


图1-40 劳宫穴的层次解剖（横切面）

1. **皮肤** 由正中神经掌支支配。到达该穴区的神经纤维由第6、7颈神经组成。针刺该穴区皮肤时，有一定的韧性阻力。

2. **皮下组织** 内有许多纤维束将皮肤紧密地连接于掌腱膜上，并将皮下脂肪分隔成若干小隔，上述皮神经穿行于其中。

3. **掌腱膜** 为掌心深层结构表面特别发达增厚的致密结缔组织膜，近侧与掌长肌腱及屈肌支持带相连，远侧分散连于尺侧4个手指腱鞘及掌指关节侧副韧带上。掌腱膜由正中神经分布。

4. **示指的指浅、深屈肌腱和蚓状肌lumbricalis** 肌腱位于针的桡侧，外有腱鞘包裹，由正中神经支配；第2蚓状肌位于针尺侧由正中神经支配。

5. **第1骨间掌侧肌和第2骨间背侧肌** 两肌均由尺神经深支支配。位于第2、3掌骨之间。其中第1骨间掌侧肌位于偏前外侧，第2骨间背侧肌位于偏后内侧。

【针刺注意事项】针的尺侧有由掌浅弓发出的第1指掌侧总动脉和正中神经分出的第2指掌侧总神经，应避免损伤。

# 第二章 下肢

## 第一节 概述

下肢lower limbs除行走和运动之外，还具有支持体重和使身体直立的功能。故下肢骨骼比上肢粗大，关节面宽，辅助结构多而坚韧，稳定性大于灵活性，肌肉较为发达。

### 一、境界与分区

下肢与躯干直接相连，前方以腹股沟和腹部分界；外后方以髂嵴和腰部分界；内侧以股沟，骶、尾骨外侧缘分别与会阴和骶部分界。下肢可分为臀区、股、膝、小腿、踝与足等部。各部又再分为若干区。

### 二、表面解剖

（一）体表标志

1. 臀部与股部　臀部上界可扪及髂嵴iliac crest全长，位于皮下，易于触摸，其前端是髂前上棘anterior superior iliac spine，后端是髂后上棘posterior superior iliac spine。左、右髂嵴最高点的连线，平第四腰椎棘突。髂前上棘向上5~7 cm处有髂结节iliac tubercle，髂结节下方约10 cm处有股骨大转子greater trochanter of femur。坐骨结节ischial tuberosity屈髋时，在臀部下方能触及。腹前正中线下方是耻骨联合pubic symphysis上缘，其外侧约2.5 cm处为耻骨结节pubic tubercle。

2. 膝部　前面可扪及髌骨patella，髌骨下端接髌韧带patellar ligament。髌韧带的止点处是胫骨粗隆tibial tuberosity，三者皆可于皮下触及，表面也可见其轮廓。股骨下端和胫骨上端各有内、外侧髁medial, lateral condyle。平胫骨粗隆的外上方，可摸到腓骨头。股骨内上髁的后上方还可扪到收肌结节adductor tubercle。

3. 小腿部　前面为胫骨粗隆向下延续为胫骨前缘anterior border of tibia。此缘的内侧即胫骨内侧面。小腿下1/3外侧皮下可触及腓骨fibula。

4. 髁与足　近足踝部可触及内、外踝medial, lateral malleolus以及后方的跟腱calcaneal。自此以下，足部后端的跟骨结节tuberosity of calcaneus，足内缘中点稍后处的舟骨粗隆tuberosity of navicular bone以及足外缘中份的第5跖骨粗隆tuberosity of metatarsal bone等，均位于皮下，皆可触及。

（二）对比关系

下肢骨折或关节脱位时，骨性标志间的正常位置关系可能发生变化，这些变化有助于对病理改变进行临床诊断和治疗。常用的对比关系有：

1. Nelaton线 由坐骨结节至髂前上棘的连线。正常情况下，此线经过股骨大转子尖，若大转子尖越过此线以上，即为异常。

2. Kaplan点 人体呈仰卧位，两腿伸直并拢，两髂前上棘在同一水平面，从左、右大转子尖经同侧髂前上棘的延长线，正常情况下，二线在脐上相交，其交点称Kaplan点。一侧大转子上移时，此交点常移至脐下，并偏向健侧（图2-1）。

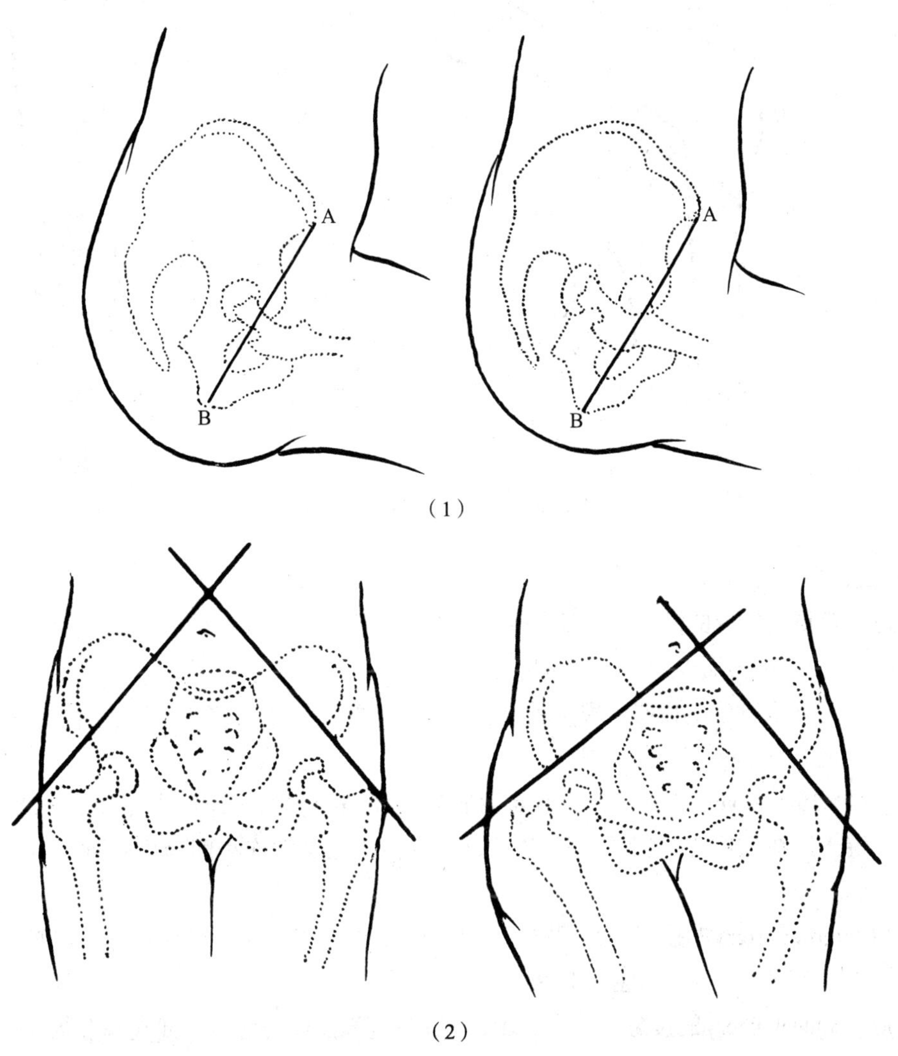


图2-1 Nelaton线（1）和Kaplan点（2）

（三）下肢的测量

测量下肢的长度需在左、右对称的姿势下进行，并且左、右侧对比，否则结果有误。由髂前上棘经髌骨内缘至内踝尖，为全下肢的长度。又以膝关节缝将全下肢长度为上、下二份，上份为股部的长度，下份为小腿的长度。

（四）颈干角和膝外翻角

股骨颈与股骨体之间形成颈干角 collodiaphyseal angle。成人约为127°（125°~130°），大于此角者，为髋外翻；小于此角者，为髋内翻。股骨轴线与胫骨轴线于膝关节上相交成一向外开放约170°的角，称膝外翻角，正常男性补角＜10°，女性略＞10°。严重双侧膝外翻，则呈“X”形腿，严重双侧膝内翻，则呈“O”形腿（图2-2）。

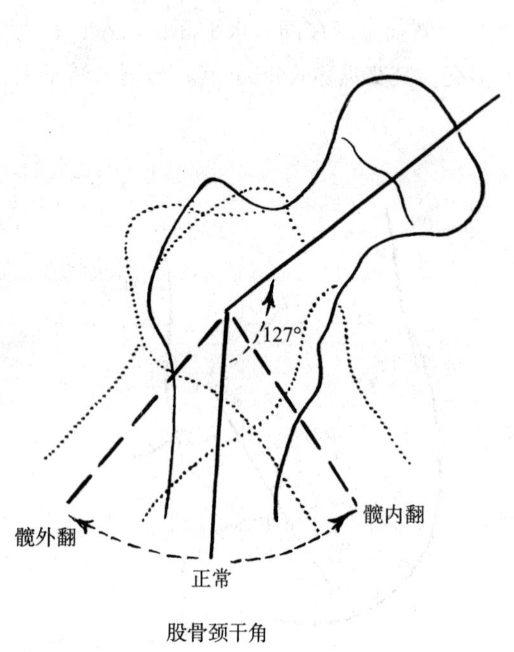

股骨颈干角

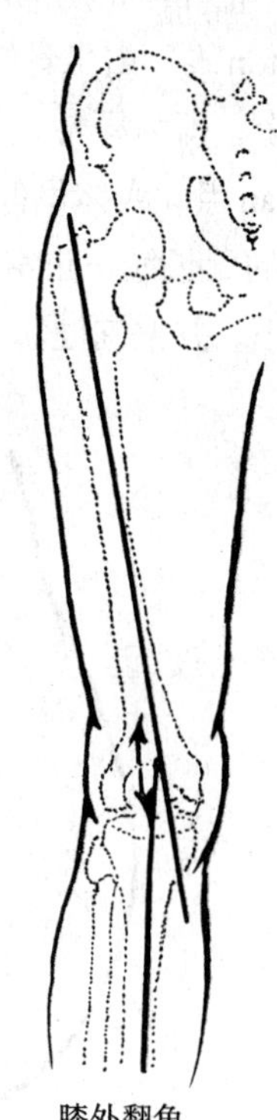
膝外翻角

图2-2　股骨颈干角和膝外翻角

（五）体表投影

1. **臀上动、静脉及神经的投影**　髂后上棘至股骨大转子尖的连线，其上、中1/3的交点，即为臀上动、静脉及神经出盆点的投影。

2. **臀下动、静脉及神经的投影**　臀下动、静脉及神经出盆点的投影为髂后上棘与坐骨结节连线的中点。

3. **坐骨神经sciatic nerve的投影**　其出盆点为髂后上棘与坐骨结节连线中点外侧2~3 cm处。坐骨结节与股骨大转子连线的中点，股骨两髁之间的中点，此三点的连线即为坐骨神经在臀区和股后区的投影。

4. **股动脉femoral artery的投影**　大腿微屈、稍外展、外旋位，由髂前上棘至耻骨联合连线中点与收肌结节连线的上2/3段，即为股动脉的投影。

5. **腘动脉popliteal artery的投影**　平大腿中、下1/3交界点作一环线，此线与股后正中线相交处内侧2.5 cm为起点，该点至腘窝中点的连线，即为腘动脉的斜行段的投影。经腘窝中点的垂线，即为腘动脉垂直段的投影。

6. **胫前动脉anterior tibial artery的投影**　胫骨粗隆与腓骨头连线的中点与内、外踝经足背连线的中点，此二点的连线，即为胫前动脉的投影。

7. **胫后动脉posterior tibial artery的投影**　自腘窝中点下方7~8 cm处至内踝与跟腱内缘之间连线的中点，二者之间的连线，即为胫后动脉的投影。

8. **足背动脉dorsal artery of foot的投影**　内、外踝连线的中点至第1、2跖骨底之间的连线，即为足背动脉的投影。

## 三、基本结构

浅层结构包括皮肤与浅筋膜。皮肤内有皮脂腺、汗腺、毛发与趾甲等。浅筋膜中有浅静脉、皮神经和浅淋巴管等穿行。深层结构以骨骼为支架、关节为枢纽，肌肉按关节运动轴的方位，分群、分层排列。深筋膜坚韧，并自其深面发出肌间隔与骨膜愈着，形成骨筋膜鞘，将肌群分隔，并对肌肉具有约束与支持等作用。

### （一）浅层结构

1. **皮肤** 下肢皮肤与皮下组织的联系随部位而异。臀部及足底经常承受体重的压力，皮肤厚而坚韧。浅筋膜形成致密的脂肪垫和纤维隔，有弹性，耐磨擦。股前外侧部的皮肤较厚，常选此部作为皮片的供皮区。股内侧部、腘窝部、小腿前内侧部和足背皮肤较薄，柔软且易滑动。胫骨前面的皮下组织较薄，轻度水肿时，指压后即可呈现凹陷，临床多在此处检查有无水肿。足底皮肤无毛且多汗腺，着力点处厚硬，成人常有胼胝。

2. **浅筋膜** 下肢各部的浅筋膜厚薄不一，其中有皮神经，浅血管，浅淋巴管及淋巴结等。

（1）大隐静脉 great saphenous vein 起自足背静脉网的内侧份，经内踝前方，沿小腿内侧上行，绕行膝部内后方，至大腿内侧逐渐向前，最后于耻骨结节下外方约3 cm处，穿隐静脉裂孔注入股静脉。在隐静脉裂孔附近有5条属支：①腹壁浅静脉，来自脐以下腹壁浅层。②阴部外静脉，来自外生殖器。③旋髂浅静脉，来自髂前上棘附近。上述3条浅静脉均有同名浅动脉伴行。④股内侧浅静脉，来自股内侧部。⑤股外侧浅静脉，来自股前外侧部。

5条浅静脉注入大隐静脉的形式有多种，它们之间有侧支吻合。下肢静脉曲张要作大隐静脉高位结扎切除手术时，必须分别结扎各属支，以防复发。大隐静脉在膝部附近穿静脉较多，与深静脉相通。大隐静脉在内踝前方的位置浅表，且较恒定，故多在此处行静脉穿刺或切开插管大隐静脉约有9~10对瓣膜，静脉瓣可防止血液逆流，末两对静脉瓣，一对位于穿隐静脉裂孔的筛筋膜之前，另一对位于末端注入股静脉处。这两对瓣膜的作用较为重要（图2-3）。

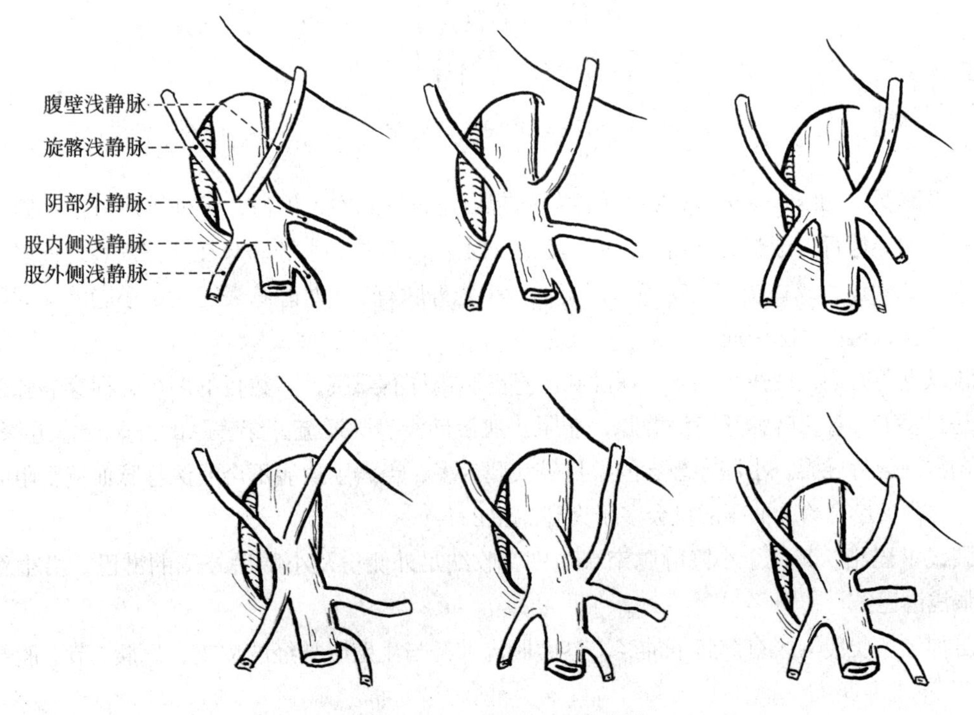


图2-3 大隐静脉上段属支类型

（2）腹股沟浅淋巴结superficial inguinal lymph nodes　腹股沟浅淋巴结沿大隐静脉及其属支走行的淋巴管，收纳相应区域的淋巴，最后注入腹股沟浅淋巴结。腹股沟浅淋巴结有8~10个，可分为上内、上外侧浅淋巴结和下浅淋巴结3组，前两组沿腹股沟韧带下方排列，收纳脐以下腹壁浅层、臀部、外生殖器、会阴以及肛管下端的淋巴。腹股沟下浅淋巴结沿大隐静脉末端两侧纵向排列，收纳下肢大部分浅层的淋巴。腹股沟浅淋巴结的输出管，注入沿股静脉周围排列的腹股沟深淋巴结，或穿过股管注入髂外淋巴结（图2-4）。

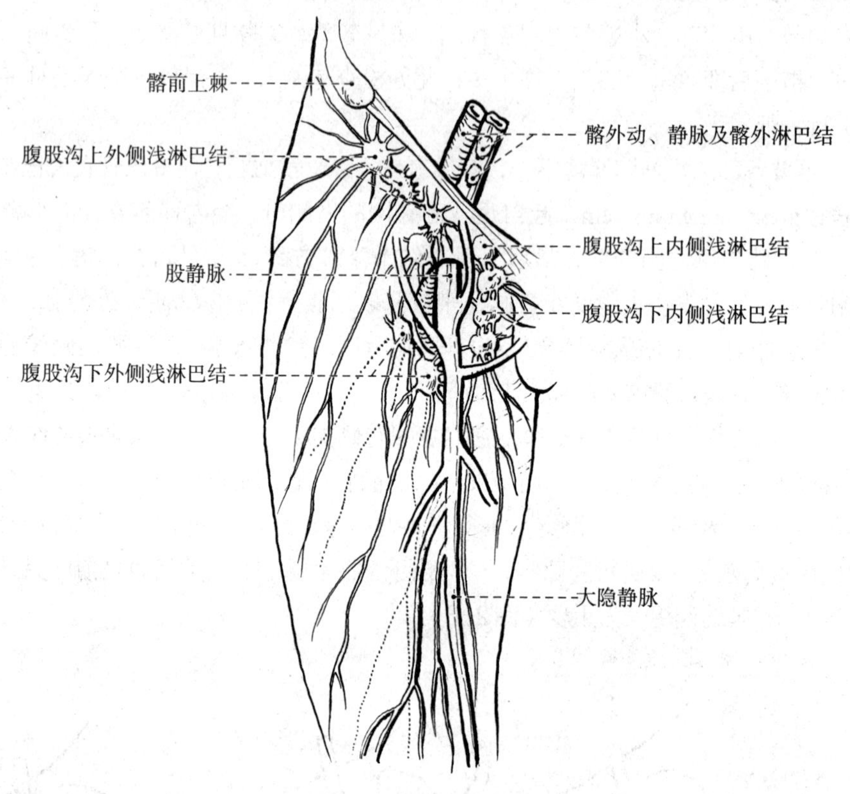


图2-4　腹股沟浅淋巴结

（3）小隐静脉small saphenous vein　小隐静脉起自足背静脉网外侧份，经外踝后方至小腿后面中线上行，与腓肠神经伴行。至腘窝下角穿深筋膜后，向上注入静脉。小隐静脉在穿深筋膜之前多以交通支与股内侧浅静脉相通，或直接与大隐静脉相交通。小隐静脉有7~8对静脉瓣。大、小隐静脉间除有交通支外，还有穿静脉与深静脉相通。

穿静脉以直角方向，由浅静脉通向深静脉。穿静脉内亦有瓣膜，其数目的多少，视穿静脉的长短而定，一般是最多有3对。瓣膜开向深静脉，能阻止血液向浅静脉逆流。穿静脉的静脉瓣靠近深静脉端，而浅静脉端常缺乏静脉瓣。小腿穿静脉的数目较大腿为多，当瓣膜功能不全或深静脉血流受阻时，则产生下肢静脉曲张，小腿静脉曲张的机会多于大腿（图2-5）。

（4）腘浅淋巴结　其位于小隐静脉末端周围，收纳足外侧份及小腿后外侧的淋巴，沿小隐静脉上行，注入腘浅淋巴结。

（5）皮神经　腹股沟区有髂腹下神经、髂腹股沟神经与生殖股神经的皮支，属腰1节。股部由外上至内下分别有：股外侧皮神经、股神经前皮支。外上份属腰2节，内下份属腰3节。股前内上份有闭孔神经皮支，属腰2节。小腿前面及足背内侧有隐神经，属腰4节，外侧有腓浅神经与腓肠外侧皮神经，属腰5节。臀区及下肢后面：足跖面中、内份，有足底外、内侧皮神经，属腰5节。足外侧缘为腓肠神经，属骶1节。小腿上份、腘窝及大腿后面有股后皮神经，属骶2节。臀区有臀上、中、下皮神经，属骶3~4节（图2-6）。



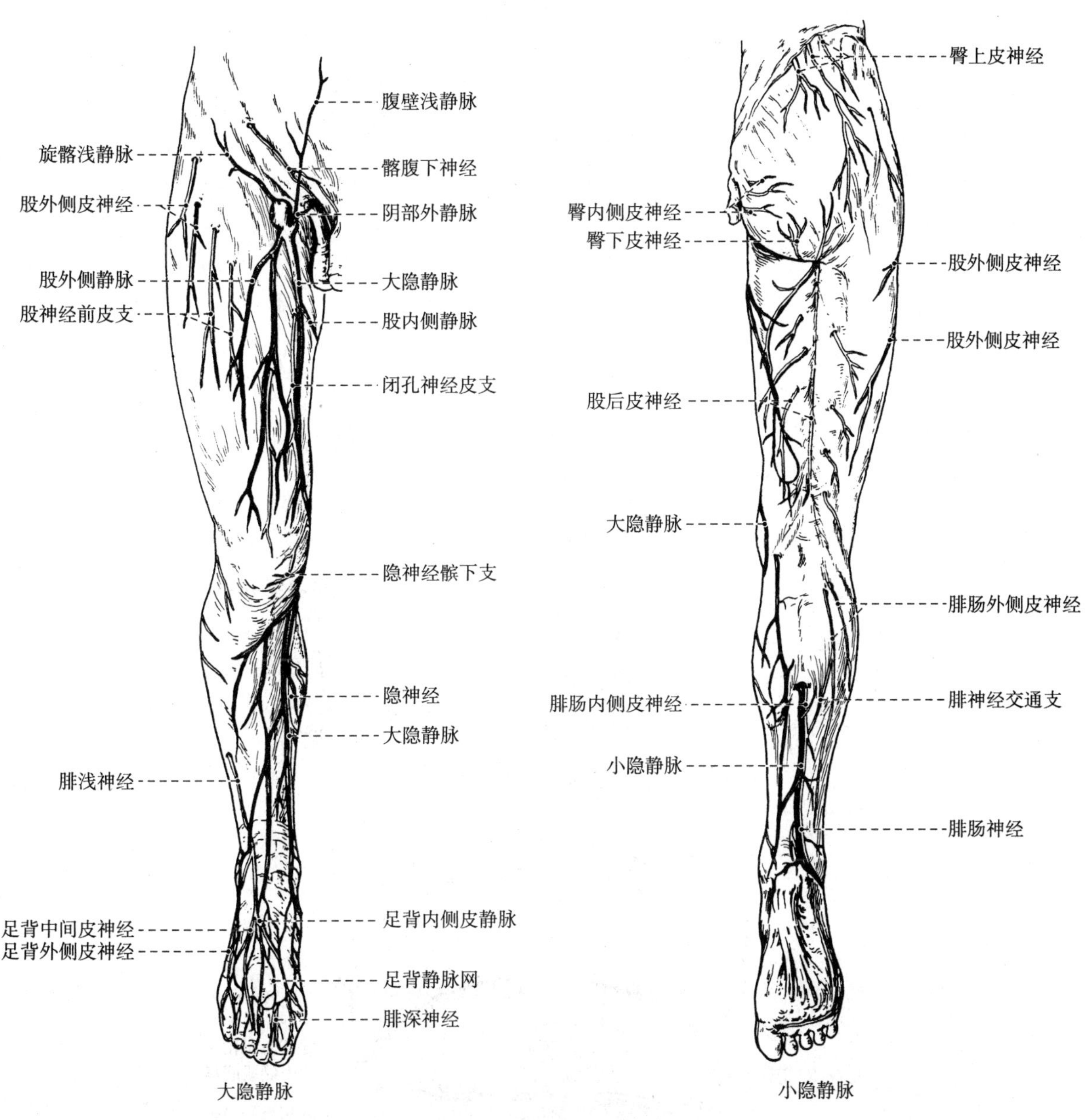


图2-5 大隐静脉和小隐静脉

（二）深层结构

下肢的深筋膜较坚韧，向深面发出肌间隔，并与骨膜相连形成骨筋膜鞘。鞘与鞘之间仅有血管和神经贯穿。血管神经束周围有筋膜包绕，感染化脓时可互相扩散蔓延（图2-7）。

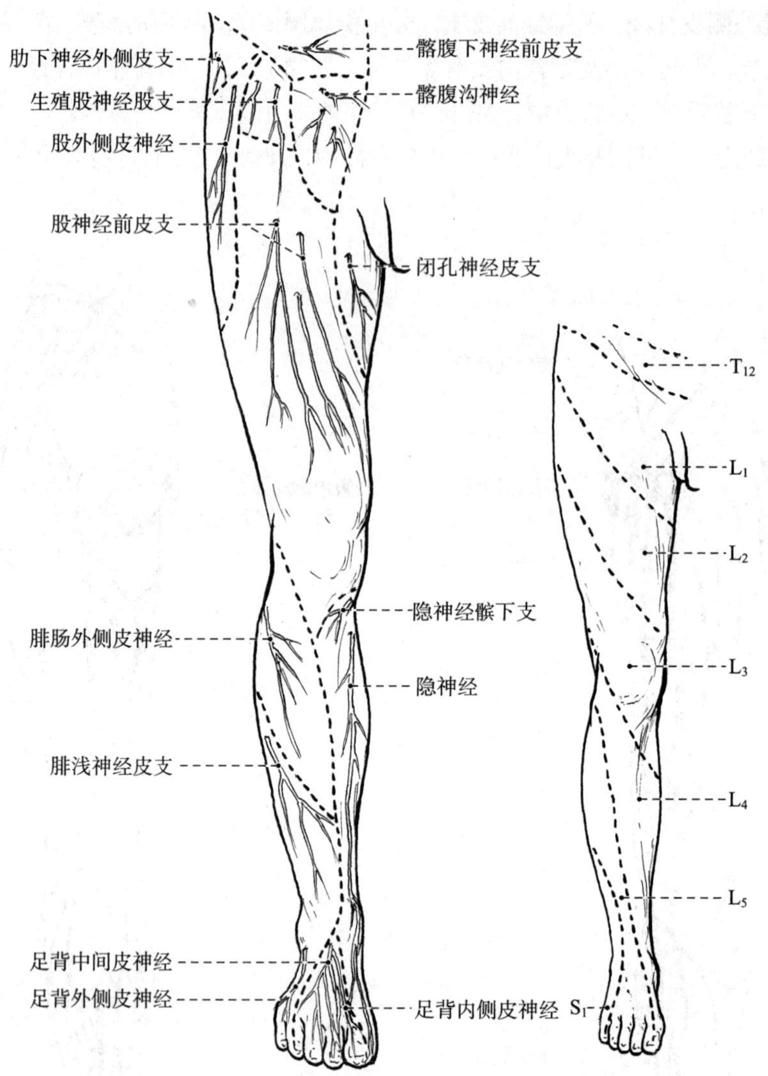


图2-6　下肢的皮神经和节段性分布（前面观）

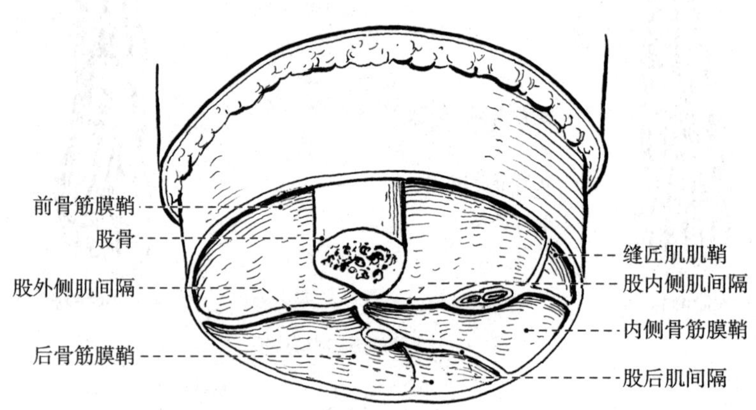


图2-7　股骨中1/3段骨筋膜鞘（右侧）

## 第二节　股前区及股内侧区

股部前上方以腹股沟与腹部分界，后方以臀沟与臀区分界，内侧以股沟与会阴分界。股部的下界为经髌骨上缘二横指处的环线。经股骨内、外上髁各作一垂直线，可将股部分为股前区与股后区。



## 一、浅层结构

皮肤薄厚不均，内侧份的皮肤较薄，移动性大，外侧皮肤较厚，移动性小。此区浅筋膜内含脂肪较多，在近腹股沟处分为脂肪层和膜样层，分别与腹前壁的Camper筋膜和Scarpa筋膜相延续，膜样层在靠近腹股沟韧带约一横指处与阔筋膜融合。

股前区的皮神经以缝匠肌内缘为界，其内上方有髂腹股沟神经ilioinguinal nerve、生殖股神经genitofemoral nerve与闭孔神经的皮支，外下方有髂腹下神经外侧皮支、股外侧皮神经lateral femoral cutaneous nerve与股神经前皮支。

## 二、深层结构

1. **深筋膜** 大腿深筋膜坚韧致密，又称阔筋膜fascia lata，为全身最厚的筋膜。上方附于腹股沟韧带、髂嵴。髂嵴前份的纵行纤维特别发达，并且增厚呈带状，称髂胫束。

（1）髂胫束iliotibial tract 其上1/3分成二层，夹有阔筋膜张肌，向下止于胫骨外侧髁。可作为修补体壁薄弱或缺损的缝合材料。

（2）隐静脉裂孔saphenous hiatus 又称卵圆窝fossa ovalis，为阔筋膜在耻骨结节下外方约3 cm处一个卵圆形的较为薄弱区，其表面覆盖有一层多孔的疏松结缔组织，称为筛筋膜cribriform fascia，或称外筛板。隐静脉裂孔外缘锐利而明显，称为镰缘falciform margin，其上角附着于耻骨结节，下角有大隐静脉跨过，穿筛筋膜注入股静脉。

2. **前、内侧骨筋膜鞘** 阔筋膜大腿深面分别发出股内、外侧及股后肌间隔，伸入肌群之间，附着于股骨粗线，形成3个骨筋膜鞘，并将股部肌肉分为前群、内侧群和后群。

（1）前骨筋膜鞘的内容 其包绕股前肌群，股动、静脉，股神经及腹沟深淋巴结等。

（2）内侧骨筋膜鞘的内容 其包绕股内侧肌群，闭孔动、静脉及闭孔神经。

3. **肌腔隙与血管腔隙** 两隙位于腹股沟韧带与髋骨之间，由髂耻弓分隔为外侧的肌腔隙和内侧的血管腔隙。两腔隙是腹、盆腔与股前内侧之间区的重要通路。

（1）肌腔隙lacuna musculorum 其前界为腹股沟韧带外侧部；后界为髂骨；内侧界为髂耻弓。腔隙内有髂腰肌和股神经femoral nerve通过。当腰椎结核形成脓肿时，脓液可沿腰大肌及其筋膜流至大腿根部，并可刺激股神经。髂腰肌与髂耻隆起之间有一滑液囊，称为髂耻囊。此囊多与髋关节相通。

（2）血管腔隙lacuna vasorum

1）境界 其前界在腹股沟韧带内侧部；后界为耻骨肌和耻骨梳韧带；内侧界为腔隙韧带（陷窝韧带）；外侧界达髂耻弓。血管腔隙内有股动、静脉，股管及股深淋巴管通过。

2）股鞘 是腹横筋膜与髂筋膜向下延续包绕于股动、静脉周围的筋膜鞘，呈漏斗形，长3~4 cm，由两纵行纤维隔将鞘腔分隔为外、中、内3部分。外格容纳动脉，中格容纳股静脉，内格容纳股管。股管内除腹股沟深淋巴结外尚有脂肪，股鞘的下端与血管的外膜融合延续为血管鞘（图2-8）。

3）股管 其位于股鞘的内侧份，为一漏斗状的筋膜囊，长1~1.5 cm。

股管上口称为股环，股环前界为腹股沟韧带，后界为耻骨梳韧带，内侧界为腔隙韧带；外侧界借纤维隔与股静脉分开。股管后壁为耻骨肌筋膜，前壁为阔筋膜。股管上口覆盖有薄层疏松组织，称为股环隔或内筛板，隔的上面衬有腹膜，呈一小凹，称为股凹。股管下端为盲端，相当于隐静脉裂孔的镰缘上角处。当腹压增高时，腹内脏器可经股管，于隐静脉裂孔处突出，形成股疝。由于股环的前、内、后三面均为韧带性结构，不易延展。因此股疝容易发生绞窄。来自腹壁下动脉的闭孔支或异常的闭孔动脉obturator artery，行经腔隙韧带的上方或后方，故股疝修补手术时，应注意避免损伤该动脉。

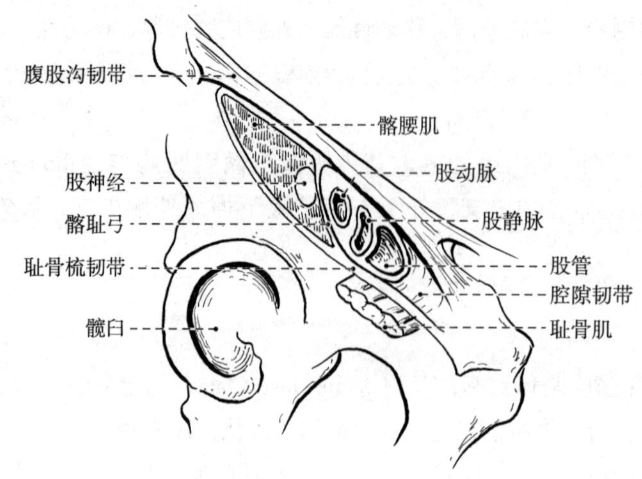


图2-8　肌腔隙和血管腔隙

4. 股三角femoral triangle　股三角位于股前上1/3部，呈一底朝上，尖向下的倒三角行凹陷，下续收肌管。

（1）境界　上界为腹股沟韧带，外侧界为缝匠肌的内侧缘，内侧界为长收肌外侧缘。股三角的前壁是阔筋膜，其后壁凹陷，自外向内由髂腰肌与耻骨肌及其筋膜所组成（表2-1）。

**表2-1　大腿肌**

| 层　次 | 名　称 | | 起　点 | 止　点 | 作　用 | 神经及节段 |
|---|---|---|---|---|---|---|
| 前　群 | 髂腰肌 | 腰大肌 | 腰椎体侧面及横突 | 股骨小转子 | 前屈及外旋髋关节 | 腰丛（L1~4）股神经 |
| | | 髂肌 | 髂窝 | | | |
| | 缝匠肌 | | 髂前上棘 | 胫骨体上端的内侧面 | 屈髋关节，屈并内旋膝关节 | 股神经（L2~3） |
| | 股四头肌 | 股直肌 | 髂前下棘及髋臼上缘 | 会成一肌腱包绕髌骨，延为髌韧带止于胫骨粗隆 | 伸膝关节股直肌屈髋关节 | 股神经（L2~4） |
| | | 股中间肌 | 股骨体前面上3/4部 | | | |
| | | 股外侧肌 | 股骨粗线外侧唇 | | | |
| | | 股内侧肌 | 股骨粗线内侧唇 | | | |
| 内侧群 | 耻骨肌 | | 耻骨梳附近 | 股骨体耻骨肌线 | 内收髋关节 | 闭孔神经（L2~4） |
| | 长收肌 | | 耻骨肌前面耻骨结节下方 | 股骨粗线内侧唇上1/3部 | | |
| | 股薄肌 | | 耻骨支联合部及坐骨支耻骨部 | 胫骨上端的内侧面 | 内收髋关节内旋膝关节 | |
| | 短收肌 | | 耻骨支联合部 | 股骨粗线内侧唇上1/3部 | 内收髋关节 | |
| | 大收肌 | | 闭孔前下缘，坐骨结节 | 股骨粗线内侧唇上2/3部收肌结节 | | |

续表

| 层次 | 名称 | 起点 | 止点 | 作用 | 神经及节段 |
|---|---|---|---|---|---|
| 后群 | 股二头肌 | 长头 坐骨结节短头股骨粗线 | 腓骨头 | 屈膝关节伸髋关节并使小腿微外旋 | 坐骨神经（L4~S2） |
| | 半腱肌 | 坐骨结节 | 胫骨上端内侧 | 屈膝关节，伸髋关节并使小腿微内旋 | |
| | 半膜肌 | 坐骨结节 | 胫骨内侧髁 | | |

（2）内容　股三角内有股神经、股动脉及其分支，股静脉及其属支，还有股管中的腹股沟深淋巴结及脂肪组织等。这些结构以股动脉为标志，其位置关系是：股动脉居中，外侧为股神经，内侧为股静脉。根据这一解剖关系要进行股动脉压迫止血，股神经阻滞或股静脉穿刺。

1）股动脉 femoral artery　股动脉为下肢动脉主干，于腹股沟深面的血管腔隙入股三角，下行至三角尖处入收肌管。股动脉在腹股沟处，位置表浅，易触及其博动。于腹股沟韧带下方3~5 cm处，股动脉向后外侧发出股深动脉 deep femoral artery。

股深动脉向下内行经股血管的后方，至长收肌深面离开股三角。其起始段发出旋股内、外侧动脉 medial, lateral femoral circumflex artery，它们均绕行至股后，并参与髋关节后方的动脉吻合网。股深动脉还发出3~4支穿动脉 perforating arteries，穿过大收肌后区，营养股后肌群。

2）股静脉 femoral vein　股静脉为腘静脉的延续。在血管腔隙内，股静脉位于股动脉的内侧。在股三角内，静脉偏向动脉的后内侧。至三角尖处，静脉则位于动脉的后方。股静脉的后方有股深血管。股静脉于股三角中主要收集股深静脉及大隐静脉。

股静脉周围有3~4个腹股沟深淋巴结 deep inguinal lymph nodes，收纳来自小腿与足部的深部淋巴。腹股沟深淋巴结的输出管注入髂外淋巴结。

3）股神经　起于腰丛，经肌腔隙于股动脉的外侧进入股三角，位于筋膜深面。肌支分布于股四头肌、耻骨肌和缝匠肌，关节支分布于髋、膝关节，皮支分布于股前区，其末支为隐神经 saphenous nerve，在股动脉前方入收股管。

**5. 收肌管 adductor canal**　收肌管又称Hunter管。位于股中1/3段，长15~17 cm，断面呈三角形间隙。其前壁为缝匠肌及大收肌腱板，外侧壁为股内侧肌，后壁为大收肌及长收肌。收肌管的上口与股三角尖端相通。其下口经收肌腱裂孔通向腘窝。管内通过的神经血管由前向后有隐神经、股动脉和股静脉。股动脉于该管下端发出一支膝降动脉，参与组成膝关节动脉网。隐神经于股薄肌和缝匠肌之间穿出至膝关节内侧，伴行于大隐静脉后面，分支至膝关节、小腿及足内侧半的皮肤。

**6. 股内侧区的血管和神经**　该动脉闭孔动脉，闭孔动脉起于髂内动脉，与同名静脉、神经同穿闭膜管，出骨盆至股内侧，分为前、后两支，前支营养内收肌群，后支分布于髋关节及股方肌等。闭孔神经 obturator nerve 起自腰丛第2~4腰神经，经闭膜管出骨盆后，分为前、后两支。前支位于短收肌表面，分支至长收肌、股薄肌、短收肌、耻骨以及膝关节。后支位于短收肌后面，支配闭孔外肌和大收肌。闭孔神经皮支于大腿内侧中份穿出深筋膜，分布于大腿内侧皮肤（图2-9）。

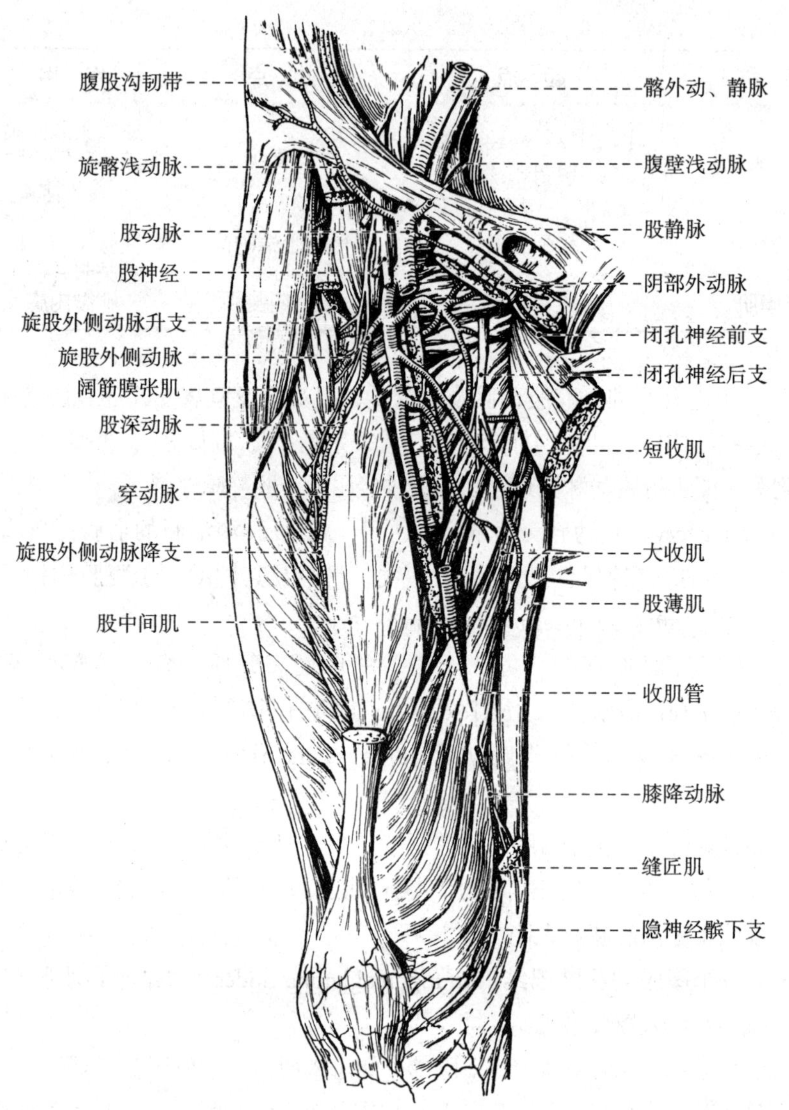


图2-9 股内侧区深层肌及血管神经

## 第三节 膝前区

膝部界于股部与小腿之间，其上界为膑骨上缘2横指，下界为平胫骨粗隆的环线。通过股骨内、外上髁的垂线，将膝部分为膝前区和膝后区。

膝前区的主要结构包括皮肤、筋膜、滑膜囊和肌腱等。伸膝时，可扪到髌骨及其上方的股四头肌腱和下方的髌韧带。韧带两侧的隆起为脂肪垫，屈膝时此处呈现浅凹，为膝关节腔较浅的部位。

### 一、浅层结构

皮肤薄而松弛，皮下脂肪少，移动性大。皮肤与髌韧带之间有髌前皮下囊。此区的皮神经有股神经前皮支、隐神经及腓肠外侧皮神经。浅静脉为大隐静脉 great saphenous vein 的属支。

### 二、深层结构

膝前区的深筋膜为阔筋膜的延续，与深部的肌腱相融合。膝外侧部有髂胫束，内侧部有缝匠肌腱及股薄肌腱加强，中间部有股四头肌附着于髌底及两侧缘，其中份纤维经过髌骨前面延伸成髌韧带，止于胫骨粗隆。由于髌骨及髌韧带集中股四头肌各方向的牵引力，从而有效地完成其伸膝功能。股四头肌腱的两侧有纤维向下，止于髌韧带的外侧缘及胫骨内、外侧髁，形成髌支持带。膝部深筋膜和支持带均有防止髌骨移位和加强关节囊前部的作用。在股四头肌腱的深面与股骨之间。有一大滑膜囊，称髌上囊suprapatellar bursa，此囊常与关节腔相通。当膝关节腔有积液时，凹陷消失。髌骨内侧或外侧缘的中点是关节腔穿刺点。

## 第四节　小腿前区和外侧区

小腿leg部介于膝部与踝部之间，其上界即为膝部的下界，下界为平内、外踝基部的环线。经内、外踝的垂线，可将小腿部划分为小腿前区和小腿后区。

### 一、浅层结构

皮肤较厚而紧，活动性小，血液供应较差，皮肤损伤后愈合较慢。浅筋膜内含少量脂肪，浅静脉为大隐静脉及其属支。在小腿上段，隐神经位于大隐静脉的后方，近小腿中、下段则越过静脉绕行至前方，分布于小腿内侧及足内侧缘的皮肤。腓浅神经于小腿外侧中、下1/3交界处，穿出深筋膜，分布于小腿下份外侧及足背的皮肤（图2-10）。

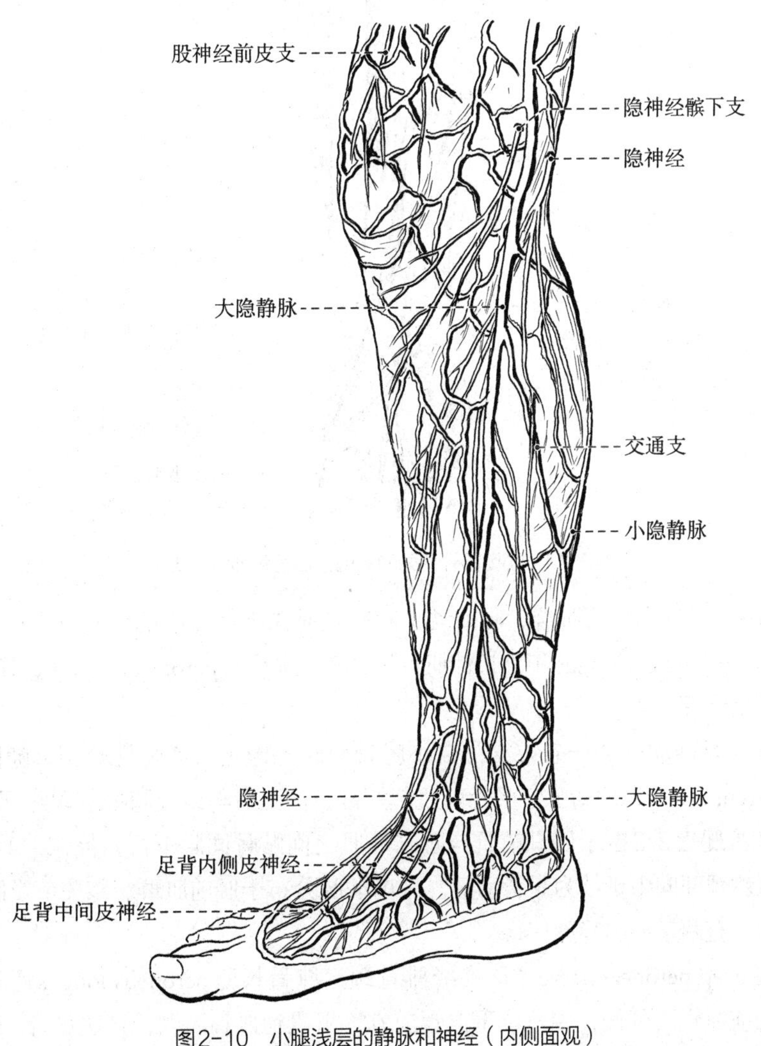


图2-10　小腿浅层的静脉和神经（内侧面观）

## 二、深层结构

小腿前外侧区的深筋膜较致密，在胫骨内侧面深筋膜与骨膜相融合；在腓侧，深筋膜发出前两片肌间隔，附着于腓骨的前、后缘。小腿前、后肌间隔，胫、腓骨及其间的骨间膜与小腿前区的深筋膜共同围成外侧骨筋膜鞘和前骨筋膜鞘（图2-11，图2-12）。

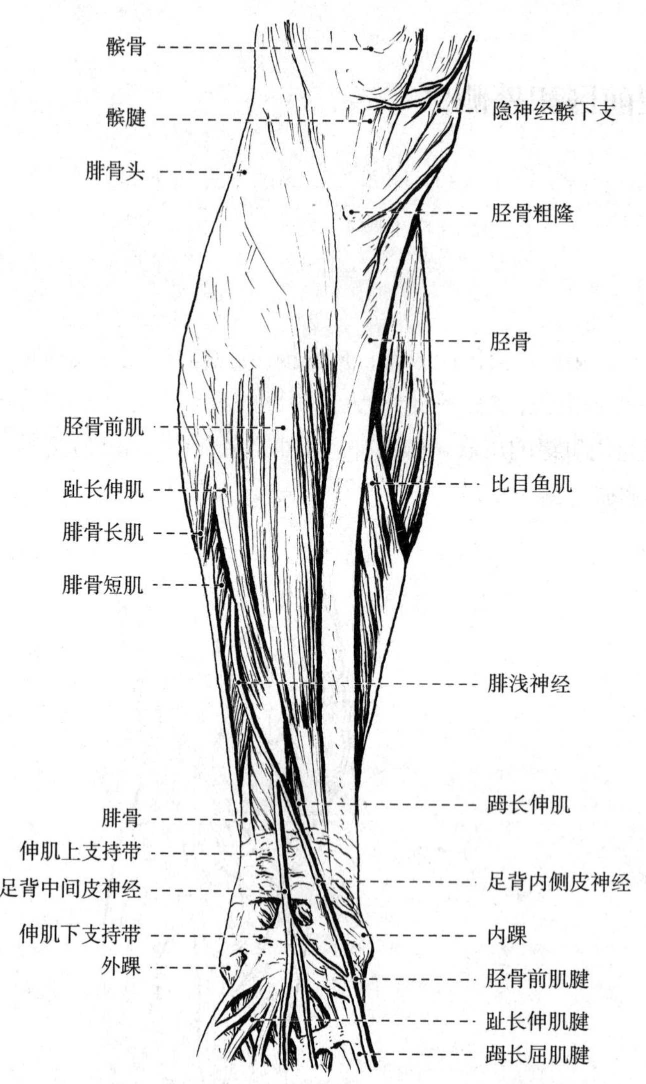


图2-11　小腿前外侧面的肌肉、血管和神经（浅层）

1. **前骨筋膜鞘**　内有小腿前肌群、胫前动、静脉及腓深神经。小腿前肌群由内向外排列为胫骨前肌、趾长伸肌 extensor hallucis longus 和趾长伸肌远侧的第3腓骨肌 peroneus tertius。其主要功能为背屈踝关节、伸趾和协助足内翻。

（1）胫前动脉　是腘动脉的一条末支，自小腿骨间膜上缘进入前骨筋膜鞘，随即发出胫前返动脉 anterior tibial recurrent artery，此动脉穿胫骨前肌起始部，向上参与组成膝关节动脉网。胫前动脉有二条同名静脉伴行，在小腿上2/3位于胫骨前肌与趾长伸肌之间贴骨间膜下行，但在下1/3位于胫骨前肌与趾长伸肌之间，直达踝部向下延续为足背动脉。胫前动脉分布于胫前肌群、膝关节及踝关节 ankle。

（2）胫前静脉　有两条同名静脉伴行。

（3）腓深神经 deep peroneal nerve　该神经腓骨颈穿腓骨长肌 peroneus longus 后进入前骨筋膜鞘下行，其上段位于胫前血管的外侧，中段位于血管前方，下段到血管内侧，直达足背。其肌支支配小腿前肌群和足背肌，皮支分布于第1，2跖骨间隙背侧的皮肤。

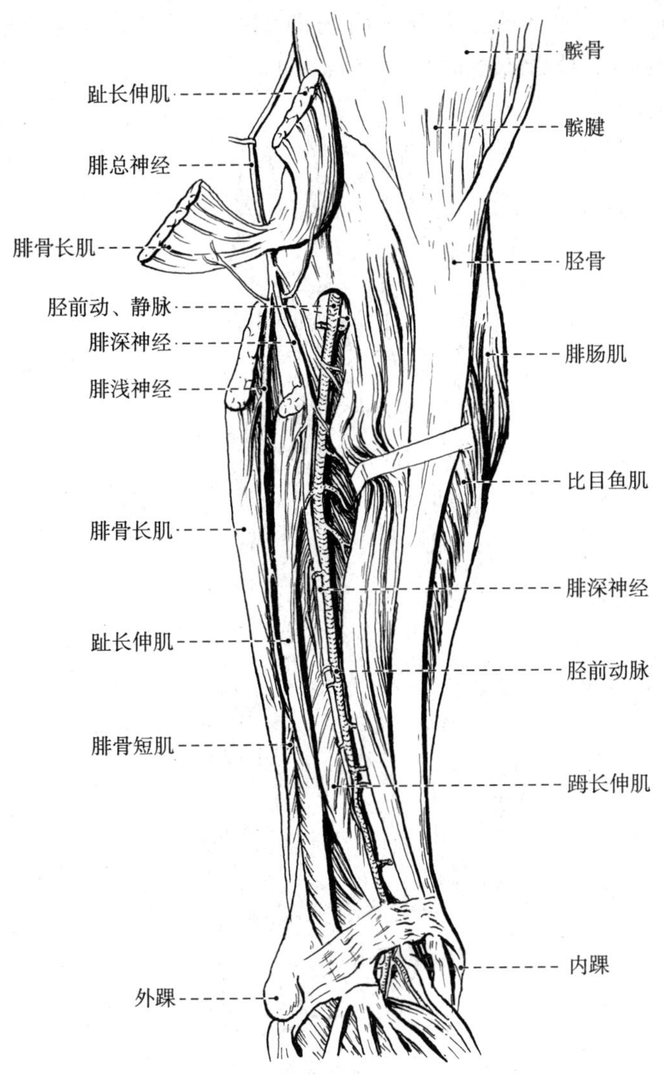


图2-12 小腿前外侧面的肌肉、血管和神经（深层）

2. **外侧骨筋膜鞘** 包绕小腿外侧肌群、腓浅神经。小腿外侧肌群包括腓骨长、短肌，其功能为使足外翻和协助踝关节跖屈。腓总神经common peroneal nerve绕腓骨颈的外侧时，分出腓浅神经superficial peroneal nerve和腓深神经deep peroneal nerve。腓浅神经下行下腓骨长、短肌之间，其肌支支配腓骨长、短肌，至小腿中、下1/3交界处，穿深筋膜浅出，分布于小腿下份外侧及足背皮肤。

## 第五节 踝前区和足背

踝前区的上界即小腿下界，下界为内、外踝尖经足背的连线。足背区的上界即踝前区之下界，两侧界为足内、外侧缘，其远侧为趾的连线。

### 一、浅层结构

皮肤较薄，活动性大。皮下组织较为疏松，透过皮肤可见浅静脉及肌腱的轮廓。下肢水肿时常以足背最为明显。浅静脉呈网状，于足背内缘汇集成大隐静脉，经内踝前方上行于小腿内侧。足背外侧的静脉汇集成小隐静脉，经外踝后方上行于小腿后面。

隐神经沿内踝前方下行，分布于足内侧缘皮肤。腓深神经在足背第1、2跖骨间穿深筋膜至皮下，分布于第1、2趾相邻侧的皮肤。腓肠神经经外踝后下方向远侧，分布于足外侧缘皮肤。腓浅神经经外踝的前方至足背，分布于足背内、外侧缘之间的皮肤（图2-13）。

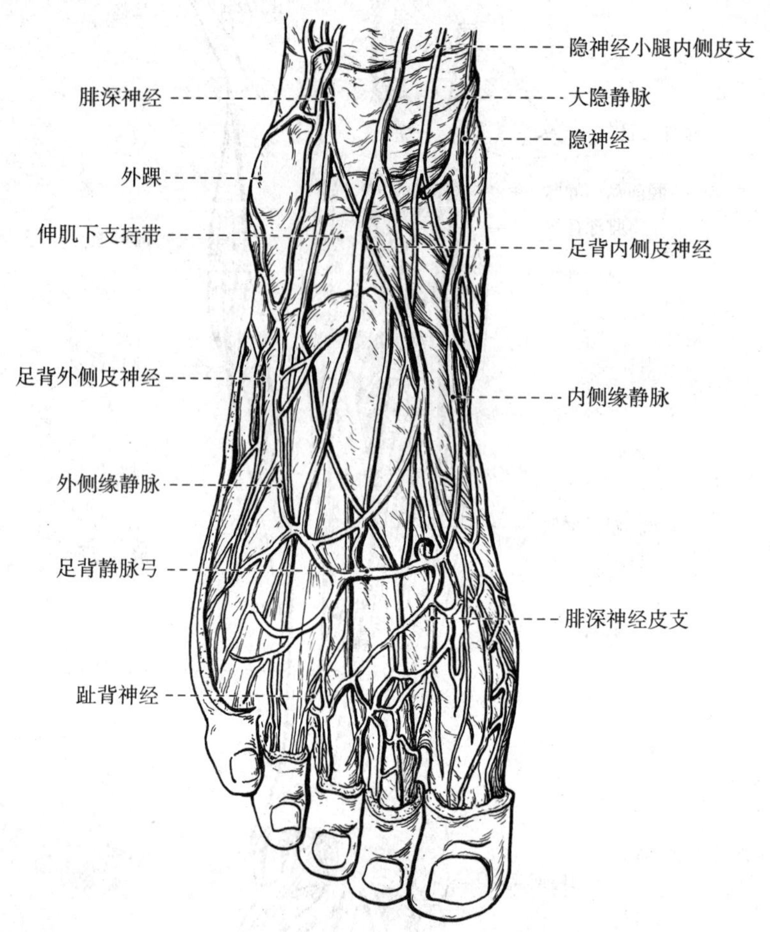


图2-13　足背浅层的静脉和神经

## 二、深层结构

踝部的深筋膜增厚形成两个支持带（图2-14，图2-15）。

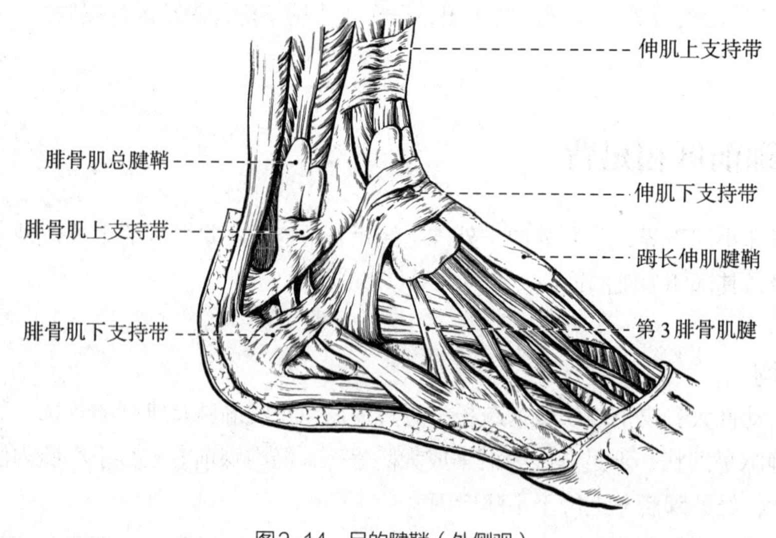


图2-14　足的腱鞘（外侧观）

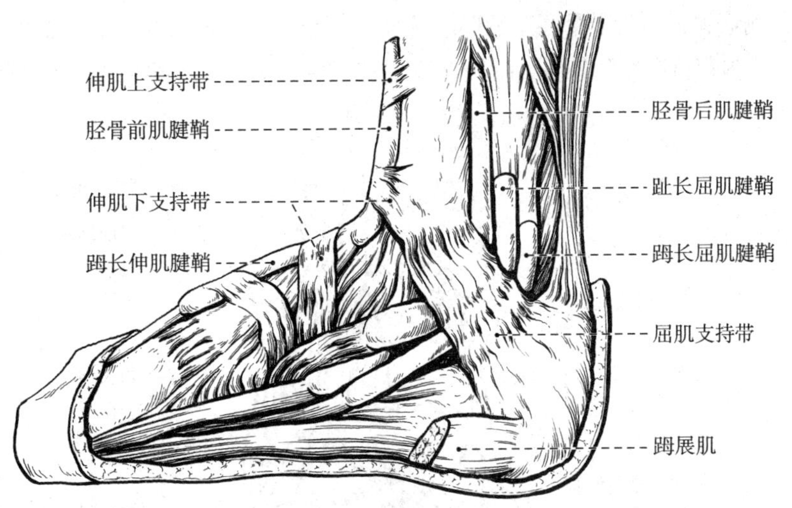


图2-15 足的腱鞘（内侧观）

1. **伸肌上支持带**superior extensor retinaculum 又称小腿横韧带transverse ligament of leg，位于踝关节稍上方，由小腿下端前面的深筋膜增厚而成，横向附于胫、腓骨前缘。

2. **伸肌下支持带** 又称小腿十字韧带ligament cruciatum cruris，位于踝关节前，伸肌上支持带之远侧，呈横置的"Y"形，外侧束附着于跟骨外侧面的前份；内侧束分为上、下两支，上支附着于内踝，下支附着于足内侧缘。伸肌下支持带向深面发出纤维隔，形成3个骨纤维性管，由小腿各伸肌腱、血管及神经通过。其排列次序由内向外：内侧管为胫骨前肌腱；中间管为趾长伸肌腱、足背动脉、腓深神经；外侧管为趾长伸肌腱和第3腓骨肌腱。诸肌腱经支持带深处，均有腱鞘包绕（图2-16,图2-17）。

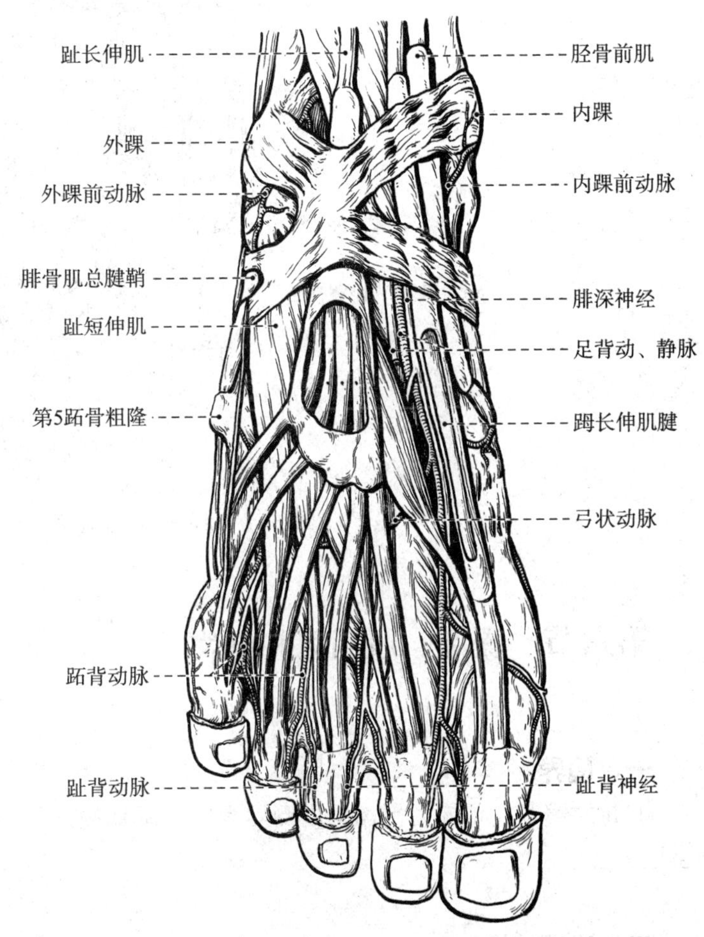


图2-16 足背的肌肉、血管和神经（浅层）

3. **足背动脉** 行至趾短伸肌深面分为4支：①足底深支穿第1跖骨间隙入足底，参与组成足底弓。②第1跖背动脉分支至第1跖骨间隙与第1、2趾相邻侧的背面。③弓状动脉沿跖骨底向外行，发出趾背动脉至各趾；④跗外侧动脉由足背动脉于距骨颈处向外行于足背，并有交通支连于弓状动脉。

4. **腓深神经** 位于足背动脉的内侧，经伸肌下支持带的深面，趾长伸肌腱与趾短伸肌之间下行分为内、外侧二终支：内侧支向远侧经第1骨间背侧肌表面，分支分布于第1、2趾相邻的皮肤。外侧支行于趾短伸肌深面，分支至趾短伸肌、趾短伸肌、跗跖关节和跖趾关节。

5. **足背筋膜间隙** 足背筋膜可分两层，浅层为伸肌下支持带的延续，附着于两侧缘的骨膜上。深层又名足背骨间背侧筋膜，覆盖于骨间背侧肌之背面，并与跖骨骨膜愈着。浅、深两层围成的间隙，称足背筋膜间隙，间隙内穿行有趾长伸肌、趾短伸肌、腓深神经皮支（趾背神经）及足背动、静脉。

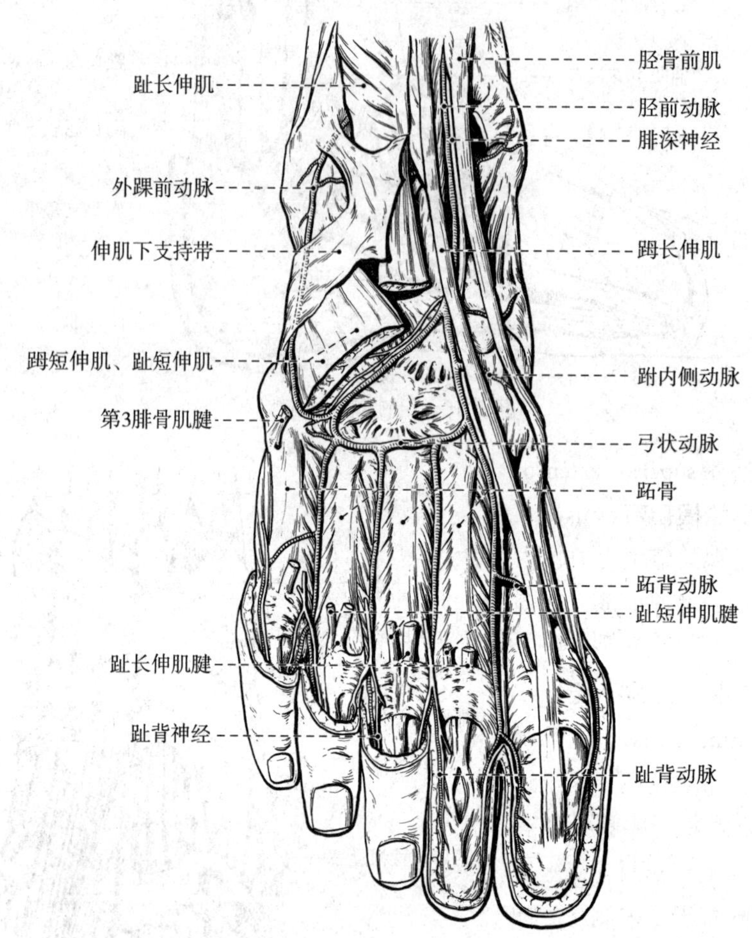

图2-17　足背的肌肉、血管和神经（深层）

## 第六节　臀部、股后区和腘窝

### 一、境界

上界为髂嵴，下界为臀沟，内侧界为骶、尾骨的外侧缘，外侧界为自髂前上棘至股骨大转子的连线。

### 二、浅层结构

臀区皮肤较厚，有丰富的皮脂腺和汗腺。浅筋膜较发达，富有纤维组织，后下部厚而致密，形成脂肪垫，承受身体坐时的压力。臀区皮神经分上、中、下3组。臀上皮神经来自腰1~3脊神经后支的外侧支，于竖脊肌外侧缘穿胸腰筋膜，越过髂嵴至臀上部皮肤。髂腹下神经的外侧支分布于臀外侧份皮肤。臀中皮神经为骶1~3脊神经的后支；臀下皮神经即股后皮神经的臀支，均分布于相应部位的皮肤。此外，臀部外侧尚有髂腹下神经的外侧皮支分布。

## 三、深层结构

（一）深筋膜

臀部的深筋膜称臀筋膜，向上附于髂嵴，向下续于股后的深筋膜。臀筋膜分浅、深两层，分别包绕臀大肌与阔筋膜张肌。浅层薄而致密，以纤维隔伸入肌束内。故不易与肌肉分离。臀筋膜外上份较坚韧，覆盖臀大肌浅层的腱膜纤维合并，向下构成髂胫束。臀筋膜损伤是腰腿痛的病因之一（图2-18）。

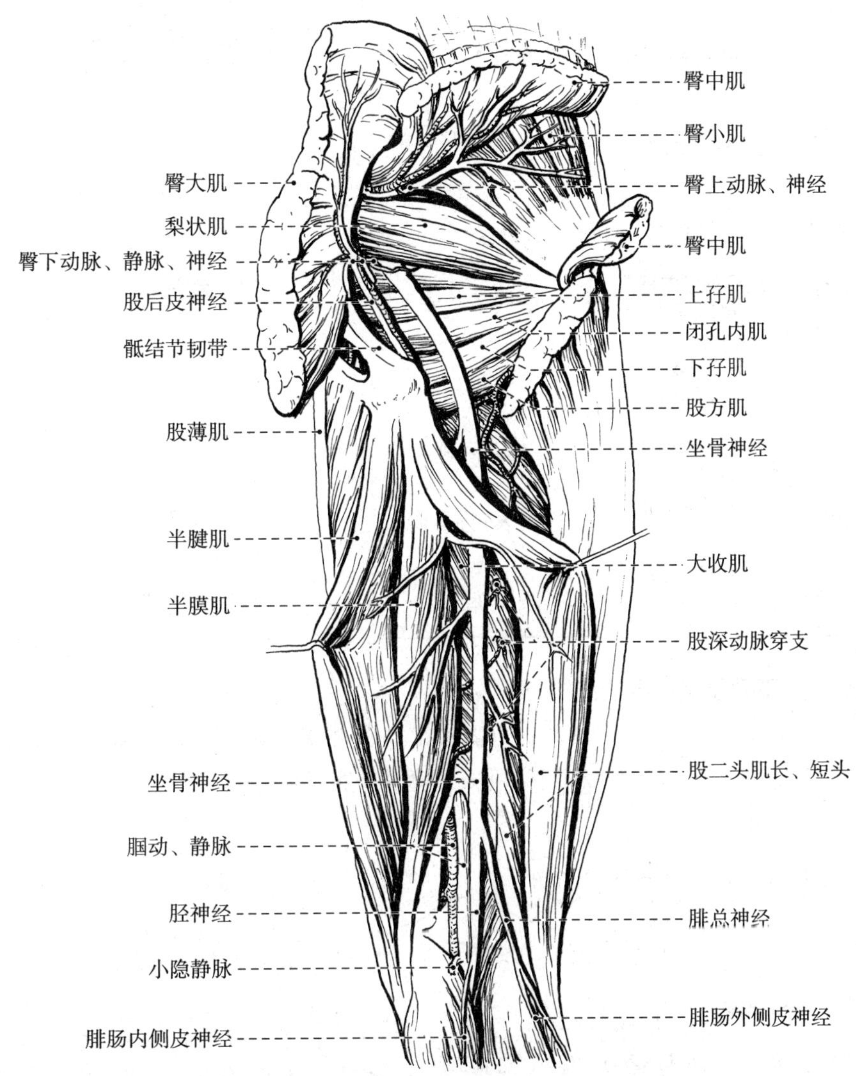


图2-18　臀部及大腿的肌肉、血管和神经（后面观）

（二）臀肌

臀肌为髋肌后群，分3层：浅层为臀大肌gluteus maximus和阔筋膜张肌tensor fasciae latae。前者呈不规则的四边形，几乎覆盖整个臀部。在臀大肌腱膜与大转子之间有**臀大肌转子囊**，在臀大肌与坐骨结节之间有**臀大肌坐骨囊**。臀大肌深面为臀大肌下间隙，此间隙在坐骨大孔greater sciatic foramen处最为疏松；中间由上向下是：臀中肌gluteus medius、梨状肌piriformis、上孖肌及股方肌quadratus femoris，它们均止于大转子周围；深层有臀小肌gluteus minimus与闭孔外肌obturator externus（表2-2）。

**表2-2　臀肌**

<table>
<tr><th>层　次</th><th>名　称</th><th>起　点</th><th>止　点</th><th>作　用</th><th>神经及节段</th></tr>
<tr><td rowspan="2">浅　层</td><td>臀大肌</td><td>髂骨翼外面、骶骨背面</td><td>臀肌粗隆和髂胫束</td><td>后伸髋关节并外旋</td><td>臀下神经（L4~S2）</td></tr>
<tr><td>阔筋膜张肌</td><td>髂前上棘、髂嵴的一部分</td><td>经髂胫束至胫骨外侧髁</td><td>紧张阔筋膜并屈髋关节</td><td>臀上神经（L4~S1）</td></tr>
<tr><td rowspan="7">中　层</td><td>臀中肌</td><td>髂骨翼外面</td><td>股骨大转子</td><td>外展髋关节前部肌束使髋关节内旋后部肌束使髋关节外旋</td><td>臀上神经（L4~S1）</td></tr>
<tr><td>梨状肌</td><td>骶骨前面、骶前孔外侧</td><td>股骨大转子</td><td rowspan="6">外旋髋关节</td><td>骶丛分支（S1，2）</td></tr>
<tr><td>上孖肌</td><td>坐骨小切迹临近骨面</td><td rowspan="3">股骨转子窝</td><td rowspan="5">骶丛分支（L4~S2）</td></tr>
<tr><td>闭孔内肌</td><td>闭孔膜内面及其周围骨面</td></tr>
<tr><td>下孖肌</td><td>坐骨小切迹临近骨面</td></tr>
<tr><td>股方肌</td><td>坐骨结节</td><td>转子间嵴</td></tr>
<tr><td colspan="0" style="display:none"></td></tr>
<tr><td rowspan="2">深　层</td><td>臀小肌</td><td>髂骨翼外面、骶骨背面</td><td>股骨大转子前缘</td><td>与臀中肌相同</td><td>臀上神经（L4~S2）</td></tr>
<tr><td>闭孔外肌</td><td>闭孔膜外面及其周围骨面</td><td>股骨转子窝</td><td>外旋髋关节</td><td>骶丛分支（L5~S1）</td></tr>
</table>

（三）梨状肌上、下孔及其穿行的结构

梨状肌piriformis起自第2~4骶椎面前，骶前孔外侧，向外侧穿坐骨大孔greater sciatic foramen至臀区，止于股骨大转子，此肌将坐骨大孔分为梨状肌下、上孔，两孔中穿行结构的位置关系如下（图2-19）。

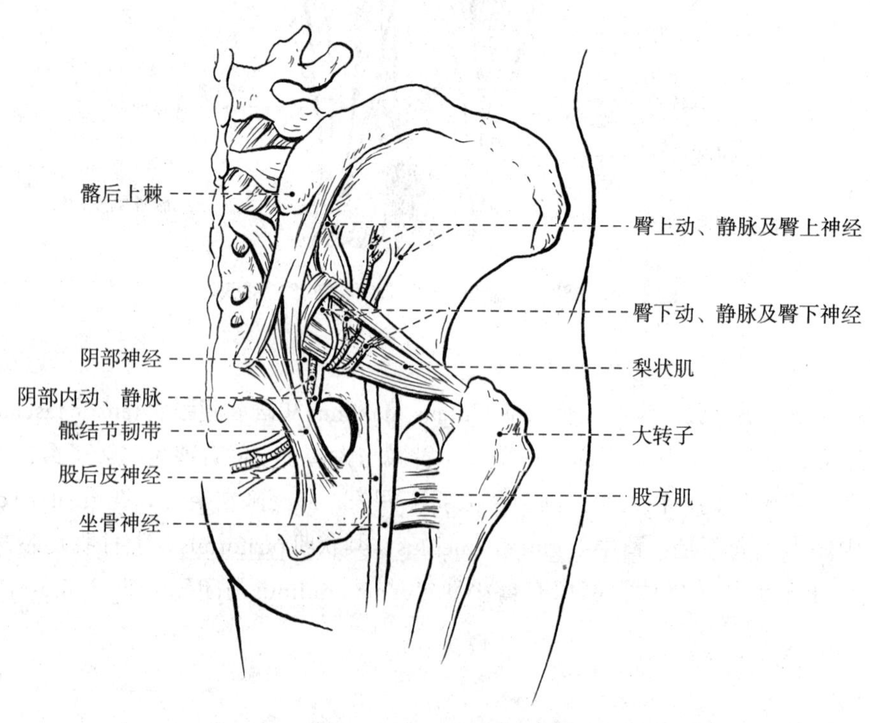


图2-19　臀部的血管神经

1. 梨状肌上孔suprapiriform foramen 穿经的结构由外向内依次有：臀上神经superior gluteal nerve、臀上动脉superior gluteal artery和静脉等出入。

2. 梨状肌下孔infrapiriform foramen 穿经的结构由外向内依次有：坐骨神经sciatic nerve，股后皮神经posterior femoral cutaneous nerve，臀下神经inferior gluteal nerve，臀下动、静脉inferior gluteal artery & vein，阴部内动、静脉internal pudendal artery & vein以及阴部神经pudendal nerve出入。

3. 坐骨神经与梨状肌的关系 坐骨神经多数以一主干经梨状肌下孔出盆至臀区。尚有其他类型，如坐骨神经由梨状肌上孔或穿梨状肌纤维之间出盆等。这种情况与临床的梨状肌综合征可能有关（图2-20）。

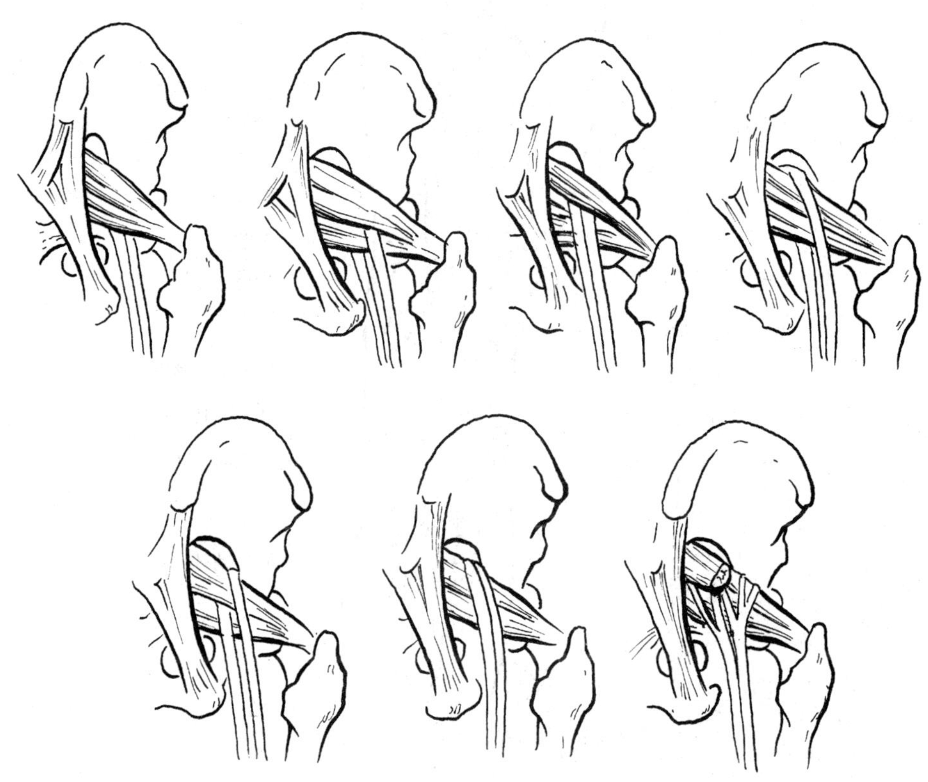

图2-20 坐骨神经与梨状肌的关系

（四）坐骨小孔及穿行结构

坐骨小孔lesser sciatic foramen由骶棘韧带、坐骨小切迹与骶结节韧带围成，其间通过的结构，由外向内依次有：阴部内动、静脉，阴部神经。它们是从梨状肌下孔出盆，绕过坐骨棘和骶棘韧带，再穿经坐骨小孔，进入坐骨直肠窝，分布于窝内结构及肛管下段。继而前行至尿生殖区，分布于会阴部结构。

（五）髋周围动脉网

髋关节hip joint周围有髂内、外动脉及股动脉等的分支分布。臀上、下动脉，旋股内、外侧动脉，第一穿动脉等分布，并形成丰富的动脉吻合网，位于臀大肌深面，通常称为“臀部十字吻合”。其次在近髋关节的盆侧壁处，还有旋髂深动脉、髂腰动脉、第4腰动脉、骶外侧动脉与骶正中动脉之间的吻合支。另外，盆腔脏器左、右侧之间的动脉吻合支也甚丰富。若结扎一侧髂内动脉时，可借髋周围动脉网建立侧支循环，以代偿髂内动脉分布区的血液供应（图2-21）。

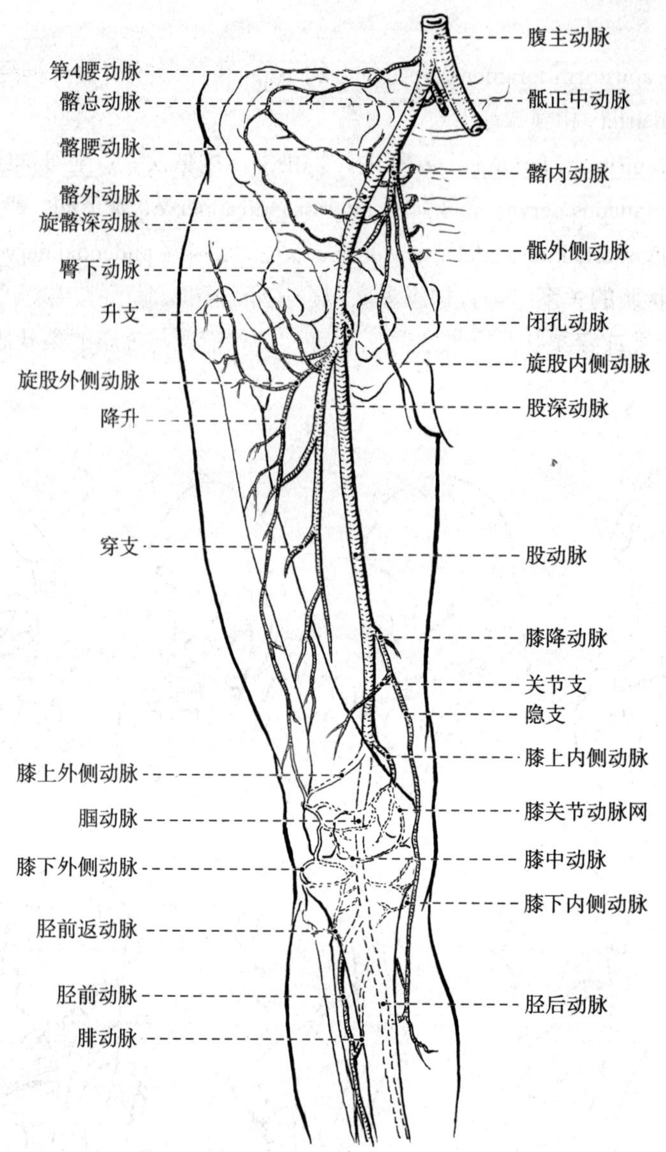


图2-21　髋周围动脉网和膝关节动脉网

## 四、股后区

（一）浅层结构

皮肤薄，浅筋膜较厚，股后皮神经自臀大肌下缘沿股后区中线深筋膜深面下行，沿途分出侧支穿深筋膜分布于股后皮肤，其末支至腘窝浅面出于皮下，分布于腘窝及小腿上份后区的皮肤（图2-22）。

（二）深层结构

1. **后骨筋膜鞘**　由阔筋膜的后份、股外侧肌间隔、股后肌间隔与粗线的骨膜共同围成。包绕股后肌群和坐骨神经。

半腱肌和半膜肌位于股后内侧，二肌腱向下构成腘窝的上内侧界。股后骨筋膜鞘向上通臀大肌下间隙，向下通腘窝。股骨粗线中段的骨膜与三片肌间隔的纤维交织成坚韧的条索。股骨中段骨折时，有限制其移位的作用。

2. **坐骨神经**　该神经于骶丛，从梨状肌下孔出盆，在臀大肌深面下行，经坐骨结节与大转子之间沿股后中线于股二头肌长头和大收肌间下行。坐骨神经通常到达股中、下1/3交界处，即分为胫神经 tibial nerve 与腓总神经 common peroneal nerve。在臀大肌下缘与股二头肌长头外侧缘的夹角处，坐骨神经浅面仅有皮肤及浅筋膜覆盖。此处为检查坐骨神经压痛点的常用部位。

坐骨神经自内侧发出肌支至股二头肌长头、半腱肌与半膜肌，而股二头肌短头则由腓总神经支配。手术显露坐骨神经时，沿其外侧缘分离，以免损伤这些分支，坐骨神经有发自臀下动脉的一支营养动脉伴行。股部截肢时，须先结扎此动脉。

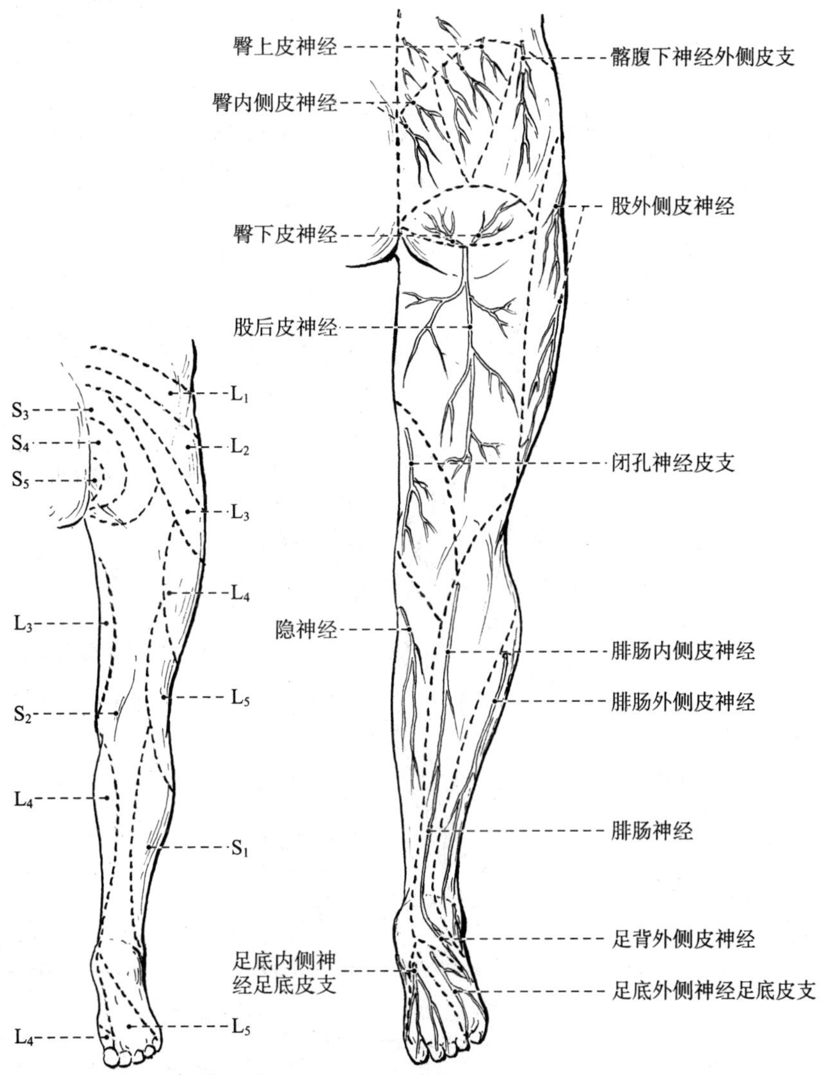


图2-22 下肢的皮神经和节段性分布（后面观）

## 五、膝后区

膝后区主要为腘窝 popliteal fossa。伸膝时，腘窝界限不明显。屈膝时，深筋膜松弛，腘窝的界限清楚，尤其是上内、外侧界特别明显（图2-23）。

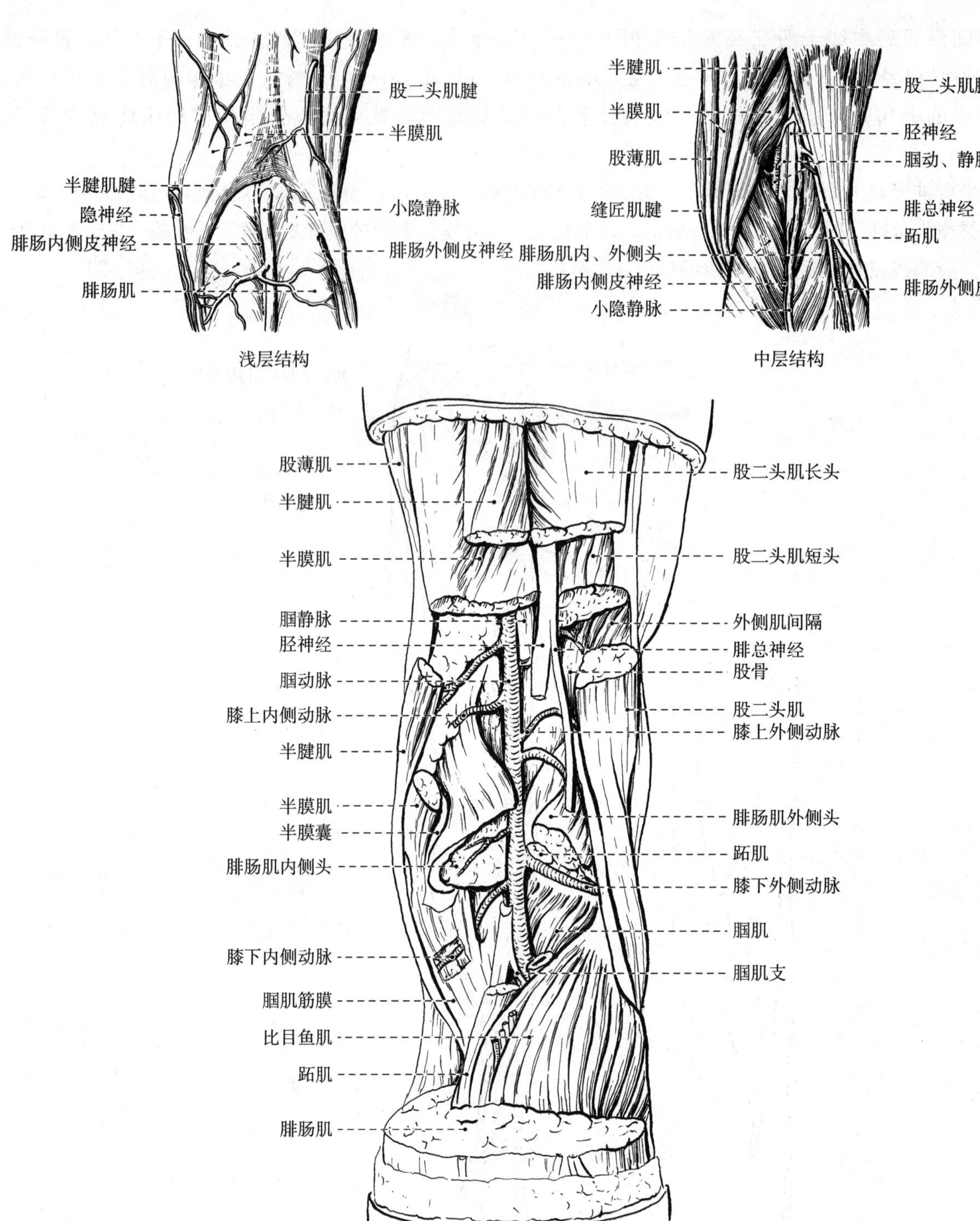


图2-23　腘窝及其内容（右）

（一）浅层结构

皮肤松弛薄弱，移动性大。股后皮神经、隐神经及腓肠外侧皮神经皆分布于此区。小隐静脉经腓肠神经内、外侧头之间穿深筋膜上行，然后注入腘静脉。

（二）深层结构

膝后区的深筋又称腘筋膜比较坚韧，上续阔筋膜，下与小腿深筋膜相续。

1. **腘窝的境界**　腘窝popliteal fossa为膝后区呈菱形凹陷，分四壁、一顶和一底。上外侧壁为股二头肌，上内侧壁为半腱肌和半膜肌，下内侧壁为腓肠肌内侧头，下外侧壁为腓肠肌外侧头和跖肌。

窝底的上份为股骨腘面，中份为膝关节囊后部（腘斜韧带），下份为腘肌 popliteus 及其筋膜。顶为腘筋膜。

2. **腘窝的内容** 腘窝内含有重要的血管、神经，由浅入深为胫神经、腘静脉和腘动脉以及位于股二头肌腱内侧的腓总神经。血管的周围有腘淋巴结，腘窝内主要结构之间充满脂肪及疏松结缔组织。

（1）胫神经 tibial nerve 胫神经由腘窝上角来自坐骨神经，位于腘窝中线，行至腘肌下缘，经腓肠肌内、外侧头之间进入小腿后部。腘动脉系由上略向下外斜行，因此胫神经上段位于腘动脉的外侧，中段经腘动脉的浅面，下段居其内侧。腘静脉介于二者之间。胫神经分出肌支至腓肠肌 gastrocnemius、跖肌、比目鱼肌 soleus 与腘肌 popliteus；皮支为腓肠内侧皮神经，与小隐静脉伴行，分布于小腿后面的皮肤；关节支至膝关节 knee joint。

（2）腘静脉 popliteal vein 腘静脉居胫神经的深面，小隐静脉于腘窝下角处，穿腘筋膜注入腘静脉。高位结扎小隐静脉末端时，应注意腘静脉浅面的胫神经。

（3）腘动脉 popliteal artery 腘动脉是股动脉的延续，于腘静脉深面，略偏内侧，沿半腱肌深面向外斜行，至腘窝中部垂直下行，达腘肌下缘则分成胫前动脉和胫后动脉。前者穿骨间膜上部进入小腿前区，后者经比目鱼肌腱弓深面穿行于小腿后区。胫、腓骨之间因有比目鱼肌腱弓，故该肌收缩时，不致压迫腱弓深面所通过的胫神经和胫后动脉。腘动脉上部与腘面紧贴，故股骨下段骨折时可被伤及。腘动脉行程中除发出肌支到邻近肌肉外，尚有5条关节支即：膝上内、外侧动脉，膝中动脉及膝下内、外侧动脉，参与膝关节动脉网的组成，并营养膝关节。

（4）腘淋巴结 其位于腘窝脂肪内，沿腘动、静脉排列，腘淋巴结4~5个收纳足外侧部、小腿后外侧部的浅淋巴和足部与小腿的深淋巴。其输出淋巴管主要注入腹股沟深淋巴结 deep inguinal lymph nodes。

（三）膝关节动脉网

膝关节动脉网是由腘动脉的5条关节支（膝上内、外侧动脉，膝下内、外侧动脉和膝中动脉），股动脉的膝降动脉，股外侧动脉的降支以胫前返动脉等8支相互吻合而成。若胫动脉损伤或栓塞，此网有一定的代偿功能，可保证肢体远端的血供。

## 第七节 小腿后区、踝后区和足底

### 一、小腿后区

（一）浅层结构

小腿后区浅筋膜内有小隐静脉，腓肠内、外侧皮神经等结构。小隐静脉位于小腿后区中线，其下段有腓肠内侧皮神经和腓肠神经伴行。在小腿上部，小隐静脉属支间吻合以及大、小隐静脉间的交通支多，浅、深静脉的穿静脉亦多位于小腿上份，故此部多发生静脉曲张。腓肠外侧皮神经发交通支于小腿中、下1/3交界处与腓肠内侧皮神经会合成腓肠神经，伴随小隐静脉下外方行至足背外侧缘。曲张的小隐静脉与伴行的皮神经多次交叉，当手术切除曲张的静脉时，应避免损伤皮神经（图2-24）。

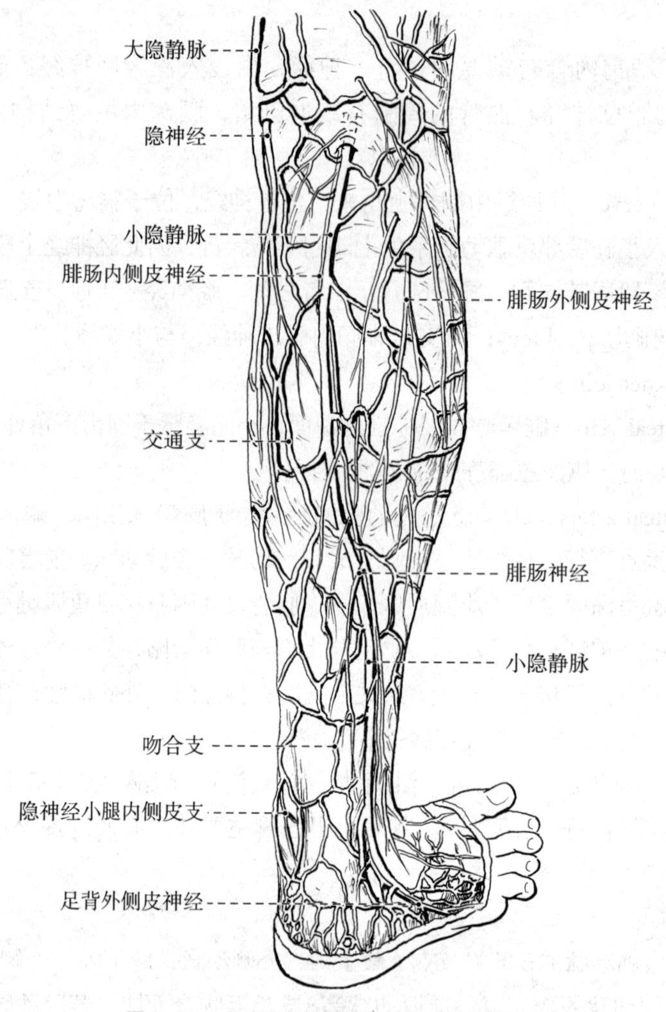


图2-24　小腿浅层的静脉和神经（外侧面观）

（二）深层结构

此区的深筋膜较致密。该区筋膜与小腿后肌间隔、骨间膜及胫、腓骨的后面围成后骨筋膜鞘。鞘内容纳小腿后肌群，胫后动、静脉，腓动、静脉及胫神经（图2-25，图2-26）。

1. **后骨筋膜鞘**　小腿后骨筋膜鞘分为浅、深两鞘。浅鞘容纳小腿后肌群的浅层肌：腓肠肌、比目鱼肌和跖肌腱，其功能是使足跖屈和屈膝。此鞘向下逐渐缩窄，包围跟腱及其深面的脂肪组织。深鞘容纳小腿后肌群的深层肌：在近腘窝处有腘肌popliteus，在小腿上份由外向内为趾长屈肌、胫骨后肌与趾长屈肌。在内踝后方趾长屈肌腱越过胫骨后肌的浅面斜向外侧，形成“腱交叉”（表2-3）。

2. **血管和神经束**　胫后动脉为腘动脉在小腿部的延续。有两条伴行静脉，穿行于比目鱼肌腱弓的深面，经浅、深两层肌肉之间下行。胫神经先居胫后动脉的内侧，至小腿下部则位于血管外侧。血管神经在小腿下1/3近跟腱的内缘处，位置较浅，两者向下经踝管进入足底。腓动脉起自胫后动脉，有两条伴行静脉，先斜行于胫骨后肌的浅面后沿腓骨内侧缘下行，经蹬长屈肌深面至外后上方浅出，终于外踝支，参与踝关节周围动脉的构成。

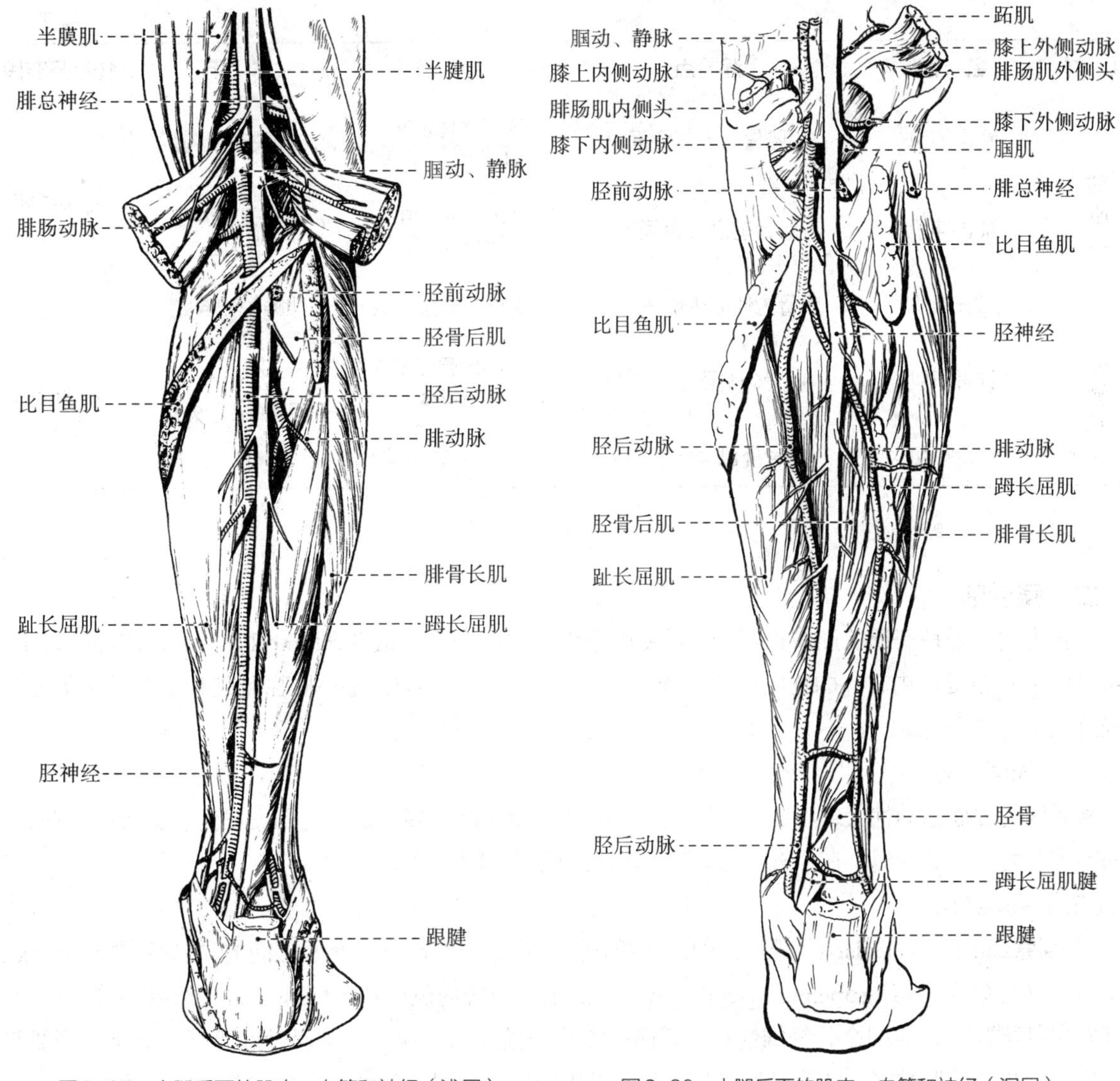


图2-25 小腿后面的肌肉、血管和神经（浅层）

图2-26 小腿后面的肌肉、血管和神经（深层）

**表2-3 小腿肌**

| 肌群 | 名称 | | 起点 | 止点 | 作用 | 神经及节段 |
|---|---|---|---|---|---|---|
| 后肌群 | 浅层 | 腓肠肌 | 内侧头：股骨内上髁及附近骨面外侧头：股骨外上髁 | 跟骨结节 | 屈踝关节和屈膝关节（比目鱼肌除外） | 胫神经（L4~S3） |
| | | 比目鱼肌 | 腓骨上部后面、胫骨比目鱼肌线及比目肌腱弓 | | | |
| | | 跖肌 | 面外下部及膝关节囊后面 | | | |
| | 深层 | 腘肌 | 股骨外侧髁的外侧面上缘 | 胫骨比目鱼肌线以上的骨面 | 屈膝和内旋 | |
| | | 趾长屈肌 | 胫骨后面中1/3部 | 第2~5趾远节趾骨底 | 屈踝关节、屈第2~5趾、足内翻 | |
| | | 踇长屈肌 | 腓骨后面下2/3部 | 踇趾远节趾骨底 | 屈踝关节和屈踇趾 | |
| | | 胫骨后肌 | 胫、腓骨及骨间膜后面 | 舟骨粗隆和第1~3楔骨 | 屈踝关节足内翻 | |

续表

| 肌群 | 名称 | 起点 | 止点 | 作用 | 神经及节段 |
|---|---|---|---|---|---|
| 前肌群 | 胫骨前肌 | 胫骨上半外侧面 | 内侧楔骨及第1跖骨的足底面 | 伸踝关节足内翻 | 腓深神经（L4~S2） |
| | 趾长伸肌 | 胫骨前面及骨间膜 | 第2~5趾的中节和远节趾骨底 | 伸踝关节伸和2~5趾 | |
| | 𧿹长伸肌 | 腓骨内侧面中份骨间膜 | 𧿹趾远节趾骨底 | 伸踝关节伸趾 | |
| 外侧肌群 | 腓骨长肌 | 腓骨外侧面上2/3部 | 内侧楔骨及第1跖骨底 | 屈踝关节足外翻 | 腓浅神经（L5~S1） |
| | 腓骨短肌 | 腓骨外侧面下1/3部 | 第5跖骨粗隆 | | |

## 二、踝后区

上界为内、外踝基部的连线，下界为足跟的下缘。此区中线为跟腱 calcaneal tendon，跟腱下端附着于跟骨结节。跟腱与内、外踝之间各有一浅沟，分别为内、外侧沟，是小腿屈肌腱和小腿后区的血管、神经进入足底的通道。

（一）浅层结构

踝后区的皮肤活动性大，浅筋膜较疏松，跟腱两侧脂肪组织多，足跟处的皮肤角化层较厚。在跟腱浅面和皮肤之间有跟皮囊，在跟腱止端与跟骨后面之间有跟腱囊。

（二）深层结构

1. **踝管 canalis malleolaris** 踝后区的深筋膜在内踝后下方和跟骨内侧面之间的深筋膜增厚，形成屈肌支持带又称分裂韧带 ligamentum laciniatum。此韧带与跟骨内侧面和内踝之间共同构成踝管。韧带向深部发出纤维隔，形成四个骨纤维性管。管内的结构由前向后依次有：①胫骨后肌腱。②趾长屈肌腱。③胫后动、静脉及胫神经。④𧿹长屈肌腱。踝管是小腿后区与足底的通道，管内多疏松结缔组织，小腿或足底的感染，可经踝管相互蔓延。

2. **腓骨肌上、下支持带** 为外踝后下方的深筋膜增厚而成。上支持带可将腓骨长、短肌约束在外踝的后方；下支持带则限制腓骨长、短肌于跟骨的外侧面，两肌腱穿经支持带深面时有一总腱鞘包绕。起自腓骨外侧面的腓骨长肌向下形成细长的肌腱，经外踝后方斜过足底，止于第1跖骨底和内侧楔骨。腓骨长肌腱在足底与胫骨前肌腱共同形成“腱环”，有维持足横弓的作用。

3. **踝关节的韧带**

（1）内侧韧带 又称三角韧带，呈扇形，自内踝至舟骨，距骨和跟骨的前内侧面。此韧带较为坚韧。

（2）外侧韧带 起自外髁，以3束分别止于距骨前外侧面（即距腓前韧带）、距骨后方（即距腓后韧带）和跟骨外侧面（即跟腓韧带），3束集中总称外侧韧带。此韧带较内侧韧带薄弱，故损伤机会亦多（图2-27）。

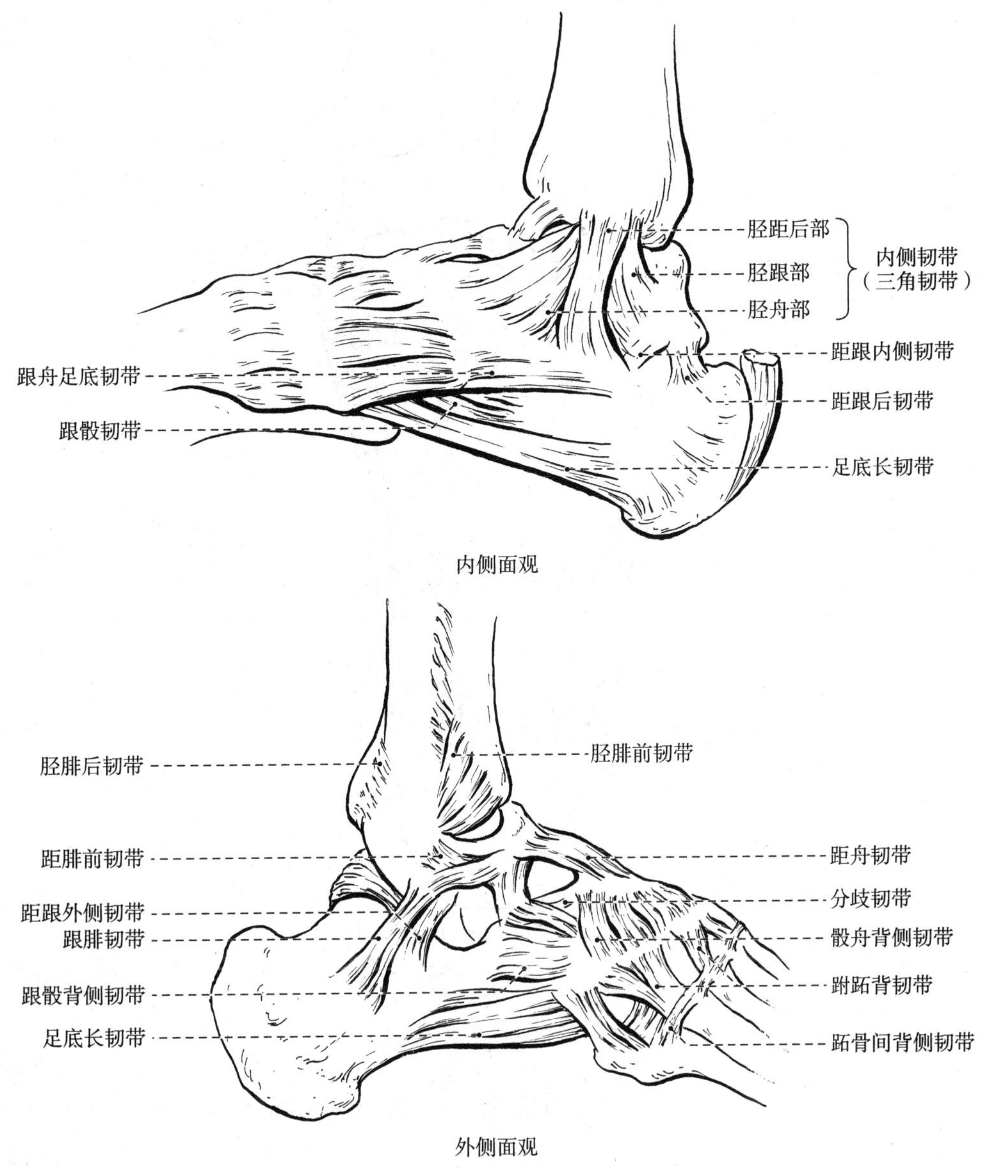


图2-27 足的韧带（内、外侧面观）

## 三、足底

（一）浅层结构

足底皮肤坚厚、致密，移动性差，汗腺多。负重较大的部位，角化层形成胼胝。浅筋膜较厚，并有致密结缔组织将皮肤与足底腱紧密相连（图2-28，图2-29）。

（二）深层结构

足底深筋膜分浅、深两层，浅层又分为内、中、外3部分。内侧部薄，覆盖于展肌表面。

外侧部稍厚，覆盖于小趾展肌表面。中间部最厚，称足底腱膜。深层为骨间跖侧筋膜。

1. **足底腱膜** 呈三角形，含有较多纵行纤维，其尖向后，附着于跟骨结节。该腱膜具有保护足底血管、神经和加强足底纵弓的作用。足底腱膜两侧缘向深部发出两片肌间隔，分别附着于第1、5跖骨，在足底分为3个骨筋膜鞘osseofibrous sheath。

（1）内侧骨筋膜鞘 容纳踇展肌、短屈肌、踇长屈肌腱、踇收肌以及营养支配这些肌肉的动、静脉和神经。

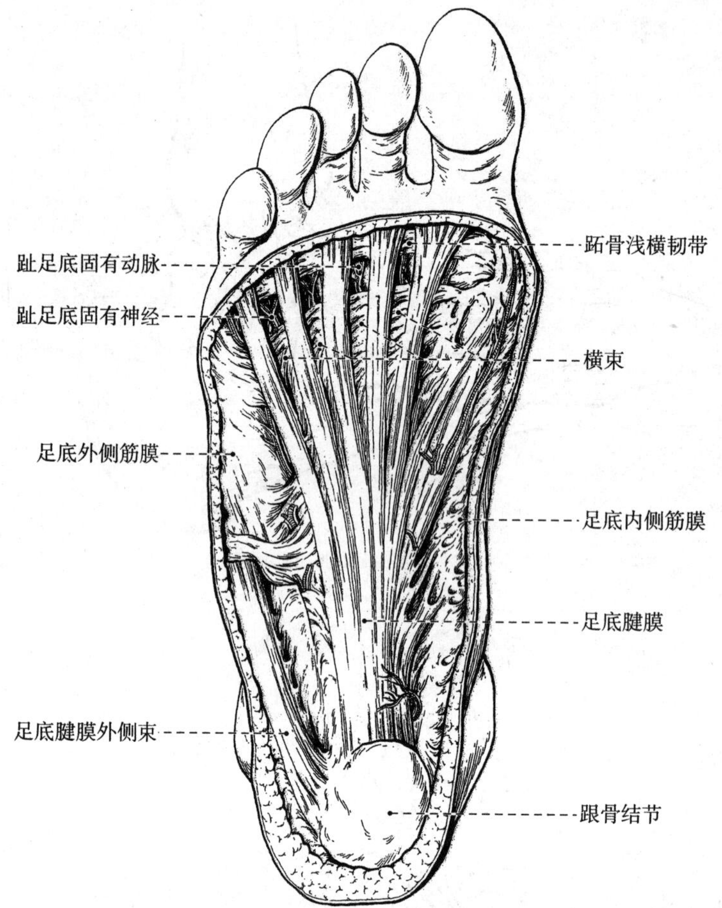


图2-28 足底浅层的肌肉、血管和神经（一）

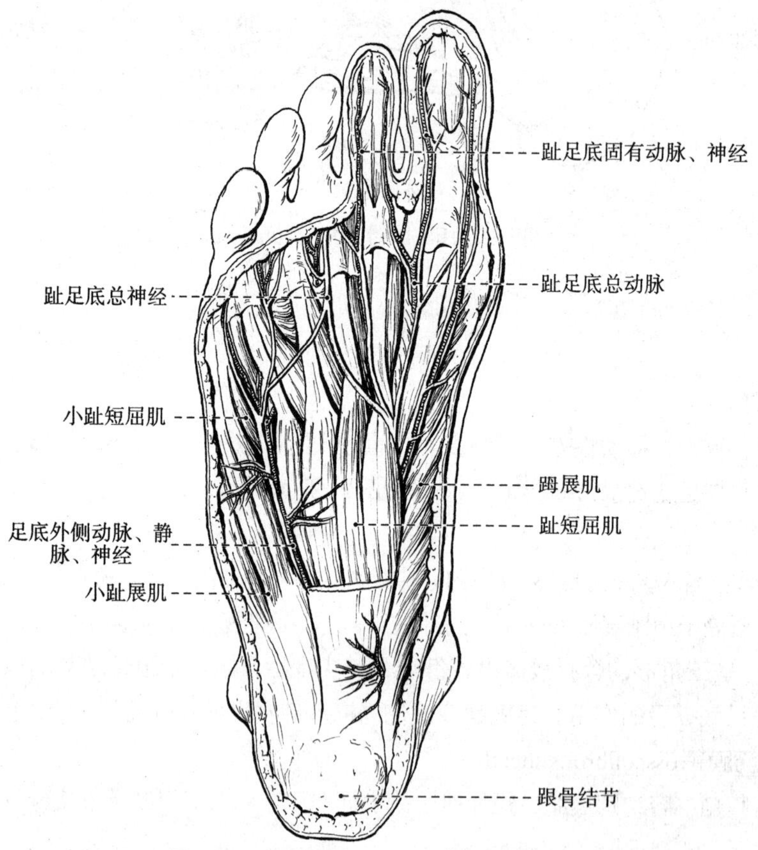


图2-29 足底浅层的肌肉、血管和神经（二）

（2）中间骨筋膜鞘　容纳趾短屈肌、跖方肌、趾长屈肌腱、蚓状肌、骨间跖侧筋膜与骨间足底肌以及营养支配这些肌肉的足底内侧动、静脉和神经。此鞘范围较其他鞘为大，足底刺伤合并感染时，可沿足底弓、足背动脉足底深支周围的疏松组织向足背蔓延，亦可经踝管向小腿后骨筋膜鞘蔓延。

（3）外侧骨筋膜鞘　容纳小趾展肌、小趾短屈肌及营养支配这些肌肉的足底外侧动、静脉和神经。

2. **足底的血管与神经**　胫后动脉及胫神经穿踝管处，即分为足底内、外侧动脉与神经进入足底，足底内侧动脉较细小，与同外侧静脉和神经行于踇展肌与趾短屈肌间的沟中，营养邻近的组织，并发出分支与第1跖骨底动脉吻合。足底外侧动脉lateral plantar artery粗大，与同外侧静脉和神经行于趾短屈肌与小趾展肌之间的沟中，营养邻近的组织。足底外侧动脉的终支向内行，与来自足背动脉的足底深支deep plantar artery相吻合，形成足底弓。由该弓发出分支营养各趾。足底内侧神经的肌支支配邻近肌肉，皮支分布于足底内侧半及内侧三个半足趾底面的皮肤，足底外侧神经的皮支分布于足底外侧半及外侧一个半足趾的皮肤，肌支支配足底深层肌和关节（图2-30，图2-31）。

（三）足弓

足弓是由跗骨与跖骨借韧带、关节联结而成。足弓可分为内、外侧纵弓和一个横弓。

1. **内侧纵弓**　较高，由跟骨、距骨、舟骨、3个楔骨及内侧的3个跖骨及其间的连结共同构成。

2. **外侧纵弓**　较低，由跟骨、骰骨与外侧二个跖骨及其间的连结共同构成。

3. **横弓**　由骰骨、三个楔骨和全部跖骨基底部及其间的连结共同构成。

腓骨长肌、胫骨后肌、趾长屈肌和踇长屈肌腱与足内肌、韧带、足底腱膜等对足弓的维持，起着重要的作用。当维持足弓的结构受损，可导致足弓塌陷，则称扁平足。扁平足不仅弹性减低，尚可使足底的血管、神经受压。足肌的起止、作用及神经支配（表2-4）。

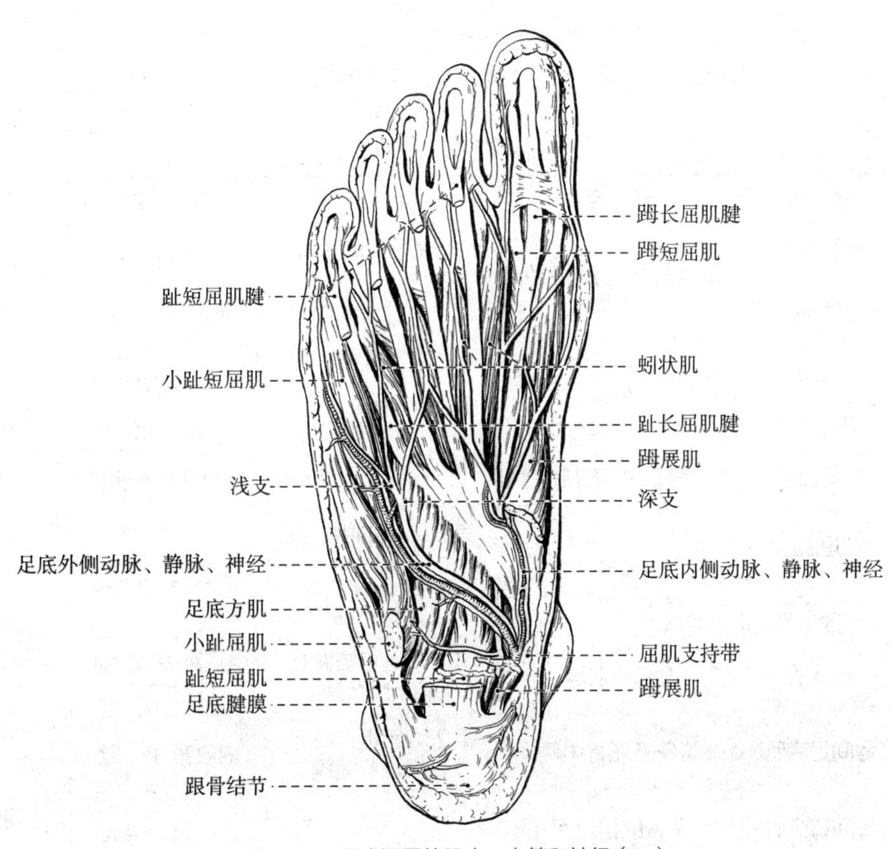


图2-30　足底深层的肌肉、血管和神经（一）

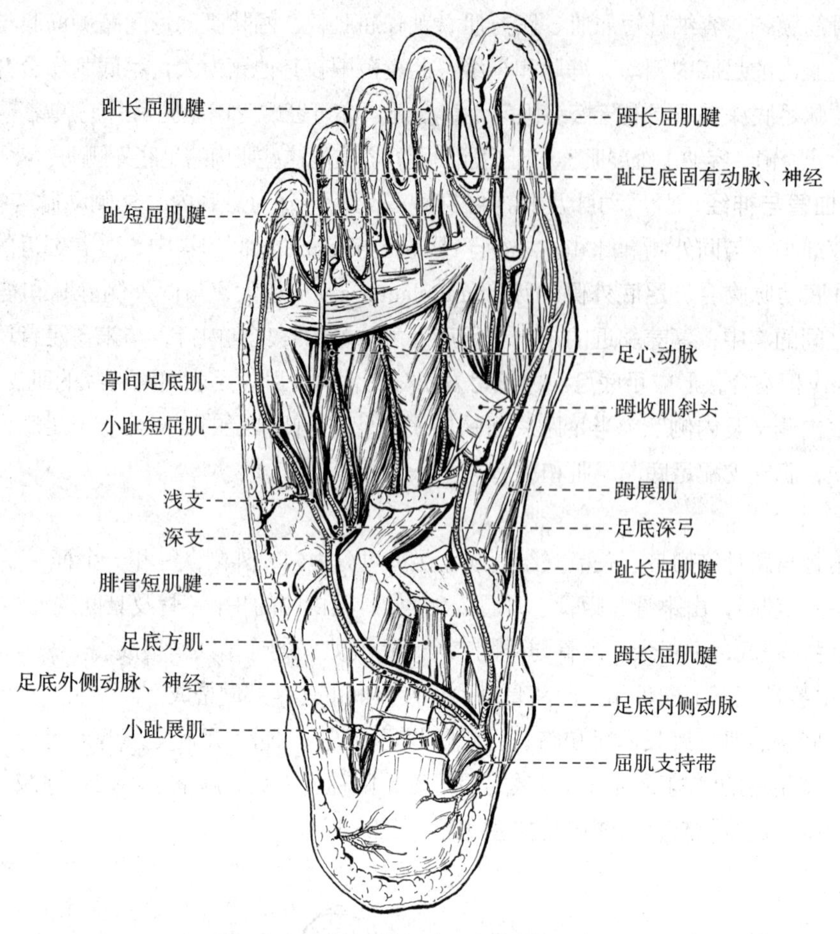


图2-31　足底深层的肌肉、血管和神经（二）

**表2-4　足肌**

| 肌　群 | | 名　称 | 起　点 | 止　点 | 作　用 | 神经与节段 |
|---|---|---|---|---|---|---|
| 足背肌 | | 踇短伸肌 | 跟骨前端的上面和外侧面 | 踇趾近节趾骨底 | 伸踇趾 | 腓深神经（L4~S2） |
| | | 趾短伸肌 | | 第2~5趾近节趾骨底 | 伸底2~4趾 | |
| 足底肌 | 内侧群 | 踇展肌 | 跟骨结节、舟骨粗隆 | 踇趾近节趾骨底 | 外展踇趾 | 足底内侧神经（L4、5） |
| | | 踇短屈肌 | 内侧楔骨跖面 | | 屈踇趾 | |
| | | 踇收肌 | 第2~4跖骨底 | | 内收和屈踇趾 | |
| | 中间群 | 趾短屈肌 | 跟骨 | 第2~5趾的中节趾骨底 | 屈第2~5趾 | 足底内侧、外侧神经（L4、5~S1、2） |
| | | 足底方肌 | | 趾长屈肌腱 | | |
| | | 蚓状肌 | 趾长屈肌腱 | 第3~5趾近节趾骨底和趾背腱膜 | 屈跖趾关节、伸趾关节 | |
| | | 骨间足底肌 | 第3~5跖骨内侧 | 第2~4趾近节趾骨底和趾背腱膜 | 内收第3~5趾 | |
| | | 骨间背侧肌 | 跖骨的相对面 | 小趾近节趾骨底 | 外展第3~4趾 | 足底外侧神经深支（S1、2） |
| | 外侧群 | 小趾展肌 | 跟骨 | | 屈和外展小趾 | 足底外侧神经（S1、2） |
| | | 小趾短屈肌 | 第5跖骨底 | | 屈小趾 | |

## 附：下肢部腧穴

一、环跳Huántiào（GB 30，足少阳胆经）

【体表定位】在股骨大转子最高点与骶管裂孔连线的外侧1/3与内侧2/3交点处。

【进针层次】见图2-32。

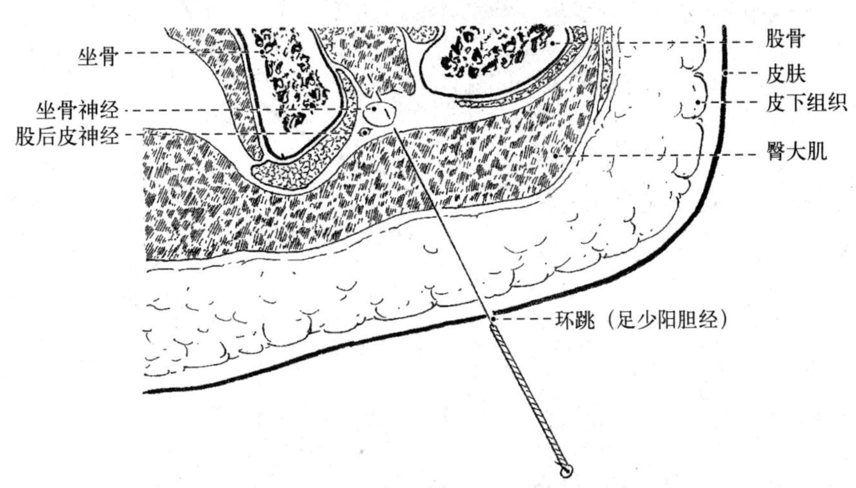


图2-32 环跳穴的层次解剖（横切面）

1. **皮肤** 该处皮肤较厚，有丰富的皮脂腺和汗腺，由臀上皮神经支配，其神经纤维主要来自第2腰神经后支的皮支。

2. **皮下组织** 皮下脂肪特别丰厚，其内分布有上述皮神经末梢。

3. **臀大肌** 是人体最肥厚的肌肉，与其浅层结构一起共同形成臀部隆凸的外形。臀大肌深面有臀大肌下筋膜间隙，此间隙借血管神经束与盆筋膜间隙相通。该肌由臀下神经支配，其神经纤维来自第5腰神经和第1、2骶神经前支。

4. **坐骨神经** 为全身最粗大的神经，由第4、5腰神经及第1~3骶神经的前支纤维构成。从梨状肌下孔出骨盆至臀大肌深面，经坐骨结节与大转子之间中点稍内侧处下降入股后区，临床上常以此处作为坐骨神经压痛点的检查部位。坐骨神经在环跳穴的深面，若向生殖器方向进针2~2.5寸，常可刺中该神经，产生强烈的放电感并向大腿后面和小腿至足部放射，坐骨神经在其上部发出关节支分布至髋关节。向髋关节方向针刺深2~3寸，常可刺中该关节支，产生酸胀感向髋关节放射。

5. **股方肌、闭孔内肌及下孖肌** 3块肌肉位于臀大肌坐骨神经的深面，梨状肌的下方。闭孔内肌、下孖肌及股方肌由上至下排列，环跳穴直刺3~3.5寸常可刺中以上3肌。

【针刺注意事项】

1. 环跳穴直刺，会产生剧烈放电样针感并向下肢放射直至足底，此时不可过分提插，以免损伤坐骨神经，导致严重症状。

2. 刺中股后皮神经，触电样针感只放射到大腿后上部，且有时向会阴区放射，不到足底，借此可与刺中坐骨神经相区别。

二、承扶Chéngfú（BL 36，足太阳膀胱经）

【体表定位】在大腿后面正中线，臀大肌下缘，臀下横纹的中点。

【进针层次】见图2-33。

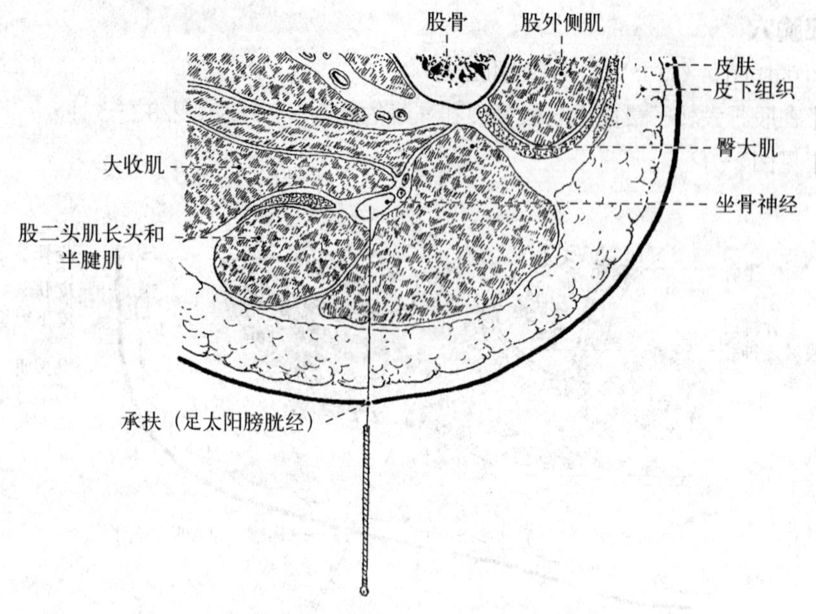


图2-33　承扶穴的层次解剖（横切面）

1. **皮肤**　有丰富的皮脂腺和汗腺，为股后皮神经分支分布，其神经纤维来自第2、3骶神经前支。

2. **皮下组织**　皮下脂肪较为丰厚，有股后皮神经及臀下神经末梢通行。

3. **臀大肌**　该穴平面针道穿经臀大肌下缘。一般进针1~1.2寸，针尖已穿过该肌。

4. **股后皮神经**　位于承扶穴的深面，臀大肌、股二头肌长头、半腱肌之间。一般进针1.2~1.4寸即可刺中该神经，针感经股后向下放射，一般不至小腿。

5. **股二头肌长头及半腱肌**　两肌均起自坐骨结节，向下逐渐分开，股二头肌止于腓骨头，半腱肌止于胫骨上端内侧，两肌均由坐骨神经支配。

6. **坐骨神经**　在该穴平面，坐骨神经位于臀大肌、股二头肌长头和半腱肌深面，大收肌浅面。刺入1.7~2寸，即可刺中该神经，针感向下放射达足部。

【针刺注意事项】见“环跳穴”。

三、风市Fēngshì（GB 31，足少阳胆经）

【体表定位】在大腿外侧部的中线上，当股骨大转子与腓骨小头的连线上，腘横纹上7寸。

【进针层次】见图2-34。

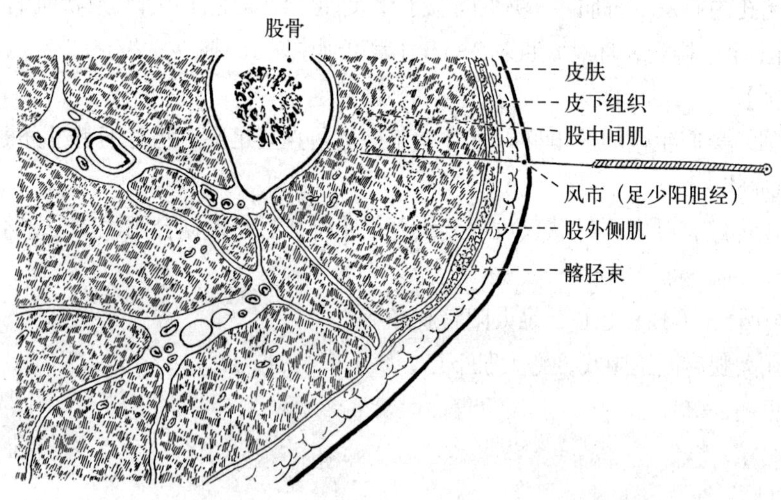


图2-34　风市穴的层次解剖（横切面）

1. **皮肤** 此处皮肤较股后区皮肤厚，由股外侧皮神经支配，其神经纤维来自第2腰神经前支。

2. **皮下组织** 含脂肪组织较多，内有股外侧皮神经分布。

3. **髂胫束iliotibial tract** 大腿阔筋膜在股外侧的纵行纤维明显增厚呈带状，称为髂胫束。为全身最厚的筋膜，上端起自大转子平面，通过臀大肌、臀中肌和阔筋膜张肌浅面的筋膜与髂嵴相连，下端附着于胫骨外侧髁。直刺0.1~0.5寸，即到达髂胫束，穿过时有阻滞感和突破感。

4. **股外侧肌及股中间肌** 两肌均为股四头肌的一部分，在该穴平面，股外侧肌位于浅层、厚0.5~0.7寸，股中间肌位于深层、厚约0.7寸，股中间肌的深面即为股骨。

四、血海Xuèhǎi（SP10，足太阴脾经）

【体表定位】屈膝，在大腿内侧，髌底内侧端上2寸。当股四头肌内侧头的隆起处。

【进针层次】见图2-35。

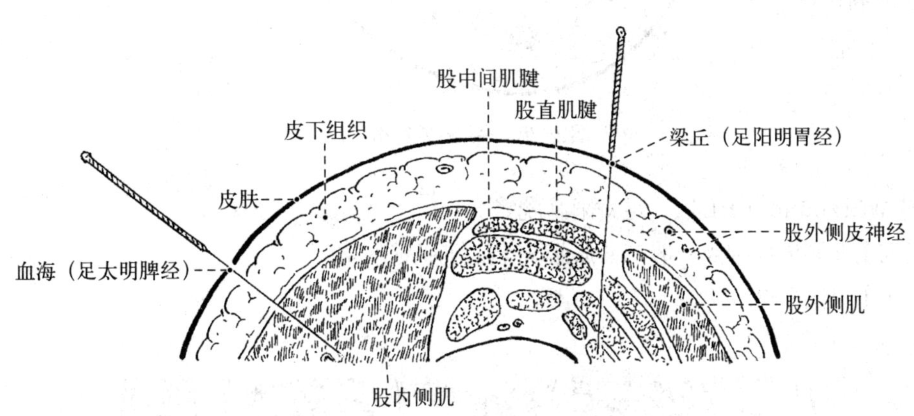


图2-35 血海、梁丘穴的层次解剖（横切面）

1. **皮肤** 该处皮肤较厚，由股神经前皮支支配。该神经纤维来自第3腰神经前支。

2. **皮下组织** 皮下脂肪较丰厚，内有上述神经分布。

3. **阔筋膜** 参见“伏兔穴”。

4. **股内侧肌** 为股四头肌的一部分，位于大腿下内侧，由股神经femoral nerve支配。其神经纤维来自第2~4腰神经。

5. **股骨** 距皮肤1.5寸。

五、梁丘Liángqiū（ST34，足阳明胃经）

【体表定位】屈膝，在大腿前面，当髂前上棘与髌底外侧端的连线上，髌底上2寸。

【进针层次】见图2-36。

1. **皮肤** 较厚，由股外侧皮神经支配。

2. **皮下组织** 含有较丰富的脂肪组织，有股外侧皮神经主干通过。

3. **阔筋膜** 参见“伏兔穴”。

4. **股直肌、股中间肌及血管神经** 两肌均为肌四头肌的一部分，均由股神经肌支支配。两肌之间稍深面，有旋股外侧动脉、静脉降支及股神经肌支下行。直刺时针尖从两肌之间穿过。深达0.5~1寸时，易刺中上述血管神经。

5. **股中间肌** 参见“伏兔穴”。

6. **股骨** 在该穴平面，股骨周围大部为肌腱，故组织较薄，直刺1寸即达股骨骨面。

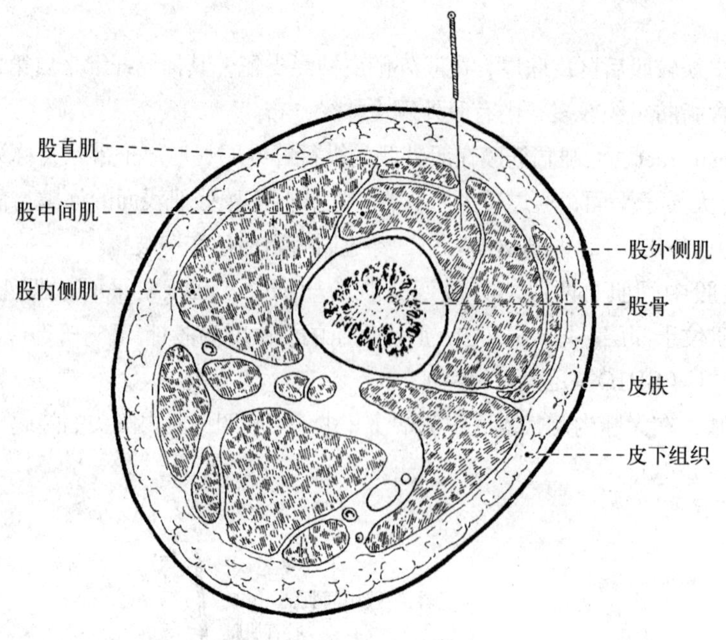


图2-36　经梁丘穴的横切面

六、委中Wěizhōng（BL40，足太阳膀胱经）

【体表定位】在腘横纹中点，股二头肌腱与半腱肌肌腱的中间。

【进针层次】见图2-37。

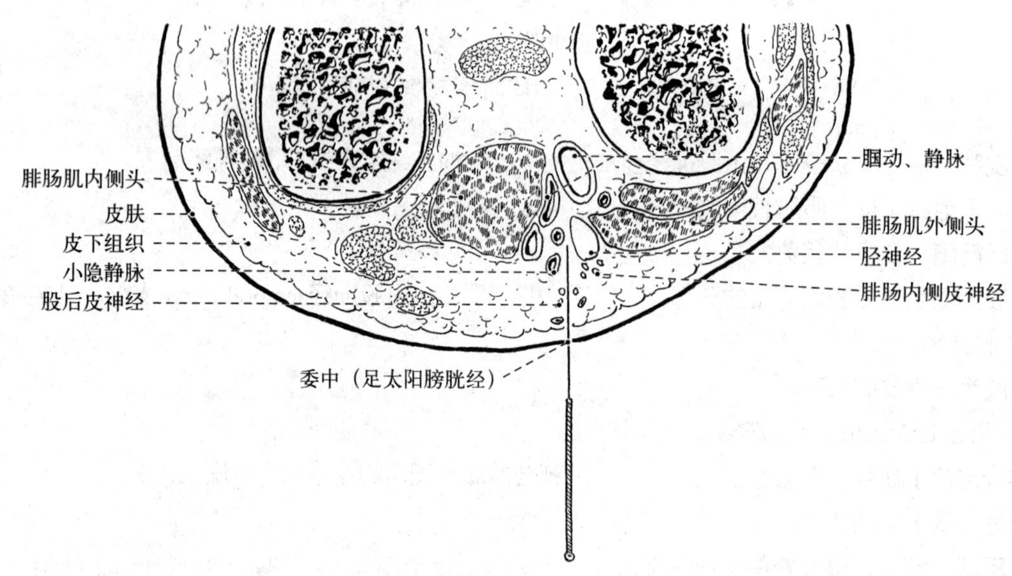


图2-37　委中穴的层次解剖（横切面）

1. **皮肤**　皮肤薄，移动性大。由股后皮神经及腓肠内侧皮神经支配。

2. **皮下组织**　内有小隐静脉、股后皮神经及腓肠内侧皮神经分布。小隐静脉位于穴区的下方稍内侧。

3. **腓肠肌内、外侧头**　在该穴平面，腓肠肌内、外侧头分别位于针体的两侧。该肌由胫神经支配。

4. **胫神经**　坐骨神经在腘窝上角处分为胫神经及腓总神经。胫神经由腘窝上角下行至腘窝下角，继而行于腓肠肌深面。由第4、5腰神经及第1、3骶神经的纤维组成。胫神经正当穴区，距皮肤0.5 ~ 0.7寸，若刺中该神经，会产生强烈触电感并向足底放射。

5. **腘动、静脉**　动脉自收肌管adductor canal下口开始，紧贴股骨面，下降至腘窝，沿膝关节囊及腘肌下行，至腘肌下缘分为胫前动脉及胫后动脉2个分支。静脉由胫前静脉及胫后静脉在肌下缘平面汇合而成，上行腘窝，经收肌腱裂孔至股前部而移行为股静脉。在该穴平面，由浅入深由外向内依次为胫神经、腘静脉、腘动脉。

【针刺注意事项】胫神经、腘动脉、腘静脉三者均在穴区深面，属大血管、大神经。该穴不可盲目深刺，以免刺破血管造成出血。

七、阴陵泉 Yīnlíngquán（SP9，足太阴脾经）

【体表定位】在膝下内侧，胫骨内侧髁下方陷窝中，平齐胫骨粗隆下缘，缝匠肌之附着部，与阳陵泉穴相对。

【进针层次】见图2-38。

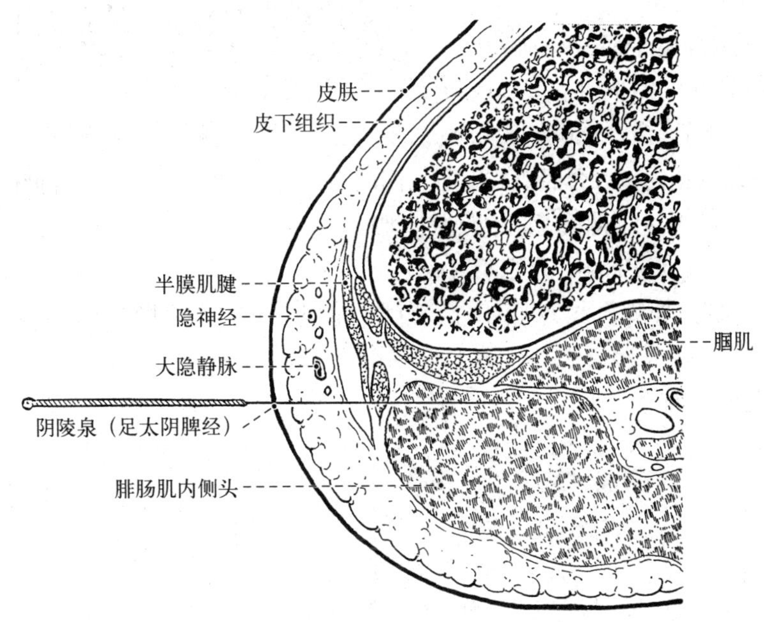


图2-38 阴陵泉穴的层次解剖（横切面）

1. **皮肤** 该处皮肤由隐神经分支支配。其神经纤维来自第3腰神经前支。

2. **皮下组织** 皮下脂肪较丰厚，内有隐神经及大隐静脉穿行。

3. **半腱肌腱** 在该穴平面，半腱肌腱正当穴区，针抵该腱有明显阻滞感。

半膜肌腱位于该腱前面，两者之间的深面为膝下内侧动、静脉。

4. **腓肠肌内侧头** 该肌为穴区中最为丰厚的肌肉。其前方为腘肌，浅面为上述血管及肌腱。该肌内侧即为胫神经及腘动、静脉。

5. **胫神经，腘动、静脉** 在该穴平面，胫神经及腘动、静脉位于腓肠肌内侧头、跖肌和腘肌之间，距皮肤2~2.5寸刺及胫神经放电样针感向足底放射。

【针刺注意事项】上述腘动、静脉位于针道深面，刺破该血管可致深部血肿，应注意避免。

八、阳陵泉 Yánglíngquán（GB 34，足少阳胆经）

【体表定位】膝关节半屈，腓骨小头最高点前下方，胫腓关节处。

【进针层次】见图2-39。

1. **皮肤** 由腓肠外侧皮神经支配，其神经纤维来自第5腰神经前支。

2. **皮下组织** 含有少量脂肪组织，内有腓肠神经及浅静脉分布。

3. **深筋膜** 由致密结缔组织构成，穿过时有突破感。

4. **趾长伸肌、腓骨长肌** 趾长伸肌起自胫、腓骨上段前面及骨间膜，由腓深神经支配；腓骨长肌起自腓骨外侧上2/3段，由腓浅神经支配。

5. 胫腓关节 tibiofibular joint　若水平直刺，针尖被胫腓关节阻挡，此时改变针刺方向朝下，即可继续进针，穿过小腿骨间膜，向阴陵泉透刺。

6. 胫骨后肌　在该穴平面，胫骨后肌位于胫腓骨间，胫骨前肌和趾长伸肌深面，其间有小腿骨间膜间隔。透刺阴陵泉必须穿过该肌。

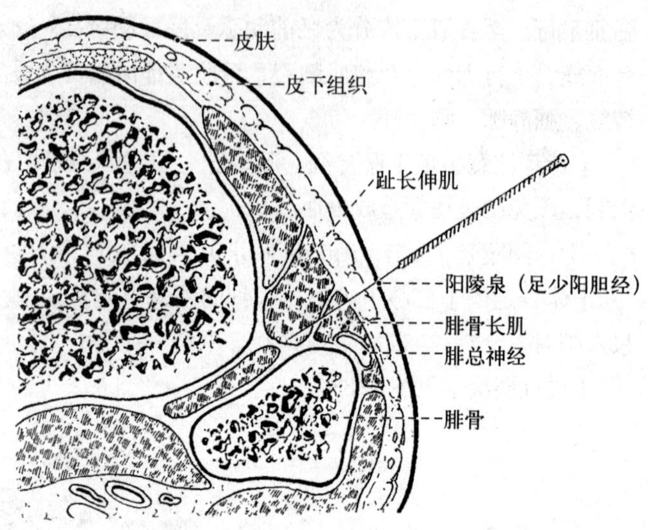

图2-39　阳陵泉穴的层次解剖（横切面）

【针刺注意事项】

1. 胫前动、静脉行走于胫骨前肌和趾长伸肌之间，针刺时针尖略向前内方向深1.2~1.5寸即可刺中该血管，应注意避免。

2. 在小腿后骨筋膜鞘内，胫骨后肌与腘肌之间的后面有胫神经，胫后动、静脉下行，针刺时针尖向后下方约15° 角进针2寸余，即可能刺中该血管神经。

九、足三里 Zúsānlǐ（ST 36，足阳明胃经）

【体表定位】在小腿前外侧，当犊鼻下3寸，距胫骨前缘一横指（中指）处。从手掌按膝盖时当中指尽处是穴。

【进针层次】见图2-40。

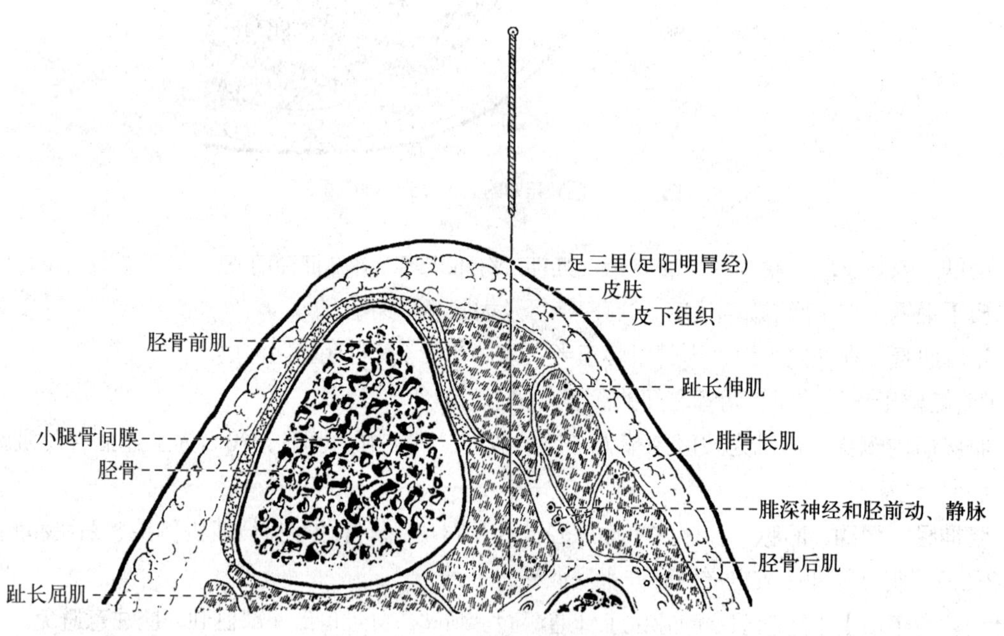

图2-40　足三里穴的层次解剖（横切面）

1. 皮肤　活动性较小，血液供应较差。由腓肠外侧皮神经、隐神经及股神经前皮支分支支配。该穴区的神经纤维来自第5腰神经前支。

2. 皮下组织　含有少量脂肪，内有上述皮神经的分支、浅静脉及淋巴管穿行，

3. 深筋膜　由致密结缔组织所构成，覆盖于胫骨前肌的表面，张力较大，穿过时有明显突破感。

4. 胫骨前肌　位于小腿前外侧皮下，紧贴胫骨的外侧，属小腿前群肌。由腓深神经分支支配。足

三里直刺必须刺入该肌。

5. **小腿骨间膜** 为一坚韧的纤维膜，联结于胫、腓骨的骨间嵴之间，纤维斜向外下。在该穴平面，其前面有胫前动、静脉及腓深神经下行。直刺进针1~1.3寸，针尖抵达该膜，此时针尖正好位于小腿前血管神经束内侧约0.3寸。穿过小腿骨间膜有明显突破感。

6. **胫骨后肌** 贴在小腿骨间膜的后面，位于趾长屈肌和趾长屈肌之间，由胫神经支配。它与小腿三头肌之间有小腿后血管神经束下行，深2.2~3寸。

7. **小腿后血管神经束** 位于足三里穴直刺针道附近的有胫后动、静脉和胫神经及其分支。直刺2寸以上时，可能刺中上述血管神经。

【针刺注意事项】足三里可深刺，但在进针1~1.3寸和2.2~3寸区间，适为小腿前、后血管神经束下行处，应注意不可损伤血管，以免形成深部血肿。

十、丰隆Fēnglóng（ST 40，足阳明胃经）

【体表定位】髌骨下缘至踝关节横纹中点水平，即胫骨前缘外侧1.5寸，胫、腓骨之间。

【进针层次】见图2-41。

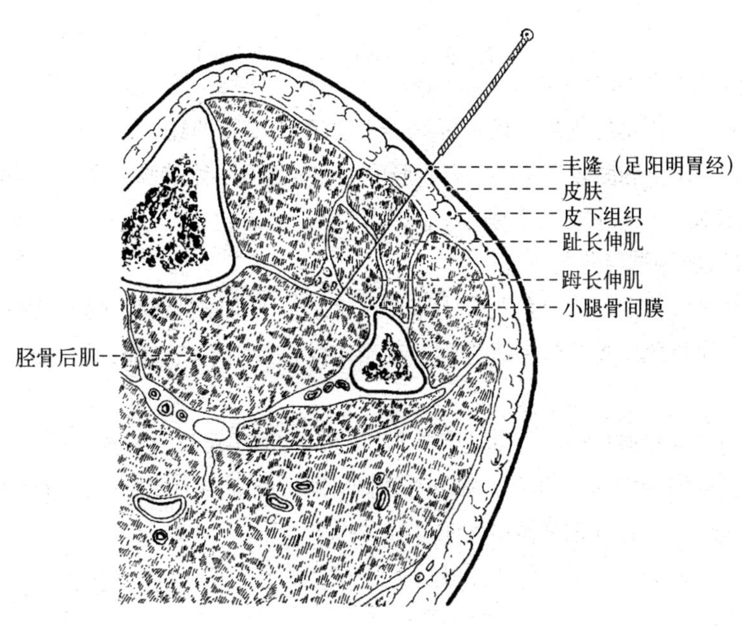


图2-41 丰隆穴的层次解剖（横切面）

1. **皮肤** 活动性较小，血液供应较差。由腓肠外侧皮神经、隐神经及股神经前皮支分支支配。该穴区的神经纤维来自第5腰神经前支。

2. **皮下组织** 含有少量脂肪，内有上述皮神经的分支、浅静脉及淋巴管穿行，

3. **趾长伸肌** 在该穴平面，趾长伸肌位于胫骨前肌外侧，由腓深神经分支支配，到该肌的神经纤维来自第4、第5腰神经前支。

4. **踇长伸肌** 在该穴平面，趾长伸肌适位于胫骨前肌和趾长伸肌之间深面，为该穴直刺必经之处。该肌距皮肤1~1.2寸，肌肉的深面有小腿前血管神经束。

5. **小腿骨间膜** 小腿骨间膜、踇长伸肌、胫骨前肌三者之间，有胫前动、静脉及腓深神经下行，距皮肤1.2~1.5寸，刺中时针感向足背放射。

十一、承山Chéngshān（BL57，足太阳膀胱经）

【体表定位】在小腿后面腓肠肌腹下正中，委中与昆仑之间。

【进针层次】见图2-42。

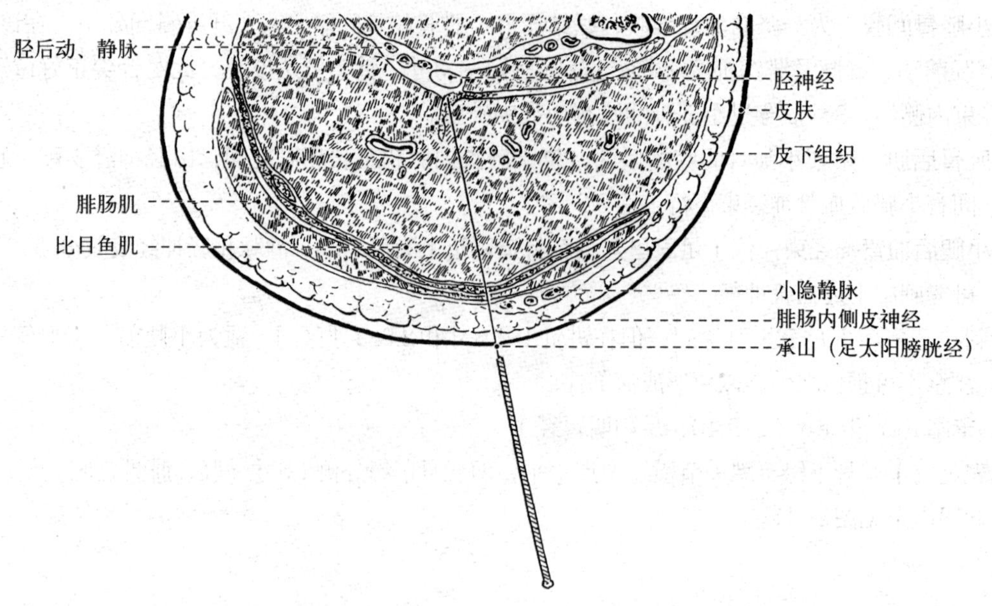


图2-42　承山穴的层次解剖（横切面）

1. **皮肤**　由腓肠内侧皮神经支配，该神经纤维来自第4，5腰神经。

2. **皮下组织**　该处皮下脂肪较为丰厚。有腓肠内侧皮神经及小隐静脉分布。小隐静脉位于穴区外侧。

3. **腓肠肌及其腱膜**　在该穴上方，腓肠肌较为丰厚，至该穴平面，已移行为腱膜，与比目鱼肌的腱膜构成跟腱。腓肠肌由胫神经分支支配。

4. **比目鱼肌**　在该穴平面，比目鱼肌较为丰厚，该肌位于腓肠肌腱膜深面。由胫神经分支支配。

5. **胫神经**　位于比目鱼肌和胫骨后肌之间，正当穴区，若刺中该神经，针感向足底放射。

【针刺注意事项】

1. 若强烈的触电感向足底放射，即证明刺中胫神经，此时不可反复提插，以免损伤该神经。

2. 胫神经的内侧即为胫后动、静脉，稍向内斜刺，即可能刺中上述血管，应注意避免。

十二、三阴交Sānyīn jiāo（SP6，足太阴脾经）

【体表定位】在小腿内侧，当足内踝尖上3寸，胫骨内侧缘后方。

【进针层次】见图2-43。

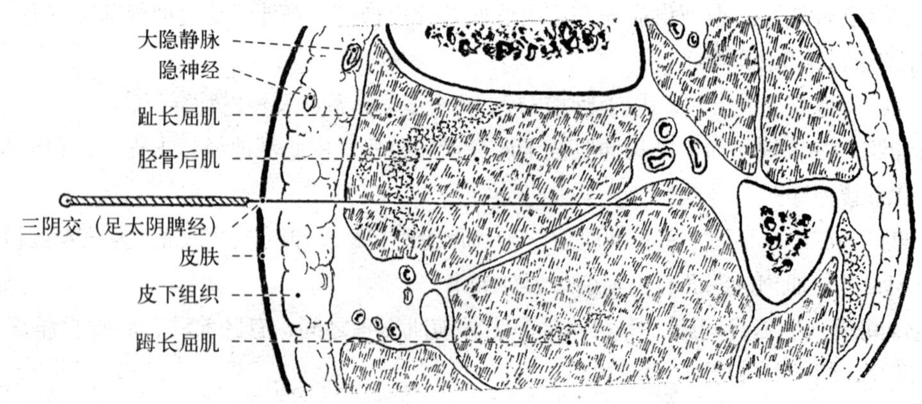


图2-43　三阴交穴的层次解剖（横切面）

1. **皮肤** 该处皮肤由小腿内侧皮神经支配，该神经纤维来自第4腰神经前支。

2. **皮下组织** 含较多脂肪组织，内有隐神经及大隐静脉穿行。

3. **趾长屈肌** 为小腿后群深层肌之一，位于深筋膜深面，由胫神经分支支配。

4. **胫骨后肌及踇长屈肌** 在该穴平面，胫骨后肌和踇长屈肌位于深面。胫骨后肌位于小腿骨间膜后面，趾长屈肌深面，踇长屈肌外侧。上述三肌后面即小腿三头肌triceps surae。胫骨后肌、腓骨和踇长屈肌之间有腓动、静脉穿行；趾长屈肌、胫骨后肌、踇长屈肌和比目鱼肌之间有胫神经及胫后动、静脉穿行，位于穴区稍后，三阴交略向后斜刺，即可刺中该血管神经束，触电样针感向足底放射。

【针刺注意事项】

1. 穴区深面和稍后方分别有腓动、静脉和胫神经及胫后动、静脉穿行，若刺中上述血管易导致深部血肿，应注意避免。

2. 放电样针感向足底放射，即说明刺中胫神经，不可反复提插，以避免损伤神经。

十三、太溪Tàixī（KL3，足少阴肾经）

【体表定位】在足内侧，内踝后方，当内踝尖与跟腱之间的凹陷处。

【进针层次】见图2-44。

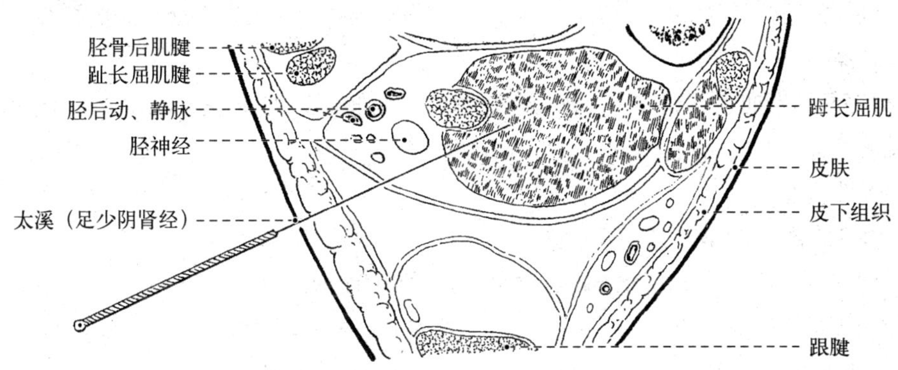


图2-44 太溪穴的层次解剖（横切面）

1. **皮肤** 该处皮肤较薄，由小腿内侧皮神经支配。

2. **皮下组织** 含有较多脂肪组织，内有浅静脉及上述神经分布。

3. **结缔组织及肌腱、神经、血管** 针至皮下，进入脂肪和疏松结缔组织构成的结缔组织层内，肌腱和神经血管位居其中。针体前方有胫骨后肌腱、趾长屈肌腱和趾长屈肌腱。3条肌腱由前至后、由外至内依次排列。在趾长屈肌腱和趾长屈肌腱之间稍后有胫神经及胫后动、静脉穿行，针体后方有跟腱和足底肌腱。以上肌腱均由胫神经支配。

【针刺注意事项】

1. 进针0.5~0.6寸，针道前方即是胫神经和胫后动、静脉。刺激该神经，触电样针感向足底放射，此时不可反复提插，以免损伤该神经。

2. 胫神经稍后即是胫后动、静脉，应注意不可刺及，以免造成深部血肿。

十四、昆仑Kūnlún（BL60足太阳膀胱经）

【体表定位】在足部外踝后方，当外踝尖与跟腱之间凹陷处。

【临床主治】头痛、项强、难产、肩背拘急、腰痛、坐骨神经痛等。

【操作方法】正坐垂足或仰卧。针法：直刺，向太溪方向，深0.5~1寸，酸胀感向小趾部放射，治疗眉棱骨痛等。向踝关节方向斜刺，进针0.5寸左右，酸胀感可扩散到关节内，可治疗踝关节疾患。向前下方斜刺，深0.5~1寸，酸胀感向足背部放射，治疗足外侧疾患。

灸量：3~5壮，温灸5~15 min。

【进针层次】见图2-45。

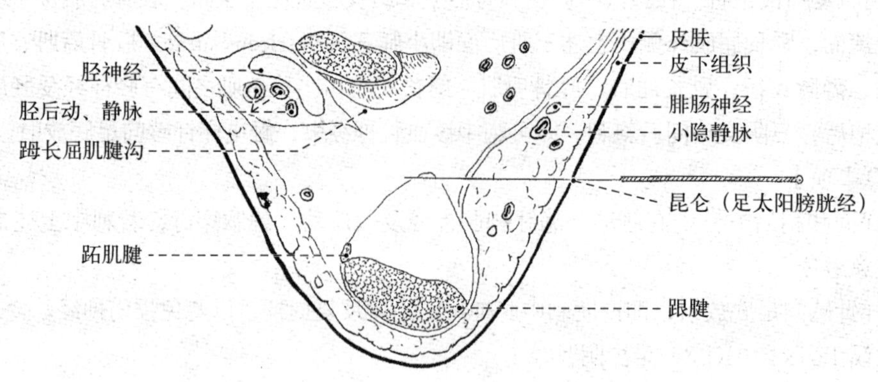


图2-45 昆仑穴的层次解剖（横断面）

1. **皮肤** 较薄，由腓肠神经支配。该神经由腓肠内侧皮神经与腓肠外侧皮神经的交通支汇合而成。

2. **皮下组织** 脂肪组织较多。有腓肠神经及小隐静脉分布。在该穴平面，腓肠神经位于穴区前方，附近有小隐静脉穿行。

3. **结缔组织及神经血管** 在皮下组织及筋膜深面，脂肪组织和疏松结缔组织充填于跟腱、腓骨长短肌腱、踇长屈肌腱、趾长屈肌腱及胫骨后肌腱之间。针体从跟腱前方进入，该腱由胫神经支配，针抵该腱有很强的弹性阻力。

十五、丘墟 Qiūxū（GB40，足少阳胆经）

【体表定位】足背部，在外踝前下方的凹陷处（直对第四趾间隙）。

【临床主治】颈项痛、胸胁胀痛、坐骨神经痛、踝关节及周围软组织疾病、下肢痿痹。

【操作方法】针法：直刺0.3~0.5寸，局部麻胀，可向下扩散到第4趾端。

灸量：1~3壮，温灸5~10 min。

【进针层次】见图2-46。

1. **皮肤** 较薄，有足背外侧皮神经分布，其神经纤维来自第5骶神经前支。

2. **皮下组织** 内有足背外侧皮神经及浅静脉网分布。

3. **伸肌下支持带** 由踝前及足背上部的深筋膜增厚形成，呈横置的"Y"形，其外侧束纤维附着于跟骨前部的上面，针穿经该韧带时有阻滞感。

4. **趾短伸肌** 起自跟骨前部的上面和外侧面，止于第2~4趾近节趾骨底，由腓深神经支配。

【针刺注意事项】

针尖深面距、跟骨间外侧有较多结缔组织存在，针的前方是距骨，针的后方是跟骨，遇阻时不可盲目强行进针。

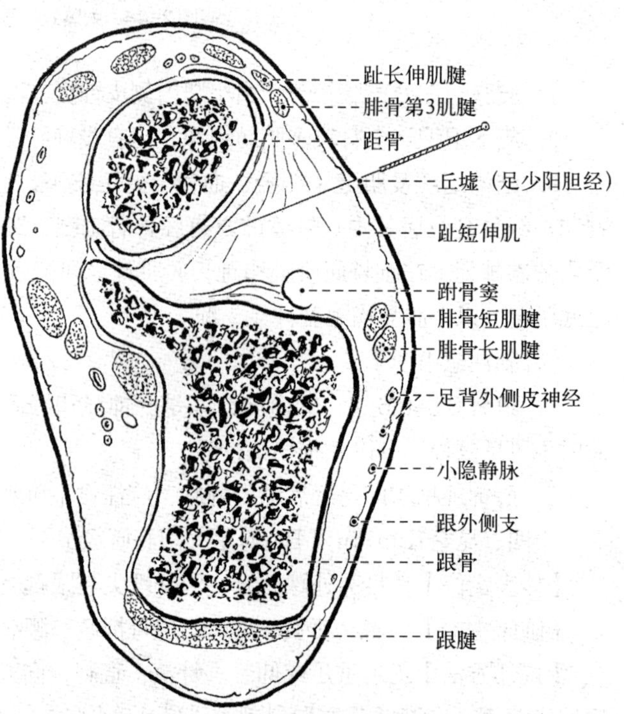


图2-46 经丘墟穴的横断面（丘墟穴定位断面法）

十六、足临泣Zúlínqì（GB41，足少阳胆经）

【体表定位】在足背外侧，当足第4趾本节（第4跖趾关节）的后方，小趾伸肌腱外侧凹陷处。

【临床主治】目赤肿痛、胁肋疼痛、乳腺炎、月经不调、并能退乳，足跗疼痛、偏头痛。

【操作方法】正坐垂足或卧位。针法：向足心方向斜刺，强刺激，以患者耐受为度，使针感向上沿足少阳胆经放散，治疗偏头痛，左病刺右，右病刺左。向上斜刺，进针0.5~0.7寸，酸胀感向上扩散，治疗目赤肿痛。直刺0.3~0.5寸，局部酸胀，可向第4趾端扩散，治疗胁肋痛、乳痈、足跗疼痛。

灸量：1~3壮，温灸5~10 min。

【进针层次】见图2-47。

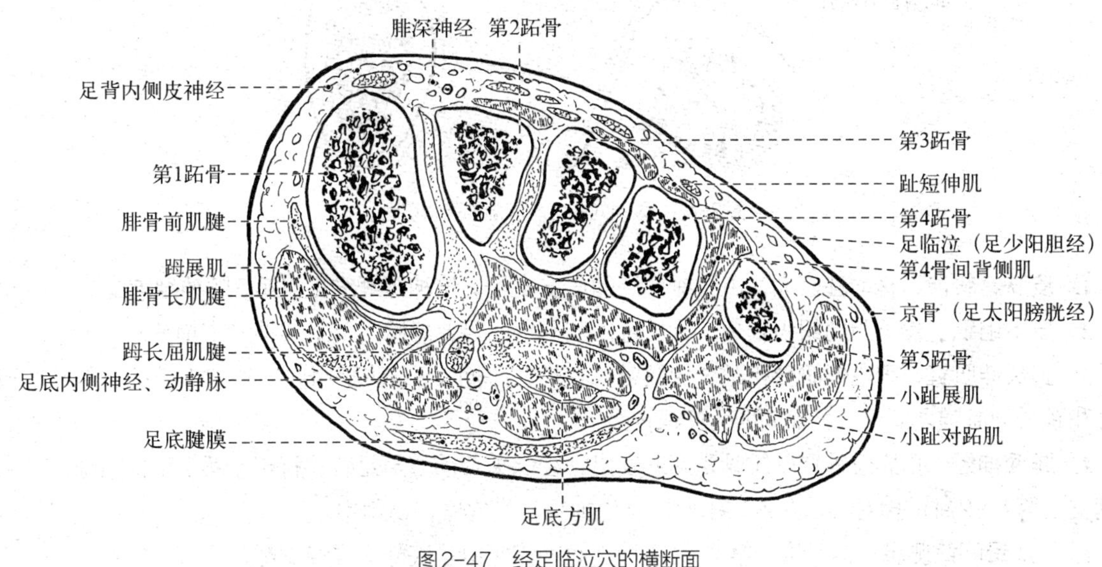


图2-47　经足临泣穴的横断面

1. **皮肤**　移动性较大。由足背中间皮神经支配，该神经为腓浅神经的分支，其神经纤维来自第5腰神经前支。

2. **皮下组织**　脂肪组织较少，内有上述神经及丰富的浅静脉网分布。

3. **第4骨间背侧肌**　该肌位于第4、5跖骨间。该肌的深面内侧有第3骨间足底肌。两肌均由足底外侧神经支配。

【针刺注意事项】

针尖穿过第3骨间足底肌时，深度为1~1.2寸，已从第4、5跖骨间通过。第3骨间足底肌的深面有足底外侧神经和足底外侧动、静脉存在。针刺时应注意避开血管。

十七、太冲Tàichōng（LP3，足厥阴肝经）

【体表定位】在足背侧，第1、2跖骨间隙的后方的凹陷处。

【临床主治】头痛、眩晕、目赤肿痛、乳腺炎、胁痛等。

【操作方法】正坐垂足或仰卧。针法：直刺或向上斜刺，进针1寸左右，连续提插捻转约1 min，留针30~40 min，刺激量以略超过患者的耐受为度，治疗胆绞痛。直刺，使局部酸胀感，再将针尖提至皮下，然后再向涌泉方向透刺，深度以涌泉处能触及针尖（不穿过皮肤）为度，治疗目眩晕。

灸量：3~5壮，温灸5~15 min。

【进针层次】见图2-48。

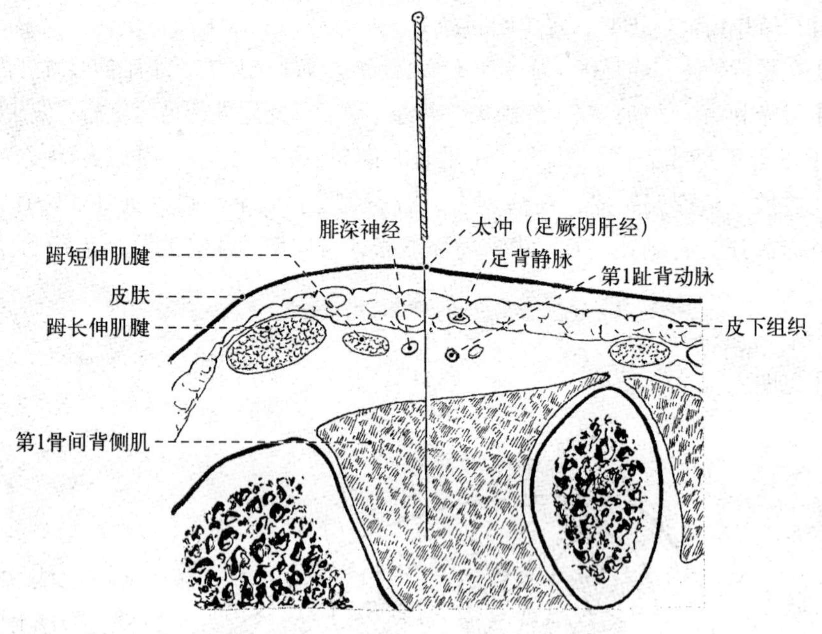


图2-48　太冲穴的层次解剖（冠状切面）

1. **皮肤**　较薄，移动性较大，由腓深神经的皮支支配。该神经纤维来自第5腰神经前支。

2. **皮下组织**　皮下脂肪组织较少，有足背内侧神经、足背静脉网及上述神经末梢分布。

3. **踇长伸肌腱、踇短伸肌腱和趾长伸肌腱**　在该穴平面，3条肌腱由内向外依次排列，针从踇短伸肌腱和趾长伸肌腱之间穿过，深面即为腓深神经。

4. **腓深神经**　由腓总神经于腓骨颈高度发出，经踝关节前方至足背，行走于第1跖骨间隙，其末端分两支至第1、2趾的相对缘。在该穴平面，腓深神经正当穴区，易刺中。

5. **第1骨间背侧肌**　该肌位于第1、2跖骨之间。该肌由足底外侧神经支配。

十八、涌泉 Yǒng quán（KＩ1，足少阴肾经）

【体表定位】在足底部，卷足时足前部凹陷处，约当足底第2、3趾缝纹头端与足跟连线的前1/3与后2 / 3交点上。

【临床主治】头痛、头晕、昏厥、小便不利、小儿惊风。

【操作方法】仰卧位。针法：直刺0.5~1寸，局部胀痛感，可扩散至整个足底部，或向上扩散，治疗头痛，失眠。直刺1~1.5寸，在足底部出现较强的胀痛或胀麻感，多向足趾端传导，针感较强，治疗精神症、脑萎缩、口噤不开。

灸量：1~3壮，温灸5~10 min。

【进针层次】见图2-49。

1. **皮肤**　皮肤厚，不易刺穿。由足底内、外侧神经皮支支配。该神经纤维来自第1骶神经前支。

2. **皮下组织**　脂肪含量较多，有大量的纤维束，外连皮肤，内连足底腱膜。内有上述神经分布。

3. **足底腱膜**　是足底深筋膜的浅层，发达而坚韧。针刺此层时，有很强的阻滞感。该腱膜由足底内、外侧神经支配。

4. **趾长屈肌腱、蚓状肌和神经血管**　在该穴平面，第2趾足底总神经和第2趾底动、静脉在针的内侧，易刺中。第2趾足底总神经是足底内侧神经的分支。针从趾长、短屈肌腱和第2蚓状肌间穿行。

5. **骨间足底肌、骨间背侧肌**　继续进针，针尖可达位于第2、3跖骨间的第1骨间足底肌和第2骨间背侧肌。并可直达足背皮下。

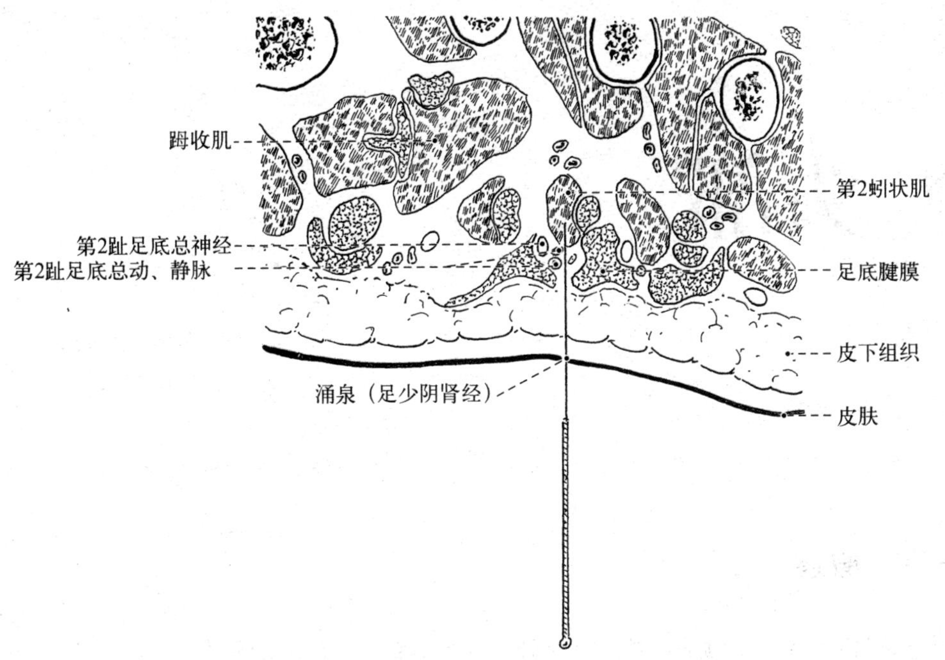


图2-49 涌泉穴的层次解剖（冠状切面）

# 第三章　头部

## 第一节　概述

头由颅与面两部分组成，颅骨构成头部基础，颅容纳脑及其被膜，面部有视器、位听器、鼻和口等感觉器官，亦是呼吸和消化系统的起始部。头部的血液供应来自颈内、外动脉和椎动脉，经颈内、外静脉回流至心，淋巴直接或间接注入颈深淋巴结，神经主要是脑神经。

### 一、境界与分区

头部以下颌骨下缘、下颌角、乳突尖端、上项线superior nuchal line和枕外隆凸external occipital protuberance的连线与颈部分界。头部又借眶上缘、颧弓上缘、外耳门上缘和乳突的连线为界，分为后上方的颅部和前下方的面部。

### 二、体表标志与投影

（一）体表标志

头部及若干骨性标志，这些标志均有临床意义（图3-1，图3-2）。

1. 眉弓superciliary ridge　眉弓位于眶上缘的上方，额结节frontal eminence的下方，呈一弓状隆起，此处的皮肤表面长有眉毛。眉弓的突起度在男性较为明显。眉弓适对大脑额叶的下缘，其内侧份的深面有额窦。

2. 眶上孔　眶上孔位于眶上缘的内、中1/3相交处，距正中线约2.5 cm，有眶上血管和神经穿出。

3. 眶下孔infraorbital foramen　眶下孔位于眶下缘中点的下方0.5~0.8 cm处，有眶下血管和神经穿出。如用力压迫此部位，可有明显的痛觉。

4. 颧弓zygomatic arch　颧弓位于耳屏至眶下缘的连线上，全长约三横指。颧弓上缘，相当于大脑颞叶前端下缘。颧弓位置突出，是颌面部骨折易发部位。

5. 翼点pterion　翼点位于颧弓中点的上方约两横指处，由蝶骨、额骨、顶骨和颞骨连接而成。多数呈”H”形。此处是颅骨骨质薄弱的部分，内面有脑膜中动脉前支经过。此处骨折，常伴有该动脉的断裂，形成硬膜外血肿。

6. 乳突mastoid process　乳突位于耳垂的后方，为一圆锥形隆突。其根部的前内方有茎乳孔，面神经由此出颅，在乳突后部的内面为乙状窦沟，容纳乙状窦。乳突根治术中，注意不要损伤面神经及乙状窦。

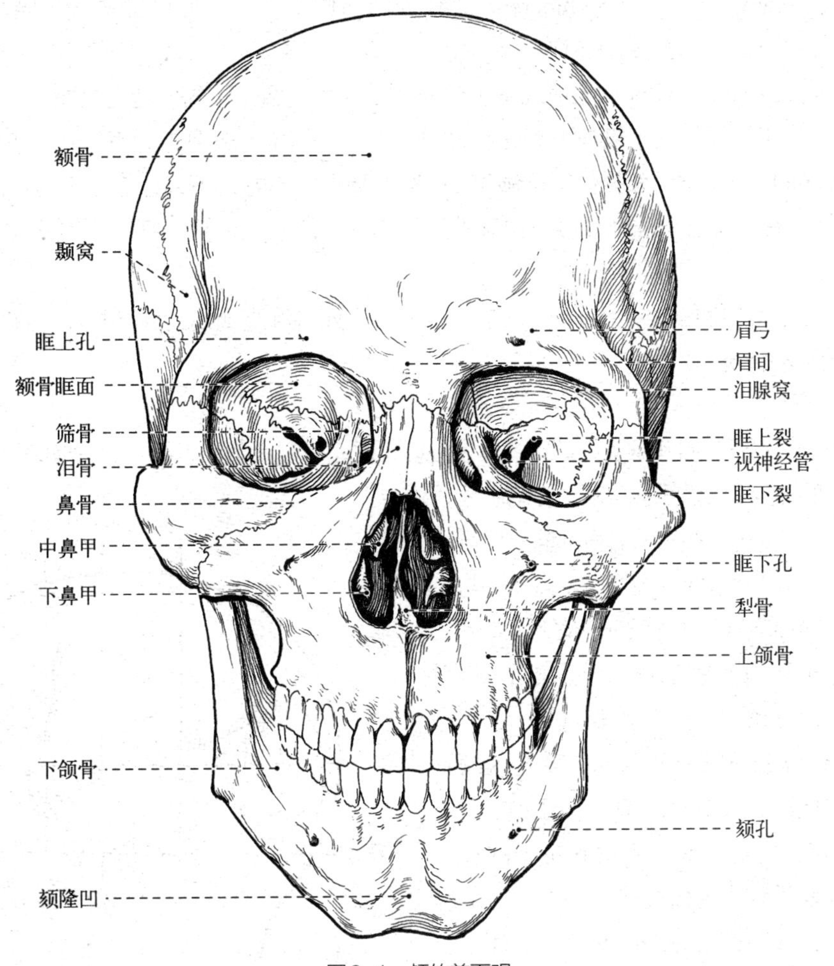


图3-1 颅的前面观

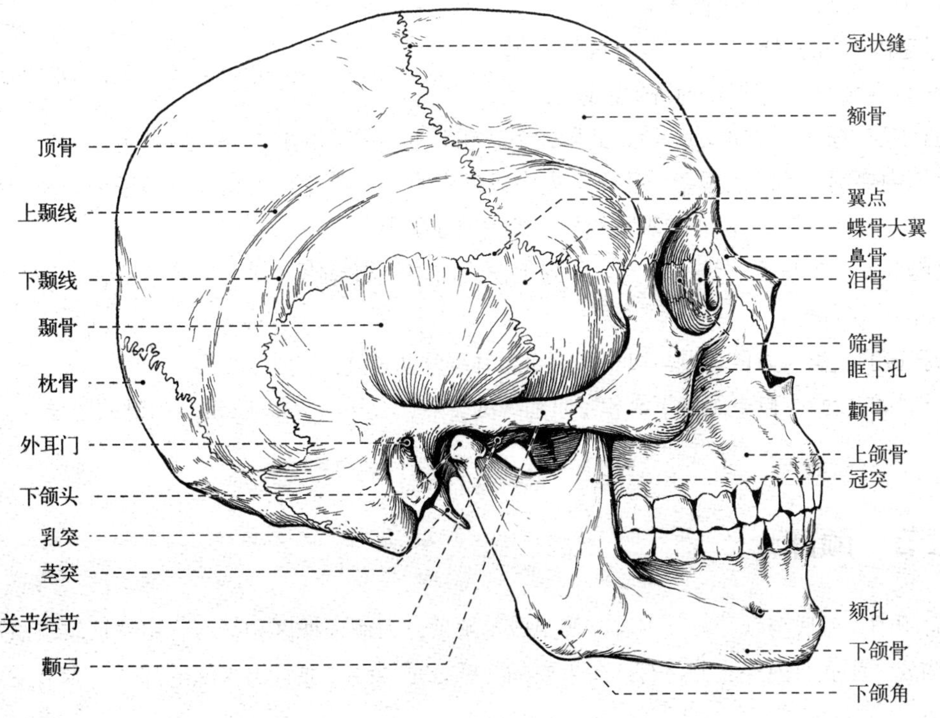


图3-2 颅的侧面观

7. 枕外隆凸 external occipital protuberance　枕外隆凸位于枕骨外面中部的一个隆起。其内面为窦汇。手术时勿伤及窦汇，以免导致大出血。

8. 上项线 superior nuchal line　上项线位于枕外隆凸水平的两侧，内面适对横窦。

9. 下颌角　位于下颌体的下缘与下颌支后缘相交处，下颌角处较薄，为下颌骨骨折的好发部位。

10. 颏孔 mental foramen　颏孔位于下颌第2前磨牙牙根的下方，下颌体上、下缘连线的中点，距正中线约2.5 cm处，有颏血管和神经通过，为颏神经麻醉的部位。眶上孔、眶下孔和颏孔三者的连线，通常成为一条直线。

11. 耳屏　位于耳甲腔前方的突起，在其前方约1 cm处可触及颞浅动脉的搏动。在它的前方可以检查颞下颌关节的活动情况。

（二）体表投影

为了描述大脑的主要沟回和脑膜中动脉的体表投影，需先确定六条标志线。①下横线：自眶下缘向后至外耳门上缘的水平线。②上横线：自眶上缘向后划线与下横线相平行。③矢状线：从鼻根部向上后至枕外隆凸的连线。④前垂直线：经颧弓中点作一与上、下横线呈直角的线。⑤中垂直线：从下颌骨髁突中点向上的垂直线。⑥后垂直线：经乳突后缘作一与前、中垂直线平行的线。

1. 脑膜中动脉的投影　此动脉由棘孔入颅后，继沿颞骨内板上行，在颧弓中点的上方约3 cm处，分为前、后支。脑膜中动脉主干的投影位于下横线与前垂直线的相交处。

前支经过上横线与前垂直线的交点，继而向上弯曲走向颅顶。后支经过上横线与中垂直线的交点，斜向上后走向顶枕点（图3-3）。

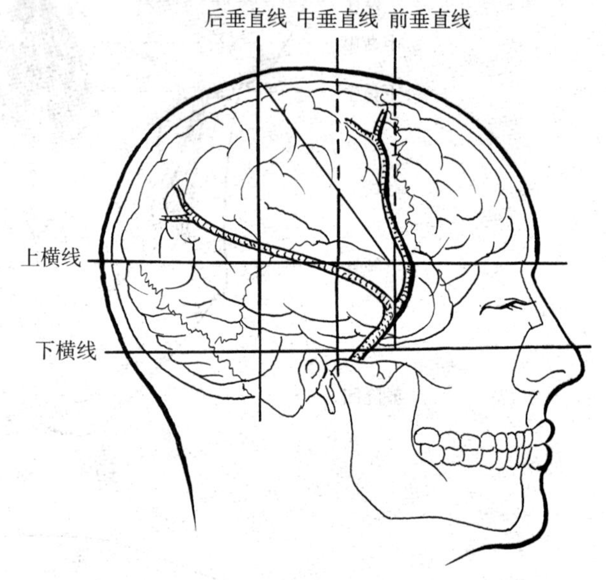

图3-3　脑膜中动脉、大脑主要沟回的体表投影

2. 大脑中央沟的投影　在前垂直线和上横线的交点和后垂直线与矢状线交点的连线上，相当于后垂直线与中垂直线之间的一段，此段的下端在颞下颌关节的上方5~5.5 cm处。

3. 大脑中央前、后回的投影　位于中央沟投影线的前、后各1.5 cm宽的范围内。左中央前回的下份为运动语言中枢，其投影位于前垂直线与上横线相交的上方。

4. 大脑外侧沟的投影　该沟相当于平分上横线与中央沟投影线所成交角的斜线。该线的中份即相当于颞横回的投影部位。

5. 腮腺管的投影　为自鼻翼与口角间中点至耳屏间切迹连线的中1/3段。

6. 面动脉的投影　自下颌骨下缘和咬肌前缘的交点，经口角外侧1 cm至内眦的连线。

## 第二节　颅部

颅部有颅顶、颅底与颅腔及其内容物等组成。颅顶分为额顶枕区和颞区，由颅顶软组织及其深面的颅盖骨等构成。颅底有内外之分，有许多重要的孔裂，是神经、血管出入颅的部位。本节主要讲述颅顶和颅底内面。

## 一、颅顶

（一）额顶枕区

1. **境界**　此区的界限，前为眶上缘，后为枕外隆凸和上项线，两侧借上颞线与颞区分界。

2. **层次**　覆盖于此区的软组织，由浅入深可分为五层。依次为：皮肤、浅筋膜、帽状腱膜及枕额肌、腱膜下疏松组织、颅骨外膜（图3-4）。其中因浅部三层紧密相连，难以将其各自分开，因此，可将三层视为一层即“头皮”。

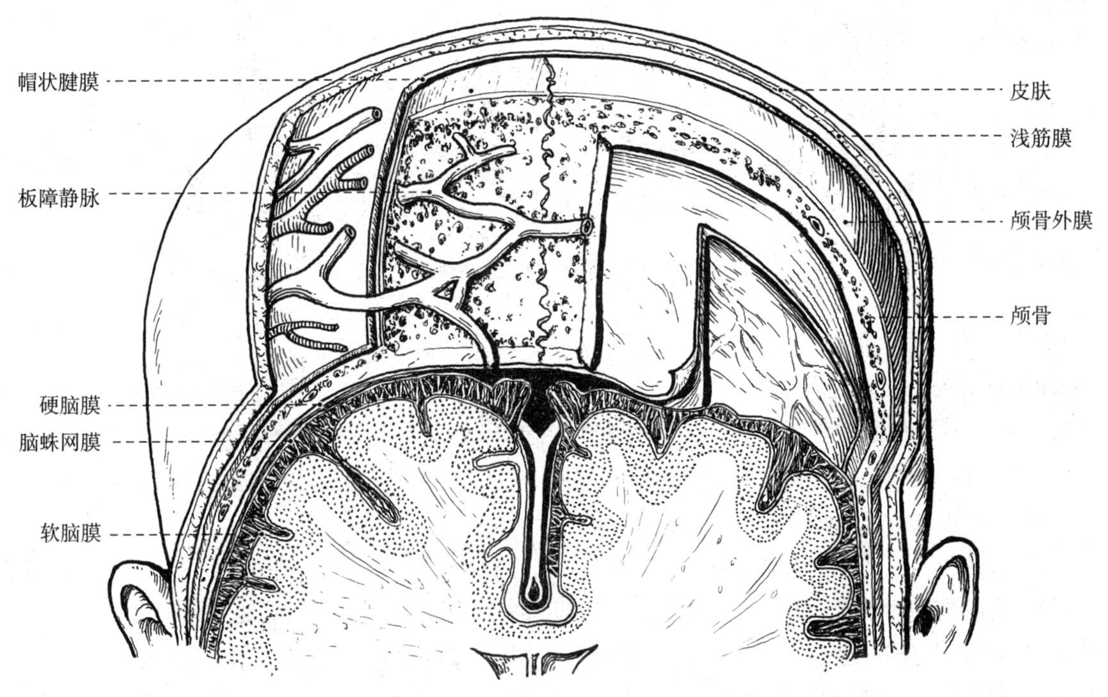


图3-4　颅顶层次（冠状断面）

（1）皮肤　此区皮肤厚而致密，含有大量毛囊、汗腺和皮脂腺，易发生疖肿或皮脂腺囊肿。

（2）浅筋膜　由致密结缔组织和脂肪组织构成。结缔组织中纤维束使皮肤和帽状腱膜紧密连接，将脂肪分隔成众多小格，内有神经和血管。感染时渗出物不易扩散，且早期即感到剧痛。另外，小格内的血管，多被周围纤维束固定，因此，创伤时血管断端不易收缩，常需压迫或缝合止血。

头皮的血管、神经主要位于此层内，按其位置可分为前、后两组（图3-5）。

1）前组：距正中线2 cm处有滑车上动、静脉和滑车上神经及眶上动、静脉和眶上神经。

眶上血管、神经　眶上动脉supraorbital artery在视神经上方，起自眼动脉，与眶上神经伴行，共同经眶上切迹（孔）supraorbital incisure到达额区。眶上静脉起自额结节表面的小静脉，并斜向下内，与滑车上静脉末端汇合构成内眦静脉。眶上神经supraorbital nerve为额神经分支中较大的一支，行于提上睑肌与眶上壁之间，出眶上切迹（孔）分布于额顶区。

滑车上血管、神经滑车上动脉为眼动脉的终支，伴滑车上神经，共同穿过眶隔，营养额部头皮。滑车上静脉在冠状缝处，起于静脉丛，继向下汇成一支，沿额骨浅面下降，至眉的内侧端，注入内眦静脉。滑车上神经为眼神经（三叉神经第1支）最大的终末支额神经的分支，经上斜肌滑车的上方，穿过眶隔，弯曲上升，分布于额部中线附近。

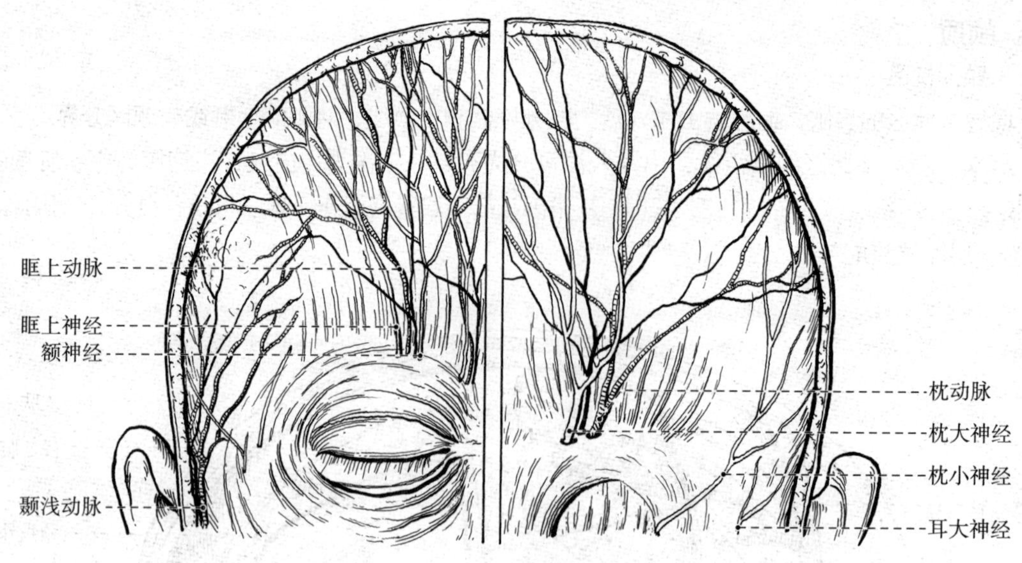


图3-5 颅顶区的血管、神经

2）后组：有枕动、静脉和枕大神经，它们主要分布于枕部。

枕动脉 occipital artery 起自颈外动脉，向后行，经枕部肌肉深面，由斜方肌上份穿出，分为数支分布于颅顶的后部。枕静脉起自枕部的静脉丛，与动脉伴行注入颈外静脉。枕大神经 greater occipital nerve 为第二颈神经后支的内侧支，经过斜方肌腱和颈深筋膜，在上项线下方发出几支感觉性终末支，分布于上项线以上颅顶的皮肤。枕动脉常位于枕大神经的外侧。

（3）帽状腱膜　位于此区中部，此腱膜坚韧致密，前连额肌，后连枕肌，两侧则逐渐变薄，续于颞筋膜浅层。头皮裂伤时若未伤及腱膜，创口裂开不明显；如伤及腱膜，由于额肌和枕肌的收缩，则创口较大，尤以割切伤为甚。缝合头皮时须将腱膜缝好，以减少皮肤的张力，利于创口的愈合。

（4）腱膜下疏松结缔组织　又称腱膜下间隙，是帽状腱膜与颅骨外膜之间的一个潜在的疏松组织间隙，内含少量疏松结缔组织。此隙在颅顶部范围很广，向前可至眶上缘，向后可达上项线。因其与头皮和颅骨外膜连接疏松，故移动性较大，开颅时可经此间隙将皮瓣游离后翻起，头皮撕脱伤也多发生于此层。腱膜下间隙有出血时，易广泛蔓延，常形成较大的血肿，其瘀斑可出现至上眼睑皮下，此隙内有若干导静脉，分别与颅骨的板障静脉及颅内的硬脑膜窦相通，若发生感染可经此通道继发颅骨骨髓炎或向颅内扩散，因此称腱膜下隙为颅顶部的"危险区"。

（5）颅骨外膜 pericranium　颅骨外膜由致密结缔组织构成，覆盖于颅顶各骨的表面。颅骨间借疏松组织相连，但在骨缝等部位愈着紧密，并伸入各骨缝中，骨膜下发生血肿时，常局限于一块颅骨的范围内。在严重头皮撕脱时，可将头皮连同部分骨膜一并撕脱。

（二）颞区

1. 境界　位于颅顶的两侧。上界为上颞线，下界为颧弓上缘，前界为颧骨的额突和额骨的颧突，后方为上颞线的后下段。

2. 层次　此区的软组织，由浅入深，分为皮肤、浅筋膜、颞筋膜浅层、颞筋膜深层、颞肌及颅骨外膜

（1）皮肤　此区皮肤移动性大，无论纵行或横行切口，皆易缝合，愈合后瘢痕亦不明显。

（2）浅筋膜　此层含脂肪组织少，上方与颌顶浅筋膜相连，下方续于面部浅筋膜，内有血管和神经，分为耳前、耳后两组。

耳前组：颞浅动脉 superficial temporal artery 为颈外动脉的末支，起于下颌颈的后方，与耳颞神经伴行，向上经颞骨颧突表面与面神经的颞支、颧支，在腮腺上缘的深面到达颞部。颞浅动脉在颧弓的下方分

出面横动脉，在颧弓上方则分出额支与顶支。于外耳道的前方，颧弓后端的上方，可触知该动脉的搏动。当颞部和颅顶部外伤出血时，可在此处压迫止血。颞浅静脉收集颅顶头皮的血液，注入下颌后静脉。

耳颞神经 auriculotemporal nerve 起于下颌神经穿腮腺实质，出腮腺的上缘，跨过颧弓根部浅面，分出许多小支至颞区。

耳后组：耳后动脉 posterior auricular artery 起于颈外动脉，在乳突前方上行，分布于耳廓的后部，并分支营养腮腺。耳后静脉起自顶骨后部的静脉网，在耳廓后方与同名动脉伴行，继与枕静脉和下颌后静脉后支汇合成颈外静脉。耳大神经 great auricular nerve 起于第2、第3颈神经，为颈丛皮支中最大的分支。经胸锁乳突肌浅面向后上方走行，分布至耳廓及其周围的皮肤。枕小神经 lesser occipital nerve 来自第2、3颈神经，沿胸锁乳突肌后缘，向后上方走行，分布于枕部外侧区、耳郭背面上1/3的皮肤。

（3）颞筋膜　起自上颞线，向下分浅深两层，浅层止于颧弓的浅面，深层止于颧弓的深面。

（4）颞肌 temporalis　为一扇形的扁肌。起自下颞线和颞深筋膜深面，前部肌纤维向下，后部肌纤维向前，逐渐集中并通过颧弓深面移行为腱，止于下颌骨冠突及其内侧面。

（5）骨膜　骨膜较薄并紧贴颞骨表面，剥离困难，因此，很少发生骨膜下血肿。在骨膜与颞肌之间，含有大量脂肪组织，称颞下间隙。上颌牙源性感染可扩散到此间隙（图3-6）。

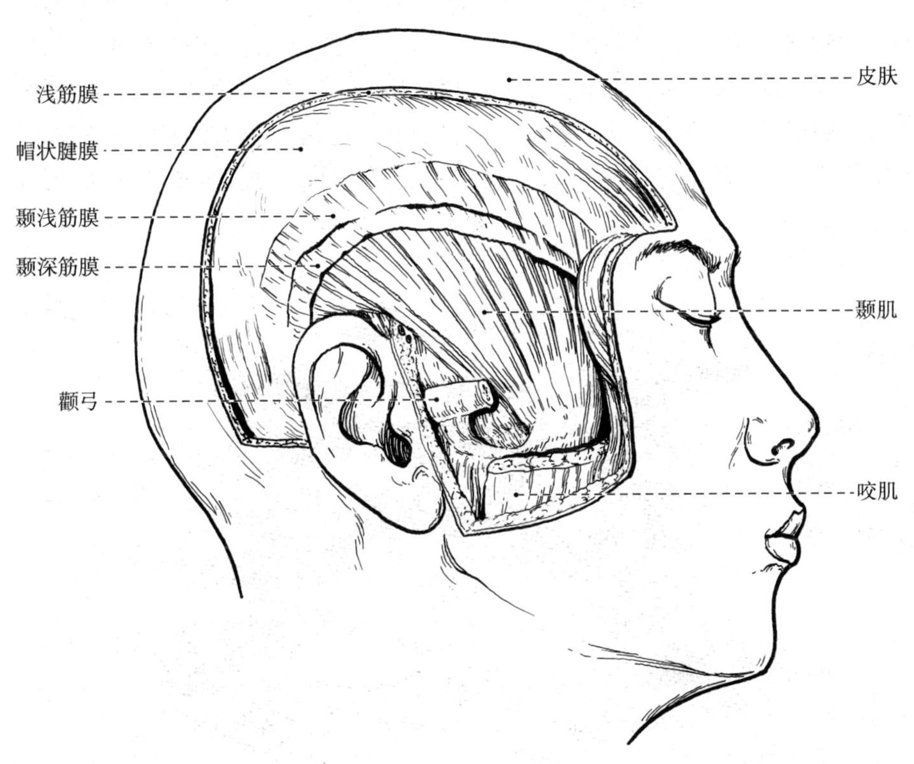


图3-6　颞区的层次

## 二、颅底内面

（一）蝶鞍区

蝶鞍区位于蝶骨体上面，颅中窝中央的周围呈鞍状，该区包括的主要结构是垂体、垂体窝和两侧的海绵窦等。

1. **垂体与垂体窝**　垂体位于蝶鞍中央的垂体窝内，并借漏斗，通过鞍隔（由硬脑膜形成遮蔽于垂体的上方），与第三脑室底的灰结节相连接。

垂体的前后径平均为8 mm。蝶鞍的前后径平均为11.7 mm，深径平均为9.5 mm。如垂体发生肿瘤，在X线照片上，可见到蝶鞍扩大与变形，这对垂体病变的诊断，具有临床意义。垂体窝的窝顶即为硬脑膜形成的鞍隔，在鞍隔的上方，有视交叉和视神经。若垂体的前部肿大，可将鞍隔的前部推向上方，以致压迫视交叉和视神经，出现视力障碍。垂体窝的窝底，仅隔一层薄的骨壁，与蝶窦相邻，故垂体的病变，可使窝的深度增加，甚至侵及蝶窦。窝的前方为鞍结节，窝的后方为鞍背，在垂体肿瘤时，两处骨质均可受压变薄，甚至骨质破坏。窝的两侧为海绵窦，窦内有颈内动脉、动眼神经、滑车神经、展神经以及三叉神经的眼神经支与上颌神经等，垂体与这些结构均有密切关系。

2. 海绵窦cavernous sinus　海绵窦由硬脑膜两层间的腔隙构成。位于蝶鞍的两侧，向前达眶上裂supraorbital fissure的内侧部，向后至颞骨岩部的尖端。颅底骨折时，可伤及海绵窦，造成局部出血。

左、右海绵窦在垂体的前、后方，有前、后海绵间窦相通，故一侧海绵窦感染时可蔓延到对侧。窦内有许多结缔组织小梁，将窦腔分隔成多数小间隙，其中血流缓慢，因此在感染后，容易造成栓塞。窦的前端与眼静脉相通，同时与翼丛pterygoid plexus、面静脉和鼻腔等静脉相通，因此面部的化脓性感染灶，可借上述通道扩散至海绵窦，形成海绵窦炎与血栓。窦的后端于颞骨岩部尖处，沿其上、下缘分别有岩上、下窦，岩下窦注入横窦或乙状窦。岩下窦注入颈内静脉。在窦的外侧壁内，自上而下排列有动眼神经、滑车神经和三叉神经的眼支与上颌支。海绵窦因有这些重要的脑神经通过，一旦发生病变可出现海绵窦综合征，即上述神经麻痹与神经痛，眼结膜充血以及水肿等症状。在近窦内侧壁，有颈内动脉和展神经通过，两者并被结缔组织小梁固定于窦壁。因此颅底骨折时除可伤及海绵窦外，亦可伤及颈内动脉和展神经。窦的上内方隔内侧壁与垂体相邻，垂体肿大时可压迫海绵窦内的动眼神经和展神经等，以致引起眼球运动障碍、眼睑下垂、瞳孔变大及眼球突出等。窦的下内方借薄的骨壁与蝶窦相邻，故蝶窦炎亦可影响海绵窦。海绵窦内有颈内动脉、动眼神经、滑车神经、展神经以及三叉神经的眼神经支与上颌神经等通过（图3-7）。

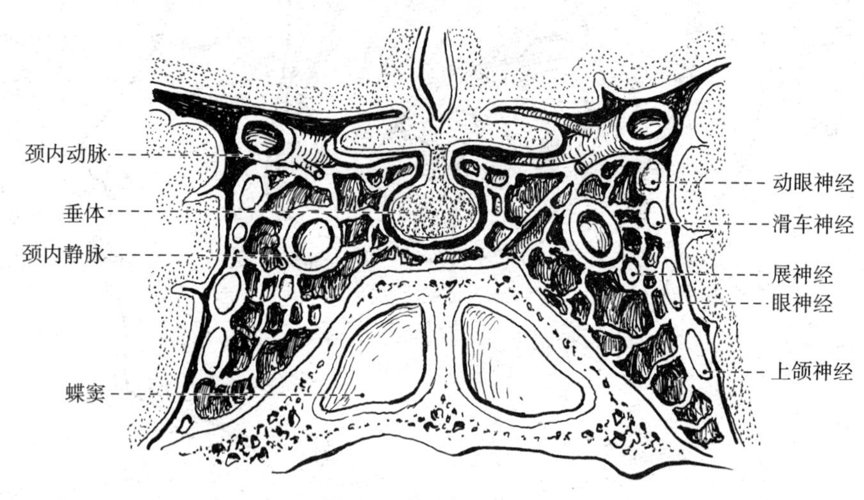


图3-7　海绵窦冠状断面

（二）颅底内面主要结构

颅底内面分为前、中、后3个颅窝（图3-8）。

1. 颅前窝anterior cranial fossa　窝内容纳大脑额叶。窝的正中线有鸡冠。大脑镰前部附着于此。在鸡冠的两侧有筛板的许多小孔通嗅丝。

2. 颅中窝middle cranial fossa　颅中窝中央部由蝶骨体背面所构成，而蝶骨体背面又大部分为垂体窝hypophysial fossa所占。脑垂体pituitary位于其中，硬脑膜架在垂体窝的上方，构成鞍隔，中央有通过漏斗的小孔，漏斗把脑垂体连于脑底。在蝶鞍sella turcica的前方于交叉沟中有视神经交叉。大脑颞叶位于颅中窝的侧部。在颞骨锥体的尖端，贴于海绵窦外侧壁，存在于硬脑膜两层之间，有三叉神经节。在颅中窝各孔中，视神经孔位于最前方，视神经与眼动脉（起自颈内动脉）即从该孔进入眼眶。蝶骨大、小翼间的眶上裂 supraorbital fissure，有眼静脉由此入颅腔汇入海绵窦 cavernous sinus，而动眼神经、滑车神经、展神经和三叉神经第一支（眼支）则通过该裂到眶内。在眶上裂的后方有三叉神经第二支（上颌神经 maxillary nerve）穿圆孔，圆孔 foramen rotundum 后方有下颌神经通过的卵圆孔 foramen ovale，卵圆孔的后方有脑膜中动脉通过的棘孔 foramen spinosum，破裂孔位于颞骨岩部尖端和蝶骨之间，在此处有颈内动脉通过。

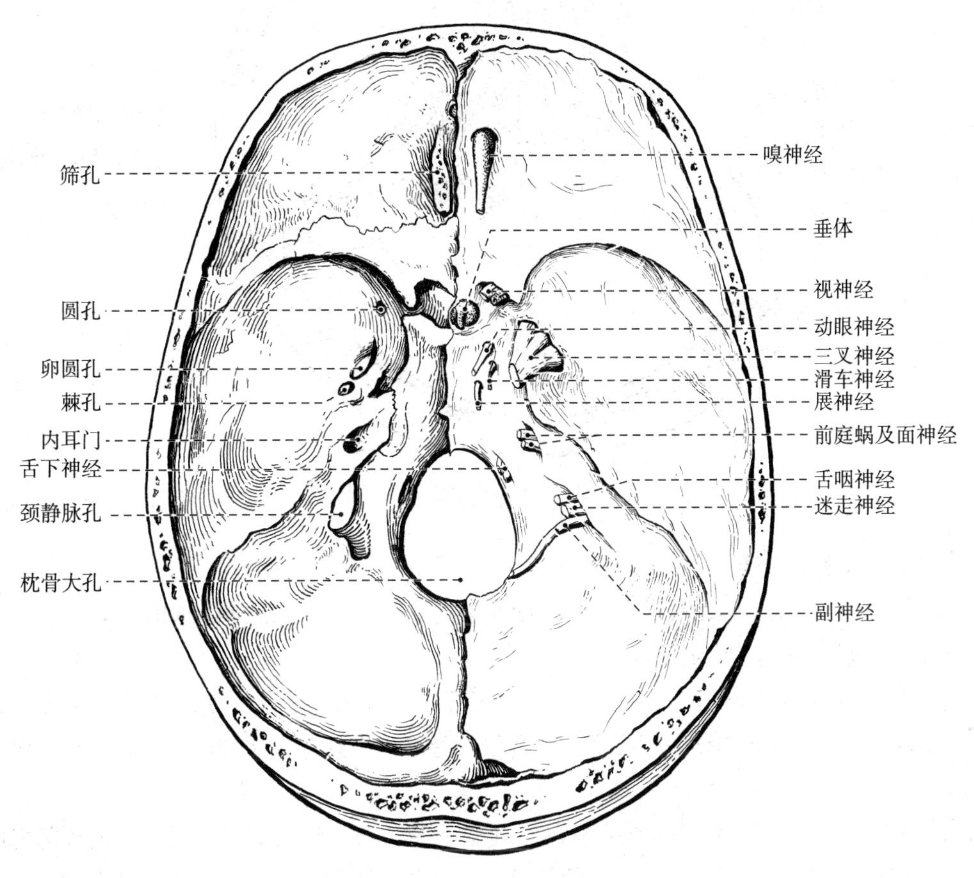


图3-8　颅底内面观

3. 颅后窝 posterior cranial fossa　颅后窝容纳小脑、脑桥和延髓。颅后窝诸孔排列的顺序是：内耳门位于最前方，内有面神经和前庭蜗神经；后方继之为颈静脉孔 jugular foramen，通过该孔的有舌咽神经、迷走神经、副神经和颈内静脉通过；枕骨大孔占据颅后窝的中央部，通过此孔的有延髓及其被膜、椎动脉、椎静脉丛和副神经的脊髓根。舌下神经管的开口位于枕骨大孔的两侧。在此通过舌下神经。枕骨大孔的后外侧，为乙状窦沟，沟内有乙状窦，该窦通过颈静脉孔，与颈内静脉相续。枕骨大孔的后方为枕内隆凸 internal occipital protuberance，隆凸两侧有宽而浅的的横窦沟，内有横窦，为颅内最大的硬脑膜静脉窦。颅内的静脉血绝大部分都集中到横窦，而右侧横窦向下经颈内静脉回心途径较短，因此，血流量多于左侧。右侧横窦多大于左侧。小脑位于枕骨大孔的后上方。小脑半球下面内侧有小脑扁桃体，当颅内压增高或小脑肿瘤时，可被压迫而嵌入枕骨大孔，称枕骨大孔疝，压迫延髓内的呼吸和心血管运动中枢，将危及患者生命（图3-9）。

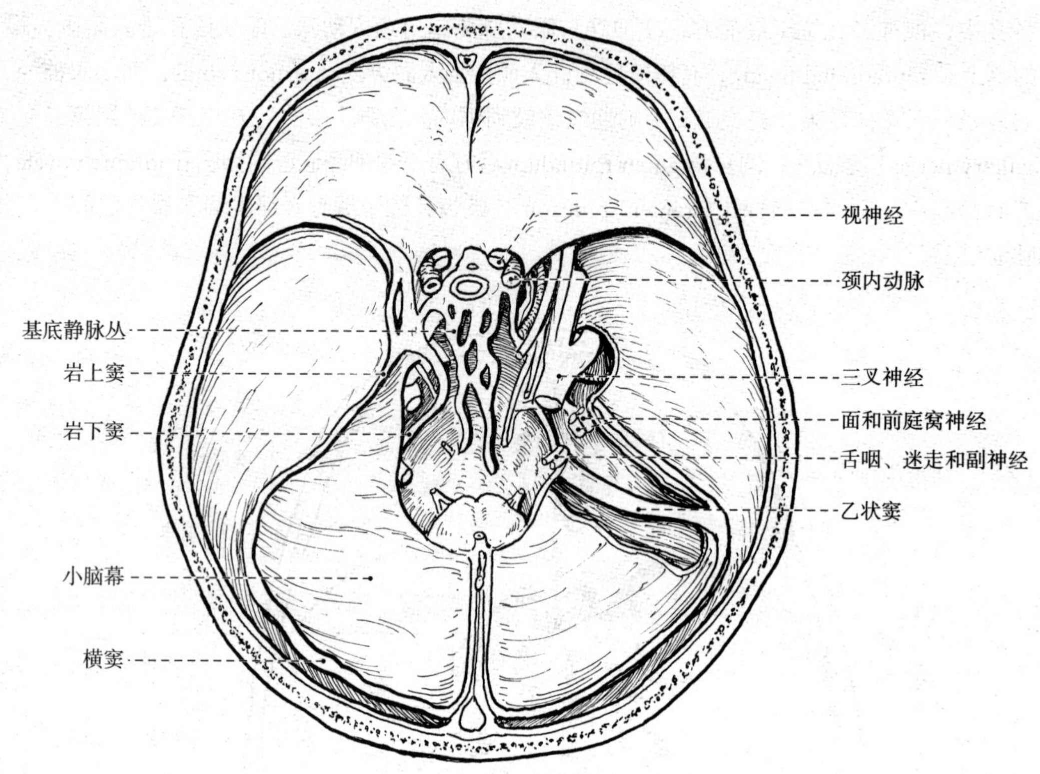


图3-9　小脑幕及颅底的静脉窦

（三）颅内、外静脉的交通

颅内静脉血，除经乙状窦注入颈内静脉外，尚有下列途径，使颅内、外静脉相互交通。

1. 通过面部静脉和翼丛的交通途径。

2. 通过导静脉（导血管emissary vein）等的交通途径，经顶导静脉，使颞浅静脉与上矢状窦相交通。经乳突导静脉，使枕静脉与横窦相交通。经髁导静脉，使椎外静脉丛与乙状窦相交通。经盲孔，使鼻腔的静脉与上矢状窦相交通。

3. 通过板障静脉的交通途径，额板障静脉，使眶上静脉与上矢状窦相交通。颞前板障静脉，使颞深前静脉与蝶顶窦相交通。颞后板障静脉，使颅外浅静脉与横窦相交通。枕板障静脉，使枕静脉与横窦相交通。

## 第三节　面部

面部位于颅部的前下方，以面颅诸骨为支架，容有眼、耳、鼻、舌等感觉器官。面部可分为眶区、鼻区、口区和面侧深区。面侧区为介于颧弓、鼻唇沟、下颌骨下缘与胸锁乳突肌上部前缘之间的区域，又可分为颊区、腮腺咬肌区和面侧深区。根据实际应用，本节仅叙述面浅层结构及面侧区两部分。

### 一、面部浅层

（一）皮肤与浅筋膜

1. 皮肤　面部皮肤薄而柔嫩，富有弹性，其活动性与深部组织连接的紧密程度有关，眼睑部皮肤最薄，皮下组织疏松，易产生水肿。面部皮肤有一定的天然皮纹和皱襞的方向。鼻尖和口部周围的皮肤与深部连接紧密，但含汗腺、皮脂腺和毛囊较多，为皮脂腺囊肿、疖的好发部位。面部皮肤的血运丰富，手术或外伤时出血较多，但再生、修复和抗感染力强，有利于创口愈合。浅筋膜由疏松结缔组织和一定量的脂肪、皮下血管、神经和表情肌纤维构成，但与其他部位的脂肪不同，它包绕着其深面的表情肌。

2. **浅筋膜** 由结缔组织和一定量的脂肪构成，但与其他部位的脂肪不同，它包绕着其深面的骨骼肌（表情肌），同时与皮肤间借皮下支持带连于真皮乳头（眼睑部例外，皮下组织在眼轮匝肌睑部两侧是疏松的，允许液体在该处聚集）。由于面部的浅筋膜将皮肤与其深面的肌肉相连，因而一般无皮下间隙。

（二）面肌

浅筋膜中有表情肌，属于皮肌，肌束薄弱而纤细。起自颅骨，止于皮肤。表情肌主要分布于颜面自然孔裂周围，依肌纤维的方向可分为环形肌和辐射肌2种。环形肌有关闭孔裂的作用；辐射状肌有开大孔裂的作用。面肌由面神经分支支配。

（三）面浅部的血管、淋巴与神经

1. **血管** 分布于面部浅层结构的动脉主要是面动脉及其分支，有同名静脉伴行（图3-10）。

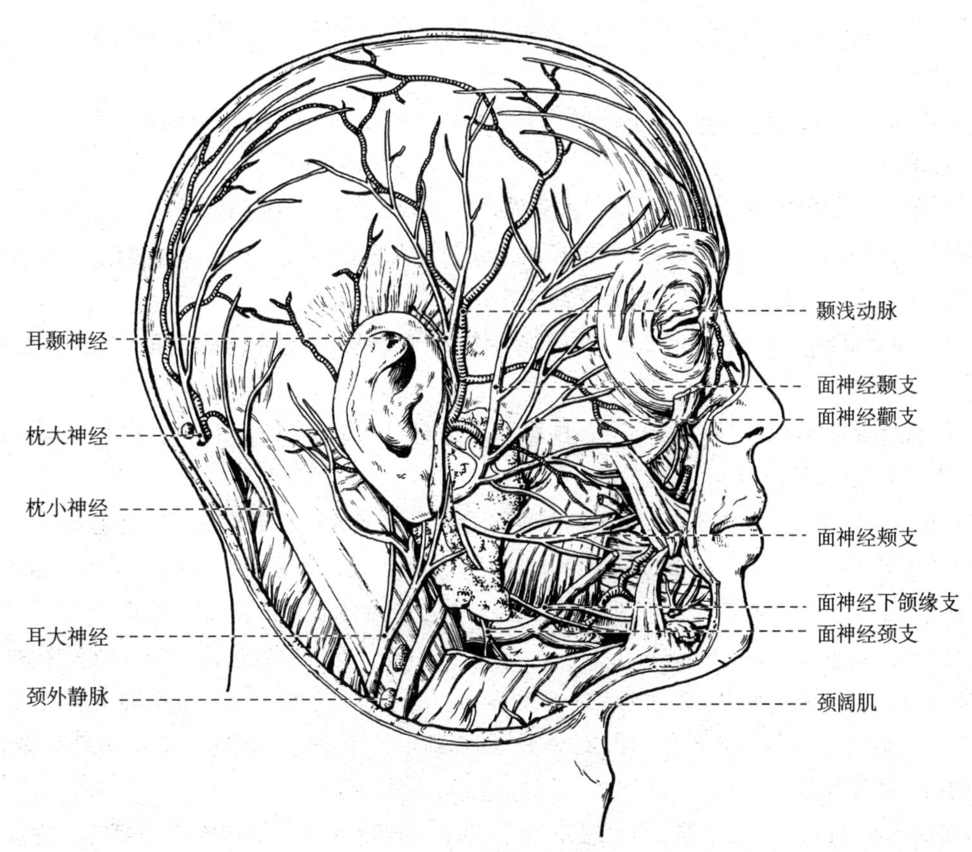


图3-10 面部浅层结构

（1）<u>面动脉facial artery</u> 面动脉起自颈外动脉，行向前内上方，经二腹肌后腹与茎突舌骨肌深面，进入下颌下三角，在咬肌止点前缘外，绕下颌骨体的下缘，斜向前上经口角与鼻翼外侧上行至内眦，改称内眦动脉。在下颌骨下缘与咬肌前缘的相交处可触及面动脉搏动，面浅部出血，压迫此处可有一定的止血作用。浅面有面神经的下颌缘支越过。面动脉分支有<u>下唇动脉inferior labial artery</u>、<u>上唇动脉</u>

superior和鼻外侧动脉等。

（2）面静脉　始于内眦静脉，伴行于面动脉的后方，向外下越下颌体下缘至下颌角的下方，与下颌后静脉的前支汇合，再穿深筋膜于舌骨平面汇入颈内静脉。面静脉经内眦静脉、眶内的眼上静脉和海绵窦相交通。口角平面以上的面静脉一般无静脉瓣，面肌的收缩可促使血液逆流，因此在两侧口角至鼻根连线所形成的三角区内，若发生化脓性感染时，易循上述途径行至海绵窦，导致颅内感染，故此区有面部”危险三角”之称。

2. 淋巴　淋巴面浅层的淋巴非常丰富，吻合成网，并有许多淋巴结。

（1）颧淋巴结位于眶下孔附近，收纳下眼睑和睑结膜的淋巴。

（2）颊肌淋巴结位于口角附近，颊肌的表面，收纳鼻、颊部和皮肤黏膜的淋巴。

（3）下颌淋巴结位于咬肌前缘，面动脉附近，收纳鼻、颊部皮肤和黏膜的淋巴。

以上3群淋巴的输出管，均注入下颌下淋巴结。

3. 神经　面部的感觉神经为三叉神经分支，支配面肌活动的是面神经分支。

（1）三叉神经trigeminal nerve　三叉神经为混合神经，有眼神经、上颌神经和下颌神经3大分支，分别经眶上裂、圆孔和卵圆孔出颅，穿行于面深部各腔窝之中，其感觉支接受面深部各种结构和器官的感觉；运动支支配咀嚼和吞咽运动。皮支穿过面颅骨各孔，分布于相应区域的皮肤。主要叙述下列3个皮支。

1）眶上神经supraorbital neve　眶上神经为眼神经的分支，与同名血管伴行，经眶上切迹至皮下，分步于额顶部皮肤。

2）眶下神经infraorbital nerve　眶下神经为上颌神经的分支，与同名血管伴行。由眶下孔穿出，分布于下睑、鼻背外侧及上唇的皮肤。

3）颏神经　为下颌神经的分支，与同名血管伴行，出颏孔，分布于下唇及颏区的皮肤。

（2）面神经facial nerve　面神经由茎乳孔穿出，向前进入腮腺，约行1 cm即分为上、下两干，然后再分支并相互交织成丛，最后呈扇形分为5支或5组小支，支配面肌。

1）颞支temporal branch　颞支1~2支，由腮腺上缘穿出，越过颧弓中份的浅面，支配眼轮匝肌上份和额肌。

2）颧支zygomatic branch　颧支3~5支，由腮腺上缘穿出，与面横动脉伴行，横行于颧弓的上方，支配额肌、眼轮匝肌、颧肌和提上唇肌。

3）颊支buccal branch　颊支3~5支，于腮腺前缘穿出，可分为上、下两主支。上主支平行于腮腺管的上方，相当于耳屏间切迹至鼻翼下缘的连线上，因该支粗大且位置恒定，故腮腺手术时常先找此支，循此支再寻找其他支。下主支位于口角平面或稍上方。颊支支配颊肌和口裂周围诸肌。

4）下颌缘支marginal mandibular branch　下颌缘支1~3支，穿经腮腺途径较长，位置变异较大，从腮腺下端穿出后，在颈阔肌深面，跨面动，静脉的浅面，沿下颌骨下缘前行，支配降下唇肌与颏肌。有时下颌缘支沿下颌骨下缘的下方走行（占20%），在下颌下三角进行手术时，沿下颌骨下缘的下方约2 cm处作切口，可避免损伤此支。

5）颈支cervical branch　颈支常为1~2支，由腮腺下端穿出，在下颌角附近至颈部，支配颈阔肌。因颈支行于下颌骨下缘的下方和颈阔肌的深面，故手术时应注意与下颌缘支相区别。

## 二、面侧区

面侧区的范围以颧弓、鼻唇沟、下颌骨下缘及胸锁乳突肌上份前缘的连接为界，包括若干小区，其中以腮腺咬肌区与面侧深区较为重要（表3-1）。

**表3-1 咀嚼肌**

| 层 次 | 名 称 | 起 点 | 止 点 | 作 用 | 神 经 |
|---|---|---|---|---|---|
| 浅 层 | 颞 肌 | 颞窝<br>颞筋膜深面 | 下颌骨冠突 | 前部：提下颌骨（闭口）<br>后部：拉下颌骨向后 | 颞深神经<br>（V3） |
| | 咬 肌 | 浅层：颧弓前2/3<br>深层：颧弓后1/3 | 咬肌粗隆 | 上提下颌骨（闭口） | 咬肌神经<br>（V3） |
| 深 层 | 翼外肌 | 颞下窝<br>颞下嵴<br>翼突外侧板 | 下颌骨髁突翼<br>肌窝及关节囊 | 单侧使下颌骨向对侧移动；<br>双侧使下颌骨向前 | 翼外肌神经<br>（V3） |
| | 翼内肌 | 翼窝<br>上颌结节 | 翼肌粗隆 | 上提下颌骨，并向前 | 翼内肌神经<br>（V3） |

（一）腮腺咬肌区

腮腺咬肌区的境界：此区指腮腺和咬肌所在的下颌支外面和下颌后窝，前界为咬肌前缘，上界为颧弓及外耳道，下界为下颌骨下缘，深部为茎突至咽、舌诸肌及血管、神经，浅面为皮肤与浅筋膜。此区的主要内容有腮腺、咬肌、下颌支、上颌动脉、面神经、下颌后静脉及颈外动脉等。此区结构的层次不很分明，由浅入深大致分为：皮肤、浅筋膜、浅层的血管、神经分支和腮腺管、腮腺咬肌筋膜、腮腺浅部和穿行于腮腺内部及其深面的血管、神经、咬肌、下颌支以及腮腺深部等（图3-11）。

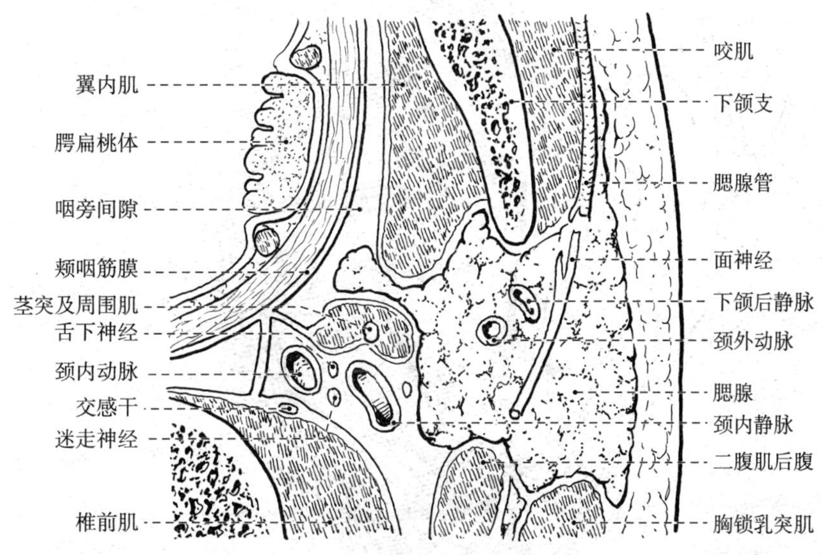


图3-11 腮腺和面侧区的水平断面

1. <u>腮腺parotid</u> 腮腺是消化系口腔部的唾液腺，略呈不规则的三角锥形，位于外耳道前下方的下颌后窝内，上至颧弓和外耳道，后达乳突及胸锁乳突肌前缘，下达下颌角稍上方，前面有下颌支、咬肌和翼内肌，其深面为茎突和起于茎突的肌（茎突舌肌、茎突咽肌和茎突舌骨肌），并可深达咽侧壁。腮腺外面包有腮腺囊，它向腮腺实质内发出许多小隔，将其分为许多小叶。急性化脓性腮腺炎时，常侵犯其中某几个小叶。由于囊的伸展性较小，不但容易引起剧痛，甚至因腮腺囊内压力增高，导致腮腺小叶受压缺血坏死，形成多数孤立脓肿。由腮腺前缘发出腮腺管，它由后向前横行于腮腺咬肌筋膜的表面，位于面神经颧支和颊支之间。当腮腺管前行至咬肌前缘时，呈直角急转向内穿入颊肌，在颊肌与口腔黏膜间行走一段后，开口于平对上颌第2磨牙的颊黏膜上。开口处的黏膜隆起，称腮腺乳头，此乳头在腮腺脓肿时常呈现潮红，该乳头为腮腺管的最窄处，易为结石潴留。腮腺管的急性弯曲有助于防止口腔内容物进入腮腺，另外于口腔内以探针探查腮腺管时应注意此弯曲。腮腺内有颈外动脉、下颌后静脉、面神经和耳颞神经穿行，它们在腮腺内的大致排列是，面神经位于颈外动脉和下颌后静脉的浅面，因而腮腺手术时可借下颌后静脉寻找面神经。腮腺管的体表投影相当于鼻翼与口角之间的中点至耳屏间切迹连线的中1/3段。

2. 面神经 facial nerve　面神经经面神经管出茎乳孔离颅腔，在腮腺内向前横过颈外动脉和下颌后静脉浅面。于下颌支后方分为数支（常分为上、下二支），并反复分支互相吻合形成丛（腮腺丛），而后形成5个终支于腮腺上缘、前缘穿出。颞支越过颧弓至颞部，支配眼轮匝肌、额肌和耳郭肌；颧支约在颧弓下缘达外眦，支配颧肌、眼轮匝肌；颊支于眼裂与口裂之间水平向前，支配颊肌、口轮匝肌、提上唇肌和提口角肌等；下颌缘支沿下颌骨下缘前行，支配下唇诸肌；颈支至颈部浅层，支配颈阔肌。面神经刚出茎乳孔：分出耳后神经 posterior auricular nerve，在腮腺和胸锁乳突肌前缘之间向上，位于外耳道与乳突之间，而后分支，其运动纤维支配枕肌及耳廓肌（部分）；感觉纤维分布外耳道和乳突部皮肤。面神经出茎乳孔处尚分出支配二腹肌后腹和茎突舌骨肌的肌支 digastric, stylohyoid branch。面神经穿出茎乳孔处约相当于乳突前缘中点深面2 cm处，面神经干穿腮腺的行程可以横过耳垂上部的一段短水平线表示之。面神经出茎乳孔后的损伤可造成暂时性或永久性表情肌瘫痪（面瘫），故面部或腮腺手术、切口方向、深浅等均应考虑面神经及其分支的行程走向等（图3-12）。

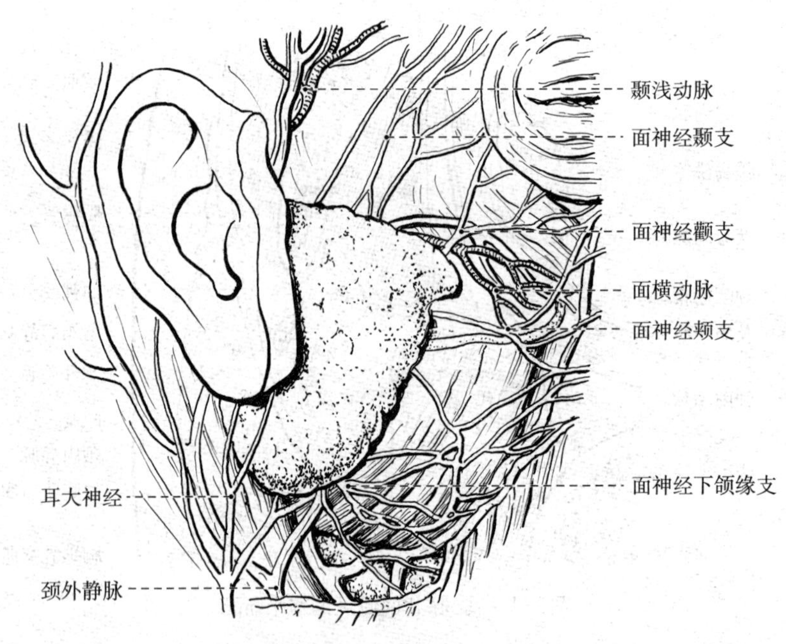


图3-12　腮腺及穿经腮腺的结构

3. 腮腺淋巴结　位于腮腺表面和腮腺实质内。其输出管均注入颈外侧淋巴结。

4. 穿经腮腺的血管、神经位置关系　纵行于腮腺内部的血管神经主要有颈外动脉、颞浅动脉、颞浅静脉，下颌后静脉及耳颞神经；横行于腮腺内部的血管神经主要有上颌动、静脉，面横动、静脉及面神经的分支。

颈外动脉于下颌支的中、下1/3交界处进入腮腺（有时全程行经腺体的深面），位于下颌后静脉的前内侧。面神经出茎乳孔后，由腮腺的后内侧面进入腺体，在腮腺内，面神经跨越上述血管的浅面，由后向前呈放射状，与纵向走行的下颌后静脉和颈外动脉相交叉。

5. **咬肌** 位于腮腺浅部的深面，下颌支的浅面。起自颧弓下缘及颧弓深面。其浅部肌纤维垂直向后下，深部肌纤维垂直向下，止于下颌角及下颌支浅面。咬肌的浅面被腮腺和咬肌筋膜所覆盖，腮腺浅部仅遮盖咬肌浅面的后上1/3部分。咬肌与下颌支之间形成咬肌间隙（图3-13）。

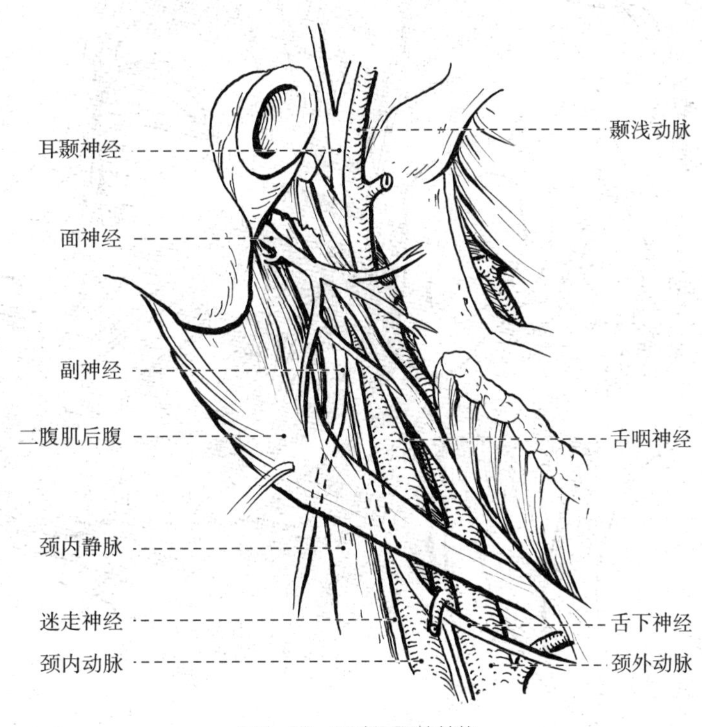


图3-13 腮腺深面的结构

（二）面侧深区

面侧深区位于腮腺咬肌区前部深面，口腔及咽的外侧，即颞下窝的范围。此区有一顶一底及四壁的腔隙，其中有翼内、外肌及出入颅底的重要血管与神经通过。前壁：上颌骨的后面，后壁：腮腺深部前内侧面，外侧壁：下颌支的深面，内侧壁：翼突外侧板及咽侧壁，顶的内份为蝶骨大翼的颞下面、外份为颧弓下的颞肌，底为下颌骨下缘的平面。

1. **翼内、外肌** 翼内肌起于翼突窝，肌纤维斜向外下，止于下颌支内面后下部的翼肌粗隆。此肌位于颞下窝的下内份。

翼外肌 lateral pterygoid muscle有两头，一头起于蝶骨大翼的下面，一头起于翼突外侧板的外面。两束肌纤维皆斜向外后方，止于下颌颈的前面。此肌位于颞下窝的前上外份。翼内、外肌肌腹间及其周围的疏松结缔组织中，交错穿行着血管与神经。

2. **翼静脉丛** 位于翼内、外肌和颞肌之间，凡与上颌动脉及其分支伴行的静脉均参与此丛的构成。翼丛与上颌动脉在窝的浅部，翼内、外肌的肌腹、下颌神经及其分支则在窝的深部。翼丛向上与眶内的眼下静脉相通，并经卵圆孔静脉丛、颈内动脉静脉丛与海绵窦相通。故口、鼻、咽等部位的感染，均可沿上述途径蔓延至颅内。

3. **上颌动脉 maxillary artery** 其平下颌颈处由颈外动脉分出后，横行向内经下颌颈的深面，再横过由翼外肌下缘穿出的下牙槽神经、舌神经（三叉神经第三支的分支）的浅面，弯曲向内上行，经颞肌和翼外肌之间，达上颌结节的后方，并穿入翼腭窝（图3-14）。

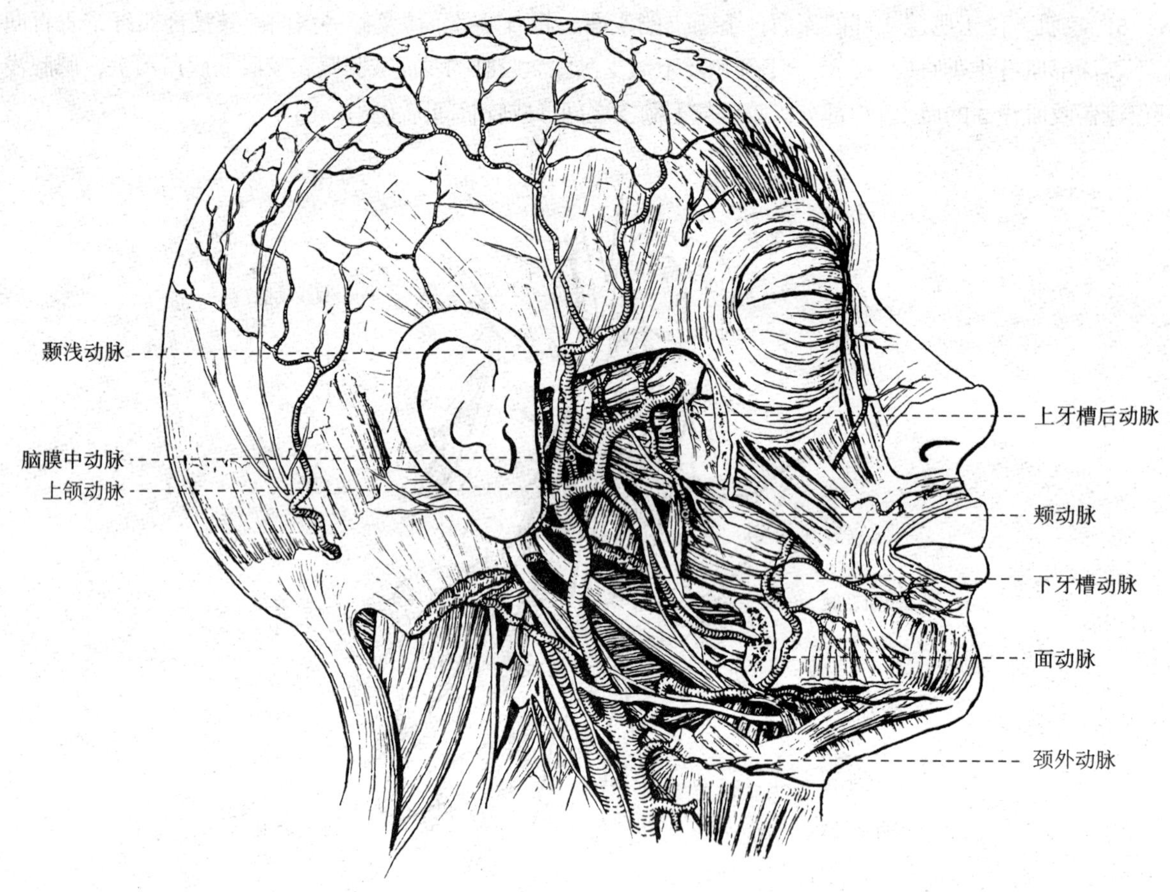


图3-14 上颌动脉的行程及其分支

上颌动脉穿行颞下窝中，全程以翼外肌为标志分为三段（图3-15，图3-16）：

第1段 位于下颌颈深面，自起点至翼外肌下缘。此段的主要分支有：下牙槽动脉与同名静脉伴行，入下颌孔穿下颌管，分支至下颌骨、牙及牙龈，终支出颏孔，分布于颏区。脑膜中动脉经翼外肌深面。穿耳颞神经两根之间垂直上行，经棘孔入颅，分布于颞顶区的硬脑膜。

第2段 位于翼外肌浅面的一段。分出5支，但不恒定。主要分支至翼内、外肌、咬肌和颞肌，尚有一支与颊神经伴行的颊动脉，沿颊肌深面分布于颊黏膜及上颌牙龈。

第3段 为翼外肌上缘进入翼腭窝的一段，为该动脉的末段。主要分支有：上牙槽后动脉分布于上牙槽后份的牙、牙龈、上颌窦及口腔顶部。眶下动脉经眶下裂、眶下管出眶下孔，分布于上牙槽前份的牙、牙龈、颧部及上唇。

4. 下颌神经 mandibular nerve 是三叉神经的最大分支，自卵圆孔出颅进入颞下窝。前邻翼内肌后缘，后有脑膜中动脉，内面与耳神经节相连。由下颌神经主干分出两小支，即脑膜支（棘孔神经）与翼内肌神经，然后分成前、后二干。

（1）前干 其经翼外肌深面分出肌支至颞肌、咬肌和翼外肌。其感觉神经即颊神经经翼外肌两头之间穿出，在下颌骨冠突内侧，沿下颌支前缘向前下行至咬肌前缘，穿颊肌分布于颊黏膜、颊侧牙龈，另有分支穿颊脂体分布于颊区和口角的皮肤。

（2）后干 其主要有3个分支：①耳颞神经 auriculotemporal nerve 以二根起自下颌神经，包绕脑膜中动脉后合为一干，沿翼外肌深面，绕下颌骨髁突的内侧至其后方进入腮腺，分为前、后二支。前支上行至腮腺上缘穿出，分布于外耳道、耳郭及颞区的皮肤；后支分布至腮腺，并借交通支与面神经相连。将耳神经节发出的副交感纤维分布于腮腺。②舌神经 lingual nerve 起自下颌神经，接受鼓索的纤维，

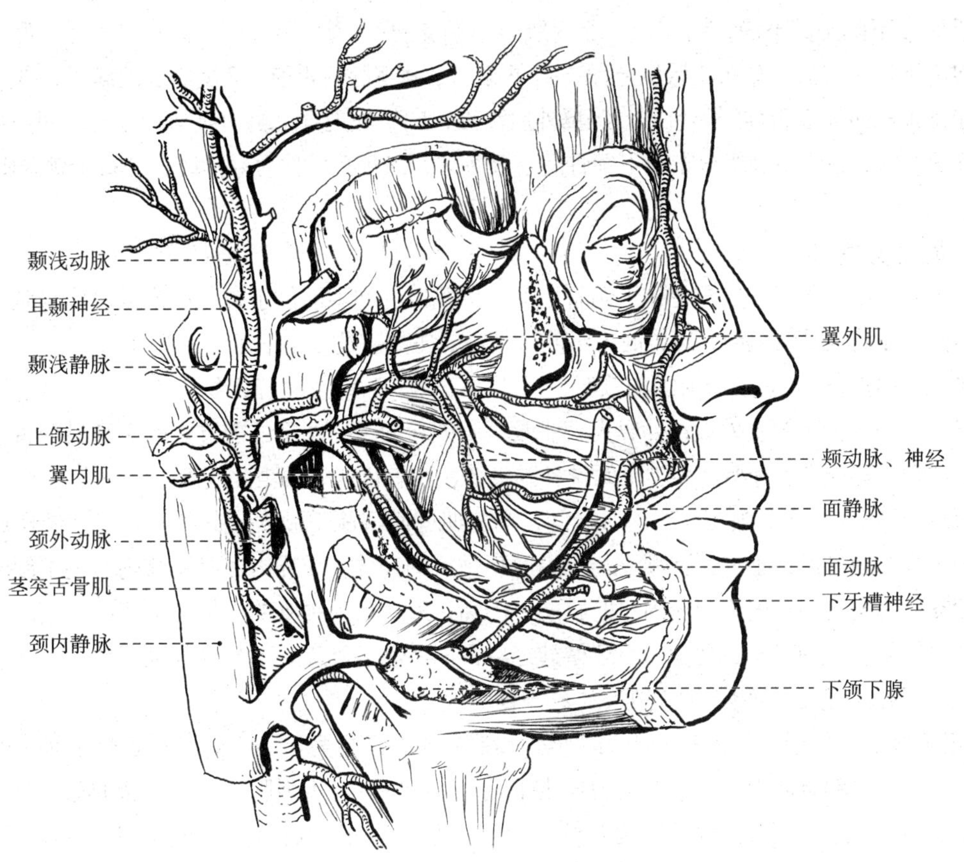


图3-15　面侧深区的血管和神经（浅部）

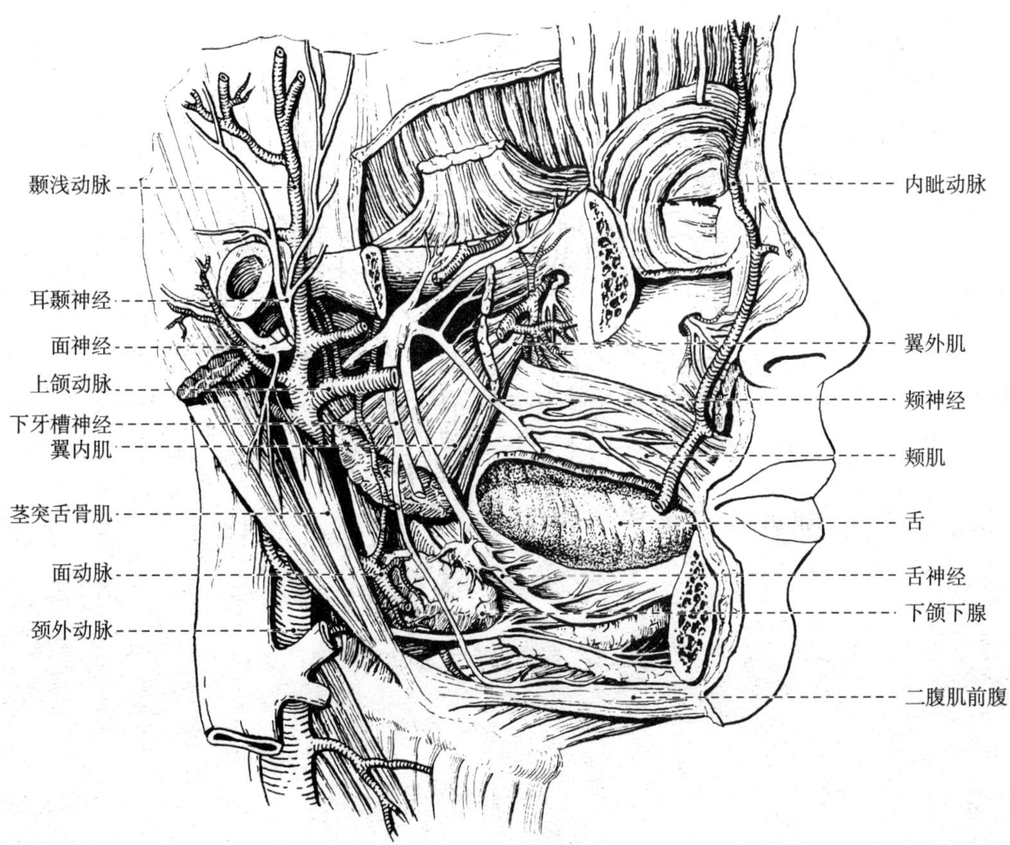


图3-16　面侧深区的血管和神经（深部）

经翼外肌深面下降至其下缘，向前行于翼内肌与下颌支之间，达下颌下腺的上方，再沿舌骨舌肌的浅面继续向前下行至口底，分布于舌侧牙龈、舌下腺、下颌下腺、舌前2/3及口底的黏膜；③下牙槽神经inferior alveolar nerve在舌神经的后方，经翼外肌深面，向下外走行至翼内肌与下颌支之间，继而与下牙槽动、静脉并行，进入下颌管分布至下颌骨及下颌各牙，出颏孔后称为颏神经，分布于颏区皮肤。

## 三、面部的间隙

面部的间隙系指位于颅底与上、下颌骨之间，面侧区的间隙即位于骨与肌肉或肌肉与肌肉之间。正常时间隙内充满疏松结缔组织，感染时可沿间隙扩散。主要叙述以下三个（图3-17）。

1. **咬肌间隙** 前界为咬肌前缘与颊肌；后界为下颌支后缘及腮腺组织；上界为颧弓下缘；下界为下颌骨下缘；内界为下颌支外板；外界为咬肌及腮腺的深面。此间隙的前方紧邻下牙槽的智齿。许多牙源性感染如智齿冠周炎、牙槽脓肿、下颌骨骨髓炎等，均有可能扩散至此间隙。

2. **翼颌间隙** 位于下颌支与翼内肌之间，与咬肌间隙仅隔下颌支，此两间隙经下颌切迹相通。翼颌间隙的上界为翼外肌；下界为下颌支与翼内肌相贴近的夹缝；前界为颞肌及其附着的下颌骨冠突；后界为下颌支后缘与腮腺；内界为翼内肌筋膜的外上面；外界为下颌支的内板与颞肌的内面。此间隙内充满疏松结缔组织，舌神经、舌动脉、下牙槽神经以及同名动、静脉。下牙槽神经阻滞，即注射局麻药于此间隙内。牙源性感染等常累及此间隙。

3. **舌下间隙** 位于下颌体的内侧。上界为口底黏膜，下界为下颌舌骨肌和舌骨舌肌，前外侧为下颌舌骨线以上的下颌骨体内侧面骨壁，后界止于舌根。间隙内有舌下腺、下颌下腺的深部及腺管、下颌下神经结、舌神经、舌下神经和舌下血管等。舌下间隙向后在下颌舌骨肌后缘处于下颌下间隙相交通，向后上通翼下颌间隙，向前与对侧舌下间隙相交通。

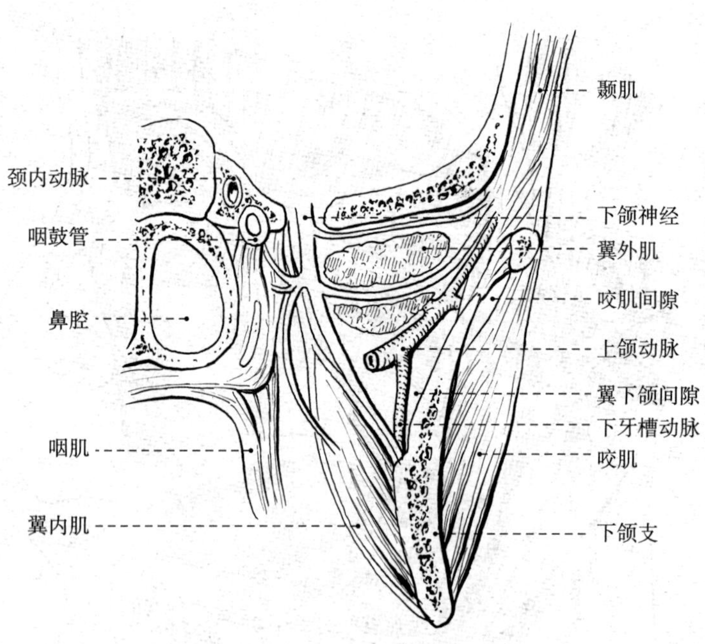


图3-17 面部的间隙（冠状断面）

# 第四章 颈部

## 第一节 概述

颈部位于头部、胸部和上肢之间。颈部前方正中有呼吸道和消化道的颈段；颈部两侧有纵行排列的血管和神经等；颈后部正中有脊柱的颈段；颈根部除了有连接颈和上肢的血管神经束外，还有胸膜顶和肺尖。

颈部各结构之间，有疏松结缔组织填充，形成筋膜鞘和筋膜间隙。颈部肌肉可分为颈浅肌群和舌骨上、下肌群及颈深肌群。颈部淋巴结丰富，主要沿血管和神经排列，肿瘤转移时易受累。

### 一、境界与分区

（一）境界

上界以下颌骨下缘、下颌角、乳突尖、上项线和枕外隆凸的连线与头部为界；下界以胸骨颈静脉切迹、胸锁关节、锁骨上缘和肩峰至第7颈椎棘突的连线与胸部和上肢为界。

（二）分区

颈部分为固有颈部和项部两部分。固有颈部位于两侧斜方肌前缘之间和脊柱颈部前方。项部为斜方肌前缘与脊柱颈部之间的区域。

固有颈部分为颈前区、胸锁乳突肌区和颈外侧区。**颈前区**的内侧界为颈前正中线，上界为下颌骨下缘，外侧界为胸锁乳突肌前缘。**颈外侧区**位于胸锁乳突肌后缘、斜方肌前缘和锁骨中1/3上缘之间。**胸锁乳突肌区**即为该肌所在区域。颈前区又以舌骨为界分成舌骨上区、舌骨下区。舌骨上区包括颏下三角和左、右下颌下三角；舌骨下区包括左、右颈动脉三角和肌三角。颈外侧区包括枕三角与锁骨上大窝。（图4-1）。

### 二、表面解剖

（一）体表标志

1. 舌骨 hyoid　舌骨位于颏隆突的后下方，适对第3、4颈椎椎间盘平面。舌骨体两侧可扪到舌骨大角，是寻找舌动脉的体表标志。

2. 甲状软骨 thyroid cartilage　甲状软骨位于舌骨与环状软骨之间。成年男子甲状软骨左、右板融合处的上端向前突出，形成喉结。甲状软骨上缘约平第4颈椎上缘，颈总动脉在此高度分为颈内、外动脉。

3. 环状软骨 cricoid cartilage　环状软骨位于甲状软骨下方，环状软骨弓两侧平对第6颈椎横突。环状软骨弓与甲状软骨下缘之间有环甲膜。当急性喉梗塞来不及行气管切开术时，可行环甲膜穿刺术或切开术进行急救。

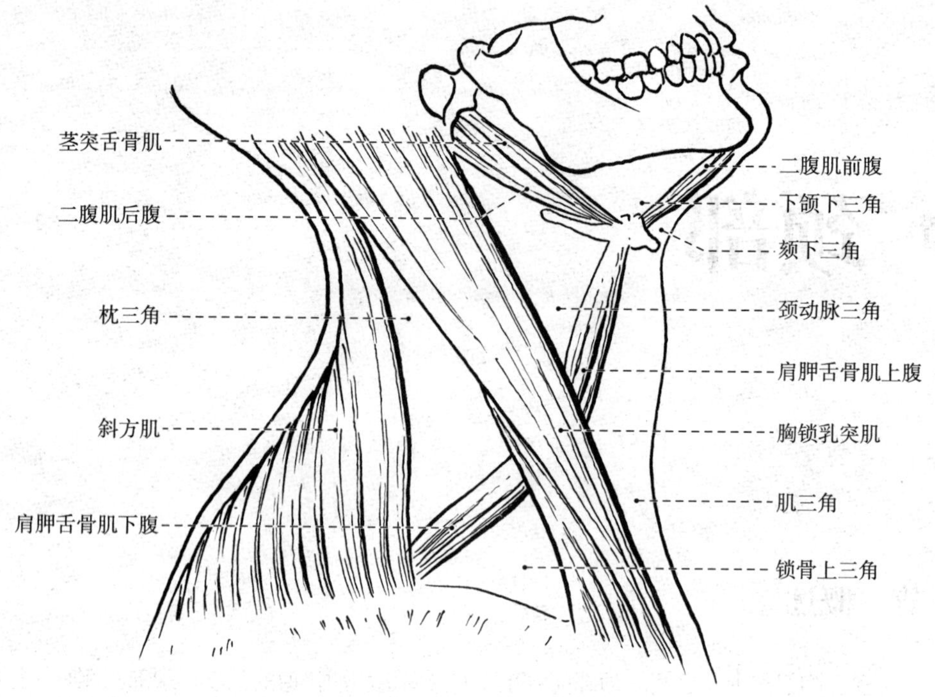


图4-1 颈部的分区

4. 气管trachea 气管沿颈前正中线自环状软骨下缘至胸骨上窝，可触及气管颈段。

5. 锁骨上大窝greater supraclavicular fossa 锁骨上大窝位于锁骨中1/3上方。在窝底可触及锁骨下动脉的搏动、臂丛和第1肋。

6. 胸骨上窝 位于颈静脉切迹上方的凹陷处，在此处可触及气管颈段。

7. 胸锁乳突肌sternocleidomastoid 胸锁乳突肌是颈部分区的重要标志。其胸骨头、锁骨头与锁骨上缘之间为锁骨上小窝lesser supraclavicular fossa，胸锁乳突肌后缘中点有颈丛穿出，是颈部皮肤浸润麻醉时的阻滞点（图4-2）。

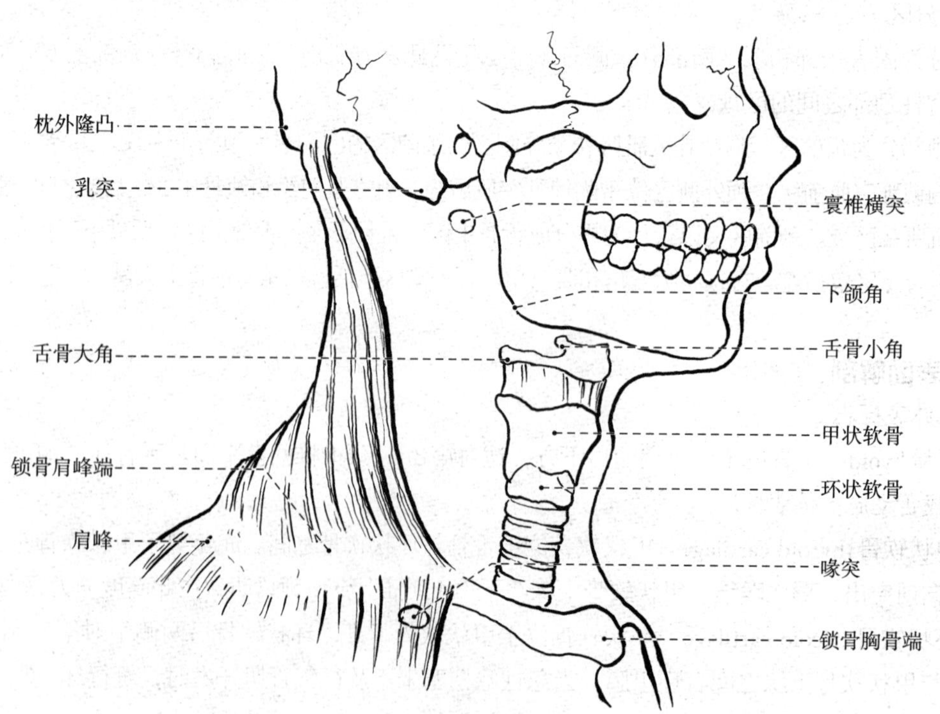


图4-2 颈部的体表标志

（二）体表投影

1. 颈总动脉及颈外动脉common, external carotid artery　颈总动脉及颈外动脉由乳突尖与下颌角连线的中点，右侧至右胸锁关节、左侧至左锁骨上小窝作一连线，该线以甲状软骨上缘为界，上段为颈外动脉的体表投影，下段为颈总动脉的体表投影。

2. 锁骨下动脉subclavian artery　锁骨下动脉右侧自右胸锁关节、左侧自左锁骨上小窝向外上至锁骨上缘中点的弧线，最高点距锁骨上缘约1 cm，即为锁骨下动脉的体表投影。

3. 颈外静脉external jugular vein　颈外静脉体表投影位于下颌角至锁骨中点的连线上。颈外静脉位置表浅且恒定，是小儿静脉穿刺的常用部位之一。

4. 神经点　神经点约位于胸锁乳突肌后缘中点。是颈丛皮支浅出颈筋膜的集中处，为临床颈部皮神经阻滞麻醉的部位。

5. 臂丛brachial plexus　臂丛的体表投影自胸锁乳突肌后缘中、下1/3交点至锁骨中、外1/3交点稍内侧的连线。臂丛在锁骨中点后方比较集中，位置浅表，易于触及，常作为臂丛阻滞麻醉的部位。

6. 副神经accessory nerve　副神经体表投影自乳突尖与下颌角连线的中点，经胸锁乳突肌后缘中、上1/3交点，至斜方肌前缘中、下1/3交点的连线。

7. 胸膜顶cupula of pleura　胸膜顶由胸腔突出胸廓上口至颈根部，高出锁骨内侧1/3段上方2~3 cm。

## 第二节　颈部层次结构

### 一、浅层结构

颈前外侧部皮肤较薄，移动度较大，皮纹呈横向分布，手术时，宜采用横切口，以利愈合和术后美观。

颈浅筋膜为含有脂肪的一层疏松结缔组织。在颈前外侧部浅筋膜内，有一层菲薄的皮肌，称颈阔肌platysma。在该肌深面的浅筋膜内有颈前静脉、颈外静脉、颈外侧浅淋巴结、颈丛的皮支以及面神经的颈支等（图4-3）。

（一）浅静脉

1. 颈前静脉anterior jugular vein　浅静脉起自颏下部，在颈前正中线两侧，沿下颌舌骨肌浅面下行，至锁骨上方转向外侧，穿入胸骨上间隙，汇入颈内静脉末端或锁骨下静脉，少数汇入头臂静脉。左、右颈前静脉在胸骨上间隙内的吻合支，称颈静脉弓jugular venous arch。若左、右颈前静脉合为一支，沿颈前正中线下行，则称颈前正中静脉。颈前静脉内无静脉瓣。

2. 颈外静脉external jugular vein　颈外静脉由下颌后静脉后支与耳后静脉、枕静脉等汇合而成。沿胸锁乳突肌浅面斜行向下后，于锁骨中点上方2~5 cm处穿颈深筋膜汇入锁骨下静脉或静脉角。颈外静脉末端虽有一对瓣膜，但不能阻止血液逆流，当上腔静脉血回心受阻时，可致颈外静脉扩张。颈外静脉与颈深筋膜紧密结合，当静脉壁受伤破裂时，易致气体栓塞。

（二）神经

1. 颈丛皮支　在胸锁乳突肌后缘中点（即神经点）浅出，位置表浅且相对集中，因而常选神经点为颈丛皮支阻滞麻醉的穿刺点。颈丛皮支主要有：

（1）枕小神经lesser occipital nerve　枕小神经勾绕副神经后，沿胸锁乳突肌后缘上升，分布至枕部及耳廓背面上部的皮肤。

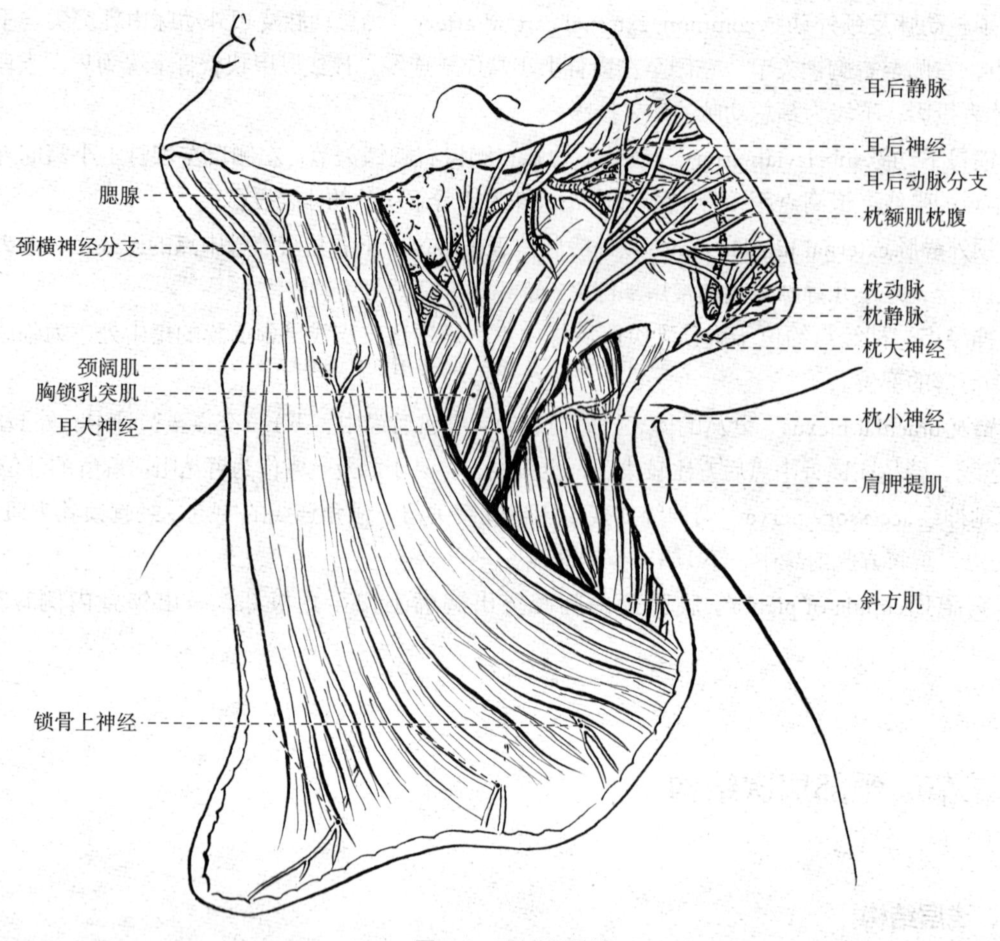


图4-3 颈部浅层结构

（2）耳大神经 great auricular nerve　耳大神经为颈丛皮支中最大的分支。绕胸锁乳突肌后缘上行，斜越胸锁乳突肌表面后，分布至耳廓及腮腺区皮肤。

（3）颈横神经 transverse nerve of neck　颈横神经横过胸锁乳突肌浅面中份，分布至颈前区皮肤。

（4）锁骨上神经 supraclavicular nerve　锁骨上神经分为三支行向外下方，在锁骨上缘处浅出，分布至颈前外侧部、胸前壁上部和肩部等处皮肤。

2. 面神经颈支　自腮腺下缘浅出后行向前下方，走行于颈阔肌深面，支配该肌。颈支与耳大神经及颈横神经交通形成神经袢。

## 二、颈深筋膜及筋膜间隙

颈深筋膜位于浅筋膜和颈阔肌深面，可分为浅、中、深三层，各层之间的疏松结缔组织构成筋膜间隙（图4-4）。

（一）颈筋膜 cervical fascia

1. 浅层　即封套筋膜。此层向上附着于头颈交界线，向下附于颈、胸和上肢交界线，向前于颈前正中线处左、右相延续，向两侧包绕斜方肌和胸锁乳突肌，形成两肌的鞘，向后附着于项韧带 nuchal ligament 和第7颈椎棘突，形成一个完整的封套结构。部分筋膜附于舌骨大角和舌骨全长，藉此可将颈深筋膜浅层分为舌骨上、下两部。舌骨上部分为深、浅两层，包裹二腹肌前腹和下颌下腺，在面后部，深、浅两层包裹腮腺。舌骨下部于甲状腺峡部附近分为深、浅两层，分别附着于颈静脉切迹的前、后缘。



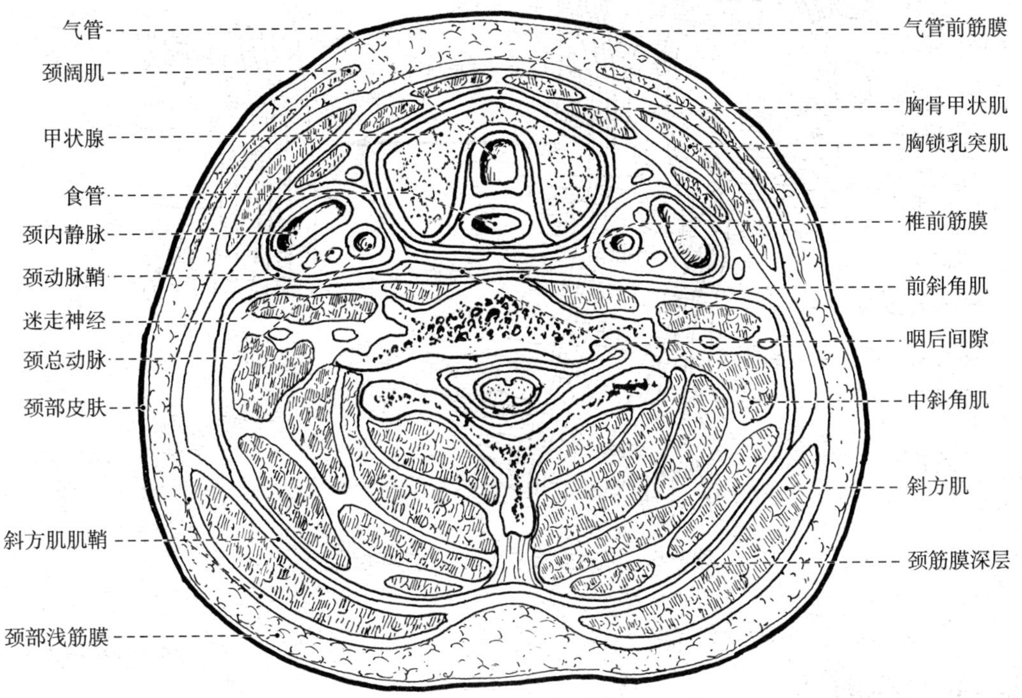

图4-4　颈部的筋膜及其间隙（横断面）

2. **气管前筋膜**　气管前筋膜又称颈深筋膜中层或**内脏筋膜**。此层筋膜位于舌骨下肌群深面，包裹着咽、食管颈部、喉、气管颈部、甲状腺和甲状旁腺等器官。前下部覆盖于气管者为气管前筋膜；后上部覆盖颊肌、咽缩肌者为颊咽筋膜。气管前筋膜向上附着于环状软骨弓、甲状软骨斜线及舌骨，向下经气管前方及两侧入胸腔与心包上部相续。

3. **椎前筋膜**　即**椎前层**，又称颈深筋膜深层。位于颈深肌群浅面，向上附着于颅底，向下续于前纵韧带及胸内筋膜。两侧覆盖臂丛、颈交感干、膈神经、锁骨下动、静脉。此筋膜向下外方，由斜角肌间隙开始，包裹锁骨下动、静脉及臂丛并向腋腔走行，形成**腋鞘**。

4. 颈动脉鞘 internal carotid　该鞘是由气管前层向两侧扩展包绕颈总动脉、颈内动脉、颈内静脉和迷走神经形成的筋膜鞘。

（二）颈筋膜间隙（图4-5）

1. 胸骨上间隙 suprasternal space　位于颈深筋膜浅层距胸骨柄上缘3~4 cm处，分为深、浅二层，向下分别附于胸骨柄前、后缘，两层之间为胸骨上间隙。内有颈静脉弓、颈前静脉下段、胸锁乳突肌胸骨头、淋巴结及脂肪组织等。

2. **气管前间隙**　气管前间隙位于气管前筋膜与气管颈部之间。内有甲状腺最下动脉、甲状腺下静脉、甲状腺奇静脉丛、头臂干及左头臂静脉。儿童则有胸腺上部。

3. 咽后间隙 retropharyngeal space　咽后间隙位于椎前筋膜与颊咽筋膜之间，其延伸至咽侧壁外侧的部分为**咽旁间隙**，向下至后纵隔。

4. **椎前间隙**　椎前间隙位于脊柱颈部与椎前筋膜之间。颈椎结核脓肿多积于此间隙，并向两侧至颈外侧区，经腋鞘扩散至腋窝。

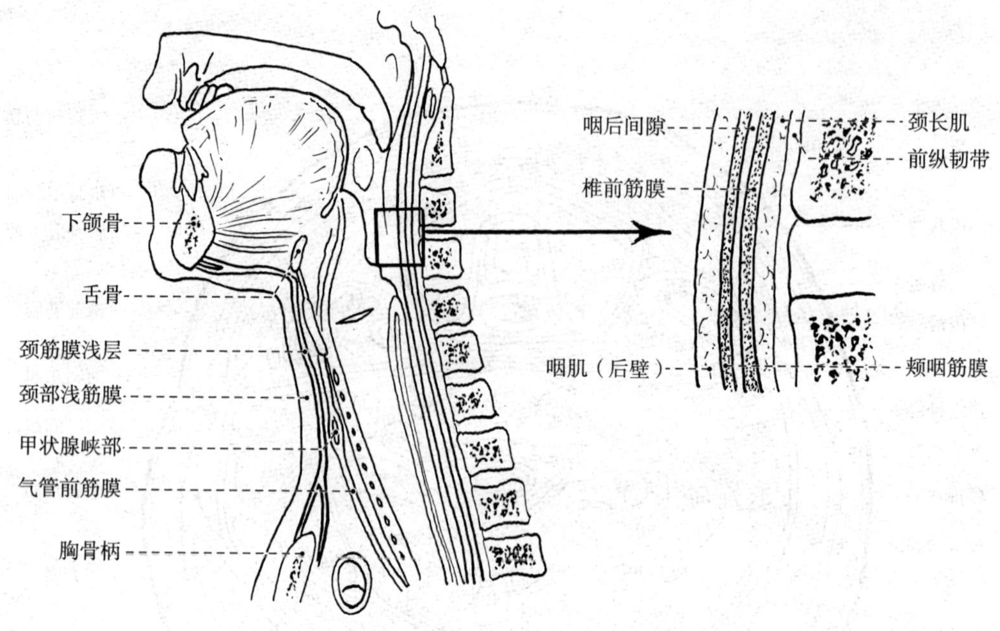


图4-5　颈部的筋膜及其间隙（正中矢状面）

## 第三节　颈前区

颈前区以舌骨为界，分为舌骨上区和舌骨下区。

### 一、舌骨上区

舌骨上区包括颏下三角和两侧的下颌下三角。

（一）颏下三角

颏下三角 submental triangle 该三角是由左、右二腹肌前腹与舌骨体围成的三角区，其浅面为皮肤、浅筋膜及颈深筋膜浅层，深面由两侧的下颌舌骨肌及其筋膜构成。此三角内有1~3个颏下淋巴结。

（二）下颌下三角

1. 境界　下颌下三角 submandibular triangle 该三角由二腹肌前、后腹和下颌骨体下缘围成，又称二**腹肌三角**，此三角浅面有皮肤、浅筋膜、颈阔肌和颈深筋膜浅层，深面有下颌舌骨肌、舌骨舌肌及咽中缩肌（图4-6）。

2. 内容

（1）下颌下腺 submandibular gland　其位于颈深筋膜浅层所形成的筋膜鞘内。此腺呈”U”型，分浅、深两部，浅部较大，位于下颌舌骨肌浅面，绕该肌的后缘向前延至其深处，为该腺的深部。下颌下腺管由腺深部的前端发出，在下颌舌骨肌的深面前行，开口于舌下阜。

（2）血管、神经和淋巴结　面动脉平舌骨大角起自颈外动脉，经二腹肌后腹的深面进入下颌下三角，沿下颌下腺深面前行，至咬肌前缘处绕下颌骨体下缘入面部。舌下神经位于下颌下腺的内下方，行于舌骨舌肌表面，它与二腹肌中间腱之间有舌动脉及其伴行静脉。舌动脉前行至舌骨舌肌后缘深面入舌。舌神经在下颌下腺深部内上方与舌骨舌肌之间前行入舌。**下颌下神经节**位于下颌下腺深部上方和舌神经下方，自节内发出分支至下颌下腺及舌下腺。在下颌下腺的周围有4~6个下颌下淋巴结。

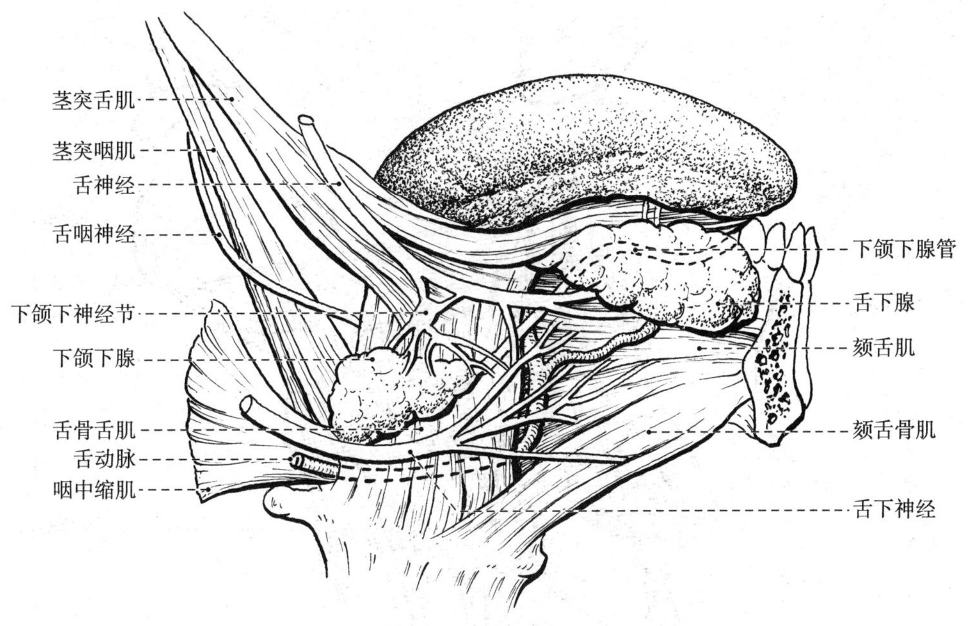


图4-6 下颌下三角内结构

## 二、舌骨下区

该区是指两侧胸锁乳突肌前缘之间，舌骨以下的区域，包括左、右颈动脉三角和肌三角。

（一）颈动脉三角

1. 境界 颈动脉三角 carotid triangle 由胸锁乳突肌上份前缘、肩胛舌骨肌上腹和二腹肌后腹围成。其浅面为皮肤、浅筋膜、颈阔肌及颈深筋膜浅层；深面为椎前筋膜；内侧为咽侧壁及其筋膜。

2. 内容 三角内有颈内静脉 internal jugular vein 及其属支，颈总动脉及其分支，舌下神经及其降支，迷走神经及其分支，副神经以及部分颈深淋巴结等（图4-7）。

（1）动脉

1）颈总动脉 common carotid artery 颈总动脉位于颈内静脉内侧，约平甲状软骨上缘处分为颈内动脉和颈外动脉。颈内动脉起始部和颈总动脉末端的膨大部分为颈动脉窦 carotid sinus，窦壁内有压力感受器，有调节血压作用。在颈总动脉分叉处的后方借结缔组织连有一米粒大小的扁椭圆形小体，称颈动脉小球 carotid glomus，是化学感受器，有调节呼吸作用。

2）颈外动脉 external carotid 颈外动脉平甲状软骨上缘起自颈总动脉，于颈内动脉前内侧上行，从甲状软骨上缘至舌骨大角处自前壁由下而上依次发出甲状腺上动脉、舌动脉和面动脉；近二腹肌后腹下缘处自后壁向后上发出枕动脉；自起始部内侧壁向上发出咽升动脉。

3）颈内动脉 internal carotid 颈内动脉由颈总动脉发出后，自颈外动脉的后外方行至其后方，该动脉在颈部无分支。

（2）静脉 颈内静脉位于胸锁乳突肌前缘深面，颈总动脉外侧。其颈部的属支为面静脉，舌静脉，甲状腺上、中静脉。

（3）神经 经过颈动脉三角的神经主要是末三对脑神经。

1）舌下神经 该神经自二腹肌后腹深面进入三角，呈弓形向前越过颈内、外动脉浅面，再经二腹肌后腹深面进入下颌下三角。该神经在弓形处向下发出降支，称颈袢上根，该根沿颈总动脉浅面下降，在环状软骨水平与来自颈丛第2、3颈神经的颈袢下根组成颈袢。

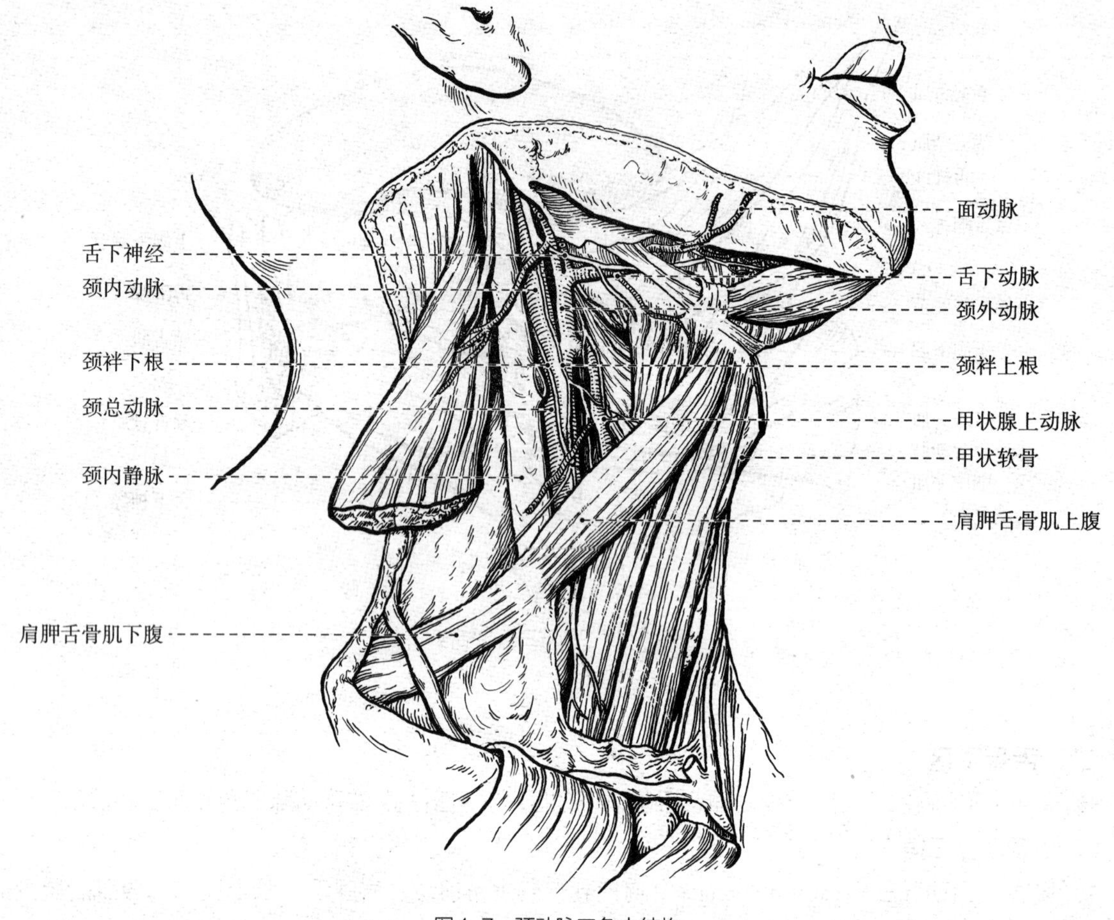


图4-7　颈动脉三角内结构

2）迷走神经 vagus nerve　该神经行于颈动脉鞘内，沿颈内静脉和颈内动脉及颈总动脉之间的后方下降。在迷走神经上端的下神经节处发出喉上神经，在颈动脉三角还发出心支，沿颈总动脉表面下降，入胸腔参与组成心丛。

3）副神经 accessory nerve　该神经经二腹肌后腹深面入颈动脉三角，经颈内动、静脉之间行向后外，自胸锁乳突肌上份穿入该肌，并发出肌支支配该肌，本干向后至颈后三角。

（4）淋巴结　颈内静脉二腹肌淋巴结位于二腹肌后腹与颈内静脉交角处（即面静脉注入颈内静脉处），临床上又称角淋巴结，收集舌根部、腭扁桃体和鼻咽部的淋巴，是鼻咽癌及舌根部癌最先累及的颈部淋巴结群。

（5）二腹肌后腹　二腹肌后腹是颈动脉三角与下颌下三角的分界标志，也是颈部及颌面部手术的主要标志。表面有耳大神经、下颌后静脉及面神经颈支；深面有颈内动、静脉，颈外动脉，末3对脑神经及颈交感干；其上缘有耳后动脉和面神经及舌咽神经等；下缘有枕动脉和舌下神经。

（二）肌三角

1. 境界　肌三角 muscular triangle 位于颈前正中线、胸锁乳突肌前缘和肩胛舌骨肌上腹之间。其浅面的结构由浅入深依次有皮肤、浅筋膜、颈阔肌、颈前静脉与皮神经和颈深筋膜浅层，深面为椎前筋膜。

2. 内容　三角内有位于浅层的胸骨舌骨肌和肩胛舌骨肌上腹，位于深层的胸骨甲状肌和甲状舌骨肌，以及位于气管前筋膜深部的甲状腺、甲状旁腺、气管颈部、食管颈部等器官。

（1）甲状腺 thyroid gland



1）形态与被膜　甲状腺呈”H”形，分为左、右两侧叶及其相连的甲状腺峡。甲状腺峡有的不发达；约有半数以上的人有锥状叶，它从甲状腺峡向上伸出，长短不一。甲状腺被气管前筋膜包裹，该筋膜形成甲状腺**假被膜** false capsule，即甲状腺鞘。甲状腺的外膜称**真被膜** true capsule，又称**纤维囊** fibrous capsule，二者之间形成的间隙为**囊鞘间隙**，内有疏松结缔组织、血管、神经及甲状旁腺。假被膜增厚形成的**甲状腺悬韧带** suspensory ligament of thyroid使甲状腺两侧叶内侧和峡部后面连于甲状软骨、环状软骨以及气管软骨环，将甲状腺固定于喉及气管壁上。因此，甲状腺可随喉的活动而上下移动。

2）位置与毗邻　甲状腺的两侧叶位于喉下部和气管颈部的前外侧，上端达甲状软骨中部，下端至第6气管软骨。甲状腺峡多位于第2~4气管软骨前方。

甲状腺的前面由浅入深有皮肤、浅筋膜、颈深筋膜浅层、舌骨下肌群及气管前筋膜。左、右两侧叶的后内侧邻近喉与气管、咽与食管以及喉返神经等；侧叶的后外侧与颈动脉鞘及颈交感干相邻。当甲状腺肿大时，如向后内侧压迫喉与气管，可出现呼吸、吞咽困难及声音嘶哑；如向后外方压迫颈交感干时，称Horner综合征，可出现瞳孔缩小、眼裂变窄及眼球内陷等。

3）甲状腺的动脉和喉的神经　**甲状腺上动脉** superior thyroid artery起自颈外动脉起始部前壁，与喉上神经外支伴行向前下方，至甲状腺上端附近分为前、后两支。前支沿甲状腺侧叶前缘下行，分布于侧叶前面；后支沿侧叶后缘下行，甲状腺上动脉发出**喉上动脉**，伴喉上神经内支穿甲状舌骨膜入喉（图4-8）。

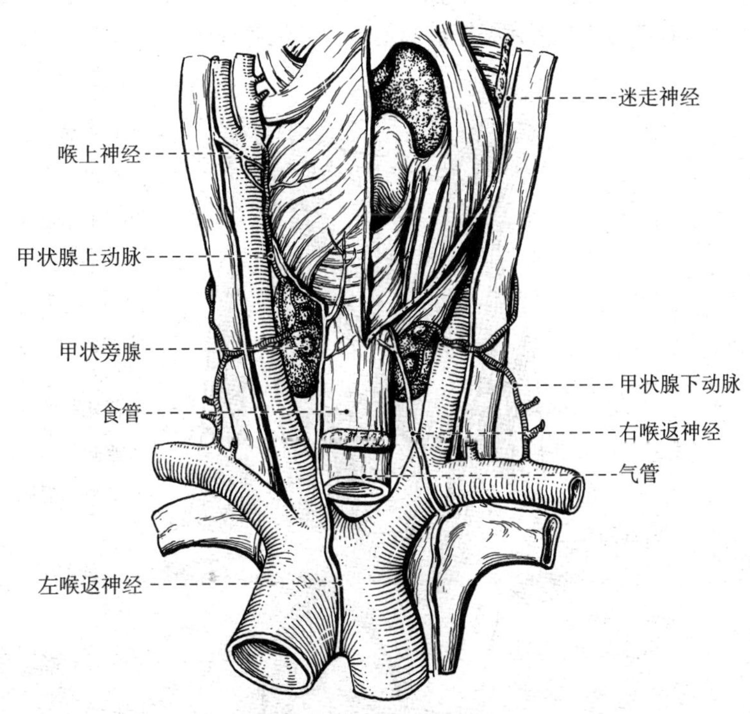


图4-8　甲状腺的动脉与喉的神经（后面观）

**喉上神经**是迷走神经的分支，沿咽侧壁下行，在舌骨大角处分为内、外两支。**内支**与同名动脉伴行穿甲状舌骨膜入喉，分布于声门裂以上的喉黏膜及会厌和舌根等处；**外支**伴甲状腺上动脉行向前下方，在距甲状腺上极0.5~1.0 cm处，离开动脉弯向内侧，发出肌支支配环甲肌。故在甲状腺次全切除术结扎甲状腺上动脉时，应紧贴甲状腺上极进行，以免损伤外支而出现声音低钝、呛咳等。

甲状腺下动脉与喉返神经　**甲状腺下动脉** inferior thyoid artery是锁骨下动脉甲状颈干的分支，沿前斜角肌内侧缘上升，至第6颈椎平面，在颈动脉鞘与椎血管之间弯向内侧，近甲状腺侧叶下极再弯向上内至甲状腺侧叶的后面，发出上、下二支，分布于甲状腺、甲状旁腺、气管和食管等处。

喉返神经recurrent laryngeal nerve是迷走神经的分支。左喉返神经勾绕主动脉弓至其后方，右喉返神经勾绕右锁骨下动脉至其后方，两者均于食管气管旁沟上行，至咽下缩肌下缘进入喉内，称为喉下神经inferior laryngeal nerve，分数支至喉，其运动纤维支配除环甲肌以外的所有喉肌，感觉纤维分布于声门裂以下的喉粘膜。左喉返神经行程较长，位置较深，多在甲状腺下动脉后方与其交叉；右喉返神经行程较短，位置较浅，多在甲状腺下动脉前方与其交叉或穿行于动脉两条分支之间。二者入喉前通常经过环甲关节后方，故甲状软骨下角可作为寻找喉返神经的标志。由于喉返神经与甲状腺下动脉的关系在侧叶下极附近比较复杂，因此，施行甲状腺次全切除术结扎甲状腺下动脉时，应远离甲状腺下端，以免损伤喉返神经而致声音嘶哑。此外，喉返神经在行程中还发出外支至气管和食管。

甲状腺最下动脉lowest thyroid artery较小，出现率约为10%。主要起自头臂干或主动脉弓。沿气管颈部前方上行，至甲状腺峡，参与甲状腺动脉之间的吻合，气管切开或甲状腺手术时应加注意。

4）甲状腺的静脉　分上、中、下3对静脉（图4-9）。

甲状腺上静脉superior thyroid vein从甲状腺上极离开，与同名动脉伴行，注入颈内静脉。

甲状腺中静脉middle thyroid vein起自甲状腺侧缘中部，短而粗，管壁较薄，经过颈总动脉的前方，直接汇入颈内静脉，此静脉有时缺如。

甲状腺下静脉inferior thyroid vein起自甲状腺的下缘，经气管前面下行，主要汇入头臂静脉，两侧甲状腺下静脉在气管颈部前方常吻合成**甲状腺奇静脉丛**。做低位气管切开时，应注意止血。

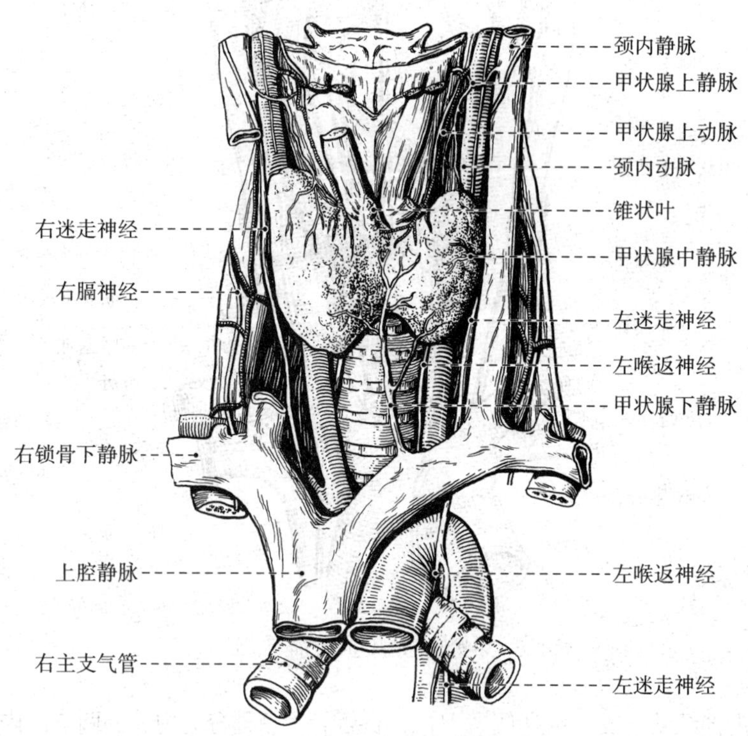


图4-9　甲状腺的静脉（前面观）

（2）甲状旁腺parathyroid gland　甲状旁腺为两对扁圆形小体，直径0.6~0.8 cm，呈棕黄色或淡红色，上、下各一对，位于甲状腺侧叶的后面，真假被膜之间，有的位于甲状腺实质内或被膜外、气管周围的结缔组织中。上甲状旁腺多位于甲状腺侧叶上、中份的交界处的后方；下甲状旁腺多位于侧叶下1/3的后方，偶尔可低至上纵隔的胸腺内。

（3）气管颈部　该部上平第6颈椎下缘，下平胸骨颈静脉切迹处移行为气管胸部。成人长约6.5 cm，横径为1.5~2.5 cm，由6~8个气管软骨及其间软组织构成，气管周围有疏松结缔组织包绕，故活动性较大。当仰头或低头时，气管可上、下移动1.5 cm。头转向一侧时，气管亦转向同侧，食管却移向对侧，常规施行气管切开术时，头应严格保持正中位置，以免伤及食管及周围的神经和血管。

气管颈部的毗邻　前方由浅入深依次为皮肤、浅筋膜、颈深筋膜浅层、胸骨上间隙及其内的静脉弓和舌骨下肌群、气管前筋膜。平第2~4气管软骨前方有甲状腺峡，峡的下方有甲状腺下静脉，甲状腺奇静脉丛及可能存在的甲状腺最下动脉。

气管颈部上端两侧为甲状腺侧叶，后方为食管，在二者之间的气管食管旁沟内有喉返神经上行。其后外侧有颈交感干和颈动脉鞘等。此外，幼儿的胸腺、左头臂静脉和主动脉弓等，常高出胸骨颈静脉切迹达气管颈部前面，故对幼儿进行气管切开术时，应注意不宜低于第5气管软骨，以免伤及上述诸结构。

（4）食管颈部　该部上端平环状软骨下缘平面，下端在颈静脉切迹平面处移行为食管胸部。食管颈部前方为气管颈部，食管位置稍偏左侧，故食管颈部手术入路以左侧为宜。后方有颈长肌和脊柱。后外侧隔椎前筋膜与颈交感干相邻。两侧为甲状腺侧叶、颈动脉鞘及其中内容。

（5）颈前淋巴结　位于颈前正中部，分为颈前浅淋巴结及颈前深浅淋巴结。

1）颈前浅淋巴结1~2个，沿颈前静脉排列，收集颈内淋巴，其输出管汇入颈外侧下深淋巴结或锁骨上淋巴结。

2）颈前深淋巴结　其分布于喉、甲状腺和气管颈部的前方及两侧，包括喉前淋巴结、气管前淋巴结和气管旁淋巴结，收集喉、气管颈部、食管颈部等处淋巴；其输出管汇入颈外侧深淋巴结。

## 第四节　胸锁乳突肌区及颈根部

### 一、胸锁乳突肌区

（一）境界

**胸锁乳突肌区**　是指该肌在颈部所占据和覆盖的区域。主要有颈袢、颈动脉鞘及其内容、颈丛、颈交感干等（图4-10）。

（二）内容及毗邻

1. **颈袢 ansa cervicalis**　颈袢由第1~3颈神经前支的分支构成。第一颈神经前支的部分纤维先随舌下神经走行，至颈动脉三角内离开此神经，称为**颈袢上根**，又称**舌下神经降支**，沿颈内动脉和颈总动脉浅面下行。颈丛第2、3颈神经前支的部分纤维组成颈袢下根，沿颈内静脉浅面（或深面）下行，上、下两根在颈动脉鞘表面合成颈袢，该袢位于肩胛舌骨肌中间腱的上缘附近，适平环状软骨弓水平。该袢分支支配肩胛舌骨肌、胸骨舌骨肌、胸骨甲状肌，甲状腺手术时，多平环状软骨切断舌骨下诸肌，可避免损伤颈袢的肌支。

2. **颈动脉鞘及其内容**　**颈动脉鞘 carotid sheath** 上起自颅底，下续纵隔。在鞘内全长有颈内静脉和迷走神经，鞘内上部有颈内动脉，颈总动脉行于其下部。在颈动脉鞘下部，颈总动脉位于后内侧，颈内静脉位于前外侧。鞘的上部，颈内动脉居前内侧，颈内静脉在其后外方，迷走神经行于二者之间的后内方。颈动脉鞘浅面有胸锁乳突肌、胸骨舌骨肌、胸骨甲状肌和肩胛舌骨肌下腹、颈袢及甲状腺上、中静脉；鞘的后方有甲状腺下动脉横过，隔椎前筋膜有颈交感干、椎前肌和颈椎横突等；鞘的内侧有咽食管颈部，喉与气管颈部，甲状腺侧叶和喉返神经等。

3. 颈丛 cervical plexus　该丛由第1~4颈神经的前支组成，位于胸锁乳突肌上段与中斜角肌、肩胛提肌之间。分支有皮支、肌支和膈神经。

4. 颈交感干　颈交感干由颈上、中、下交感神经节及其节间支组成，位于脊柱两侧，被颈深筋膜椎前层所覆盖。颈上神经节 superior cervical ganglion 最大，呈梭形，位于第2、3颈椎横突前方。颈中神经节 middle cervical ganglion 最小或不明显，位于第6颈椎横突的前方。颈下神经节位于第7颈椎平面，在椎动脉起始部后方，多与第1胸神经节融合为颈胸神经节 cervicothoracic ganglion，又称星状神经节。以上3对神经节各发出心支，参与心丛组成，并发出8条由交感神经节后纤维形成的灰交通支进入第1~8对颈神经。

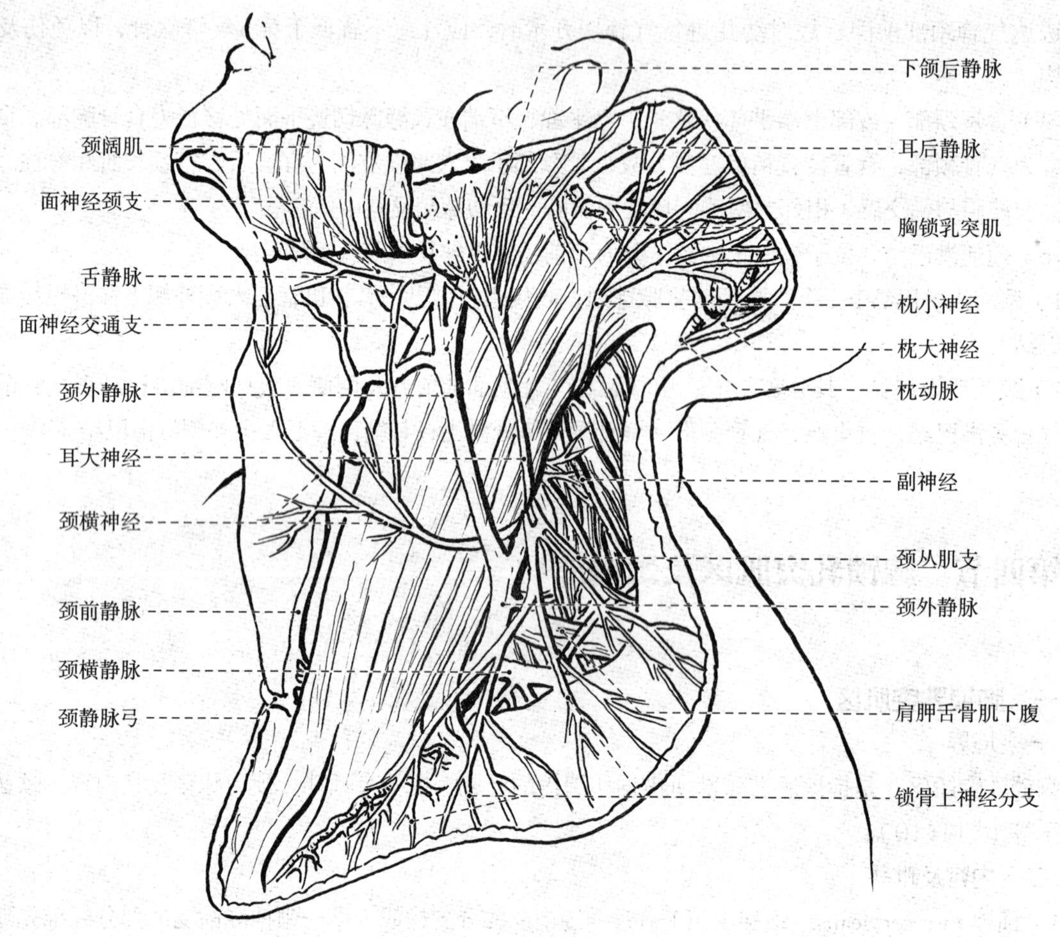


图4-10　颈部的浅层结构

## 二、颈根部

颈根部是颈部与胸部及上肢之间重要结构通过的区域（图4-11，图4-12）。

### （一）境界

颈根部前界为胸骨柄，后界为第一胸椎体，两侧为第一肋。此部在中线上主要有气管和食管等，两侧的中心标志是前斜角肌。此肌前内侧主要是往来于颈、胸之间的纵行结构，如颈总动脉、颈内静脉、迷走神经、膈神经、颈交感干、胸导管和胸膜顶等；前、后方及外侧主要是往来于胸、颈与上肢间的横行结构，如锁骨下动脉、静脉和臂丛等（图4-13）。

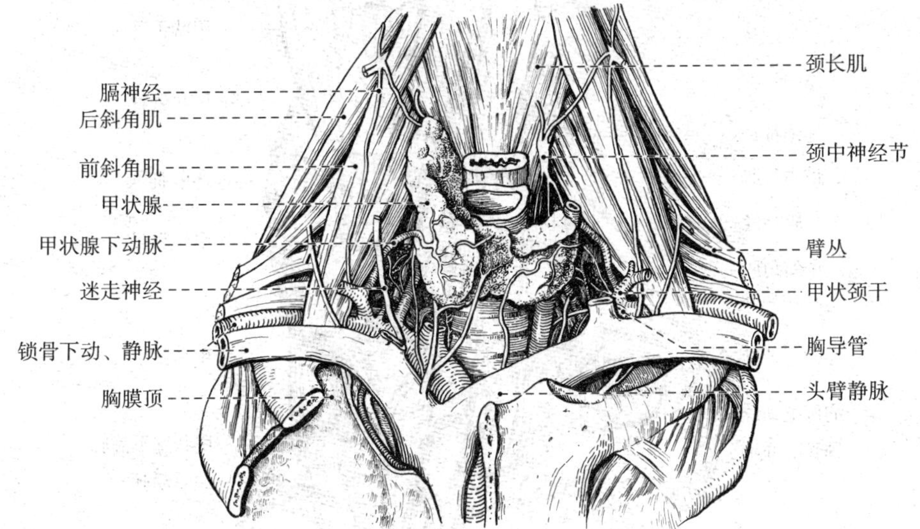


图4-11　颈根部（前面观）

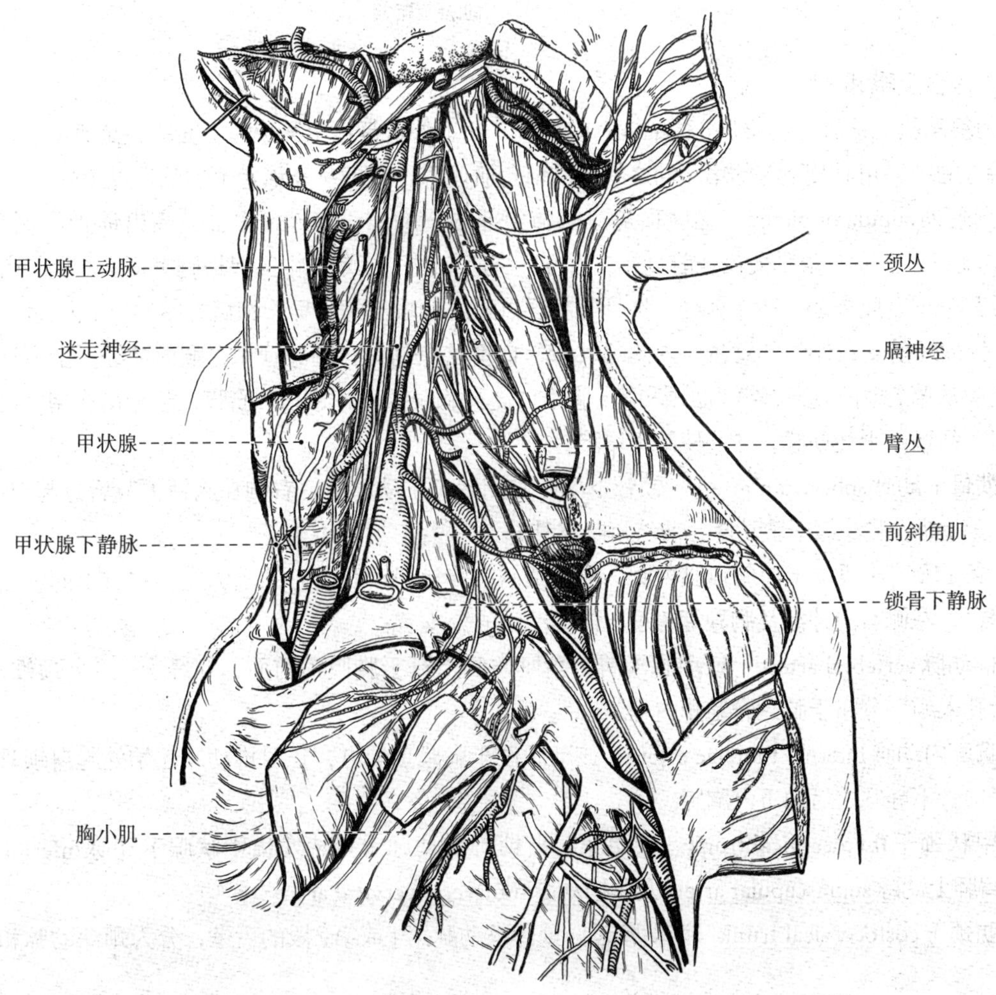


图4-12　颈根部（侧面观）

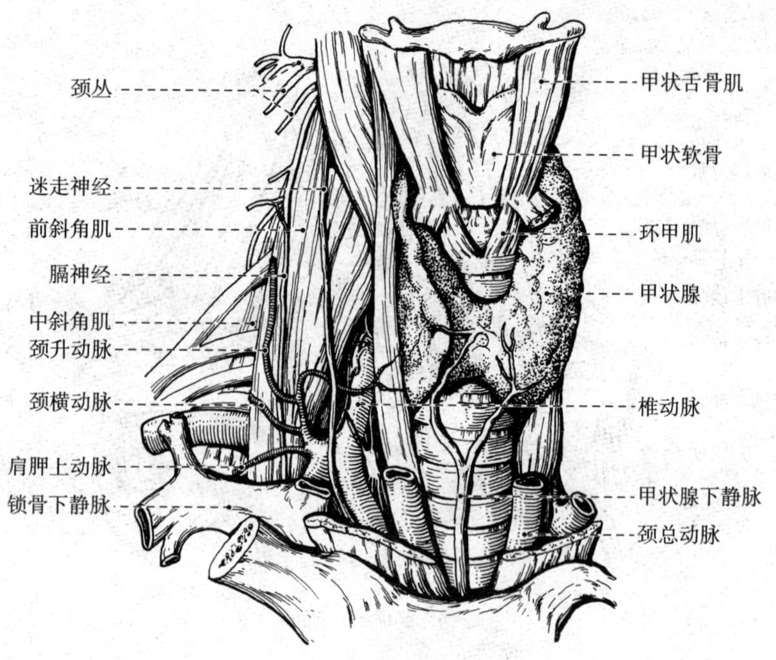


图4-13　前斜角肌及其毗邻

（二）内容及毗邻

1. **前斜角肌**　该肌起自第3~6颈椎横突前结节，向下外斜行止于第一肋上面的斜角肌结节。前斜角肌与其后方的中斜角肌及下方的第一肋之间围成斜角肌间隙，有臂丛及锁骨下动脉通过（图4-14）。

2. 胸膜顶cupula of pleura　胸膜顶是覆盖肺尖部的壁胸膜，突入颈根部，高出锁骨内侧1/3上缘2~3 cm。前、中、后斜角肌覆盖其前、外及后方，三肌构成"三角尖帽"保护胸膜顶。其前方邻接锁骨下动脉及其分支、膈神经、迷走神经、锁骨下静脉以及左颈根部的胸导管；后方贴靠第1、2肋、颈交感干和第1胸神经前支；外侧邻臂丛；内侧邻气管、食管及左侧尚有胸导管和左喉返神经；上方连有**胸膜上膜**，此膜从第7颈椎横突、第1肋颈和第1胸椎体连至胸膜顶又称Sibson筋膜，起悬吊作用。当行肺萎陷手术时，须切断上述筋膜，才能使肺尖塌陷。

3. 锁骨下动脉subclavian artery　锁骨下动脉左侧起自主动脉弓，右侧在胸锁关节后方起自头臂干，该动脉于第1肋外侧缘续于腋动脉。前斜角肌将其分为3段：

（1）第1段　该段位于前斜角肌内侧，胸膜顶前方。该段动脉前方的毗邻左、右侧不同，右侧有迷走神经跨过，左侧有膈神经及胸导管跨过。该段动脉的分支有：

1）椎动脉vertebral artery　该动脉沿前斜角肌内侧上行于胸膜顶前面，穿经上位6个颈椎横突孔，经枕骨大孔入颅，分布于脑、脊髓和内耳。

2）胸廓内动脉internal thoracic artery　该动脉位于胸膜顶前方，正对椎动脉起始处起自锁骨下动脉下壁，经锁骨下静脉之后向下入胸腔。

3）甲状颈干thyrocervical trunk　该动脉起自锁骨下动脉上壁，发出甲状腺下动脉inferior thyroid artery、肩胛上动脉suprascapular artery及颈横动脉transverse cervical artery。

4）肋颈干costocervical trunk　该动脉起自锁骨下动脉第1或第2段的后壁，分为颈深动脉和最上肋间动脉。

（2）第2段　该段位于前斜角肌后方，上方紧邻臂丛各干，下方跨胸膜顶。

（3）第3段　该段位于前斜角肌外侧，第1肋上面，其前下方邻锁骨下静脉，外上方为臂丛。此段动脉有时发出颈横动脉或肩胛上动脉。

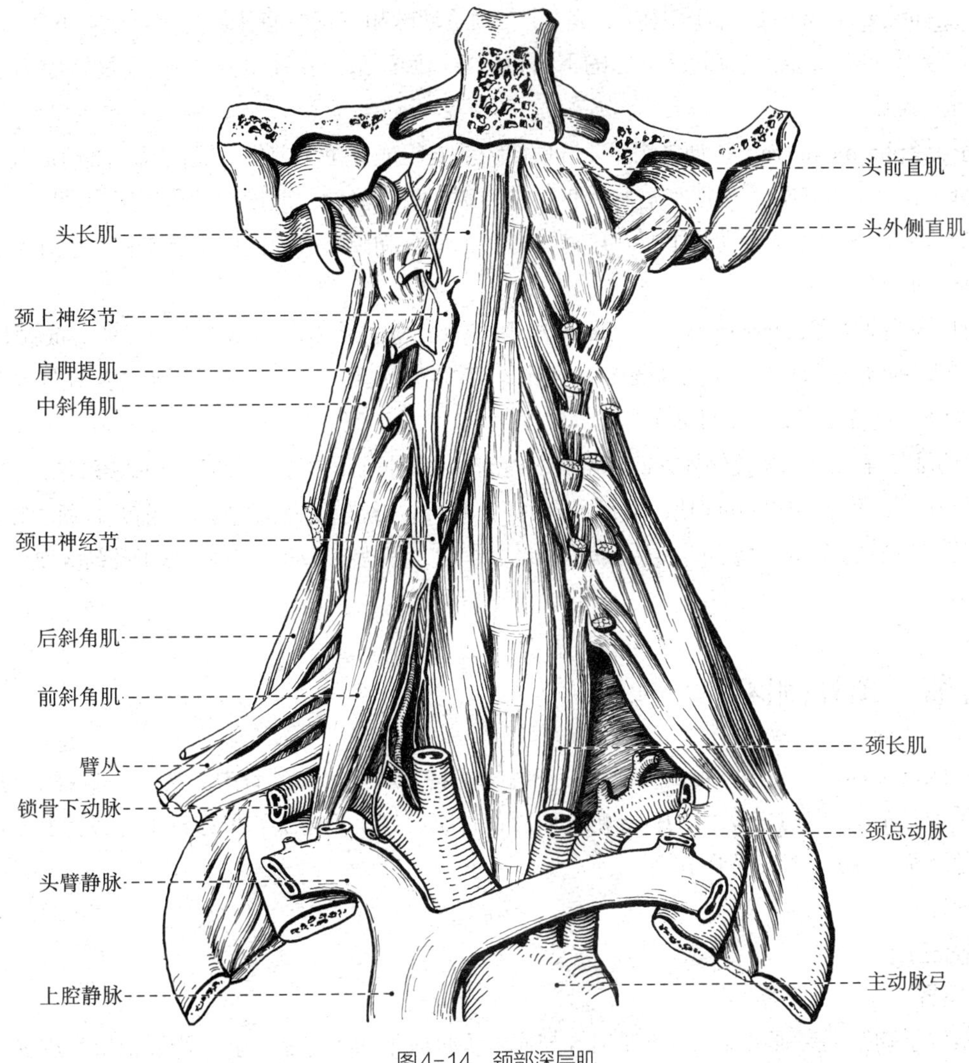


图4-14 颈部深层肌

4. **锁骨下静脉** 该静脉起自第1肋外缘续于腋静脉。在第1肋上面，经锁骨与前斜角肌之间，向内侧与颈内静脉汇合成头臂静脉。锁骨下静脉壁与第1肋、锁骨下肌、前斜角肌的筋膜相愈着，故伤后易致空气栓塞。临床上广泛应用锁骨下静脉插管技术，进行长期输液，心导管插管及中心静脉压测定等。在行锁骨下静脉穿刺时，可由锁骨下缘内、中1/3交点处至同侧胸锁关节上缘之间的连线，作为穿刺时进针方向的标志，并应紧贴锁骨后面，以免损伤胸膜顶和臂丛等结构。

5. **胸导管与右淋巴导管**

（1）<u>胸导管 thoracic duct</u> 胸导管沿食管左侧出胸腔上口至颈部，平第7颈椎高度，向左呈弓状跨过胸膜顶，形成胸导管弓。其前方为颈动脉鞘；后方为椎动、静脉，颈交感干，甲状颈干，膈神经和锁骨下动脉。少数人（33.3%）胸导管经过颈内静脉的前方，因而上述诸结构均位于其后方，属于浅位胸导管，在颈根部手术应考虑这种位置上的变异。此外，胸导管注入静脉的部位不恒定，以注入左静脉角者居多，少数可注入左颈内静脉或左锁骨下静脉。左颈干、左锁骨下干及左支气管纵隔干通常注入胸导管末端，也可单独注入静脉。近年来，由于开展胸导管逆行造影、胸导管引流术、胸导管颈内静脉吻合术等，有关胸导管在颈部的位置和开口部位更加受到重视。

（2）<u>右淋巴导管 right lymphatic duct</u> 右淋巴导管长1~1.5 cm，在右颈根部接受右颈干、右锁骨下干和右支气管纵隔干后汇入右静脉角。由于右淋巴导管出现率仅为20%左右，故有时各淋巴干也可直接汇入右锁骨下静脉或右颈内静脉。

6. 迷走神经vagus nerve　右迷走神经下行于右颈总动脉和右颈内静脉之间，经锁骨下动脉第1段前面时发出右喉返神经，绕经右锁骨下动脉的下面和后方返回颈部。左迷走神经在左颈总动脉和左颈内静脉之间下行入胸腔。

7. 膈神经phrenic nerve　该神经由第3~5颈神经前支组成。位于前斜角肌前面，椎前筋膜深面，向内下方斜降。其前方有胸锁乳突肌、肩胛舌骨肌中间腱、颈内静脉、颈横动脉和肩胛上动脉，左侧前方还邻接胸导管弓；内侧有颈升动脉上行。该神经在颈根部经胸膜顶的前内侧，迷走神经的外侧，穿锁骨下动、静脉之间进入胸腔。

据统计，副膈神经accessory phrenic nerve出现率为48%。多起自颈5（占48.7%）或颈5，6（占27.6%）。在膈神经的外侧下行（占85.2%），经锁骨下静脉的后方进入胸腔。副膈神经在锁骨下静脉的下方与膈神经结合者占多数（57.1%）。

8. 椎动脉三角　该三角外侧界为前斜角肌，内侧界为颈长肌，下界为锁骨下动脉第1段，尖为第6颈椎横突前结节。三角的后方有胸膜顶、第7颈椎横突、第8颈神经前支及第1肋颈；前方有颈动脉鞘、膈神经及胸导管弓（左侧）等。三角内的主要结构有椎动、静脉，甲状腺下动脉，颈交感干及颈胸神经节等。

## 第五节　颈外侧区

颈外侧区，又称颈后三角，是由胸锁乳突肌后缘、斜方肌前缘和锁骨中1/3上缘围成的三角区；该区被肩胛舌骨肌下腹分为上方较大的枕三角（肩胛舌骨肌斜方肌三角）和下方较小的锁骨上三角（肩胛舌骨肌锁骨三角）（图4-15，图4-16）。

### 一、枕三角

（一）境界

枕三角位于胸锁乳突肌后缘、斜方肌前缘与肩胛舌骨肌下腹上缘之间。其浅面依次为皮肤、浅筋膜和封套筋膜；深面为椎前筋膜及其所覆盖的前、中、后斜角肌、头夹肌和肩胛提肌等。在浅面和深面之间的疏松结缔组织中，主要有副神经及其周围的淋巴结以及颈丛和臂丛的分支。

（二）内容及毗邻

1. 副神经及周围淋巴结　副神经自颈静脉孔出颅后，沿颈内静脉前外侧下行，经二腹肌后腹深面，在胸锁乳突肌上部的前缘穿入并发出分支支配该肌。其本干在胸锁乳突肌后缘上、中1/3交点处进入枕三角，此处有枕小神经勾绕，是确定副神经的标志。在枕三角内，该神经沿肩胛提肌表面，经枕三角中份，向外下方斜行。此段位置表浅，周围有淋巴结排列，颈部淋巴结清除术时应避免损伤该神经。自斜方肌前缘中、下1/3交界处进入该肌深面，并支配该肌。

副神经周围淋巴结沿副神经全长排列，属颈外侧上深淋巴结的一部分，多数淋巴结位于副神经的上外方，少数在其下内方。它们收纳枕、耳后及肩胛上淋巴结引流的淋巴，上部淋巴结的输出管注入颈外侧上深淋巴结，下部淋巴结的输出管注入锁骨上淋巴结。

2. 颈、臂丛分支　颈丛皮支在胸锁乳突肌后缘中点处穿封套筋膜浅出，分布于头、颈、胸前上部及肩上部的皮肤。臂丛分支有支配菱形肌的肩胛背神经，该神经位于副神经与臂丛上缘之间，略与副神经平行，但居椎前筋膜深面，可与副神经鉴别。此外还有支配冈上、下肌的肩胛上神经，以及入腋区支配前锯肌的胸长神经等。

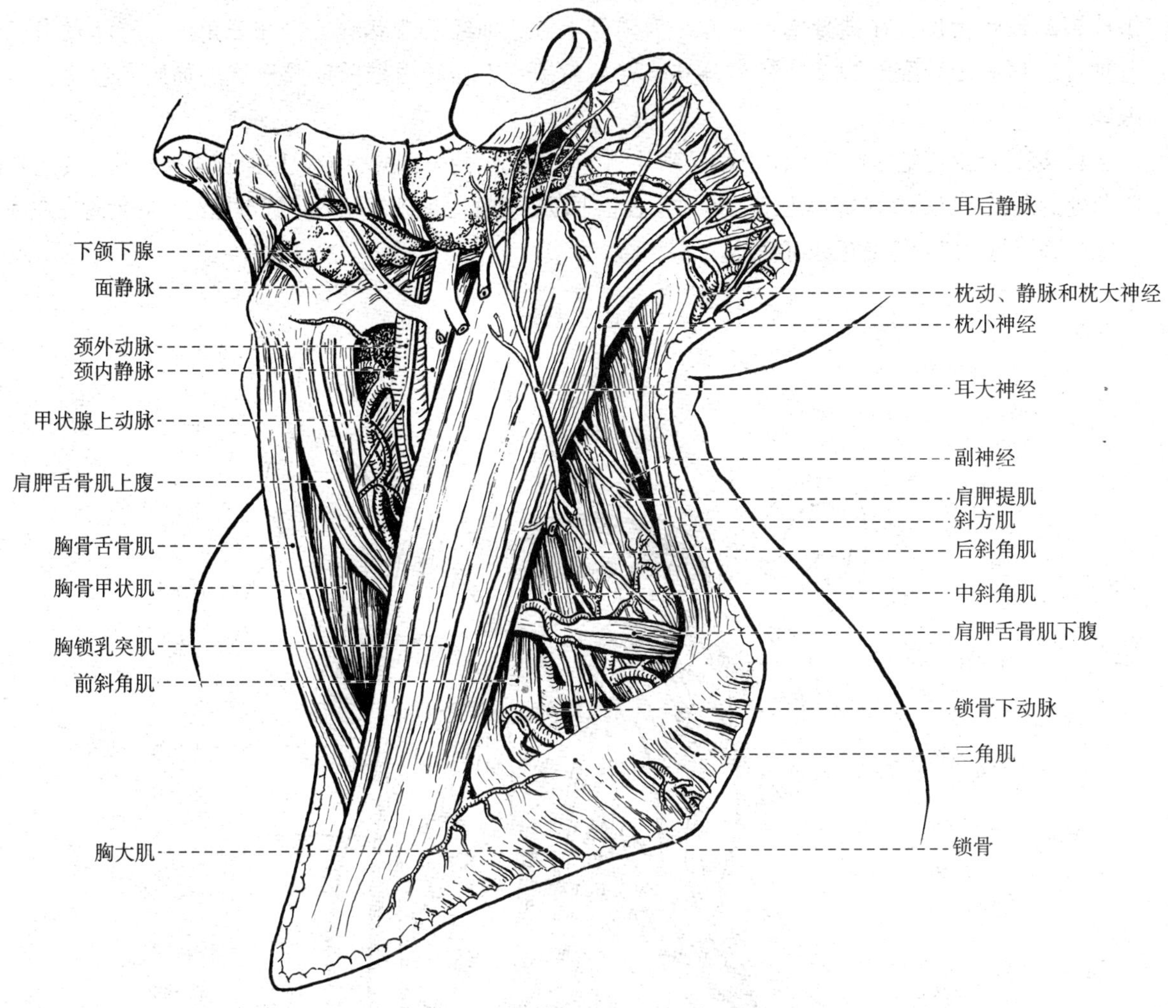


图4-15　颈外侧区及其内容（一）

## 二、锁骨上三角

（一）境界

**锁骨上三角**又称**肩胛舌骨肌锁骨三角**。位于锁骨上方，在体表呈明显凹陷，故又名**锁骨上大窝**。由胸锁乳突肌后缘、肩胛舌骨肌下腹和锁骨上缘中1/3围成。其浅面依次为皮肤，浅筋膜及封套筋膜；其深面为斜角肌下份及椎前筋膜。此三角含有锁骨下动脉、静脉、臂丛和锁骨上淋巴结。

（二）内容及毗邻

1. 锁骨下静脉 subclavian vein　锁骨下静脉于第1肋外侧缘续于腋静脉，有颈外静脉和肩胛背静脉汇入。在该三角内锁骨下静脉位于锁骨下动脉第3段的前下方，向内经膈神经和前斜角肌下端的前面，达胸膜顶前方，在前斜角肌内侧与颈内静脉汇合成头臂静脉，二者间形成向外上开放的角，称为**静脉角**。胸导管和右淋巴导管分别注入左、右静脉角。

2. 锁骨下动脉 subclavian artery　锁骨下动脉经斜角肌间隙进入此三角，走向腋窝。位于三角内的是该动脉第3段，其下方为第1肋上面，前下方为锁骨下静脉，后上方有臂丛。该三角内还可见该动脉的分支：肩胛背动脉、肩胛上动脉和颈横动脉，分别至斜方肌深面及肩胛区。

3. 臂丛 brachial plexus　臂丛由第5~8颈神经和第1胸神经前支的大部分组成臂丛的5个根，经斜角肌间隙进入此三角。臂丛在锁骨下动脉后上方合成3干，各干均分为前、后二股。根、干、股组成**臂丛锁骨上部**，在锁骨中点上方，为锁骨上臂丛神经阻滞麻醉处。在三角内，臂丛发出肩胛背神经、肩胛上神经及胸长神经等分支，臂丛与锁骨下动脉由椎前筋膜形成的筋膜鞘包绕，续于腋鞘。

4. **锁骨上淋巴结**　锁骨上淋巴结是颈外侧下深淋巴结的一部分，沿颈横血管排列。其中靠近左静脉角处的淋巴结又称**魏尔啸淋巴结**，是胃及食管下段癌转移时最先累及的颈部淋巴结，肿大时在左锁骨上缘与胸锁乳突肌后缘交角处可触及。

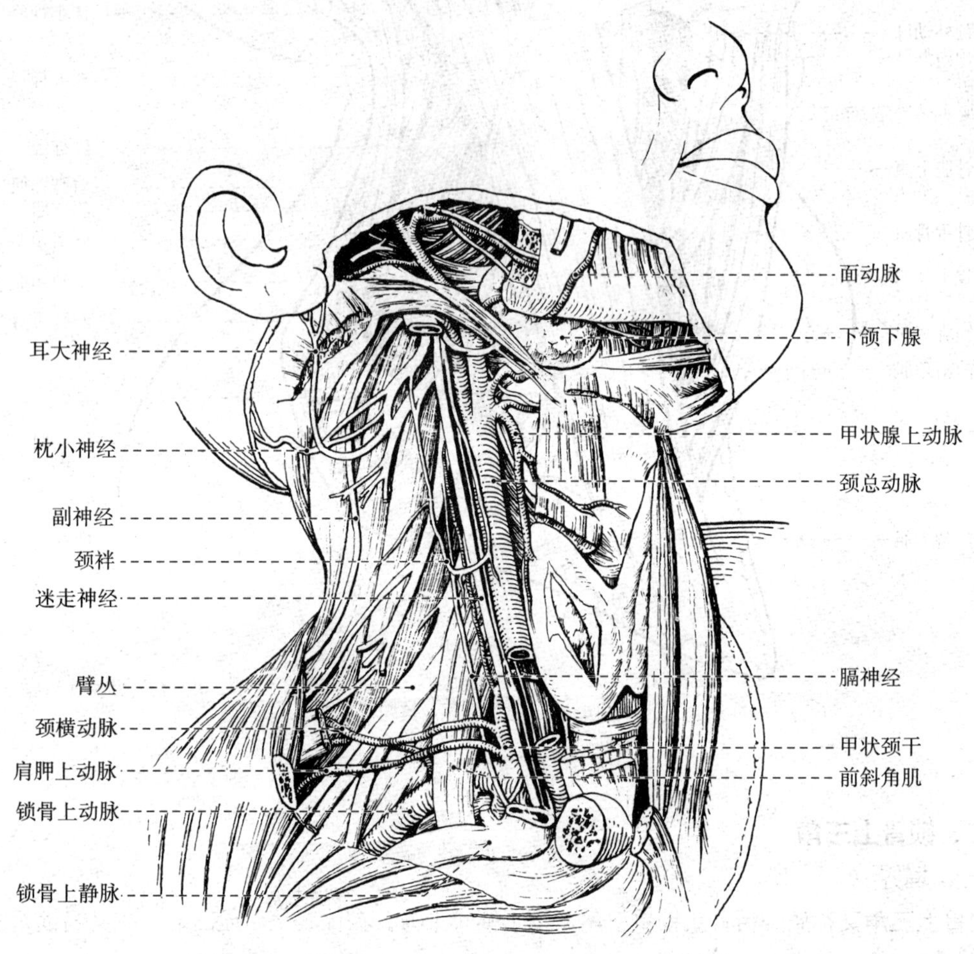


图4-16　颈外侧区及其内容（二）

## 附：头颈部腧穴

一、百会Bǎihuì（GV20，督脉）

【体表定位】在头部，当前额发际正中直上5寸，或两耳尖连线的中点处。

【进针层次】见图4-17。

1. **皮肤**　该穴区皮肤较厚而致密，长有毛发，并富含皮脂腺、汗腺、血管和淋巴管。进针时有一定的阻力。该处皮肤由颅前部来的眶上神经和颅后部来的枕大神经及颅两侧的耳颞神经的末梢支分布。

2. **皮下组织**　内有上述神经的分支。由致密结缔组织和脂肪组织构成，并有许多结缔组织小梁，使皮肤和深层的帽状腱膜紧密相连，三者难以分开，故合称为“头皮”。皮下组织中的血管多被周围结缔组织固定，若刺破则出血较多，难以自行收缩闭合，起针后需压迫止血。在皮下组织中有枕大神经的末梢支和枕动、静脉分布，枕大神经来自第2颈神经的后支，分布于上项线以上直达颅顶部的皮肤；枕动脉 occipital artery 是颈外动脉的分支；枕静脉汇入颈外静脉，上述血管、神经均伴行。



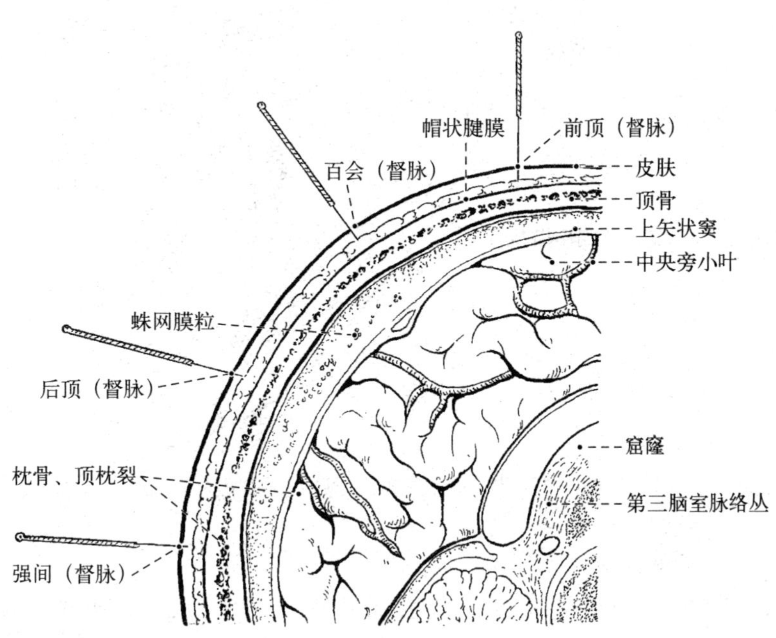


图4-17 前顶、百会、后顶、强间穴的层次解剖（正中矢状切面）

3. **帽状腱膜** 此腱膜致密坚韧，覆盖于颅顶的中部。该腱膜向前连结枕额肌额腹，向后连结枕额肌枕腹，向两侧逐渐变薄，连于颞筋膜。针刺此层有一定的阻力。

4. **腱膜下疏松结缔组织** 该组织是位于帽状腱膜与颅骨外骨膜之间的薄层疏松结缔组织。针在此层运行时，阻力减少。再深刺则为颅骨外骨膜，此处正是左右顶骨连结处的矢状缝。

5. **颅骨外膜** 即颅骨骨膜，薄而致密。

6. **颅骨** 在此穴深面，针尖所触及的是顶骨。

【针刺注意事项】

小儿囟门尚未闭合者，不宜针刺此穴，以免引起意外。

二、颊车 Jiáchē（ST6，足阳明胃经）

【体表定位】在下颌角前上方约一横指（中指）用力咬牙时咬肌隆起的地方。

【进针层次】见图4-18。

1. **皮肤** 由耳大神经的分支支配。耳大神经是颈丛中最大的皮支，由第2、3颈神经前支的纤维组成。

2. **皮下组织** 内有耳大神经和面神经下颌缘支的分支。

3. **咬肌** 该肌属于咀嚼肌，表面覆盖有咬肌筋膜，此处正当咬肌肌腹隆起处，该肌由下颌神经的分支咬肌神经支配。

4. **下颌支骨面** 此处为下颌支外面，即咬肌止点咬肌粗隆处。

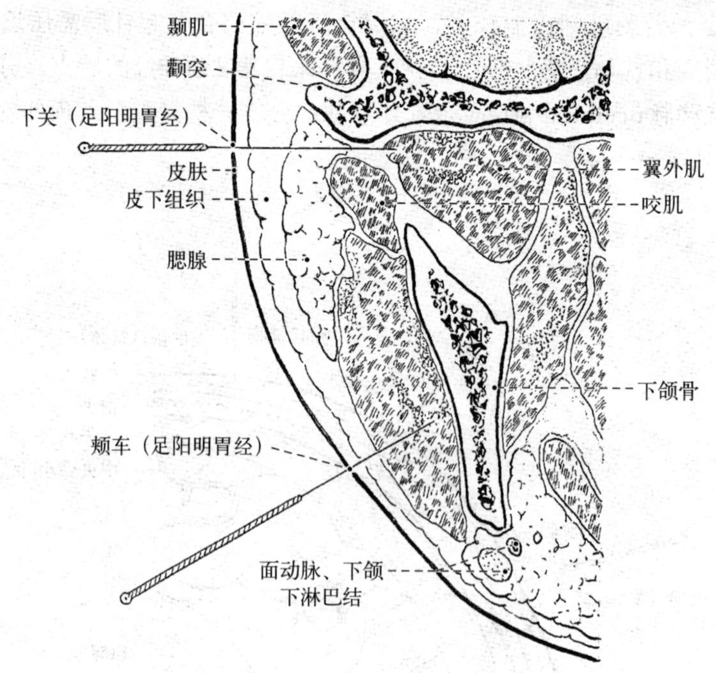


图4-18　颊车、下关穴层次解剖（冠状切面）

三、头维 Tóuwéi（ST8，足阳明胃经）

【体表定位】在头侧部，当额角发际上0.5寸，头正中线（神庭穴）旁开4.5寸。

【进针层次】见图4-19。

1. **皮肤**　由下颌神经的分支耳颞神经支配，下颌神经是三叉神经第3支，为最大的分支。

2. **皮下组织**　内有颞浅动、静脉的额支、耳颞神经的分支及面神经颞支。颞浅动脉为颈外动脉的终末支。在下颌头后方腮腺实质内向上，经外耳门前方和颧弓根部至颞部皮下，分为两个终末支，即额支和顶支，分别达额部和顶部，营养各部的皮肤、浅筋膜和肌肉。沿途有分支营养腮腺、眼轮匝肌等。颞浅静脉与同名动脉伴行，收集颅顶头皮的静脉血后注入下颌后静脉。耳颞神经为三叉神经第3支下颌神经的分支，穿腮腺实质出腮腺上缘与颞浅动脉伴行，且发出许多小分支分布于颞区皮肤。

3. **颞肌上缘的帽状腱膜**　颞肌帽状腱膜前连额肌，后连枕肌。帽状腱膜的两侧变薄，与颞筋膜的浅层相续。整个帽状腱膜都很厚实坚韧，并与浅层的皮肤和浅筋膜紧密相连，临床上的所谓头皮，就是这三层的合称。该肌有三叉神经第3支的分支颞

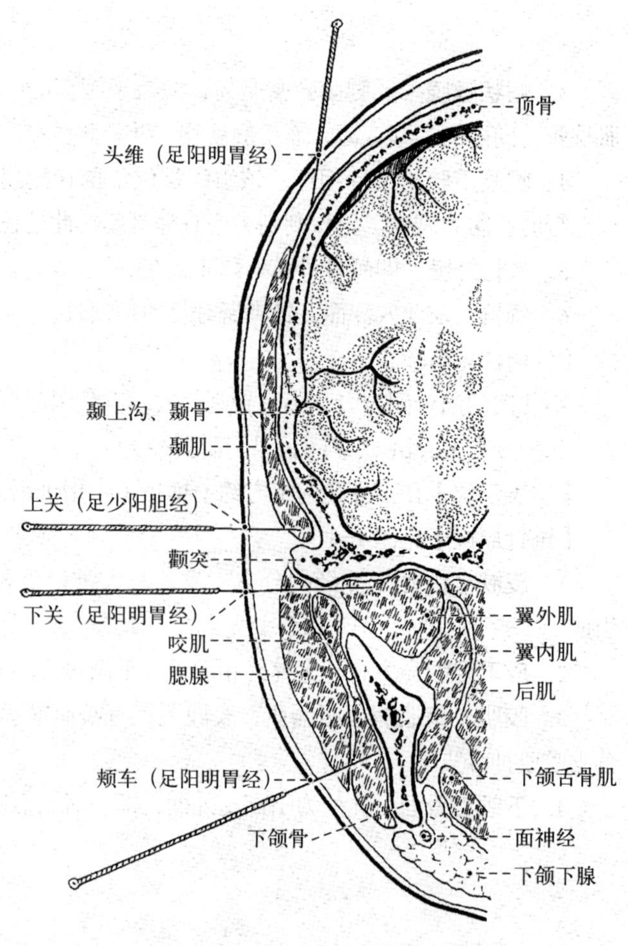


图4-19　经头部足阳明胃经的额状断面

深神经支配。

4. **腱膜下疏松结缔组织** 该组织是连接头皮与颅骨外膜的一薄层疏松结缔组织。

5. **颅骨外膜** 颅骨外膜薄而致密，与颅骨借少量结缔组织相连，在骨缝处骨膜与骨缝愈着紧密。

6. **颅骨** 颅骨位于针的深面，此处为顶骨。

四、率谷Shuàigǔ（GB8，足少阳胆经）

【体表定位】在头部，耳尖直上入发际1.5寸。

【进针层次】见图4-20。

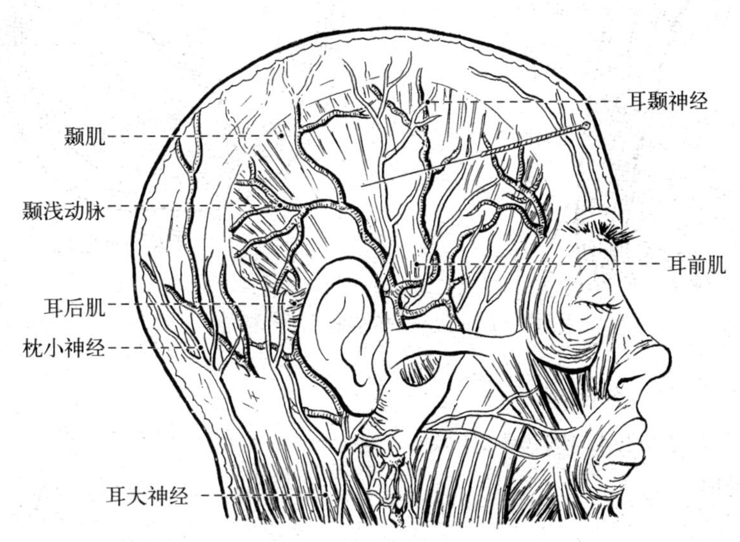


图4-20 率谷穴的层次解剖

1. **皮肤** 由耳颞神经的分支支配。耳颞神经是三叉神经第3支下颌神经的分支。

2. **皮下组织** 内有耳颞神经的分支，亦有枕大神经的末梢支达于此处。血管有颞浅动脉、颞浅静脉的顶支。

3. **颞筋膜** 颞筋膜为覆盖于颞肌表面的一层深筋膜，较致密。

4. **颞肌** 颞肌由颞深神经支配，并有颞深动、静脉分布。颞深神经是下颌神经的分支。

5. **颞骨骨膜** 该处再深刺是颞骨骨膜和颞骨。

五、瞳子髎Tóngzǐliáo（GB1,足少阳胆经）

【体表定位】在目外眦外侧，距眦5分，眼眶外缘凹陷中。

【进针层次】见图4-21。

1. **皮肤** 由颧神经的颧面支与颧颞支支配。颧神经是三叉神经第2支（上颌神经）的分支，经眶下裂入眶，分为两支，即颧面支和颧颞支。颧面支分布于颊部皮肤，颧颞支分布于颞区前部的皮肤。

2. **皮下组织** 内有上述神经分支。

3. **眼轮匝肌** 该肌位于眼裂周围皮下的椭圆形扁肌，有面神经的颞支和颧支支配。

4. **颞筋膜** 该筋膜起于上颞线，呈坚韧强厚的腱膜状，覆盖于颞肌的表面，向下分浅、深两层，浅层止于颧弓的浅面，深层止于颧弓的深面，两层之间填有脂肪组织。

5. **颞肌** 颞肌为颞窝皮下一块扇形扁肌，起自下颞线和颞筋膜深层的深面，肌纤维逐渐向下集中，通过颧弓深面止于下颌骨的冠突。颞肌由三叉神经第3支（下颌神经）的分支颞深神经支配。

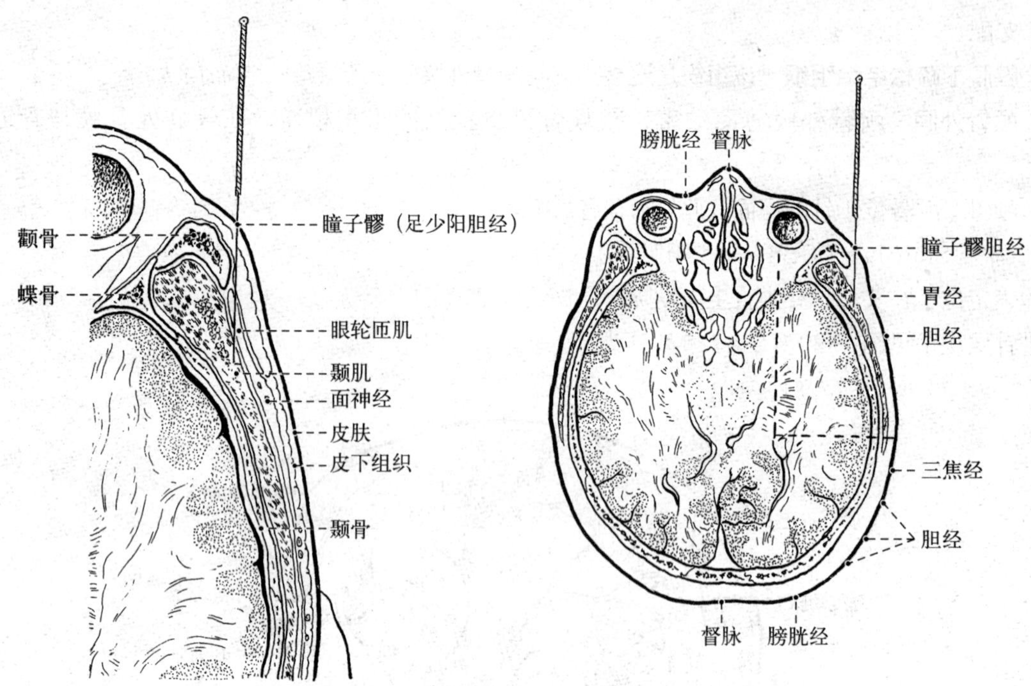


图4-21 经瞳子髎的横断面解剖层次

六、球后 Qiú hòu（Ex，经外奇穴）

【体表定位】在眶下缘外1/4与内3/4交界处。

【进针层次】见图4-22。

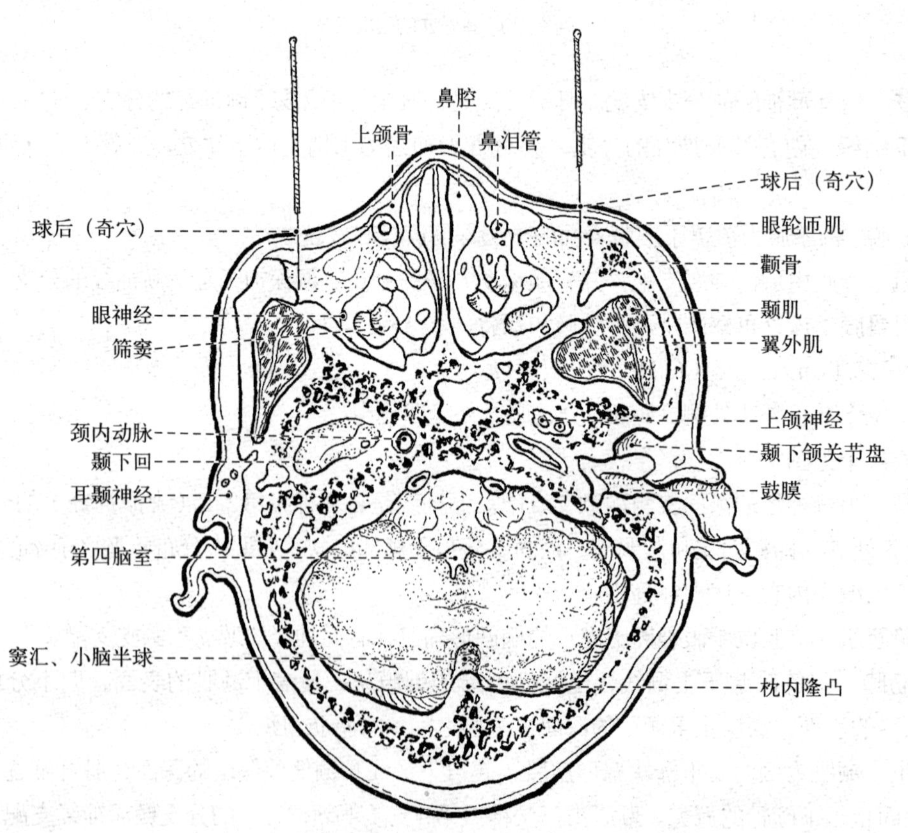


图4-22 经球后穴的横断面（球后穴定位断面法）

1. **皮肤** 由眶下神经支配。眶下神经是三叉神经第2支（上颌神经）的终点，经眶下孔穿出至面部，分布于下睑、鼻背外侧及上唇的皮肤。

2. **皮下组织** 内有上述神经的纤维和眶下动，静脉的分支或属支。眶下动脉为上颌动脉的分支，与眶下神经伴行由眶下孔至面部，营养颧部、上唇以及上颌牙齿和齿龈。眶下静脉为上颌静脉的属支。

3. **眼轮匝肌** 该肌位于眼裂周围皮下的椭圆形扁肌，由面神经的颞支和颧支支配。

4. **眶脂体** 眶脂体为填充于眼球、眼球诸肌、眶内骨膜之间的脂肪团块，对眼球起支持作用，通过此层时有松软、阻力小的感觉。

七、翳风Yìfēng（SJ17，手少阳三焦经）

【体表定位】在耳垂后方，当乳突与下颌角之间的凹陷处。

【进针层次】见图4-23。

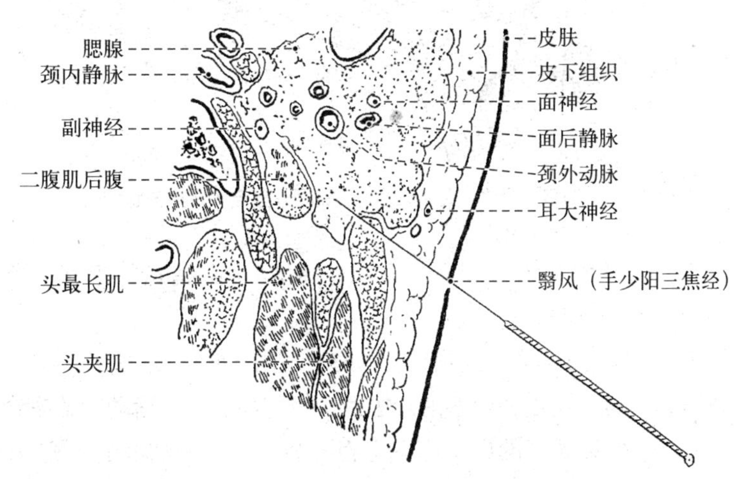


图4-23 翳风穴的层次解剖（水平切面）

1. **皮肤** 由耳大神经支配。耳大神经是颈丛的皮支，由第2、3颈神经前支组成，分布于耳郭及其附近的皮肤，并与面神经的耳后支和枕小神经的分支有交叉分布。

2. **皮下组织** 内有耳大神经主干经过；若刺中，针感可传向耳部。此外，尚有颈外静脉的属支面后静脉和耳后静脉分布。

3. **腮腺** 腮腺是3对唾液腺中最大的一对，位于外耳道前下方，咬肌后缘和下颌后窝内。翳风穴正好位于下颌后窝内，故针尖主要从腮腺内刺入。腮腺内有面神经和耳颞神经经过，还有颈外动脉、下颌后静脉等血管穿行。面神经主干从茎乳孔穿出后即进入腮腺，刚好经过翳风穴的深部，很容易被刺及，其针感可向半侧面部放散，从而达到治疗面瘫的目的。

【针刺注意事项】

1. 针的后方由浅至深的结构有胸锁乳突肌、头夹肌、头最长肌及二腹肌后腹，若针稍偏后，可刺中上述肌肉。

2. 针的深层（超过1.5寸以上）为颈动脉鞘的上端，其内有颈内动脉、颈内静脉和迷走神经。所以该穴不宜深刺，以免刺破颈内动、静脉，造成严重的出血。更危险的是刺中迷走神经，造成迷走神经张力增高，兴奋性增强而引起心跳骤停（临床已有报道）。因为迷走神经是心脏的抑制性神经，可使心跳减慢，心肌收缩力减弱，冠状动脉收缩，心供血不足，乃至血压下降甚至休克而出现生命危险。

八、水沟Shuǐgōu（DU26，督脉）

【体表定位】在面部，人中沟的上1/3与中1/3交点处。

【进针层次】见图4-24。

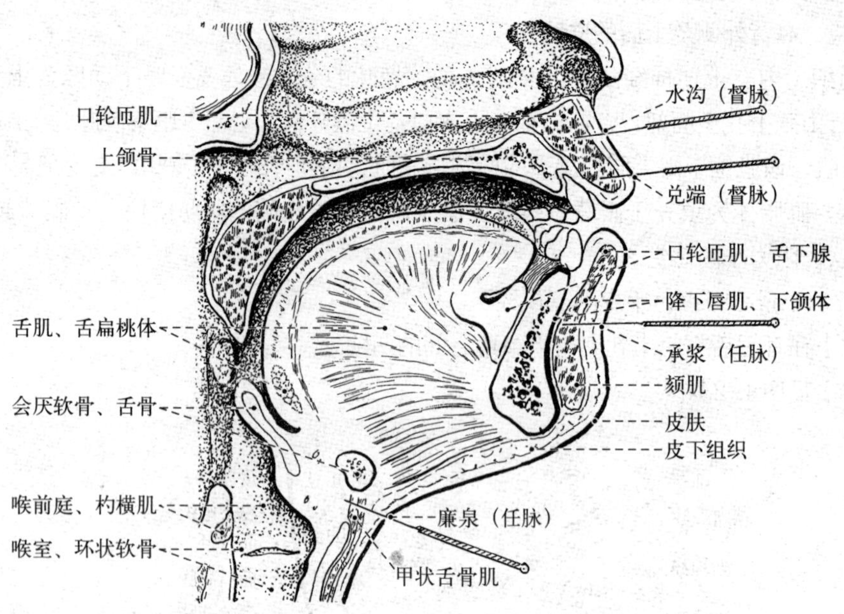


图4-24　廉泉、承浆、兑端、水沟穴的层次解剖（正中矢状切面）

1. **皮肤**　由左、右眶下神经的末梢支支配。眶下神经是上颌神经的终末支，经眶下孔穿出至面部，分布于下睑、鼻背外侧及上唇的皮肤。

2. **皮下组织**　内有左、右眶下神经的末梢支，如稍加压，神经末梢即受到压迫，酸胀感明显。此外，尚有上唇动、静脉分布。该穴所处在上唇的正中线上，是左、右上唇动脉的吻合处。

3. **口轮匝肌**　该肌位于口裂周围的口唇内，上至外鼻，下至颏结节的上方，为椭圆形的轮匝肌，该肌受面神经的颊支和下颌缘支支配。

九、廉泉 Liánquán（CV23，任脉）

【体表定位】在正中线上，甲状软骨和舌骨上方的凹陷处。

【进针层次】见图4-25。

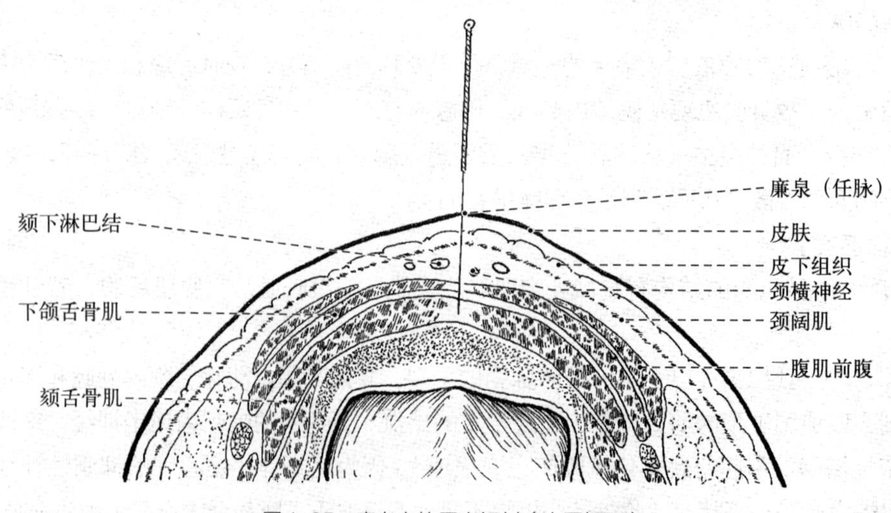


图4-25　廉泉穴的层次解剖（水平切面）

1. **皮肤**　皮肤由颈横神经的升支支配。颈横神经是颈丛的皮支，由第2、3颈神经前支组成。

2. **皮下组织**　皮下组织内有颈横神经升支、颈阔肌、颈前浅静脉及颏下淋巴结等。颈阔肌位于颈前外侧部皮下，为一菲薄宽阔的皮肌，与皮肤紧密结合，受面神经颈支支配。颈前浅静脉起自颏下部的浅静脉，在颈前正中线的两侧下行，注入颈外静脉的末端。颏下淋巴结常有2~3个，位于下颌舌骨肌表面，左、右二腹肌前腹之间。

3. **二腹肌** 二腹肌有前、后二腹，后腹起自乳突后内方，行向前下；前腹起自下颌骨，行向后下，前、后二腹借中间腱相连。二腹肌后腹由面神经分支支配，前腹由三叉神经分支支配。针刺此穴时，针尖在左、右二腹肌前腹之间通过而进入下颌舌骨肌。

4. **下颌舌骨肌** 下颌舌骨肌为三角形扁肌，位于下颌骨体内侧，为口腔底部的肌之一，介于下颌骨与舌骨之间，该肌受下颌神经的分支支配。

5. **颏舌骨肌** 颏舌骨肌位于下颌舌骨肌的上方，舌的下方，受舌下神经支配。

十、翳明Yìmíng（Ex,经外奇穴）

【体表定位】在耳后完骨直下与耳垂平齐处。

【进针层次】见图4-26。

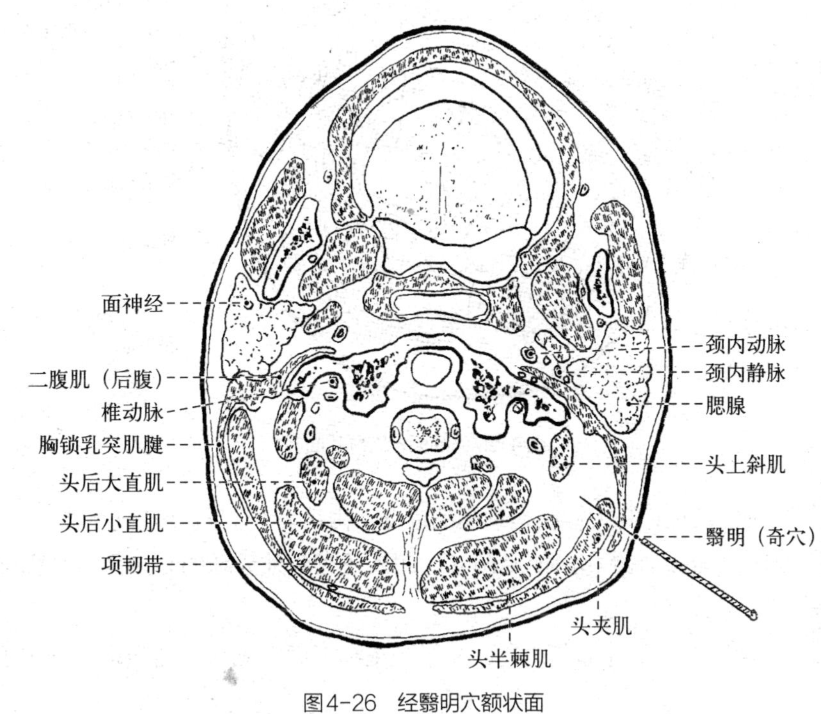


图4-26 经翳明穴额状面

1. **皮肤** 由耳大神经、枕小神经分布。耳大神经为颈丛皮支，由第2、3颈神经纤维组成。枕小神经为颈丛皮支，由第2颈神经纤维组成。

2. **皮下组织** 内有上述神经纤维和耳后动、静脉的分支或属支。耳后动脉为颈外动脉的分支，分布于耳郭后部的肌和皮肤，并分支营养腮腺。耳后动脉与同名静脉伴行，耳后静脉参与汇成颈外静脉。

3. **胸锁乳突肌** 该肌为斜列于颈部两侧的长条形肌，以内、外侧两头分别起自胸骨柄的前面和锁骨的内侧端，斜向后上方止于颞骨的乳突。此肌由副神经脊髓根及第2、3颈神经前支支配。

4. **头夹肌** 该肌位于胸锁乳突肌的深面，是一不规则的三角形扁肌，受颈中部脊神经后支的外侧支支配。

5. **头最长肌** 该肌为竖脊肌的中间列最长肌的一部分，受颈下部脊神经后支支配。

【针刺注意事项】针的深面有颈深动、静脉，再深面有椎动脉，故宜掌握好进针的适当深度，以免刺得过深，损伤深部的血管。

十一、天容Tiānróng（SI17，手太阳小肠经）

【体表定位】在颈外侧部，下颌角的后方，胸锁乳突肌上份前缘凹陷中。

【进针层次】见图4-27。

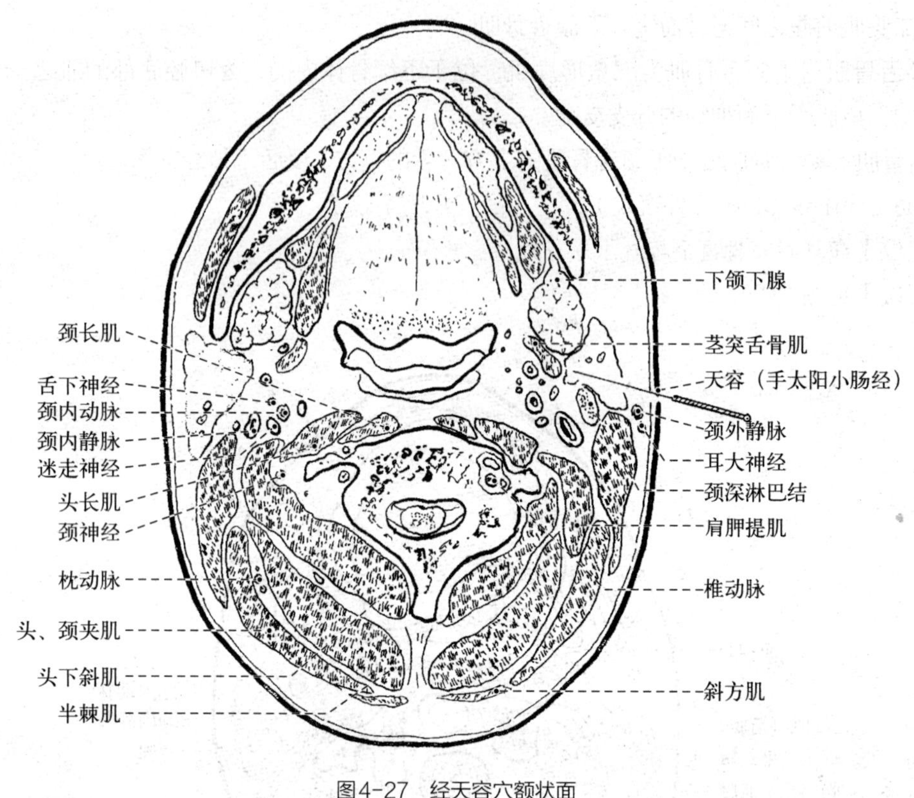


图4-27　经天容穴额状面

1. **皮肤**　由耳大神经支配；耳大神经是颈丛的皮支，由第2、3颈神经前支组成。

2. **皮下组织**　内有上述皮神经和面神经颈支，此外还有颈外静脉的起始部。针刺该穴时，可能刺中颈外静脉起始部及其属支。

3. **腮腺**　此处为腮腺的最下缘部分，有面神经颈支和下颌缘支从此处穿出，分布于颈阔肌和口轮匝肌。

4. **二腹肌后腹**　该肌正当穴区，由面神经的分支支配。

【针刺注意事项】

针的深层为颈动脉鞘，内有颈内动脉、颈内静脉和迷走神经。故该穴不宜深刺，以免刺到上述血管和迷走神经而引起严重后果。

十二、睛明Jīngmíng（BL1，足太阳膀胱经）

【体表定位】在面部，目内眦的上外方凹陷处。

【进针层次】见图4-28。

1. **皮肤**　此处皮肤极薄，由滑车上神经支配，该神经来自三叉神经的第1支眼神经。

2. **皮下组织**　内有上述皮神经。由于组织疏松，当有出血、炎症或某些全身性疾病时，可出现明显的淤血或水肿。

皮下组织内血管较丰富，有来自眼动脉的分支眶上动脉和滑车上动脉，也有来自面动脉的终支内眦动脉所发出的分支分布。其伴行静脉则大部分汇入内眦静脉，再经眶内的眼静脉回流至海绵窦。

3. **眼轮匝肌** 该肌位于上、下睑皮下，属于表情肌，可分为眶部、睑部和泪囊部，此处针刺的为睑部。该肌受面神经颞支及颧支支配，其作用主要为关闭眼裂。

4. **眶脂体** 眶脂体由填充于眼球、眼球外肌与眶内骨膜之间的脂肪组织构成，其作用宛如眼球的弹性软垫，起缓冲作用，针刺入此层有空松感。

5. **内直肌和眶内侧壁** 针在内直肌与眶内侧壁之间刺入。若针尖稍偏外，可刺中内直肌。

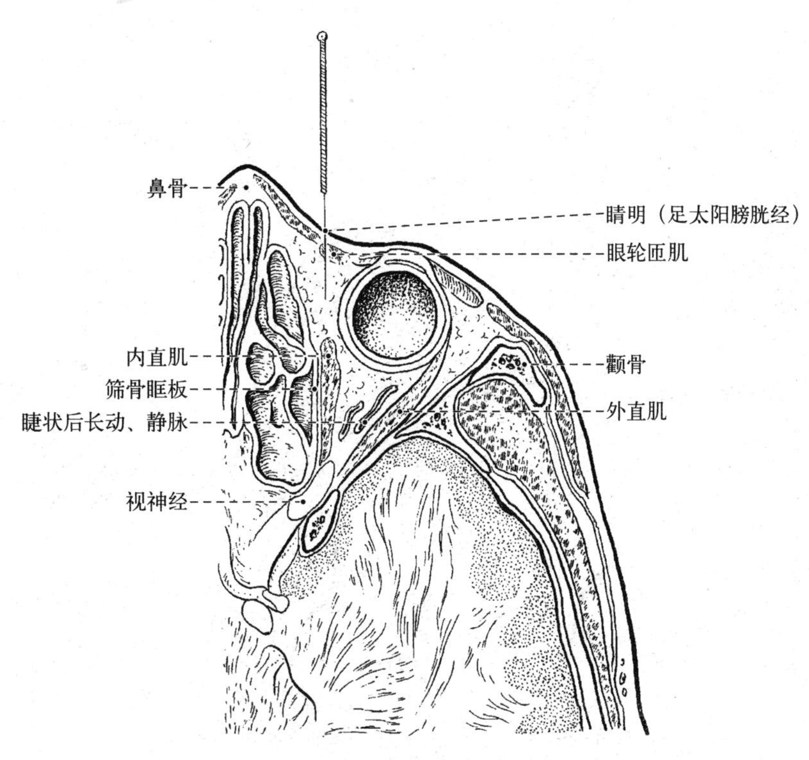


图4-28 睛明穴的层次解剖（水平切面）

【针刺注意事项】

1. 出血的防治 由于该穴的皮下组织中有丰富的小动、静脉，且组织疏松，移动性大，若刺中血管，可致皮下出血，局部呈现淤斑或青紫色，故出针后应常规地以手指或棉球加压止血1~2 min。

若针刺深达1寸以上时，可刺中穿经眶内侧壁上的筛前、后血管，造成不易察觉的深部出血，患者主诉有眼球发胀、外突感。若出血较多，血液可在疏松的眶脂体内弥散，也可造成上、下眼睑皮下淤血，呈青紫色外观，即所谓的”熊猫眼”。为了避免此种意外的发生，在进针时，针尖不要紧贴眶内侧壁，更不要过深达1寸以上。

2. 避免刺中眼球 针刺睛明穴时，一般应将眼球向外侧推压并固定。若未加按压眼球或进针过快，有可能刺中眼球的外层巩膜。由于巩膜较厚且坚韧，针黏滞感明显。一般最容易刺中的是眼球左右横径最大处，即眼球的”赤道”处，也是巩膜最薄的部位，仅有0.4~0.5 mm。

3. 避免刺中视神经 若进针过深达1.5寸以上时，有可能刺中视神经，此时病人反应强烈，主诉有眼内冒火花或冒金星感（视神经受刺激症状），应立即退针并给予对症治疗。

4. 避免刺入颅腔 若针尖过分朝后外方刺入，并且深度超过2寸，则针尖可达眶上裂，可能刺中经眶上裂的动眼神经、滑车神经、展神经及三叉神经第1支眼神经，甚至透过眶上裂而伤及颅中窝内的海绵窦，造成颅内出血，引起剧烈的头痛、头昏、恶心、呕吐乃至休克死亡。因此针刺越深，手法越重，其危险性就越大。

十三、承泣Chéngqì（STl，足阳明胃经）

【体表定位】目正视，瞳孔直下，当眼球与眶下缘之间。

【进针层次】见图4-29，图4-30。

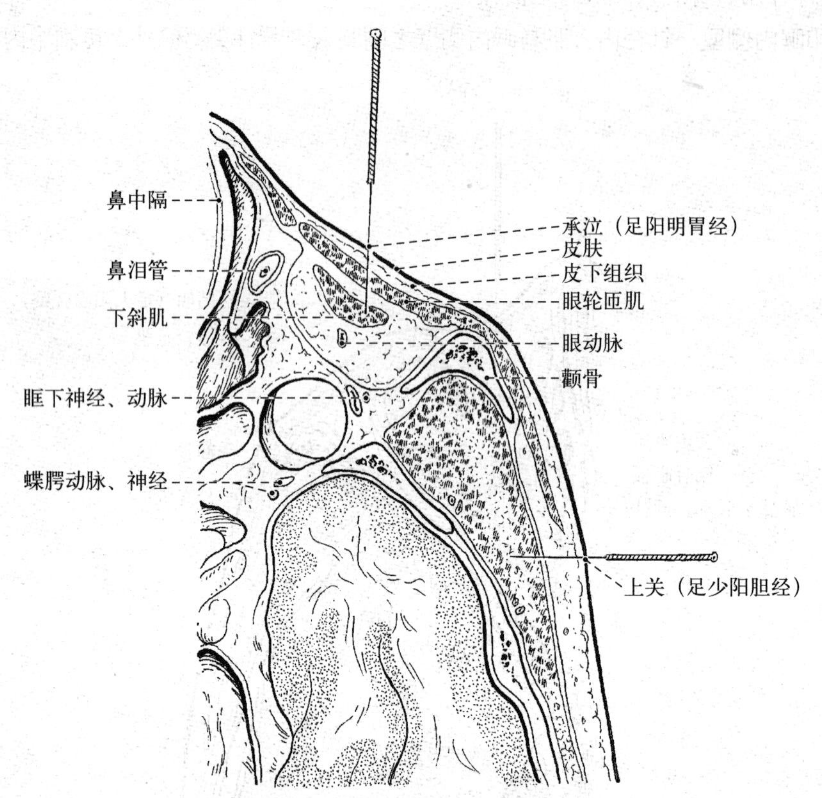


图4-29 承泣、上关穴的层次解剖（水平切面）

1. **皮肤** 由眶下神经的分支支配。眶下神经是三叉神经第2支上颌神经的直接延续。

2. **皮下组织** 内有上述皮神经和面神经的颧支分布。血管较丰富，动脉为上颌动脉的眶下动脉分支分布；静脉为眶下静脉，汇入眼下静脉。

3. **眼轮匝肌** 见”睛明穴”。

4. **眶脂体** 见”睛明穴”。

5. **下斜肌** 该肌为眼球外肌之一，起始于眶下壁，肌束向外上后方，止于眼球后部外侧巩膜上，由动眼神经的分支支配，作用是使瞳孔转向上外方。

6. **下直肌** 若进针稍靠近眼球，可刺中该肌。下直肌是运动眼球的四条直肌之一，起始于总腱环，止于眼球巩膜下部前方，受动眼神经分支支配，作用为使瞳孔转向下内方。针若在眶脂体中运行为空松感，若刺中眼外肌，针感略黏滞，患者有酸、胀、重等感觉。

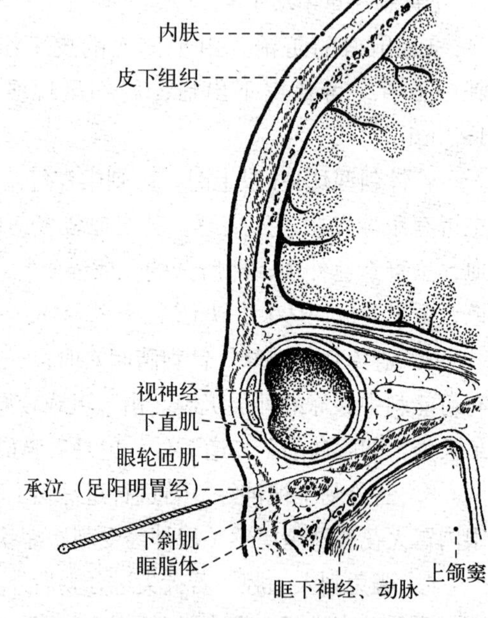


图4-30 承泣穴的层次（矢状切面）

【针刺注意事项】

1. 避免眶下壁出血 若针尖贴近眶下壁刺入0.5寸上时即有刺入眶下沟的危险。行于眶下沟的结构有眶下神经、眶下动脉、眶下静脉。眶下神经是上颌神经的直接延续；眶下动脉是上颌动脉的终支；眶下静脉与动脉伴行，汇入眼下静脉。上述3者同行于眶下沟，入眶下管，出眶下孔，分布于眼裂与口裂之间。若刺破眶下动、静脉，出血较严重。因此，深刺时针尖不可贴近眶下壁，应略朝眶尖方向。

2. 避免刺伤眼球　进针时应将眼球略推向上方并固定，针尖稍偏向眶下缘，一般不会刺中眼球。

3. 避免刺中视神经及颅内结构　见”睛明穴”。

4. 避免刺伤眼动脉本干　眼动脉是颈内动脉入颅后的第1条分支，伴视神经经视神经管入眼眶，初行于视神经的外侧略偏下方，以后转至视神经的上方。故深刺承泣穴时，损伤眼动脉的机会较多。因此，一般不应超过1寸为宜。

十四、人迎Rényíng（ST9，足阳明胃经）

【体表定位】在胸锁乳突肌的前缘平喉结处。

【进针层次】见图4-31。

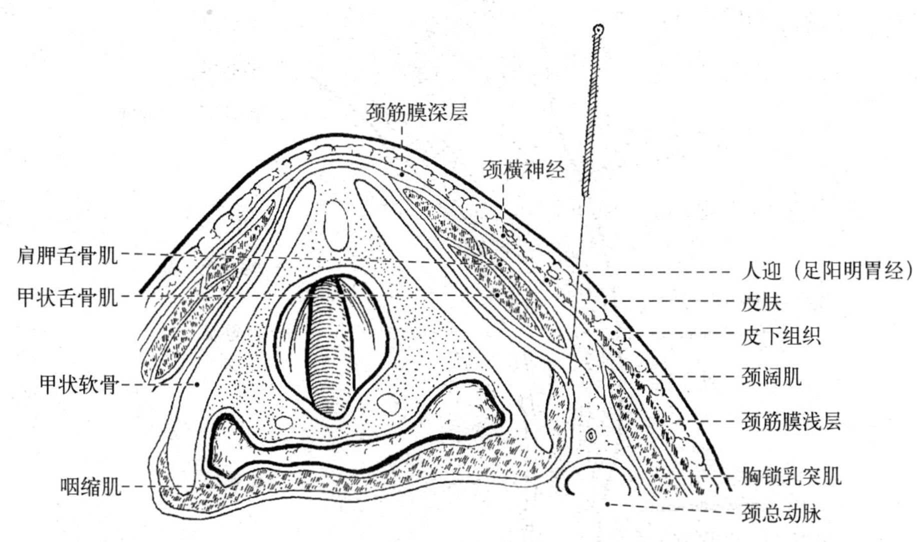


图4-31　人迎穴的层次解剖（水平切面）

1. **皮肤**　由颈横神经支配。颈横神经是颈丛的皮支之一，由第2、3颈神经前支组成，呈扇形分布于颈前区的皮肤。

2. **皮下组织**　内有上述皮神经和颈阔肌。颈阔肌属于皮肌的范畴，位于皮下组织中，与皮肤密切结合，该肌受面神经颈支的支配，收缩时，牵引口角向外下方。

3. **颈深筋膜浅层**　该层为包绕胸锁乳突肌的深筋膜在该肌的前缘融合而成，其深面紧邻颈动脉鞘。

4. **咽缩肌**　该肌是主要附着在甲状软骨，并构成咽壁的肌群。其运动受迷走神经的咽支支配。

【针刺注意事项】

1. 针的外侧是胸锁乳突肌的前缘，针的内侧是参与构成喉的甲状软骨及喉咽部的侧壁。

2. 针的深面稍偏外侧是颈动脉鞘，鞘内有颈总动脉、颈内静脉和迷走神经，它们的排列关系是颈总动脉位于前内侧，颈内静脉位于后外侧，迷走神经位于前两者的后方。

人迎穴正确的进针方向是颈动脉鞘的前内方，紧贴着甲状软骨刺入，若稍向外侧即有刺中颈总动脉的可能，此时针尖搏动感明显。若针尖过于偏外偏深，则有可能从颈总动脉后外侧刺入，则可刺穿颈内静脉以至累及位于其后方的迷走神经，带来严重后果，乃至生命危险。《针灸甲乙经》在针刺人迎穴一文中所说：“过深不幸杀人。”似指针刺及迷走神经的反应（参见“翳风穴”）。

3. 若针尖偏向上外侧，则有可能刺到颈动脉窦。颈动脉窦为颈内动脉起始处的膨大部分，其壁内有特殊的感觉神经末梢，为血压感受器。当动脉血压升高时，颈动脉窦受刺激，向中枢发放神经冲动，通过中枢反射性地引起心跳减慢、周围血管扩张，起到降低血压的作用。针刺颈动脉窦不可过强，以免引起反射亢进而出现低血压乃至休克等症状。

十五、缺盆Quēpén（ST12，足阳明胃经）

【体表定位】锁骨上窝中央，距前正中线旁开4寸。

【进针层次】见图4-32。

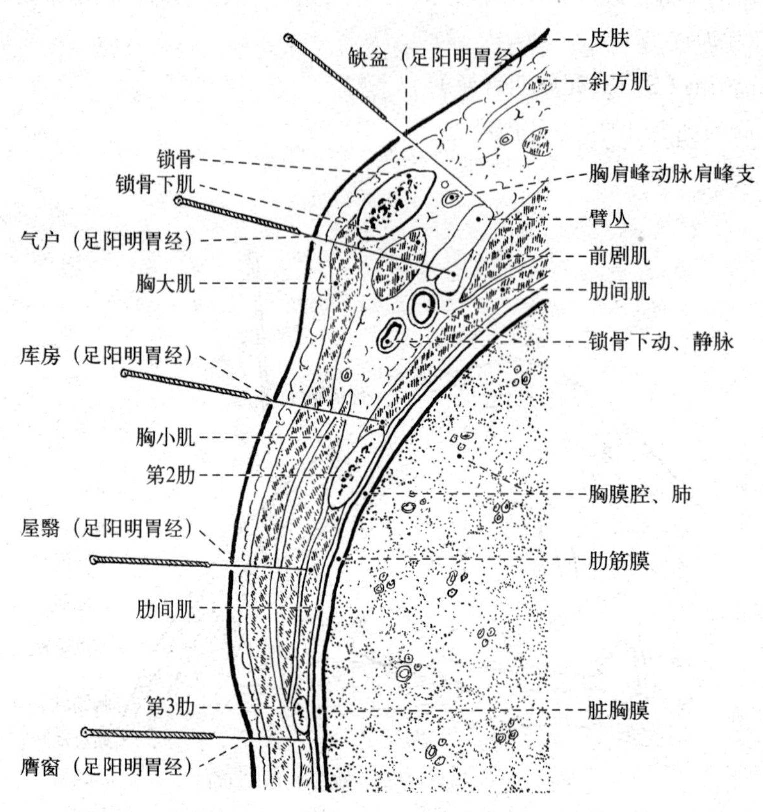


图4-32　缺盆、气户、库房、屋翳、膺窗穴的层次解剖（矢状切面）

1. **皮肤**　由锁骨上神经支配。锁骨上神经是颈丛的皮支，由第3、4颈神经前支组成，向下分为内侧、中间和外侧3组分支。该穴区皮肤为中间组神经支配。

2. **皮下组织**　内有上述皮神经、颈阔肌和肩胛上动脉、肩胛上静脉。颈阔肌起自胸前部的皮下组织，其肌束斜向上内越过锁骨向上内经过该穴区，该肌受面神经颈支支配。肩胛上动脉是甲状颈干的分支，由内向外横过该穴区；肩胛上静脉与同名动脉伴行，汇入锁骨下静脉。

【针刺注意事项】

1. 针的深面正当颈外静脉的末端和臂丛神经，颈外静脉由此注入锁骨下静脉，若刺破可造成皮下出血。臂丛在此高度集中，是临床上进行锁骨上臂丛阻滞麻醉的进针点，若针刺及臂丛神经，局部麻胀感明显并可向上肢放射。

2. 针的内下方有锁骨下动脉、肺尖及胸膜顶。锁骨下动脉位于臂丛的前下方，一同经过锁骨后方至腋窝。若针尖刺及锁骨下动脉，针的搏动感明显，刺破可造成较严重的出血。肺尖和胸膜顶可高出锁骨内侧1/3段上方2~3 cm，伸入颈根部。若针尖偏向内下方刺入，有可能刺破胸膜顶和肺尖，从而造成气胸而危及生命，故该穴不可偏向内下方深刺。

十六、肩井Jiānjǐng（GB21，足少阳胆经）

【体表定位】在肩上，当大椎与肩峰端连线的中点。

【进针层次】见图4-33。

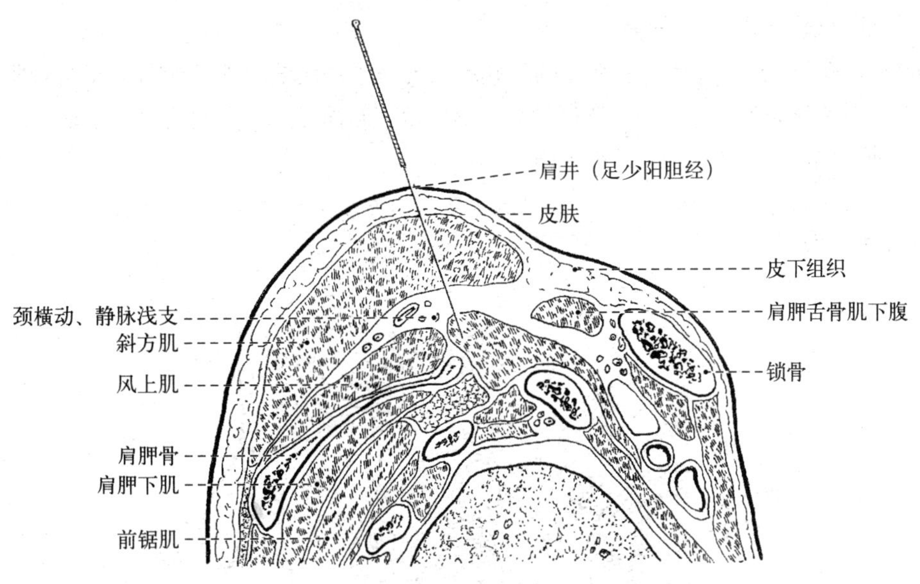


图4-33 肩井穴的层次解剖（矢状切面）

1. **皮肤** 由锁骨上神经内侧支支配，神经纤维来自第4颈神经前支。

2. **皮下组织** 致密，含上述皮神经的分支及浅静脉。

3. **斜方肌** 该肌受副神经及第3、4颈神经前支支配。直刺进针0.5寸时针尖已达此层。

4. **肩胛提肌** 该肌受肩胛背神经支配，该神经在此部走行在肩胛提肌深面或穿过该肌，针刺时可刺中该神经。

【针刺注意事项】直刺进针时切忌深刺，以不超过1寸为宜，避免刺伤胸膜或肺尖而造成气胸。

十七、太阳Tàiyáng（EX，经外奇穴）

【体表定位】在目外眦后上方凹陷中。

【进针层次】见图4-34。

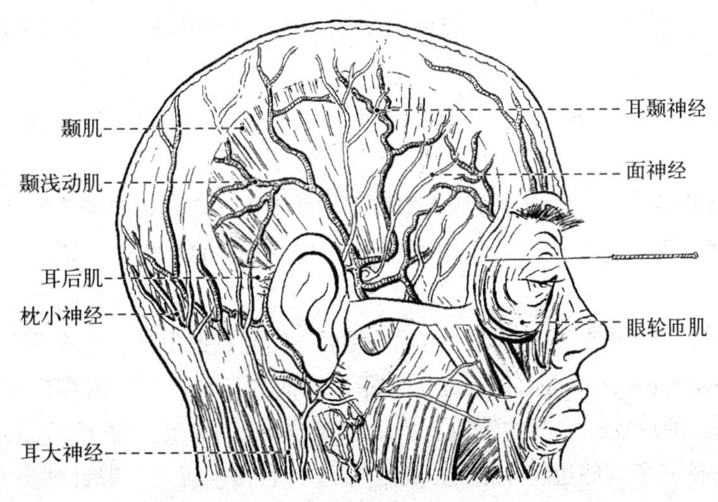


图4-34 太阳穴的层次解剖

1. **皮肤** 由颧颞神经和耳颞神经支配。颧颞神经是上颌神经的分支；耳颞神经是下颌神经的分支，两分支在此交汇分布，共同支配该区的皮肤。

2. **皮下组织** 内有上述皮神经和颞浅动、静脉的分支和属支分布。颞浅动脉是颈外动脉的终支之一，分支营养颞、额及顶部的肌肉和皮肤；颞浅静脉与同名动脉伴行，注入下颌后静脉。

3. **眼轮匝肌** 该肌由面神经的颞支支配。

4. **颞筋膜及颞肌** 颞筋膜呈坚韧强厚的腱膜状，覆盖于颞肌的表面。颞肌属于咀嚼肌，位于颞窝内，呈扇形。针刺为该肌的前缘部分，肌层较薄；该肌由下颌神经的分支颞深神经支配。

十八、风池Fēngchí（GB20，足少阳胆经）

【体表定位】项后外侧，与风府相平，胸锁乳突肌与斜方肌上端之间的凹陷处。

【进针层次】见图4-35。

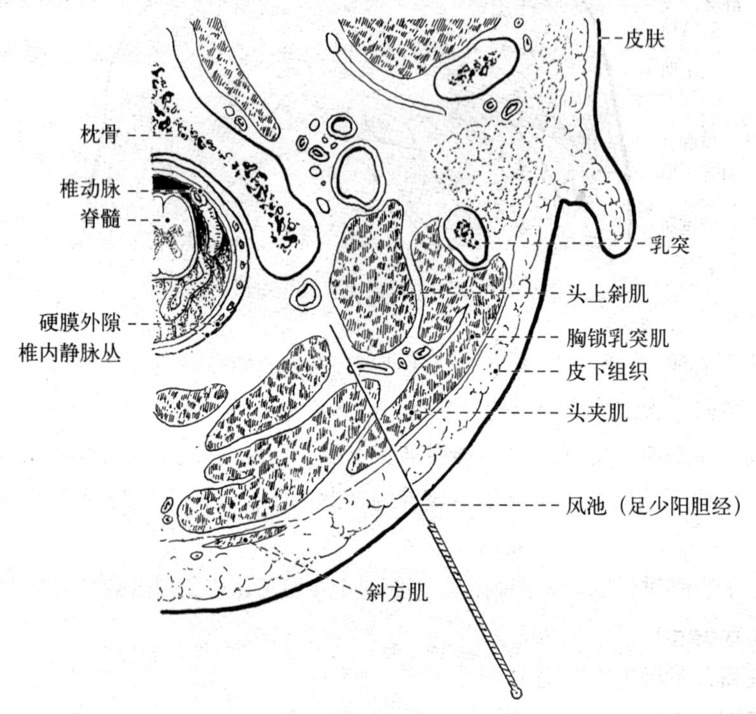


图4-35 风池穴的层次解剖（水平切面）

1. **皮肤** 此处皮肤较厚，长有毛发，针刺时有韧性感，由枕小神经的分支支配。枕小神经是颈丛的皮支。

2. **皮下组织** 较厚，由脂肪组织及纤维结缔组织构成；内有上述皮神经及枕静脉的属支针刺时韧性感较皮肤差，并有松软感觉。

3. **斜方肌和胸锁乳突肌** 两肌均由颈固有筋膜浅层所包裹，均由副神经及第2、3颈神经前支支配。

4. **头夹肌** 该肌位于上述两肌的深面，由第2~5颈神经后支的外侧支支配。针刺时通过该肌的外上部，阻力很小。

5. **头半棘肌** 该肌位于头夹肌的深面，由颈神经后支支配，针刺时通过该肌的外侧较厚的部分。

6. **枕下三角suboccipital triangle** 该三角为枕下肌围成的三角。三角内有枕下神经和椎动脉经过。枕下神经为第1颈神经的后支，支配枕下肌。椎动脉横过此三角，继穿寰枕后膜入椎管，再经枕骨大孔入颅腔。针刺时达该三角内侧边缘中点处，阻力很小并有松软感。一般针刺该穴以不穿透枕下三角为安全。

【针刺注意事项】

1. 针的深面为寰枕关节，该关节由枕骨髁和寰椎上关节凹组成。针刺至此时，有硬性阻力，不可再进针。

2. 针的深面内侧，即寰枕关节的内侧为寰枕后膜（枕下三角的底），再深层是硬膜、软膜及延髓的起始部位，若针刺朝向对侧眼外眦，深达1.2寸以上，就有可能刺伤延髓而引起严重后果。临床上已有针刺风府穴损伤延髓而致死亡的报道。

3. 针的深面外侧，即寰枕关节的外侧有椎动、静脉通过。若针朝向同侧眼内眦深刺，则有刺伤椎动、静脉的可能。正确的进针方向应该是向对侧眼内眦，其深面正对同侧的寰枕关节，不会有什么危险。

十九、风府Fēngfǔ（GV16，督脉）

【体表定位】当后发际正中直上1寸，枕外隆凸直下，两侧斜方肌凹陷中。

【进针层次】见图4-36。

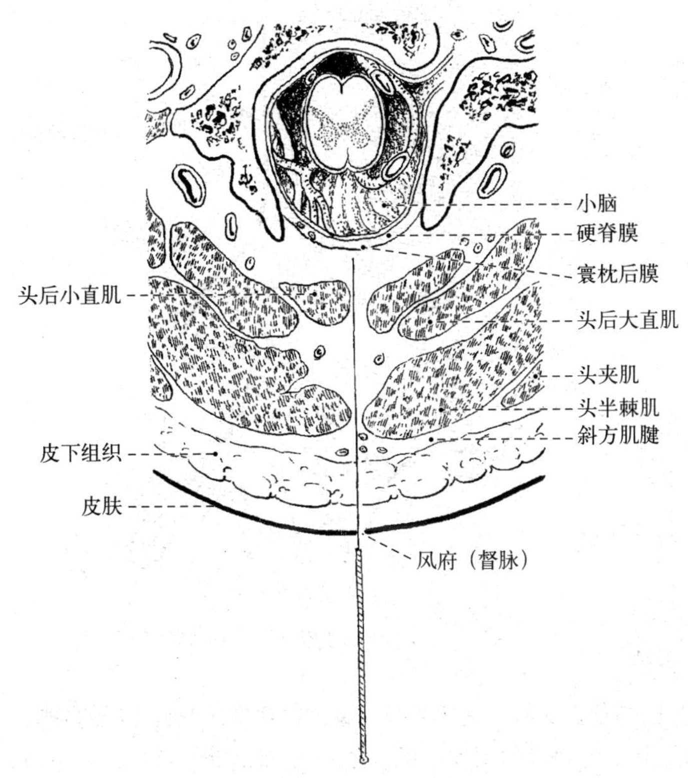


图4-36　风府穴的层次解剖（水平切面）

1. **皮肤**　此处皮肤稍凹陷，较厚，长有毛发，由枕大神经和第3枕神经的分支支配。

2. **皮下组织**　内有上述皮神经。

3. **项韧带**　该韧带为一三角形的弹性纤维膜；底部向上，附着于枕外嵴和枕外隆凸。针正好从项韧带的底部刺入，此处较宽厚，针刺有一定的阻力和黏滞感。

【针刺注意事项】针的深层依次有寰枕后膜、硬膜、蛛网膜、软膜及延髓

1. 寰枕后膜由致密结缔组织构成，位于寰椎后弓上缘与枕骨大孔后缘之间，后面与项韧带相连，前面紧贴硬膜，针刺此层时，有一定的阻力。

2. 硬膜此处是硬脊膜与硬脑膜的联结处，较厚而坚韧，由胶原纤维和弹性纤维构成。

3. 蛛网膜为菲薄而透明的结缔组织膜，紧贴在硬膜的内面。蛛网膜下腔在此处扩大为小脑延髓池，池内充满着脑脊液，临床上可经此处行小脑延髓池穿刺抽取脑脊液，进针层次参见”风府穴”。

4. 针刺风府穴，最深不得超过1.5寸，再深有可能伤及延髓。在延髓内有生命活动中枢，如呼吸中枢及心血管运动中枢等。若刺到延髓，患者有全身触电感，并有恐慌惊叫、精神异常等表现。轻者可有

头颈强痛、眩晕、眼花、心慌出汗、呕吐，重者可有呼吸困难、昏迷不醒、心跳停止而导致生命危急。临床上已有针刺风府穴过深而导致死亡的病例报道。

5. 针深层的外侧有椎动、静脉通过。椎动脉经寰椎横突孔穿出后，再经寰椎后弓与侧块相连处后方的椎动脉沟转向内上，经枕骨大孔入颅腔。若针刺方向稍偏向外侧，就有可能刺伤椎动、静脉，造成蛛网膜下腔出血等严重后果。

二十、下关Xià guān（ST7，足阳明胃经）

【体表定位】在颧弓下缘，下颌骨髁突之前方。

【进针层次】见图4-37。

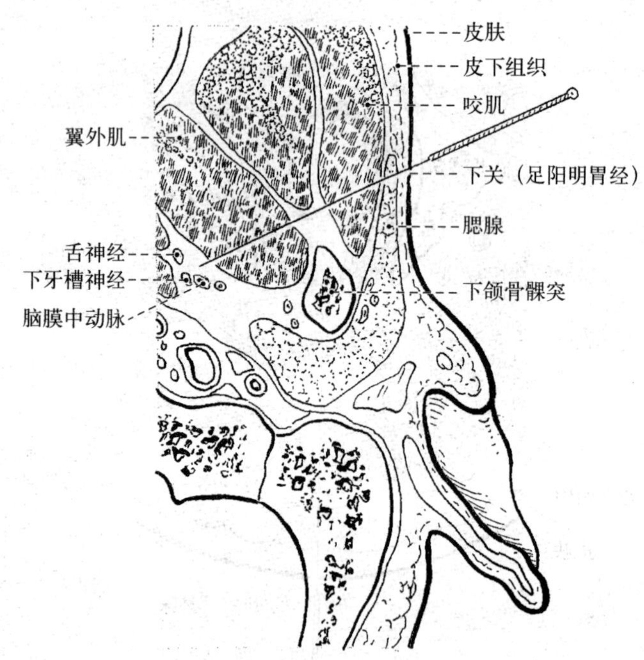


图4-37　下关穴的层次解剖（水平切面）

1. **皮肤**　由耳颞神经的分支支配，该神经是三叉神经第3支下颌神经的分支。

2. **皮下组织**　内有上述皮神经和面神经的颧支以及面横动、静脉。面横动脉是颞浅动脉的分支，向前穿腮腺而过，横过咬肌表面，其主干正当穴区；面横静脉是下颌后静脉的属支。

3. **腮腺**　是唾液腺中最大的一对，针穿过腮腺的前上部。在腮腺实质内有面神经丛、耳颞神经、颞浅动脉、颞浅静脉以及上颌动脉、上颌静脉等穿过。

4. **咬肌**　咬肌受下颌神经的咬肌神经支配。针从咬肌的后上部穿过。

5. **颞肌**　颞肌止点后方及下颌切迹，颞肌也属于咀嚼肌。起自颞窝骨面，向前下止于下颌支的冠突，由下颌神经的分支颞深神经支配。下颌切迹为下颌支上方冠突与髁突之间的凹陷，针刺此穴时，针尖从颞肌止点的后方、颧弓下方穿下颌切迹进入深层。

6. **上颌动、静脉血管**　血管位置较深，正当穴区。上颌动脉是颈外动脉的终支之一。

7. **翼外肌**　翼外肌属于咀嚼肌，位于颞下窝内，由下颌神经的翼外肌神经支配。针刺达1寸深时，可刺中该肌。

【针刺注意事项】

该穴可刺到上颌动、静脉。在针的深面是下牙槽神经、舌神经和脑膜中动脉。下牙槽神经和舌神经均是下颌神经的分支，若刺中这些神经时，有触电样感觉向下颌和舌部放射。脑膜中动脉是上颌动脉的分支，穿棘孔入颅腔，故此穴不宜针刺过深，以免刺伤脑膜中动脉等血管而引起严重出血。

二十一、听会 Tīnghuì（GB2，足少阳胆经）

【体表定位】在面部，耳屏间切迹前方，微张口呈凹陷处。

【进针层次】见图4-38。

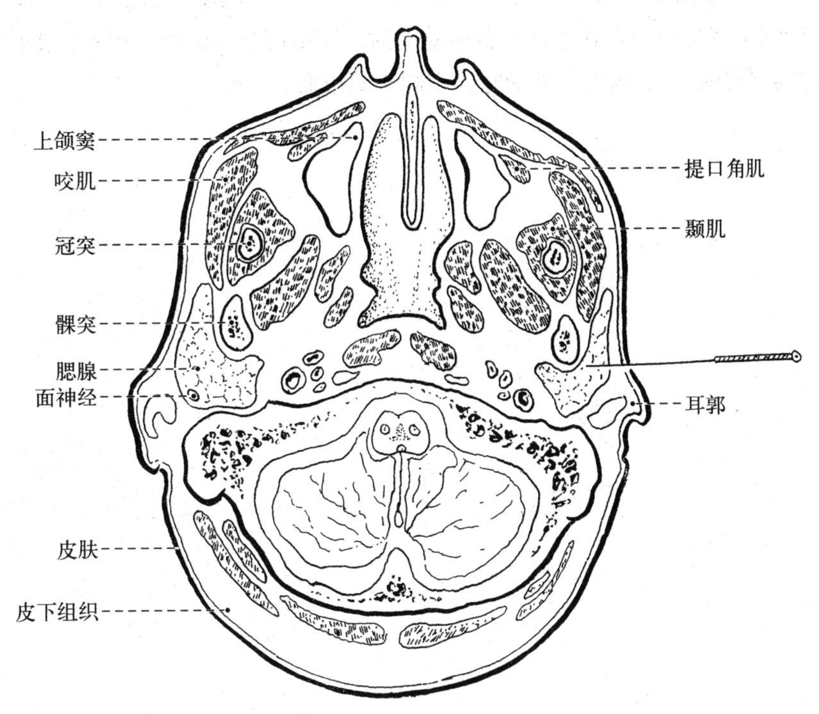


图4-38 听会穴的层次解剖

1. **皮肤** 由耳颞神经和耳大神经支配。耳颞神经是三叉神经的第三支下颌神经的分支；耳大神经为颈丛的皮支，由胸锁乳突肌后缘浅出后，沿该肌表面向上，分布于耳郭及其周围的皮肤，其神经纤维来自第2、3颈神经。

2. **皮下组织** 内有上述神经的分支。

3. **腮腺囊（腮腺鞘）** 此囊来自颈部的深筋膜浅层。腮腺囊在腮腺浅表的部分，特别致密，向上附于颧弓，向前续于咬肌筋膜，向后续于胸锁乳突肌筋膜。

4. **腮腺** 为人体最大的唾液腺，系浆液性腺体，呈三角楔形，其周围包有腮腺囊，囊与腮腺紧密相连，其浅面部分的腮腺囊向腮腺实质内发出无数小隔，使之分隔成为无数小叶。

【毗邻结构】

1. 前方下颌支。

2. 后方耳屏间切迹。此为耳屏与对耳屏之间的凹陷。

3. 上方颞下颌关节。

4. 下方颌角。

5. 腮腺浅面有下颌后静脉、颈外动脉和颞浅动脉；深面有颈内动、静脉。下颌后静脉由颞浅静脉和上颌静脉穿入腮腺后汇合而成，在颈外动脉的浅面下行，分为前、后两支，穿出腮腺，前支与面静脉汇合后注入颈内静脉，后支与耳后静脉、枕静脉合成颈外静脉。颈内静脉颈外、内动脉在甲状软骨上缘处自颈总动脉分出，其中颈外动脉沿颈部上行，经二腹肌后腹和茎突舌骨肌深面，入下颌后窝，由深面穿入腮腺，行于下颌后静脉的前内侧，至下颌颈平面分为颞浅动脉和上颌动脉两个终支；颈内动脉自颈外动脉的后外方行至其后方，经二腹肌后腹深面至下颌后窝，其在颈部无分支，向上经颈动脉管入颅后营养脑。

【针刺注意事项】

下颌后静脉、颈外动脉和颞浅动脉位于该穴区内，布于腮腺的浅面，颈内动、静脉位于腮腺的深面，如针刺不当，或针刺过深，针尖穿经腮腺时，可刺破上述血管。静脉由于管壁平滑肌较少，压力较低，刺中后不致于引起大量出血；但颈外、内动脉为颈部较大的动脉，管壁弹性较大，刺破后可引起颈部出血。因此，针刺不宜过深；尤其当针尖有搏动感时，切不可继续深刺，更不宜提插捻转，而应立即退针，并按压针孔数分钟，以免刺破颈外动脉，引起颈部出血。

# 第五章 胸部

## 第一节 概述

胸部是躯干的一部分，胸部位于颈部与腹部之间，其上部的两侧与上肢相连。胸部以胸廓为支架，表面覆以皮肤、筋膜和肌等软组织，共同构成胸壁。胸壁和膈围成胸腔，内有气管、主支气管、肺、心及出入心的大血管、食管、胸导管和神经等，向上经胸廓上口通颈部，向下借膈与腹腔分隔。

### 一、境界与分区

（一）境界

胸部的上界是自颈静脉切迹，向两侧沿锁骨上缘到肩峰，由此向后至第7颈椎棘突所作的连线与颈部分界；下界为胸廓下口，是从剑突向两侧沿肋弓、第11肋前端、第12肋下缘至第12胸椎棘突与腹部分界。两侧上部以三角肌前、后缘上部和腋前、后襞下缘中点的连线与上肢分界。由于膈向上隆凸，腹腔脏器隔着膈突向胸腔，而表面却被胸壁下部所遮盖，因此胸部体表的界限并不代表胸腔的真正范围。此外，胸腔内的脏器突出胸廓上口，伸入颈根部。

（二）分区

1. **胸壁可分为胸前区、胸外侧区和胸背区。**

（1）胸前区　该区又称胸前部，内侧界为前正中线，外侧界为三角肌前缘和腋前线，上界为颈静脉切迹和锁骨，下界为剑突和肋弓前部。

（2）胸外侧区　该区又称侧胸部，介于腋前、后线之间。上界为腋前、后襞在胸侧壁上的连线，下界为腋前、后线之间的肋弓后部和第11肋前部。

（3）胸背区　该区又称背部，见脊柱区。

2. **胸腔**　胸腔分为三部，即纵隔和容纳肺和胸膜囊的左、右部。

### 二、表面解剖

（一）体表标志

1. 颈静脉切迹jugular notch　颈静脉切迹为胸骨柄上缘的切迹，男性平对第2胸椎体下缘，女性平对第3胸椎体下缘。

2. 胸骨角sternal angle　胸骨角后方平对第4胸椎体下缘，两侧接第2肋软骨。胸骨角平面约平对主动脉弓起止端、气管杈、左主支气管与食管交叉处、胸导管由右下向左上移行的部位。

3. 剑突 xiphoid process　剑胸结合处平对第9胸椎，上端两侧与第7肋软骨相连，下端游离。

4. 锁骨 clavicle　锁骨全长均可触及，其中1/3外侧份的下方有一凹陷，称锁骨下窝。此窝深处有腋动、静脉和臂丛通过。

5. 肋 ribs　肋在锁骨下方首先摸到第2肋，依次向下可摸到下部各肋和肋间隙。左侧第5肋间隙锁骨中线内侧1~2 cm处，可触及心尖的搏动。

6. 肋弓 costal arch 和胸骨下角 infrasternal angle　在剑突两侧向下外可摸到肋弓，其最低点平第2，3腰椎间。两侧肋弓与剑胸结合共同围成胸骨下角。剑突与肋弓的交角称剑肋角，左侧剑肋角常作为心包穿刺和心内注射的进针部位之一。

7. 乳头 nipple　男性乳头位于锁骨中线与第4肋间隙相交处，女性乳头的位置变化较大。

（二）标志线

为了表示胸部脏器的位置，在胸部所作的垂直线。常用的标志线如下（图5-1）。

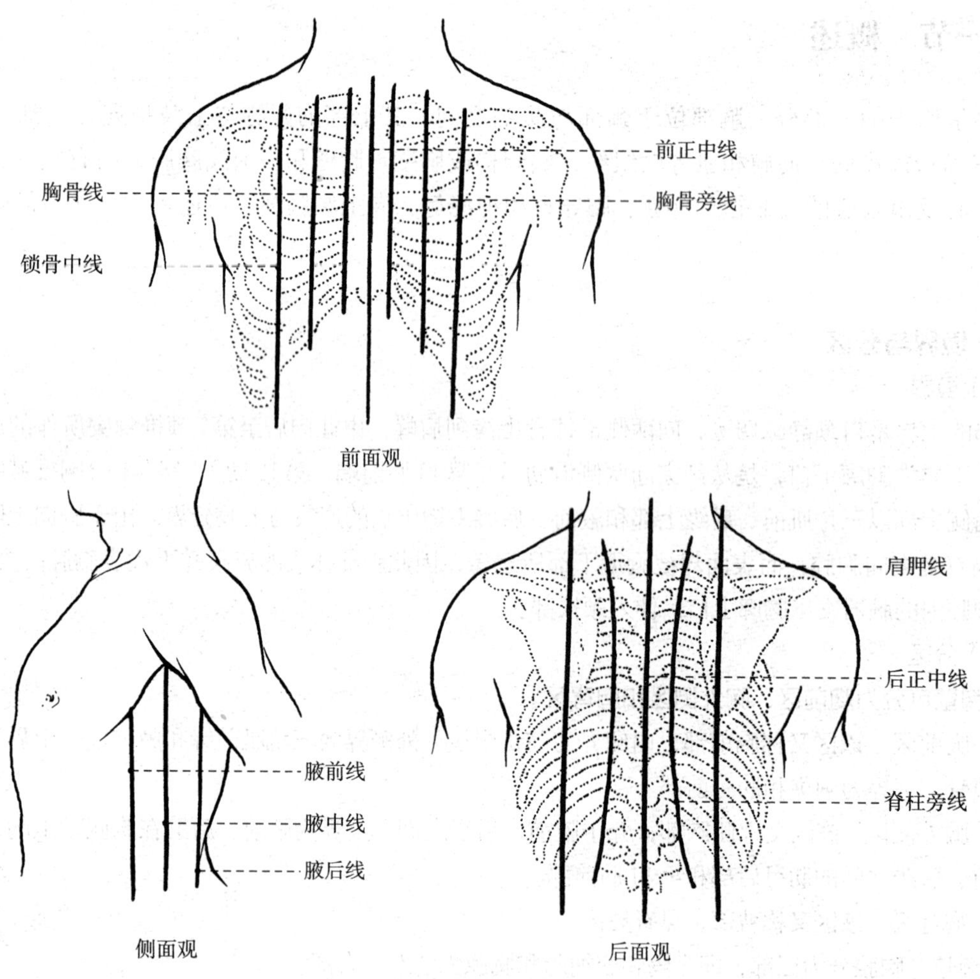


图5-1　胸部标志线

1. 前正中线 anterior median line　该线为经胸骨正中点所作的垂线，此线将胸前部分为左、右对称的二部。

2. 胸骨线 sternal line　该线为经胸骨外侧缘最宽处所作的垂线。

3. 锁骨中线 midclavicular line　该线为经锁骨中点所作的垂线。

4. 胸骨旁线 该线为经胸骨线与锁骨中线之间中点所作的垂线。

5. 腋前线anterior axillary line和腋后线posterior axillary line 该线为分别经腋前、后襞与胸壁交界处所作的垂线。

6. 腋中线midaxillary line 该线为腋前、后线之间中点所作的垂线。

7. 肩胛线scapular line 该线为两臂下垂时，经肩胛骨下角所作的垂线。

8. 脊柱旁线paravertebral line 该线为沿各椎骨横突外侧端所作的连线，常为一凸向内的弧形线。

9. 后正中线posterior median line 该线为经躯干后面正中所作的垂线，相当于各棘突尖的连线。

## 第二节 胸壁

胸壁thoracic wall由皮肤、浅筋膜、深筋膜、胸上肢肌、腹前外侧肌上部、胸廓、肋间肌及胸内筋膜等构成。

### 一、浅层结构

（一）皮肤

胸前区和胸外侧区皮肤较薄，特别是胸骨前面、两侧部、锁骨下窝及乳头区皮肤最薄。

（二）浅筋膜

胸部的浅筋膜与颈、腹部和上肢浅筋膜相延续，内含脂肪组织、浅血管、淋巴管，皮神经和乳腺。其厚度个体差异较大，胸骨前面较薄，其余部分较厚。

1. 浅血管 浅血管主要由胸廓内动脉、肋间后动脉和腋动脉等发出的分支供血，静脉血汇入胸腹壁静脉等。

（1）动脉 胸廓内动脉internal thoracic artery的穿支细小，与肋间神经前皮支伴行，营养胸大肌和胸前区内侧部皮肤。女性第2~4穿支较大，分支分布至乳房，在施行乳腺癌根治术时，应注意结扎止血。肋间后动脉的前、外侧皮支与肋间神经的同名分支伴行，分别分布至胸前、外侧区皮肤。在第2~4肋间隙的乳房支，分布至乳房。上述二动脉的分支均有伴行静脉，分别汇入胸廓内静脉和肋间后静脉。

（2）静脉 胸腹壁静脉thoracoepigastric vein为胸前、外侧区的浅静脉，起自脐周静脉网，沿胸前区外侧部斜向外上行，汇入胸外侧静脉。沿途收集腹壁上部，胸前、外侧区皮肤和浅筋膜的静脉血。当门静脉高压症时，该静脉血流量增大、曲张，借此静脉建立门腔静脉的侧支循环。

2. 皮神经胸前、外侧区的皮神经来自颈丛和肋间神经。

（1）锁骨上神经 锁骨上神经起自颈丛2~4支，经颈部向下跨越锁骨前面，分布于胸骨柄、锁骨下窝和肩部皮肤。

（2）肋间神经intercostal nerve的外侧皮支和前皮支 胸前、外侧区皮肤除锁骨上神经分布区外，其余均由肋间神经分支分布。肋间神经在腋前线附近发出外侧皮支，分布于胸外侧区和胸前区外侧部皮肤，在胸骨两侧发出前皮支，分布于胸前区内侧部皮肤，胸神经前支的皮支分布呈明显的节段性，自上而下按神经序数排列。第2肋间神经分布于胸骨角平面皮肤，其外侧皮支尚分布于臂内侧部；第4肋间神经至乳头平面；第6肋间神经至剑胸结合平面；第8肋间神经至肋弓平面。根据皮神经的分布可测定麻醉平面和诊断脊髓损伤节段（图5-2）。

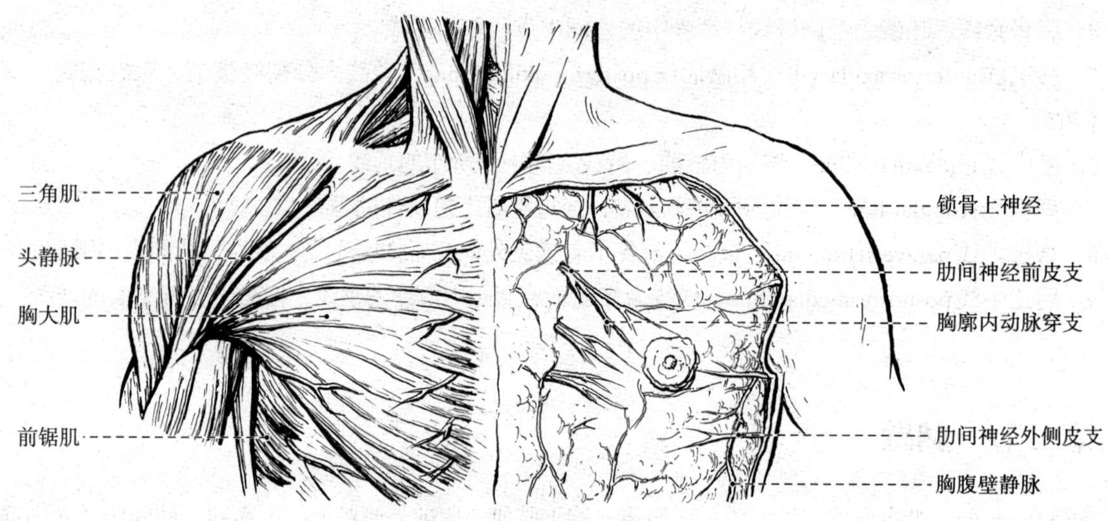


图5-2 胸壁结构（浅层）

（三）乳房

乳房breast在男性和小儿不发达。

1. 位置 乳房位于胸前部，浅筋膜浅、深二层之间，在胸大肌和前锯肌及其胸肌筋膜表面，上起第2、3肋，下至第6、7肋，内侧至胸骨旁线，外侧可达腋中线。

2. 形态 成年未授乳女性的乳房呈半球形，紧张而富有弹性。乳房的中央有凸起的乳头mammary papilla，乳头周围颜色较深的皮肤称乳晕mammary areola，乳头和乳晕内含有少量平滑肌及变形的皮脂腺称乳晕腺。

3. 构造 乳房由皮肤、纤维组织、乳腺和脂肪组织构成（图5-3）。乳腺被脂肪组织分隔为15~20个乳腺叶lobe of mammary gland，腺叶又分为若干小叶。每一腺叶有一条输乳管lactiferous duct，以乳头为中心呈放射状排列，末端开口于乳头。腺叶、小叶间有结缔组织间隔，乳腺脓肿切开引流时，宜作放射状切口，并要分离结缔组织间隔，以利引流。浅筋膜深层与胸肌筋膜之间有一间隙，称乳房后隙，内有疏松结缔组织、脂肪和淋巴管；此隙炎症容易蔓延，脓肿切开时，宜低位引流。腺叶间结缔组织中有许多与皮肤垂直的纤维束，一端连于皮肤和浅筋膜浅层，一端连于浅筋膜深层，称乳房悬韧带suspensory ligament of breast或Cooper韧带。乳腺癌时，由于韧带不能伸展，反而牵拉皮肤形成很多小凹陷。

4. 淋巴回流 女性乳房的淋巴管网非常丰富，可分为浅、深两组。浅毛细淋巴管网位于皮下和皮内。深淋巴管网位于乳腺小叶周围的间隙和输乳管壁内。乳房各部的淋巴流向不同，大体可归纳如下（图5-4）。

1）乳房外侧和上部的淋巴管多汇集成2~3条大淋巴管走向上外方，首先注入胸大肌下缘的胸肌淋巴结。

2）乳房内侧部的淋巴管于胸骨旁穿1~5肋间隙，注入胸骨旁淋巴结parasternal lymph nodes。

3）乳房下内侧部的淋巴管与腹前壁上部的淋巴管吻合。吻合后的淋巴管穿过腹壁及膈下间隙与肝脏的淋巴管相吻合。

4）乳房深部的淋巴管注入尖淋巴结。有时在胸大、小肌之间也有淋巴结，称胸肌间淋巴结interpectoral lymph nodes。故乳腺癌根治术需一并切除胸大、小肌。

5）乳房浅淋巴管网有广泛的吻合，两侧乳房也可借浅淋巴管网相互交通。当乳腺癌乳房淋巴管阻塞造成皮肤水肿时，皮肤在毛囊及皮脂腺处与皮下组织连接紧密，水肿不明显，因而局部皮肤出现点状凹陷，呈”桔皮样”改变，为乳腺癌晚期的一种体征。



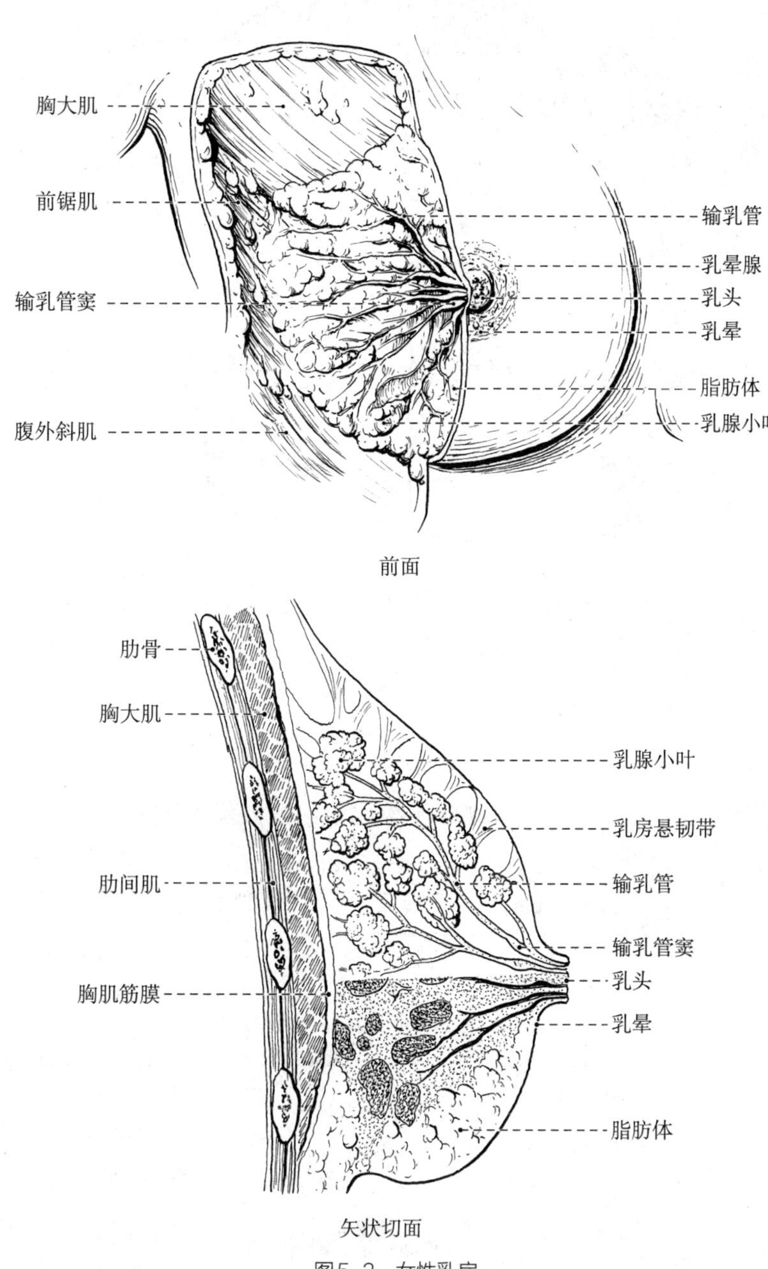


图5-3 女性乳房

## 二、深层结构

（一）深筋膜

1. **浅层** 浅层大部分覆盖于胸大肌的表面，向上附着于锁骨，向下移行于腹部深筋膜，中份包绕胸大肌和前锯肌，向内侧移行于胸骨表面，并与胸骨骨膜相融合。

2. **深层** 深层位于胸大肌深面，上附于锁骨，在锁骨下方分两层包绕锁骨下肌。中份包绕胸小肌，在胸小肌下缘处与浅层融合成一层，向下至腋窝底，与腋筋膜相续。位于喙突、锁骨下肌与胸小肌上缘之间的深层筋膜又称锁胸筋膜 coracocleidopectoral fascia，胸肩峰动脉的胸肌支和胸外侧神经的分支穿出该筋膜至胸大肌。头静脉和淋巴管则穿过锁胸筋膜，分别注入腋静脉和腋淋巴结（图5-5）。

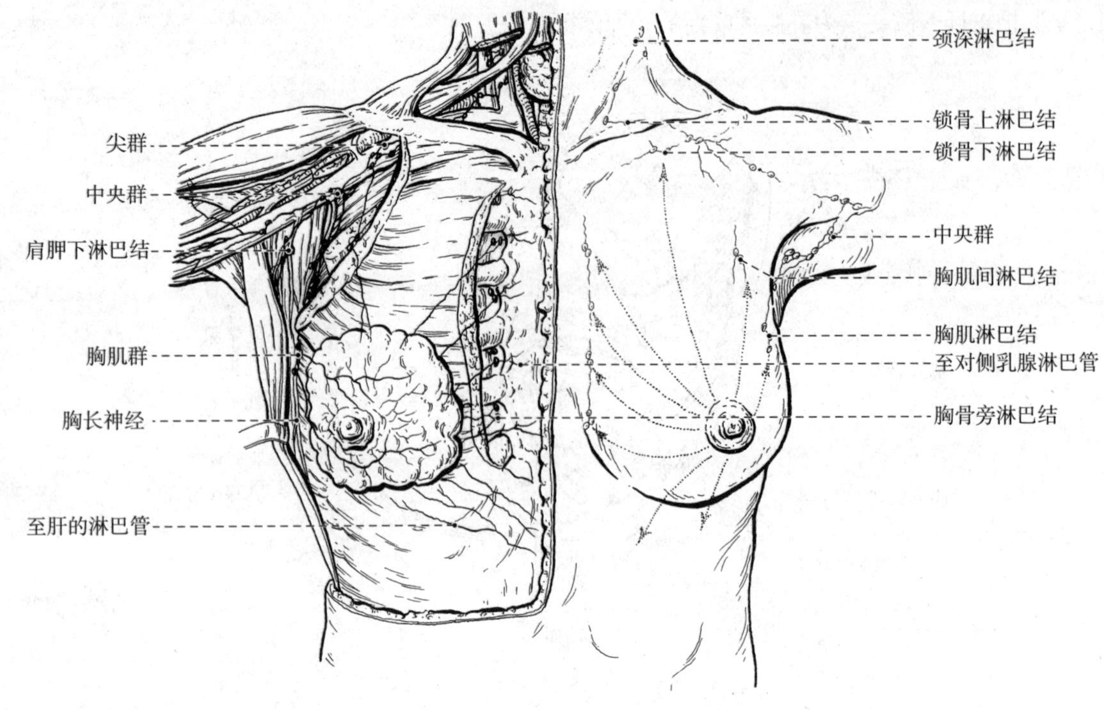


图5-4　乳房的淋巴回流

（二）胸廓外肌层

覆盖胸前外侧壁的肌层由胸肌和部分腹肌所组成。由浅入深大致分为4层。第一层为胸大肌、背阔肌前部、腹外斜肌和腹直肌上部。第二层为锁骨下肌、胸小肌和前锯肌。第三层为肋间肌。第四层为胸横肌transverse thoracic muscle，贴于胸廓内面。胸肌的起止、作用及神经支配详见（表5-1）。

**表5-1　胸肌**

| 肌　群 | 名　称 | 起　点 | 止　点 | 作　用 | 神经及节段 |
|---|---|---|---|---|---|
| 胸上肢肌 | 胸大肌 | 锁骨内侧半、胸骨前面第1~5肋软骨、腹直肌鞘 | 肱骨大结节嵴 | 屈、内收和内旋肩关节 | 胸内、外侧神经（C7~T1） |
| | 锁骨下肌 | 第1肋软骨上面 | 锁骨肩峰端 | 拉锁骨向内下 | 锁骨下神经（C4~6） |
| | 胸小肌 | 第3~5肋外面 | 肩胛骨喙突 | 拉肩胛骨向前下、提肋 | 胸内侧神经（C7~T1） |
| | 前锯肌 | 上位8~9肋外面 | 肩胛骨内侧缘 | 拉肩胛骨向前紧贴胸廓 | 胸长神经（C5~8） |
| 胸固有肌 | 肋间外肌<br>肋间内肌<br>肋间最内肌 | 上位肋骨下缘<br>下位肋上缘<br>下位肋骨中部上缘 | 下位肋骨上缘<br>上位肋下缘<br>上位肋骨中部上缘 | 提肋<br>降肋<br>降肋 | 肋间神经（T1~T11） |
| | 胸横肌 | 剑突、胸骨体下部内面 | 第3~6肋软骨内面 | 降肋 | 肋间神经（T3~6） |
| | 肋下肌 | 肋角附近肋内面 | 上1~2位肋肋角附近肋内面 | | 胸神经前支（C1~T11） |
| | 肋提肌 | 第7颈椎和第1~11胸椎横突 | 下位肋结节至肋角间的肋上缘 | 提肋 | 脊神经前支（C8~T11） |

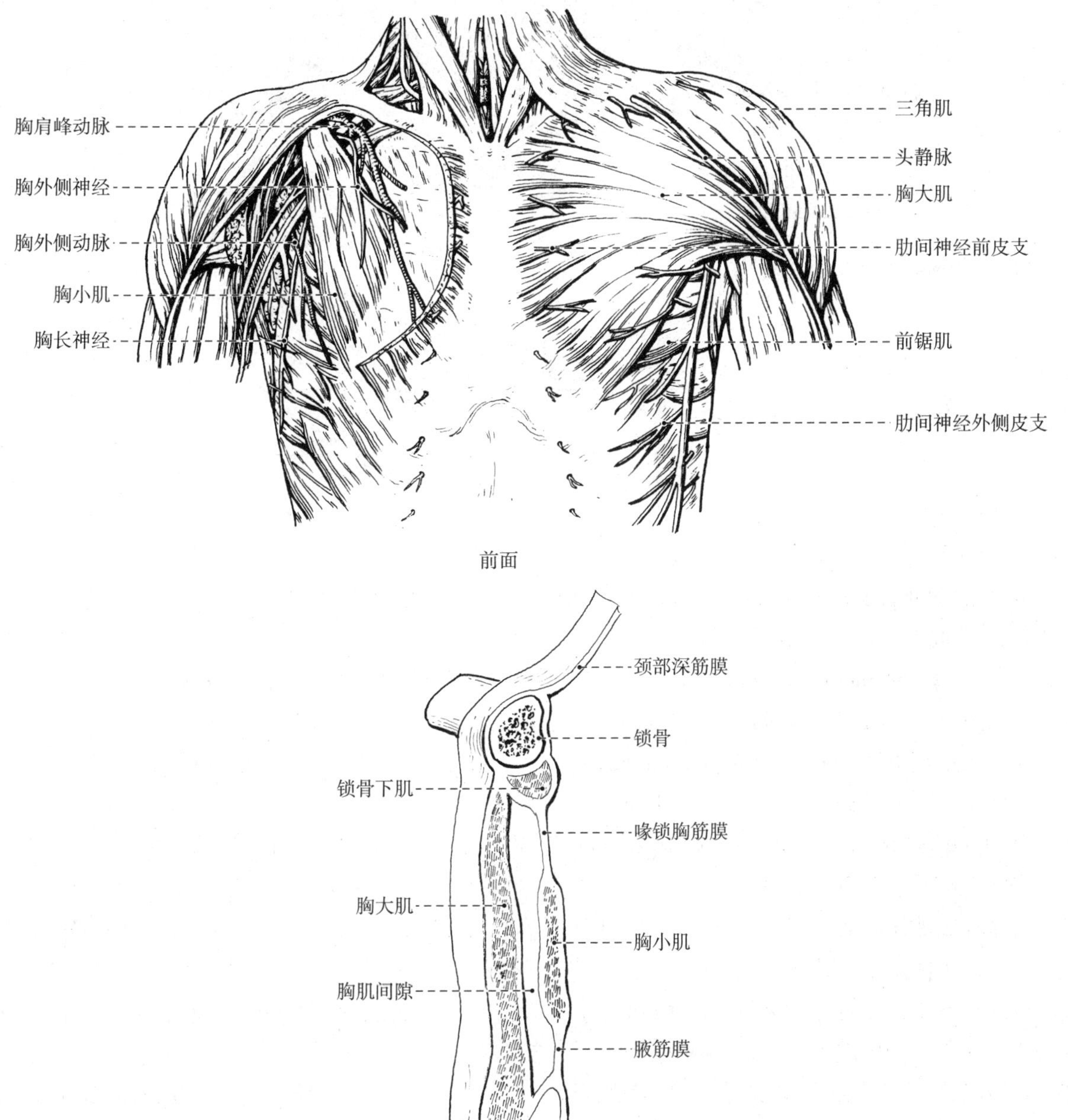


前面

前区深筋膜（矢状切面）

图5-5 胸壁结构（深层）

1. 胸大肌pectoralis major 该肌位于胸前区，由胸内、外侧神经支配。血供主要来源有二，即胸肩峰动脉的胸肌支和胸廓内动脉穿支。前者与胸外侧神经组合成一组血管神经束，后者与肋间神经前皮支组成组。

2. 前锯肌anterior serratus 该肌位于胸外侧区，为一宽大扁肌，由胸长神经支配。血液供应主要来自胸背动脉，发出1~3条分支营养该肌。

（三）肋间隙

12对肋构成11对肋间隙，肋间隙的宽窄不相同，上位肋间隙较下位的宽，前部较后部宽。肋间隙内有肋间肌、血管和神经（图5-6）。

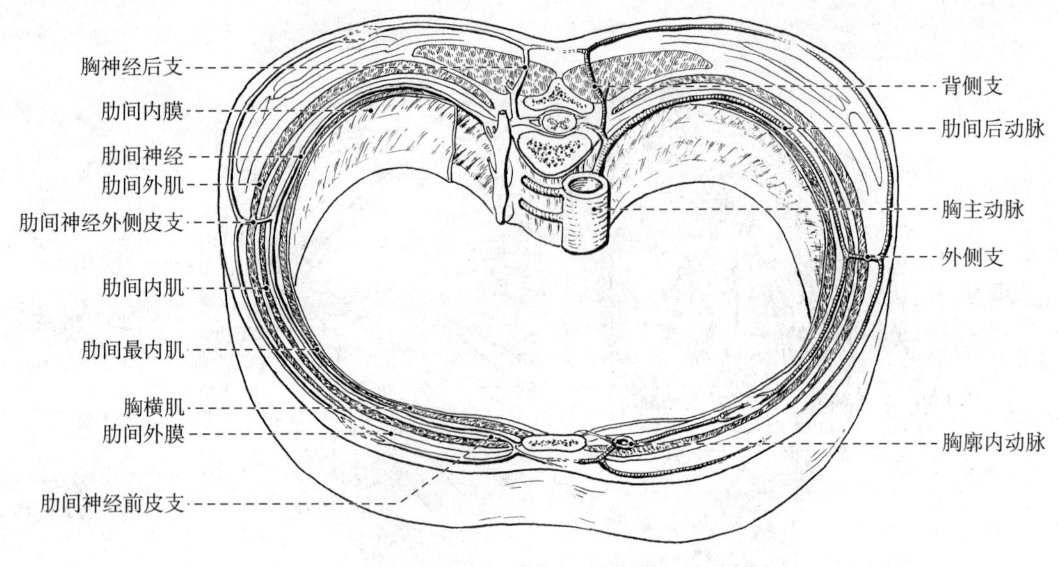


图5-6　肋间后动脉和肋间神经

1. 肋间肌

（1）肋间外肌 external intercostal muscle　该肌位于相邻二肋之间，肌纤维斜向前下方，该肌在肋软骨间的部分成为腱膜，称肋间外膜。

（2）肋间内肌 internal intercostal muscle　该肌较薄，位于肋间外肌深面，肌纤维斜向前上方，与肋间外肌的纤维方向交叉。该肌自胸骨侧缘向后达肋角，于肋角内侧成为腱膜，称肋间内膜。

（3）肋间最内肌 innermost intercostal muscle　该肌位于肋间隙中份，肋间内肌深面，纤维方向与肋间内肌相同，以上二肌的作用为降肋助呼气。

2. 肋间隙的血管和神经　肋间隙内有肋间后血管和肋间神经伴行。第1、2肋间隙的动脉来自锁骨下动脉的分支，第3~11肋间隙者来自肋间后动脉。肋间后动脉 posterior intercostal artery 起自主动脉胸部，有同名静脉和肋间神经伴行。三者并行于肋间隙内，在肋角内侧，位于肋间隙中部，动、静脉缠绕于肋间神经周围，无一定的排列顺序。在肋角附近，肋间血管神经均发一较小的下支沿下位肋骨上缘向前，本干又称上支，循肋沟前行。在肋角前方，三者排列顺序自上而下为静脉、动脉、神经。肋间后动脉的上、下支于肋间隙前1/3处与胸廓内动脉的分支吻合，下3对肋间后动脉常不分上下支。胸膜腔穿刺常在腋后线或肩胛线的第7或第8肋间隙中部进行（图5-7）。肋间后静脉 posterior intercostal vein 前端注入胸廓内静脉，后端注入奇静脉、半奇静脉或副半奇静脉。下6对肋间动、静脉和神经离开肋间隙后经肋弓深面入腹前外侧壁，手术时要注意保护，以免损伤（图5-8）。

（四）胸廓内血管

胸廓内动脉 internal thoracic artery 胸廓内动脉起自锁骨下动脉，向下在锁骨下静脉后方，经胸廓上口入胸腔，沿胸骨侧缘外侧1~25 cm下行，至第6肋间隙分为肌膈动脉和腹壁上动脉二终支。沿途发出心包膈动脉，分布至心包和膈；肋间前支分布到肋间隙，并与肋间后动脉分支吻合。胸廓内动脉前方有上六对肋软骨、肋间内肌和肋间外膜；后面上部紧贴胸内筋膜和壁胸膜，第3肋软骨以下借胸横肌与上述二膜分隔。胸廓内静脉1~2支，与同名动脉伴行，若为1支则行于动脉内侧。胸廓内静脉周围有胸骨旁淋巴结，以第1~2肋间隙出现率最高，乳房内侧部癌肿常转移至此淋巴结。该淋巴结配布范围的体表投影为胸骨外缘向外约3 cm，从第1~6肋间隙范围内包括全部胸骨旁淋巴结。胸骨后面一般无淋巴结。（图5-9）

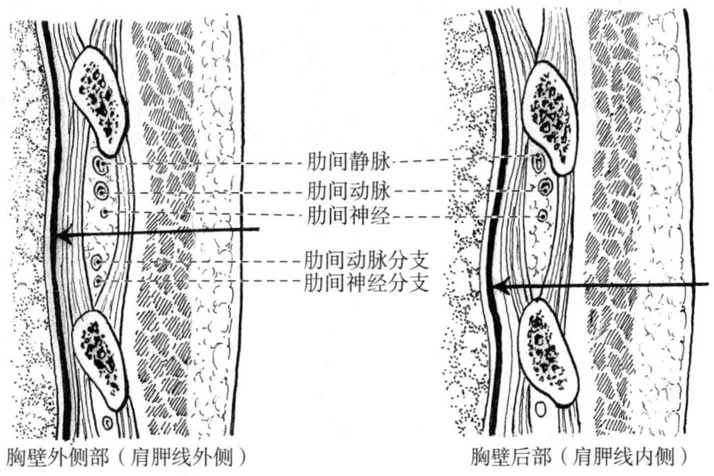


图5-7 胸壁层次及胸腔穿刺部位

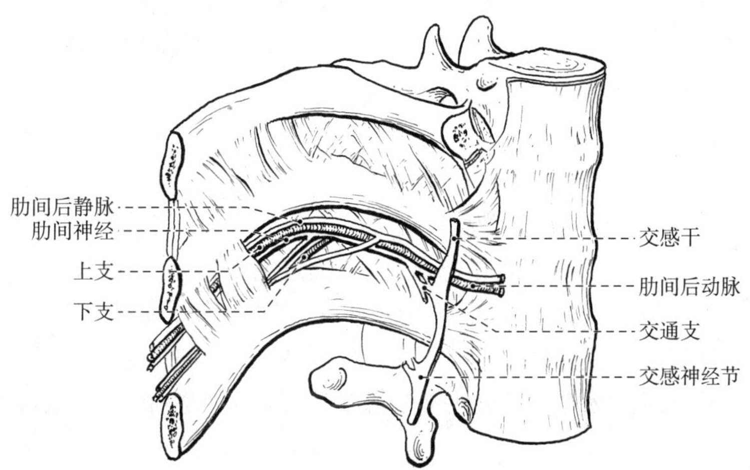


图5-8 肋间后血管、肋间神经和胸交感干

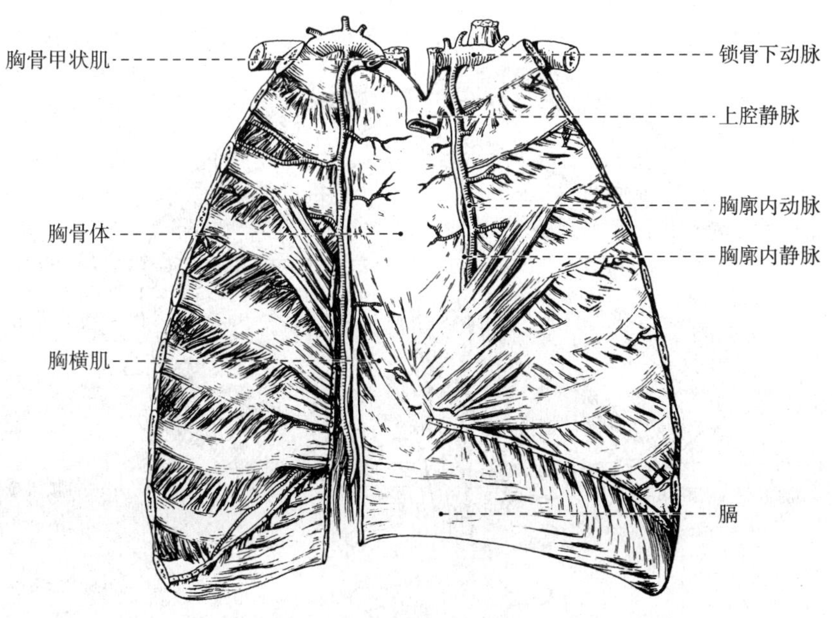


图5-9 胸前壁（内面观）

（五）胸内筋膜

胸内筋膜endothoracic fascia衬于胸廓内面，是一层致密的结缔组织膜。该筋膜厚薄不匀，在胸骨和肋间隙内面的部分较厚，脊柱两侧较薄。胸内筋膜与壁胸膜之间有疏松结缔组织，脊柱两旁较发达，容易分离。筋膜向下覆于膈的上面，称膈胸膜筋膜；向上覆于胸膜顶上面，称胸膜上膜，即Sibson筋膜。

## 第三节　膈

### 一、位置和分部

（一）位置

膈diaphragm呈穹隆状，位于胸、腹腔之间，封闭胸廓下口。膈穹右高左低，最高点分别位于右第4，左第5肋间隙。膈上面覆以膈胸膜筋膜、壁胸膜或心包壁层。膈与胸壁间夹成的窄隙是肋膈隐窝形成的基础。膈上面隔着胸膜与肺底相邻，中央部与心包愈着。膈下面右半与右半肝、左内叶，左半肝与肝左外叶、胃和脾相邻。

（二）分部

膈的腱性部为中心腱central tendon，根据肌纤维起始部位不同而分为胸骨部、肋部和腰部。腰部内侧份的肌纤维形成左脚和右脚，中间份纤维起自第2腰椎体侧面，外侧份纤维起自内、外侧弓状韧带。内侧弓状韧带为张于第1腰椎体侧面与第2腰椎横突之间，外侧弓状韧带为张于第2腰椎横突与第12肋之间的腱弓。膈的各部起始点缺乏肌纤维，常形成二个三角形的肌间裂隙（腰肋三角和胸肋三角）。裂隙的上、下面分别仅覆以膈胸膜和膈胸筋膜或腹膜和腹内筋膜，是膈的薄弱区，腹腔器官可经三角突向胸腔，形成膈疝。

腰肋三角lumbocostal triangle腰肋三角位于膈的腰部与肋部起点之间，三角尖向上，底为第12肋。前方与肾后面相邻，后方有肋膈隐窝，肾手术时应注意保护胸膜，以免撕破导致气胸（图5-10）。

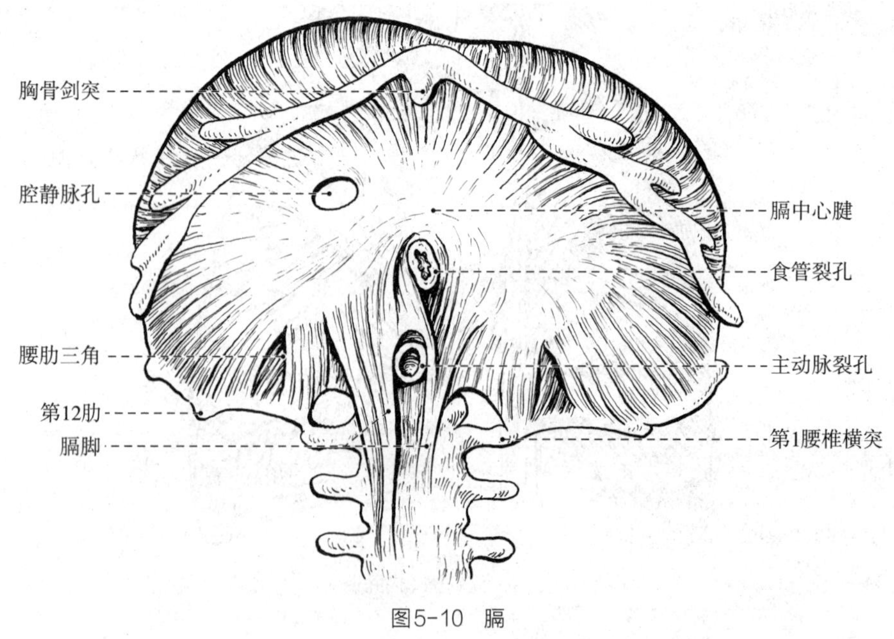


图5-10　膈

胸肋三角 sternocostal triangle 胸肋三角位于膈的胸骨部与肋部起点之间，有腹壁上血管和来自腹壁与肝上面的淋巴管通过。

### 二、裂孔

膈有三个裂孔　主动脉裂孔 aortic hiatus 在膈左、右脚与脊柱之间，平第12胸椎高度，有降主动脉和胸导管通过；食管裂孔 esophageal hiatus 在主动脉裂孔的左前方，平第10胸椎高度，有食管、迷走神经前、后干，来自肝的膈、脏面后部和尾状叶的淋巴管以及胃左血管的食管支通过，该裂孔是膈疝的好发部位之一；腔静脉孔 vena caval foramen 在食管裂孔的右前方，平第8胸椎高度，有下腔静脉通过。腰部中间份起点处有内脏大、小神经，交感干和腰升静脉经过，外侧份有肋下血管和神经经过。

### 三、血管、淋巴和神经

（一）血管

膈的血液供应主要来自膈上、下动脉，心包膈动脉 pericardiacophrenic artery 和肌膈动脉 musculophrenic artery，有伴行静脉，最终均分别汇入上、下腔静脉。

（二）淋巴

膈的淋巴主要注入膈上、下淋巴结。膈上淋巴结位于膈的上面，分为前、中、后三组，分别位于剑突后方、膈神经穿膈处和主动脉裂孔附近，收纳膈、心包下部和肝上面的淋巴管；其输出管注入胸骨旁淋巴结和纵隔后淋巴结。肝癌时可经膈上淋巴结向胸部转移。膈下淋巴结详见腹部。

（三）神经

膈由膈神经（C3~5前支）支配。膈神经 phrenic nerve 起自颈丛，在锁骨下动、静脉间经胸廓上口入胸腔，继在上纵隔下行，经肺根前方，心包与纵隔胸膜之间达膈。右膈神经在腱部、左膈神经在肌部穿膈。沿途发出胸骨支、肋支、胸膜支等。膈神经为混合性神经，其运动纤维支配膈的运动感觉纤维分布至胸膜、心包和膈下中央部腹膜，右膈神经，尚有纤维至肝上面和胆囊。有时尚有来自第5或第5、6颈神经前支的副膈神经，该神经在膈神经外侧、锁骨下静脉前方入胸腔。膈神经手术时应注意副膈神经存在的可能。

## 第四节　胸腔及其脏器

胸腔 thoracic cavity 为一底稍向上凸并略扁的圆锥形腔。由胸壁和膈围成，衬以胸内筋膜，向上经胸廓上口通颈部。胸腔分为三部：即位于正中偏左的纵隔和容纳肺、胸膜囊的左、右部。纵隔内有心、心包、出入心的血管、食管、气管、支气管和胸导管等器官。

### 一、胸膜和胸膜腔

胸膜 pleura 是一层薄而光滑的浆膜，可分为壁胸膜 parietal pleura 和脏胸膜 visceral pleura 两部分，二者在肺根处相互移行而形成密闭的腔隙称胸膜腔。胸膜腔为一潜在的腔隙，左、右各一，互不相通。正常时为负压，脏、壁两层胸膜紧密相贴，其中有少量浆液，可减少呼吸时二层间的摩擦（图5-11）。

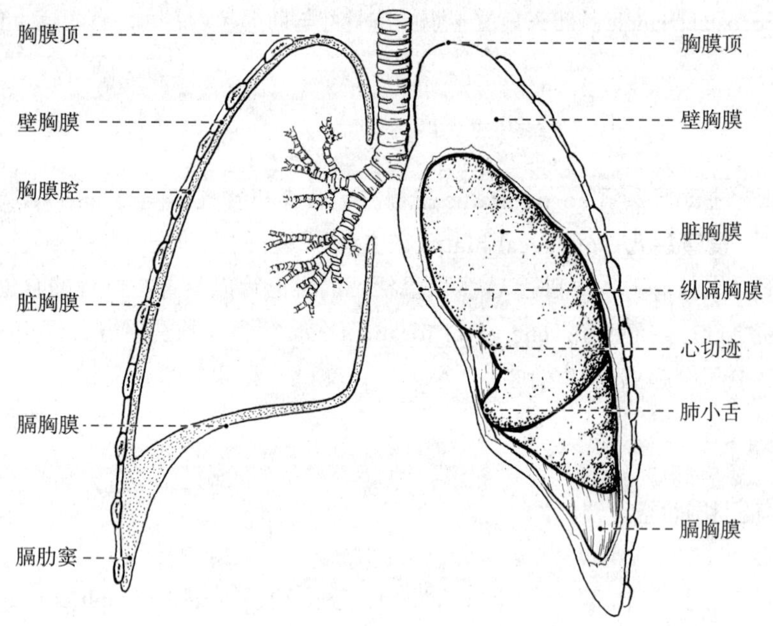


图5-11　胸膜的分布

（一）胸膜隐窝

壁胸膜因其所在部位不同而分为肋胸膜、膈胸膜、纵隔胸膜和胸膜顶，各部壁胸膜转折处，形成深浅不同的窄隙，肺的边缘不能伸入其间，称为胸膜隐窝，最大的隐窝位于肋胸膜转折至膈胸膜处，称肋膈隐窝phrenicocostal sinus，是胸膜腔最低位，胸膜腔有液体时多积存于此。肋胸膜前缘与纵隔胸膜前缘移行转折而成肋纵隔隐窝，以左侧者比较明显。

（二）胸膜的神经分布

壁胸膜由躯体感觉神经分布，肋间神经分布于肋胸膜和膈胸膜的周围部分，膈神经的感觉纤维分布于膈胸膜的中央部分和纵隔胸膜。壁胸膜对于疼痛的刺激非常敏感，而且体表定位准确。脏胸膜由内脏感觉神经分布，对触摸和温度机械性刺激不敏感，体表定位不准确，但对牵拉敏感。

## 二、肺

肺lung位于胸腔内，纵隔胸膜的两侧。肺借肺根和肺韧带固定于纵隔，其余部分完全游离。左右肺的形状并不完全对称，右肺较左肺宽短，总的容量也大于左肺（图5-12）。

（一）肺门和肺根

1. 肺门　肺门hilum of lung位于肺内侧面中部的凹陷处，有支气管，肺动、静脉，支气管动、静脉，神经及淋巴管出入。临床上常把此处称第一肺门。各肺叶的肺叶支气管、动脉、静脉。

2. 肺根　肺根root of lung是通过第一肺门的诸结构借结缔组织相连并被胸膜所包绕而成。此处胸膜呈袖状，上半包绕肺根，下半形成肺韧带，其内有数个淋巴结。

肺根各结构的位置关系，由前向后左右相同：肺上静脉、肺动脉、支气管。由上而下左右略有不同：左肺根内为肺动脉、支气管、肺静脉。右肺根内为上叶支气管、肺动脉、中下叶支气管、肺静脉。左、右肺下静脉位置最低。切开肺韧带时，注意勿伤及肺下静脉（图5-13）。

（二）肺的血管和神经

1. 肺的血管　肺有两个功能不同的血管系统，一个是属于小循环的肺动脉和肺静脉，其主要功能是参与气体交换；另一个是属于大循环的支气管动脉和支气管静脉，其主要功能是营养支气管和肺。

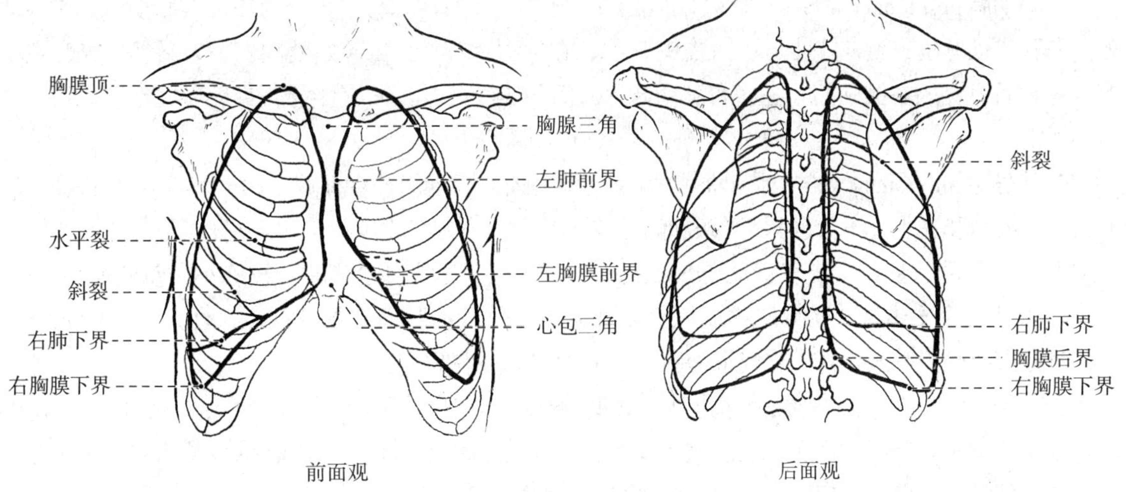


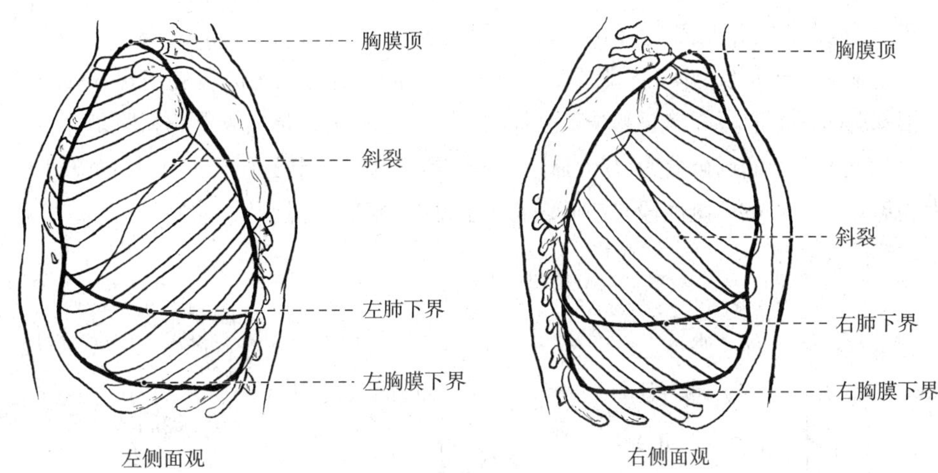


图5-12 胸膜和肺的体表投影

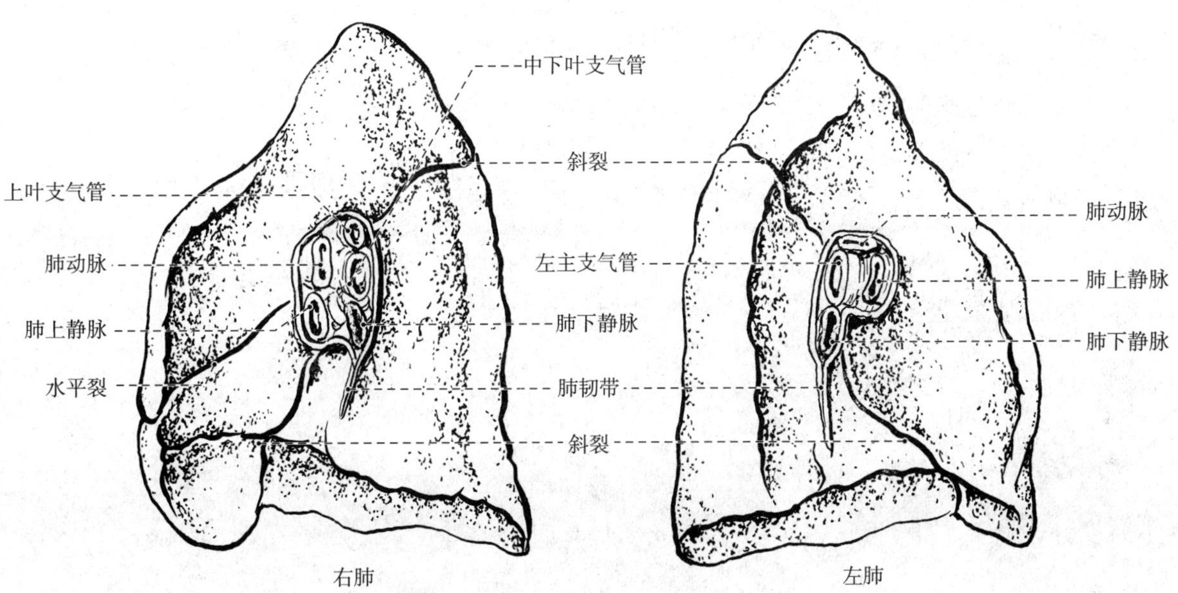


图5-13 肺与肺门结构

（1）肺动脉 pulmonary artery　肺动脉起自肺动脉干，在主动脉弓下方分为左、右肺动脉。左肺动脉较短，在胸主动脉前方弯向左上方，入左侧肺门；右肺动脉较长，自起始处向右下方斜行，经升主动脉和上腔静脉后方进入右侧肺门。左、右肺动脉入肺后与支气管及其分支伴行，最后形成毛细血管，分布于肺泡周围。

（2）肺静脉 pulmonary vein　肺静脉由肺泡周围毛细血管逐级汇合而成，每侧肺有两条肺静脉，即右上、下肺静脉和左上、下肺静脉；4条肺静脉均于肺根前下方穿心包壁层注入左心房。

（3）支气管动、静脉　支气管动脉 bronchial artery 大多发自胸主动脉，较细小，每侧肺有1~3支，伴随支气管及其分支走行，营养肺内支气管壁和肺。支气管静脉循支气管回流，注入奇静脉或半奇静脉，有时注入上腔静脉。此外，支气管静脉与肺静脉之间还有吻合。

2. 肺的神经　支配肺的神经为迷走神经和交感神经，二者在肺门前、后组成肺丛，由肺丛发出分支沿各级支气管进入肺组织和脏胸膜。胸部手术刺激胸膜和肺组织时，易引起胸膜肺休克，如在肺门神经丛处作局部阻滞麻醉，可起到一定的预防效果。

（三）肺段

每一肺段支气管及其所属的肺组织称为支气管肺段 bronchopulmonary segment，简称肺段（图5-14）。肺段呈圆锥形，其尖向肺门，底朝向肺表面。肺段内有肺段支气管、肺段动脉和支气管血管伴行，相邻肺段之间有段间静脉和少量结缔组织，易于分离，是临床上作肺段切除术的标志。依照肺段支气管的分支分布，右肺可分为10个肺段，左肺常分为8个肺段（图5-15）。左肺上叶的尖段与后段常合并为尖后段，下叶的内侧底段与前底段常合并为内前底段，因此，左肺为8段。现将两肺肺段的名称和通用编号列表如下：

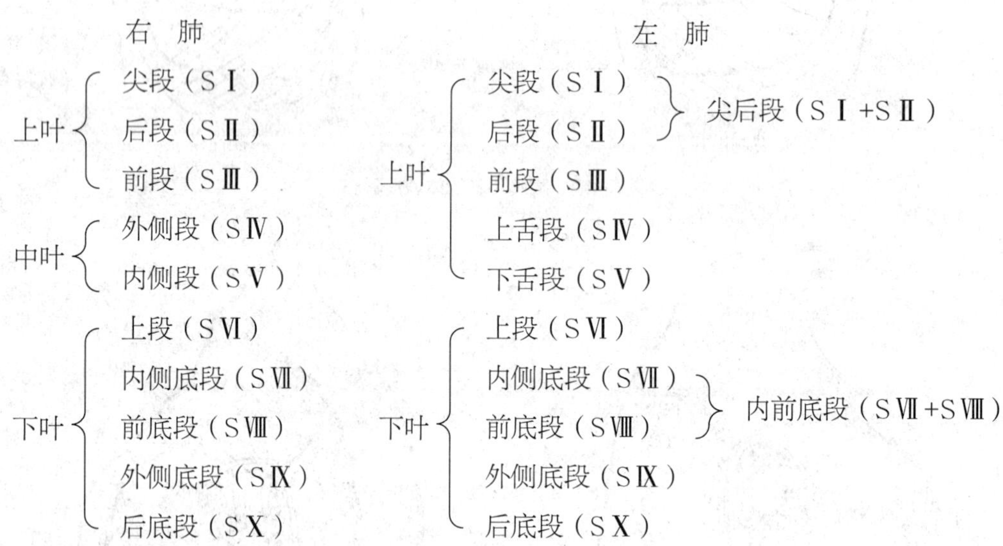

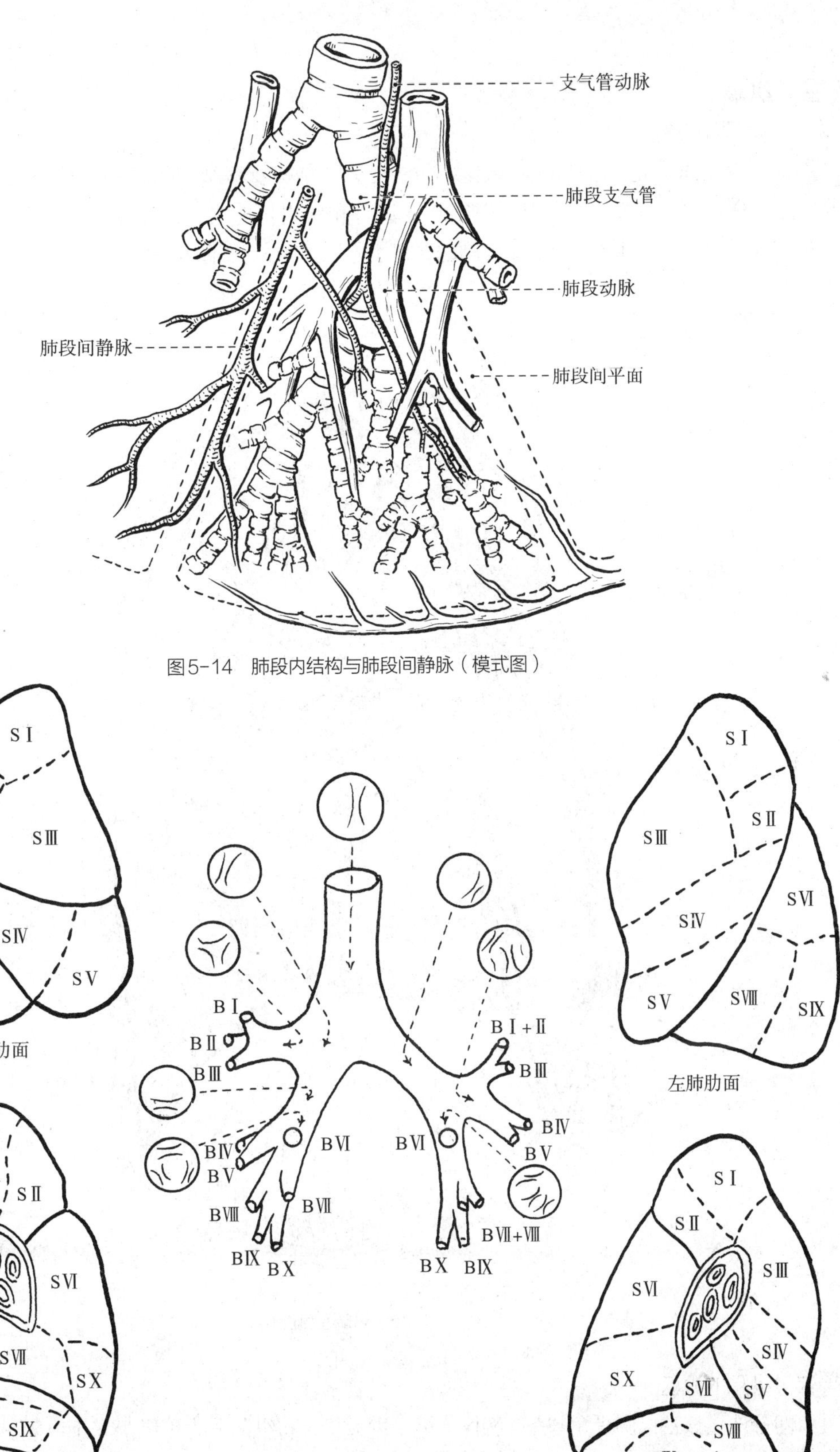


图5-14　肺段内结构与肺段间静脉（模式图）



右肺 { 尖段SⅠ、后段SⅡ、前段SⅢ、外侧段SⅣ、内侧段SⅤ、上段SⅥ、内侧底段SⅦ、前底段SⅧ、外侧底段SⅨ、后底段SⅩ }

左肺 { 尖后段SⅠ+Ⅱ、前段SⅢ、上舌段SⅣ、下舌段SⅤ、上段SⅥ、内侧底段SⅦ、前底段SⅧ } 内侧前底段SⅦ+Ⅷ、外侧底段SⅨ、后底段SⅩ

图5-15　肺段支气管与支气管肺段

## 三、纵隔

### （一）境界和位置

纵隔 mediastinum 是左、右纵隔胸膜之间的器官、结构及其结缔组织的总称。位于胸腔正中偏左，呈矢状位，分隔左、右胸膜囊和肺。其前界为胸骨和肋软骨内侧部，后方为脊柱胸部，两侧为纵隔胸膜，上为胸廓上口，下为膈。当一侧气胸时，可引起纵隔移位。（图5-16，图5-17）

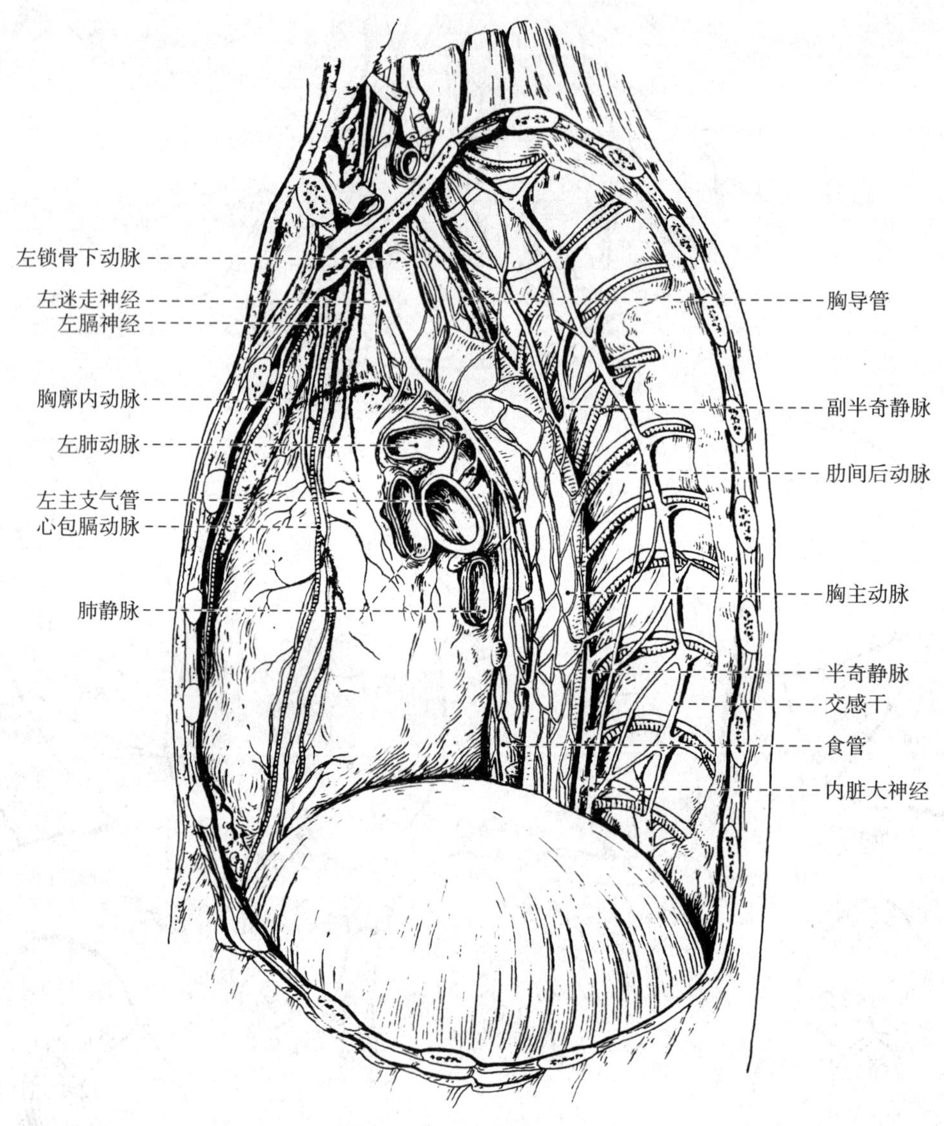


图5-16　纵隔左侧面观

### （二）纵隔的分区

1．四分法　该法以胸骨角与第4胸椎下缘平面为界，将纵隔分为上纵隔和下纵隔。下纵隔又以心包的前、后壁为界分为三部，胸骨后面与心包前壁之间的部分为前纵隔；心，心包及出入心大血管所占据的区域为中纵隔；心包后壁与脊柱之间为后纵隔（图5-18）。

2．三分法　该法以气管和气管杈前壁和心包后壁的额状面为界，分为前、后纵隔。前纵隔又以胸骨角平面分为上纵隔和下纵隔。

以下按四分法描述。

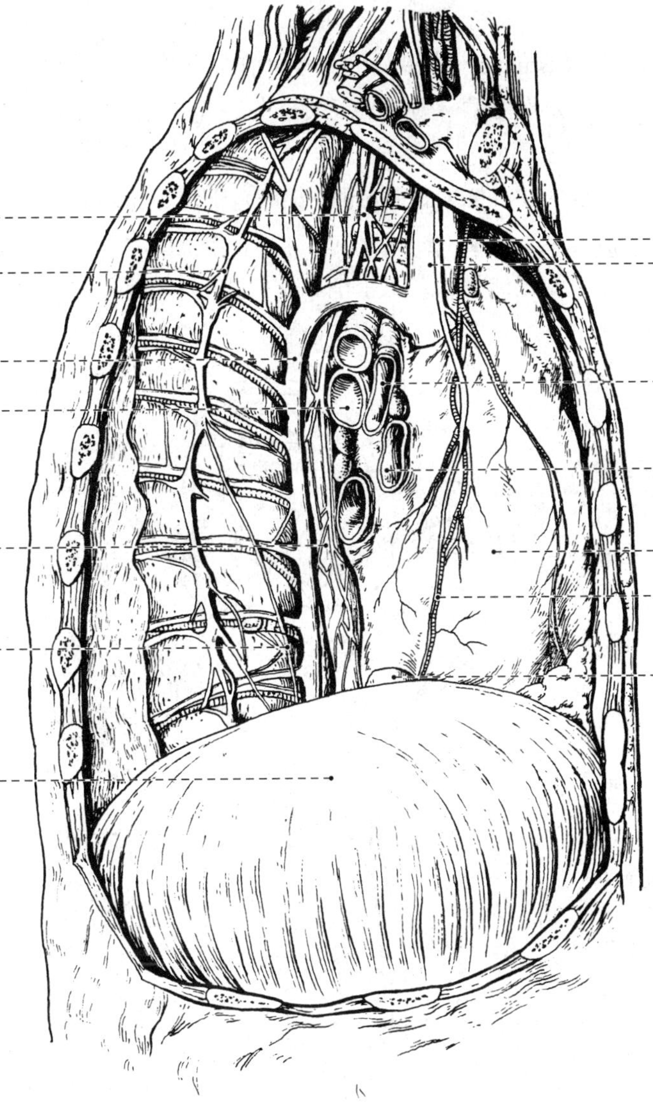

右迷走神经
交感干
奇静脉
右肺中、下叶支气管
食管
内脏大神经
膈
右膈神经
上腔静脉
肺动脉
肺静脉
心包和心
心包膈动脉
下腔静脉

图5-17　纵隔右侧面观

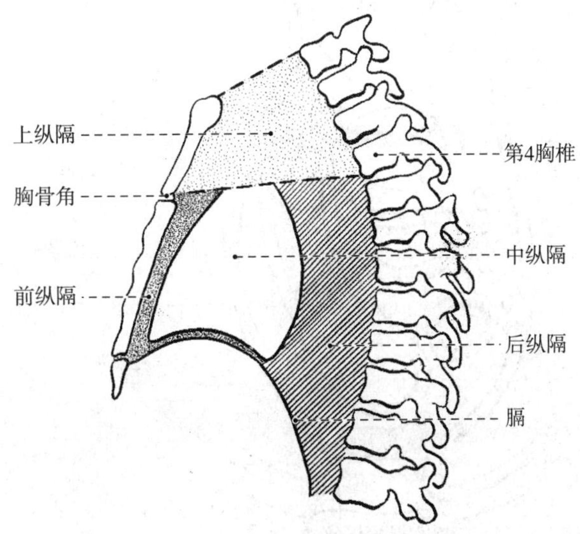


图5-18　纵隔的分区

（三）上纵隔

1. 上纵隔 superior mediastinum　上纵隔的器官由前向后可分为三层。前层主要有胸腺 thymus，左、右头臂静脉和上腔静脉；中层有主动脉弓及其三大分支、膈神经和迷走神经；后层有气管、食管、左喉返神经和胸导管等。

2. 动脉导管三角 triangle of ductus arteriosus　该三角前界为左膈神经，后界为左迷走神经，下界为左肺动脉。三角内有动脉韧带 arterial ligament 或动脉导管自左肺动脉向上连于主动脉弓的凹面。胎儿时期的动脉导管一般于出生后逐渐闭锁，若出生至1周岁之后未闭锁，即为先天性心脏病的一种，叫动脉导管未闭。该三角是手术中寻找动脉导管的标志（图5-19，图5-20）。

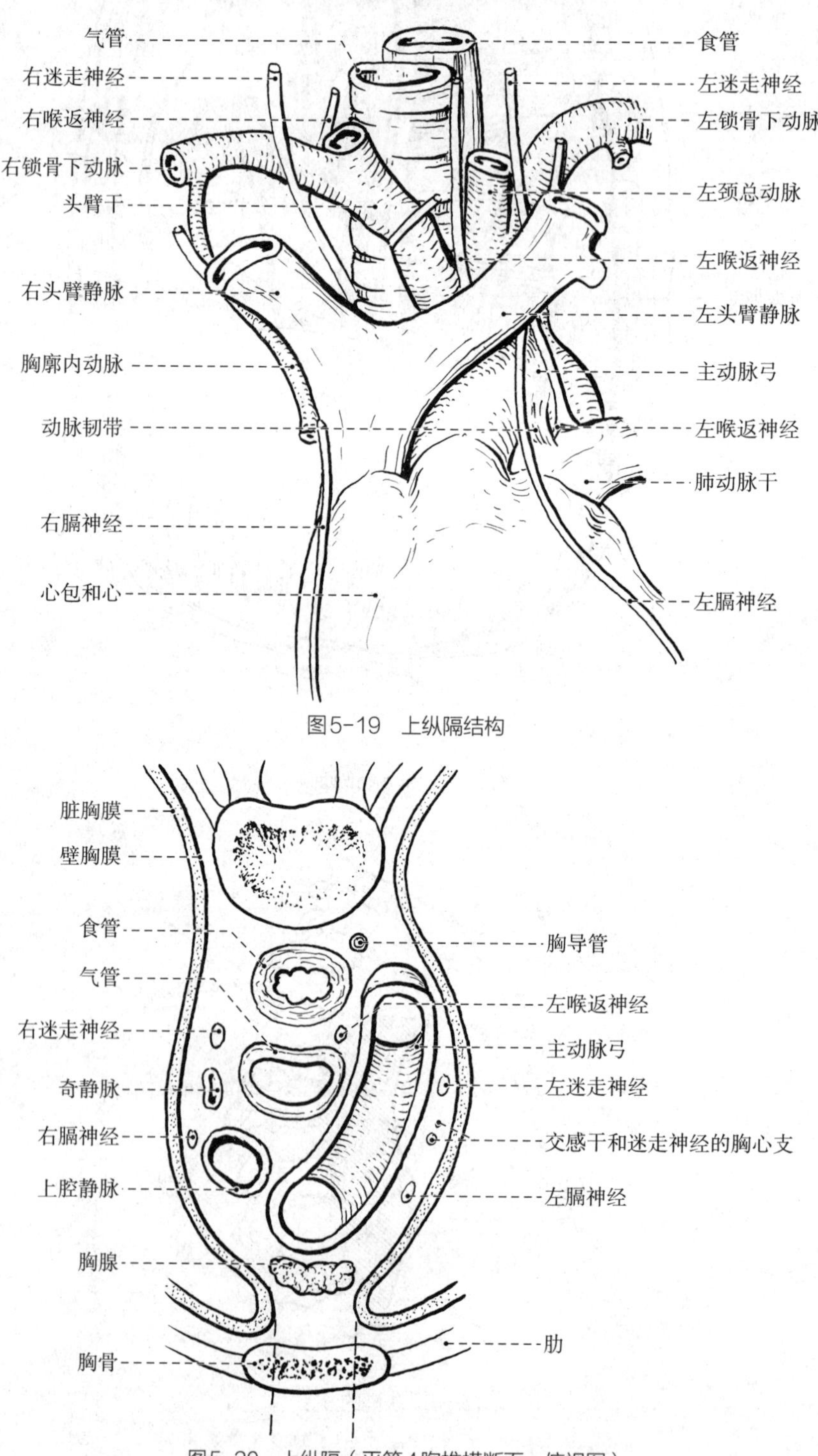


图5-19　上纵隔结构

图5-20　上纵隔（平第4胸椎横断面，俯视图）

（四）下纵隔

1. **前纵隔** 前纵隔位于心包与胸骨之间，内有纵隔前淋巴结，胸廓内动脉的分支，胸腺下端和疏松结缔组织。

2. **中纵隔** 其中有心包、心及出入心的大血管、膈神经、心包膈血管、心神经丛及淋巴结等。

（1）心包 pericardium 包裹心及出入心的大血管根部。由外层的纤维心包和内层的浆膜心包构成。纤维心包厚而坚韧，向上与大血管的根部相融合，下方附于膈的中心腱。浆膜心包分为壁、脏二层，壁层衬附在纤维心包的内面，脏层被覆在心脏表面。浆膜心包壁、脏二层相互移行形成一个潜在的腔隙，为心包腔。腔内含有少量浆液，可减少心脏搏动时的摩擦（图5-21）。

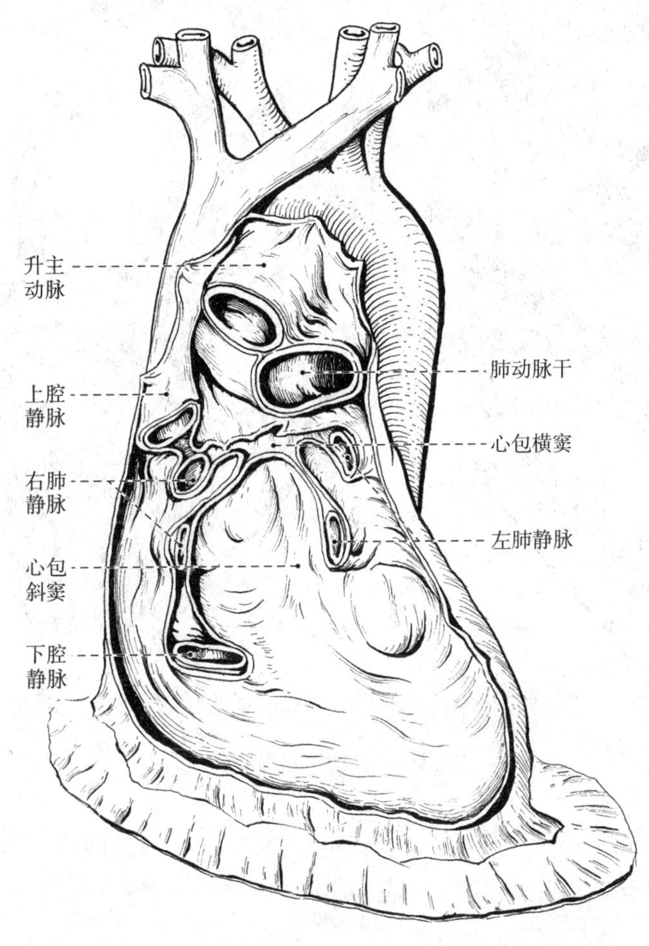


图5-21 心包与心包窦

（2）心包腔的窦 心包横窦是位于升主动脉、肺动脉干与上腔静脉、左心房前壁之间的空隙；心脏手术时，可通过此窦钳夹主动脉和肺动脉干，以暂时阻断血流。心包斜窦，是位于左心房后壁与心包后壁之间的空隙；其右侧界为右上、下肺静脉，下腔静脉，左侧界为左上、下肺静脉。心包前下窦 anteroinferior pericardial sinus 是浆膜心包壁层前部与下部转折处所夹的腔隙；因其位置较低，心包腔内渗出液大多积聚于此。心包前下窦靠近胸壁，且不为心所充满，是心包穿刺常用的部位。

（3）心包裸区 心包前面大部分被肺和胸膜所覆盖，但在左肺心切迹及左侧胸膜前近折线处，心包前面的一部分直接与胸前壁左侧第4~6肋软骨和胸骨下部左半相邻，此区称心包裸区（图5-22）。

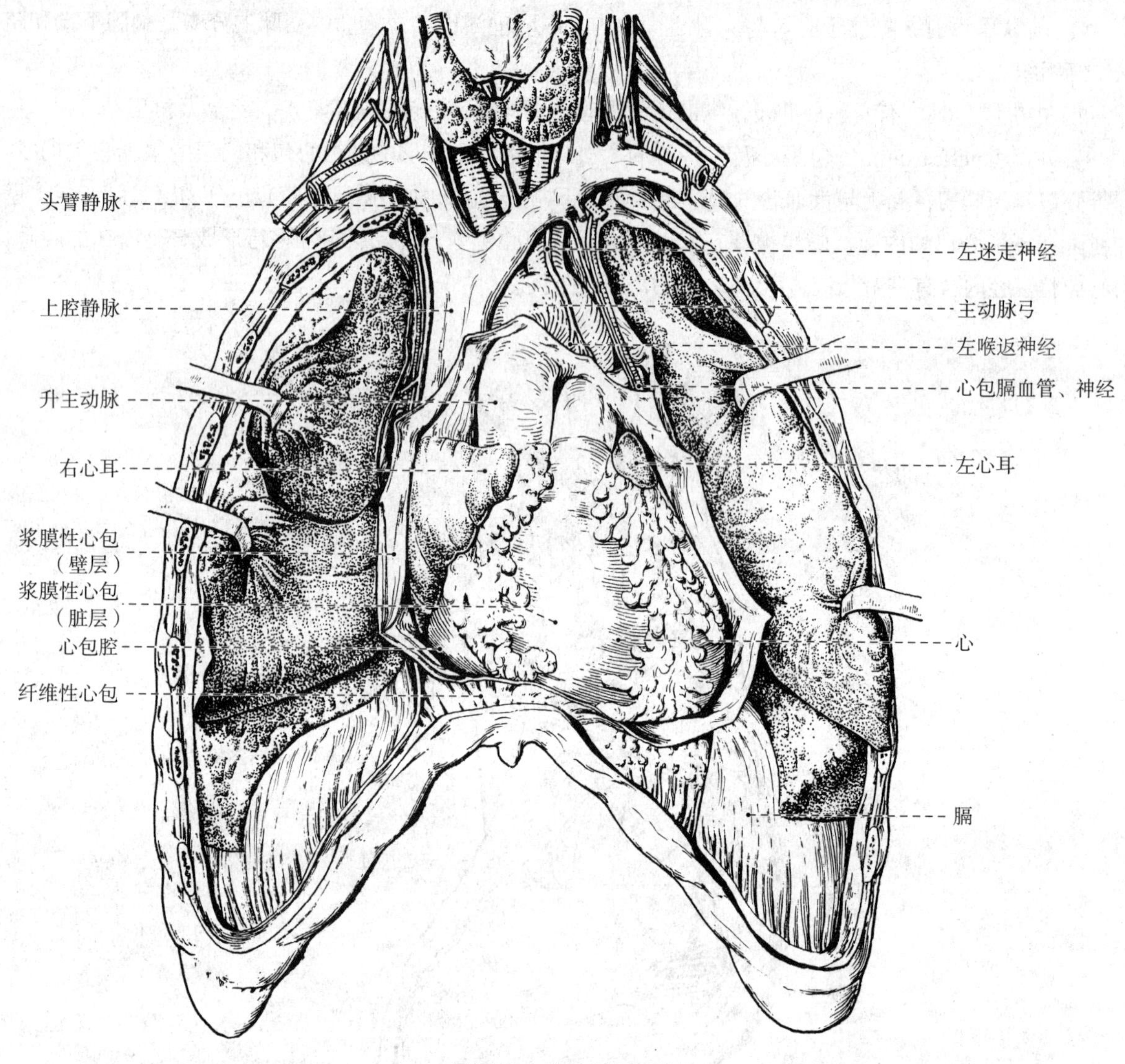


图5-22 纵隔（前面观）

3. **后纵隔** 后纵隔内有食管、胸主动脉、胸导管、奇静脉、半奇静脉、副半奇静脉，左、右迷走神经、交感干等（图5-23）。

（1）食管 esophagus

1）食管的分段 食管可分为颈、胸、腹三段。自颈静脉切迹至主动脉弓上缘为上段，主动脉弓上缘至左肺根下缘为中段，左肺根下缘至膈为下段。

2）食管胸部的毗邻 食管上段前方为气管，中段前方为左主支气管，下段前方隔着心包与左心房相邻。食管上段和中段的后方为胸导管，下段的后方自右向左依次为奇静脉、胸导管和胸主动脉。

3）食管胸部和胸主动脉的关系 在第4胸椎以上，食管上段居中，食管中段渐偏右，位于胸主动脉的右侧；在第7胸椎高度，食管偏向左并越过胸主动脉的前方，至第10胸椎处穿膈入腹腔。

4）食管的血管和神经 食管颈段主要来自甲状腺下动脉，胸段主要来自支气管动脉和胸主动脉直接发出的食管支，腹段来自胃左动脉的分支。食管的静脉与动脉伴行，颈部的静脉汇入甲状腺下静脉，胸部汇入奇静脉。食管壁内的静脉丰富，称食管静脉丛。该丛向下与胃左静脉吻合，故在肝门静脉高压症的病人，可通过食管静脉丛进行侧支循环，导致食管下端静脉曲张，一旦破裂可大量出血。食管的神经支配左、右迷走神经和交感神经，它们在食管周围形成食管丛。



（2）胸导管 thoracic duct　胸导管以第5胸椎平面为界，分为上下两段。上段前方有左颈总动脉，后方为脊柱，右侧与食管和左喉返神经相邻，左侧紧靠左锁骨下动脉和左纵隔胸膜。故上段损伤合并胸膜破损时，可引起左侧乳糜胸。下段前方为食管，后方为脊柱，其左侧与胸主动脉毗邻，右侧靠近奇静脉和右纵隔胸膜。

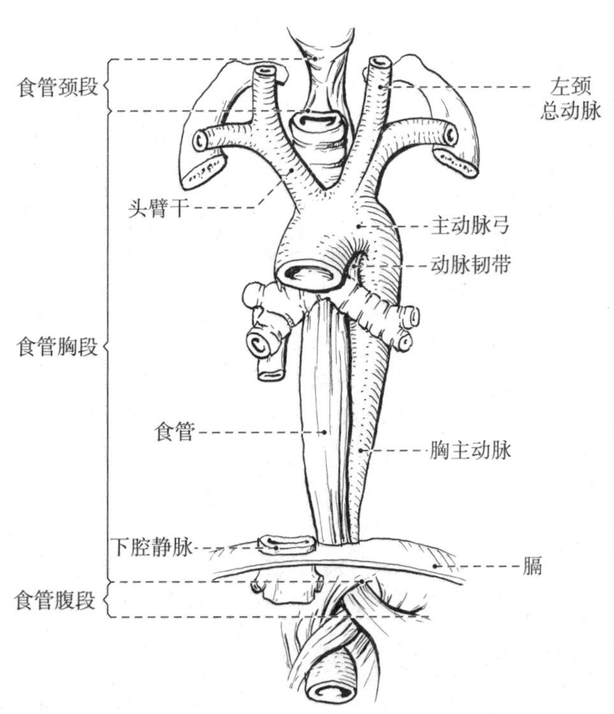


图5-23　食管和胸主动脉

（3）胸主动脉 thoracic aorta　该动脉为主动脉弓的延续，平第4胸椎下缘左侧开始沿脊柱下行，初在脊柱左侧，后渐向前内方行于脊柱前方，至第12胸椎下缘处，经膈的主动脉裂孔续于腹主动脉。胸主动脉的前方与左肺根、心包、食管和膈相邻，其后方有脊柱、副半奇静脉，右侧为奇静脉、胸导管和右纵隔胸膜，左侧与左纵隔胸膜相邻。

（4）奇静脉 azygos vein 和半奇静脉 hemiazygos vein　两静脉分别位于胸椎体的右前方和左前方，为右、左腰升静脉的延续（图5-24）。它们各自收集同侧相应的肋间后静脉，然后平行上升至第7~9胸椎高度处，半奇静脉汇入奇静脉，最后奇静脉在第4胸椎水平绕过右肺根上方，汇入上腔静脉。

（5）交感干　左、右交感干分别位于胸部

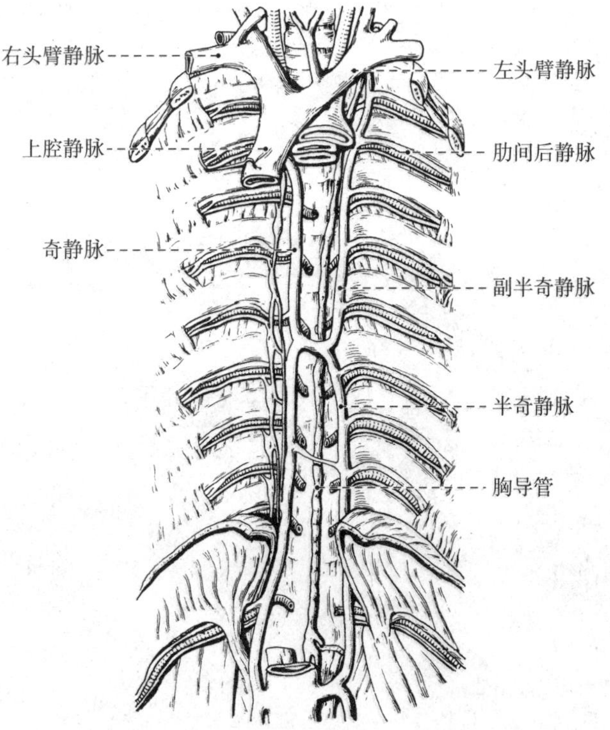


图5-24　胸导管和奇静脉及其属支

脊柱的两侧，奇静脉和半奇静脉的外侧；各由10~12对交感干神经节，以节间支相连而成。从第5~9胸神经节出发的内脏大神经和从第10~11胸神经节发出的内脏小神经穿膈脚终于腹腔神经节、主动脉肾节和肠系膜上神经节。

（6）纵隔后淋巴结　其包括气管旁淋巴结、气管支气管淋巴结、支气管肺（门）淋巴结和肺食管旁淋巴结，主要分布于气管和主支气管周围、两侧肺门、食管胸部和胸主动脉的周围、心包和膈后部等处。除气管、主支气管和肺的淋巴注入左、右支气管纵隔干外，其余纵隔后淋巴结的输出管多直接注入胸导管。

# 第六章 腹部

## 第一节 概述

腹部是躯干的一部分，位于胸部与骨盆之间，包括腹壁、腹膜腔和腹腔脏器。腹后方以脊柱为支架，前面和外侧面主要由扁阔肌组成，故在腹内压增高时（如妊娠、腹水和肿瘤等），容积能明显增大。

### 一、境界与分区

（一）境界

腹部的上界为剑胸结合、肋弓、第11肋前端、第12肋下缘至第12胸椎棘突的连线；下界为耻骨联合上缘、耻骨结节、腹股沟、髂嵴至第五腰椎棘突的连线。腹壁在两侧以腋后线为界，分为腹前外侧壁及腹后壁（脊柱区腰部）。腹腔的界限与腹部的体表境界不一致，上为膈穹，下方通过骨盆上口与盆腔相通。由于左、右侧的膈穹顶部可分别达第4、5肋间隙水平，小肠等腹腔脏器也经常位于盆腔内，因此，腹腔的实际范围远较腹部体表的界限为大。

（二）分区

为了描述和确定腹腔脏器的位置，临床通常将腹部分为九个区（九分法）。上水平线为经过两侧肋弓下缘最低点（相当于第10肋）的连线，下水平线为经过两侧髂结节的连线；二条垂直线分别为左、右腹股沟韧带中点向上的垂直线。九个区是：上为腹上区及左、右季肋区；中为脐区及左、右外侧区；下为腹下区及左、右髂区（腹股沟区）。

此外，尚有“四分法”，即用通过脐的纵横两线将腹部分为左、右上腹部及左、右下腹部四个区域（图6-1）。

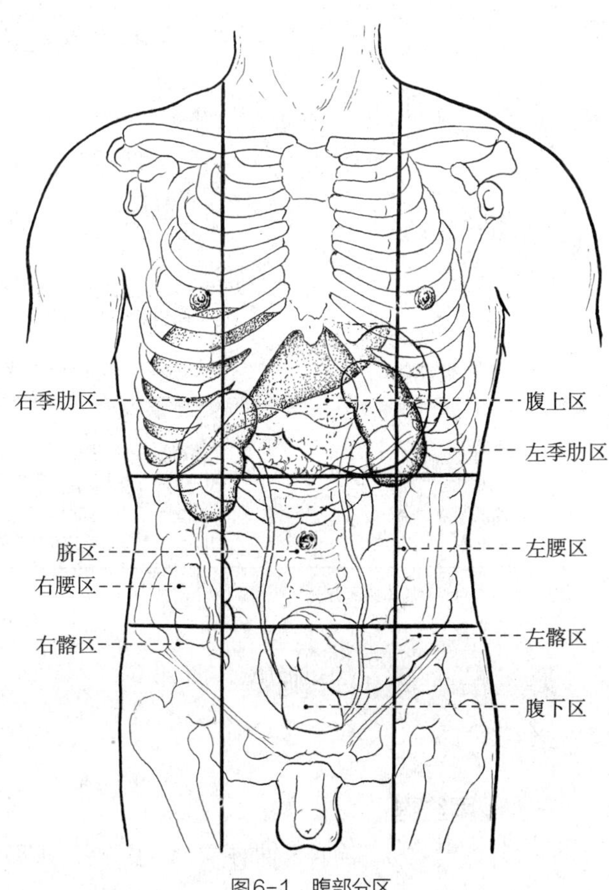

图6-1 腹部分区

## 二、表面解剖

（一）体表标志

在腹前外侧壁上方可触到剑突xiphoid process、肋弓costal，下方可触到髂前上棘anterior superior iliac spine、髂嵴iliac crest及耻骨联合pubic symphysis等骨性标志。

脐位于腹前正中线上，其后方约平第3、4腰椎间，在脐平面上方约2.5 cm为肠系膜下动脉起始于主动脉腹部处。腹前正中线的深面有白线linea alba（腹白线），两侧为腹直肌，肌的外侧缘为半月线semilunar line（详见腹直肌鞘）。在脐至剑胸结合连线的中点（亦即由耻骨联合上缘至胸骨颈静脉切迹连线的中点），为幽门平面。位于此平面上的结构，有第9肋软骨前端、胆囊底、幽门、胰体大致的行程及肾门（腹前正中线旁约6 cm，右肾门恰低于幽门平面；左侧者恰高于此平面）等。腹腔干动脉起始点位于幽门平面上方约2.5 cm。肠系膜上动脉及肾上腺中动脉起始点，紧位于腹腔干动脉起始点的稍下方。肾动脉的起始点位于肠系膜上动脉起始点的下方约1.2 cm。

（二）体表投影

成年人腹腔内主要器官在腹前壁的投影（表6-1）。

**表6-1 腹腔主要器官在腹前壁的投影**

| 右季肋区 | 腹上区 | 左季肋区 |
|---|---|---|
| 1. 右半肝大部分<br>2. 部分胆囊<br>3. 结肠右曲<br>4. 部分右肾 | 1. 右半肝小部分及左半肝大部分<br>2. 胆囊<br>3. 胃幽门部及部分胃体<br>4. 胆总管、肝动脉和肝门静脉<br>5. 十二指肠大部分<br>6. 胰的大部分<br>7. 两肾一部分及肾上腺<br>8. 主动脉腹部及下腔静脉 | 1. 右半肝小部分<br>2. 胃贲门、胃底及部分胃体<br>3. 脾<br>4. 胰尾<br>5. 结肠左曲<br>6. 部分左肾 |
| 右外侧区 | 脐　区 | 左外侧区 |
| 1. 升结肠<br>2. 部分回肠<br>3. 右肾下部 | 1. 胃大弯（胃充盈时）<br>2. 横结肠<br>3. 大网膜<br>4. 左、右输尿管<br>5. 十二指肠小部分<br>6. 空、回肠各一部分<br>7. 主动脉腹部及下腔静脉 | 1. 降结肠<br>2. 部分空肠<br>3. 左肾下部 |
| 右髂区 | 腹下区 | 左髂区 |
| 1. 盲肠<br>2. 阑尾<br>3. 回肠末端 | 1. 回肠袢<br>2. 膀胱（充盈时）<br>3. 子宫（妊娠后期）<br>4. 部分乙状结肠<br>5. 左、右输尿管 | 1. 大部分乙状结肠<br>2. 回肠袢 |

# 第二节　腹前外侧壁

## 一、浅层结构

腹前外侧壁是腹部腧穴进针的部位，了解它的层次和结构特点在临床针刺中具有重要意义。

（一）皮肤

腹前外侧壁皮肤 skin 薄而富有弹性，易与深部的组织分离。除了腹股沟区皮肤移动性较小外，其余则有较大的移动性，以适应腹、盆部脏器容积的变化。腹部中点稍下方为脐，为胎儿与母体联系的脐动、静脉以及卵黄囊管和脐尿管等结构所通过。胎儿娩出脐带脱落后，脐的局部封以致密的结缔组织板，称为脐筋膜，向深部直接与腹膜壁层相连，形成了腹壁最薄弱的部位，也是疝的好发部位。

（二）浅筋膜

浅筋膜 superficial fascia 主要由脂肪组织和疏松结缔组织构成。脐平面以下，浅筋膜可分为两层：浅层为脂肪层，称为Camper筋膜，由脂肪组织构成，厚度因人的胖瘦而异，向下与股部浅筋膜相延续；深层为膜性层，由疏松结缔组织构成，又称为Scarpa筋膜，在中线处与腹白线相愈着，向下在腹股沟韧带下方约一横指处附着于股部的阔筋膜而形成盲囊，但向内下方经耻骨联合 pubic symphysis 和耻骨结节 pubic tubercle 间续于会阴浅筋膜（Colle筋膜）。

1. 浅动脉　腹前壁下半部有两条较大的浅动脉，即腹壁浅动脉 superficial epigastric artery 和旋髂浅动脉 superficial circumflex iliac artery，均起自股动脉，前者上行越过腹股沟韧带走向脐部；后者分布髂前上棘附近。由于这些浅动脉走行于浅筋膜的浅、深层之间，故在此部切取带血管蒂的皮瓣时，宜保留足够的浅筋膜组织。此外还有来自肋间动脉、肋下动脉、腰动脉等的细小分支（图6-2）。

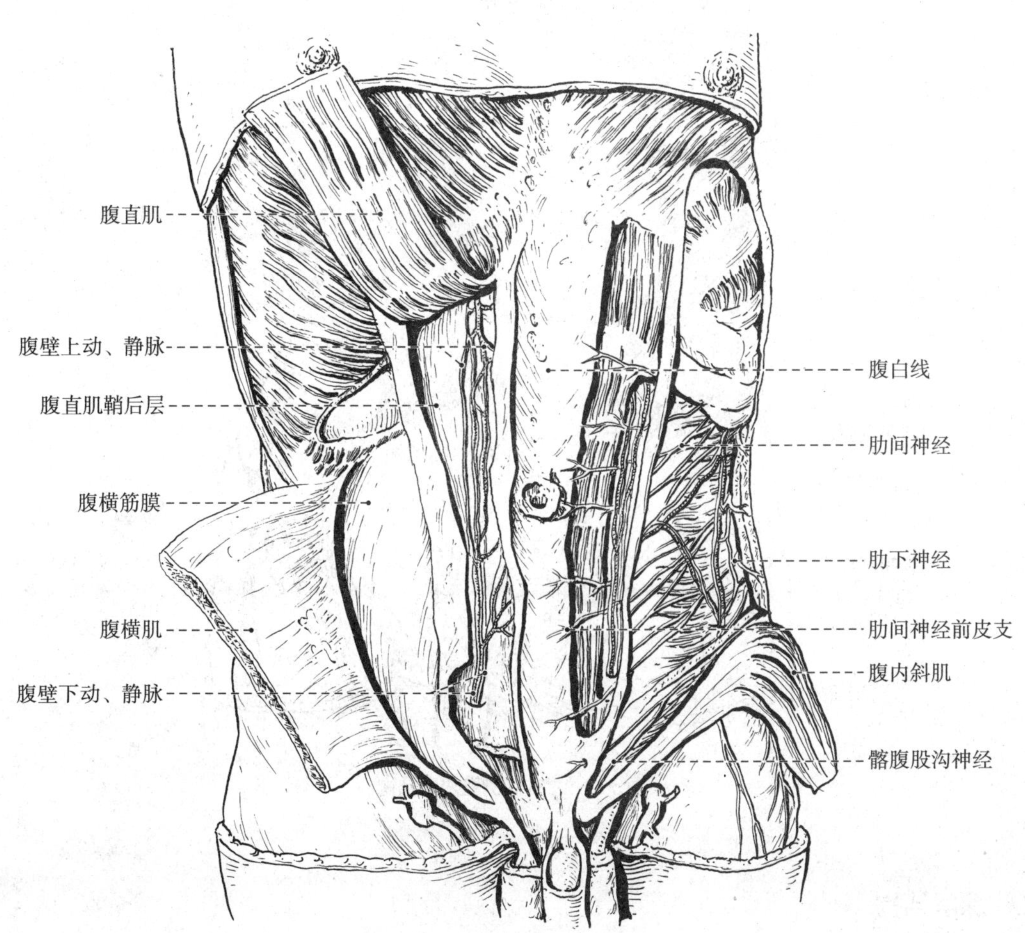


图6-2　腹前外侧壁深层的血管、神经

2. 浅静脉　腹前壁的浅静脉十分丰富，互相吻合成网，尤以脐区最发达。脐以上的浅静脉经腹外侧部的胸腹壁静脉汇入胸外侧静脉，再汇入腋静脉。脐以下的浅静脉经腹壁浅静脉和旋髂浅静脉汇入大隐静脉，回流入股静脉，从而沟通了上、下腔静脉系。脐区的浅静脉与深部的腹壁上、下静脉之间有吻合，此外还与肝门静脉的属支附脐静脉 paraumbilical vein 相吻合。所以当门脉高压症时，肝门静脉的血液可经脐周的静脉网回流，致使脐周静脉怒张、弯曲，由脐向四周辐射，称“海蛇头”。

3. 浅淋巴管　脐以上的浅淋巴管注入腋淋巴结；脐以下者注入腹股沟浅淋巴结；肝脏的淋巴管可沿肝圆韧带至脐。

4. 皮神经　与胸壁相似，来自第7~11肋间神经、肋下神经和髂腹下神经。它们都发出外侧皮支的前皮支。外侧皮支在腋中线穿深筋膜浅出；前皮支在前正中线旁开2~3 cm处穿腹直肌鞘前层浅出。腹前外侧壁皮肤的感觉神经分布呈现明显节段性。第7肋间神经分布于剑突平面，第10肋间神经分布于脐平面，第1腰神经前支分布于腹股沟韧带的上方，所以当胸椎或脊髓胸段发生病变时可从腹壁感觉障碍的平面来判定病变的部位（图6-3）。

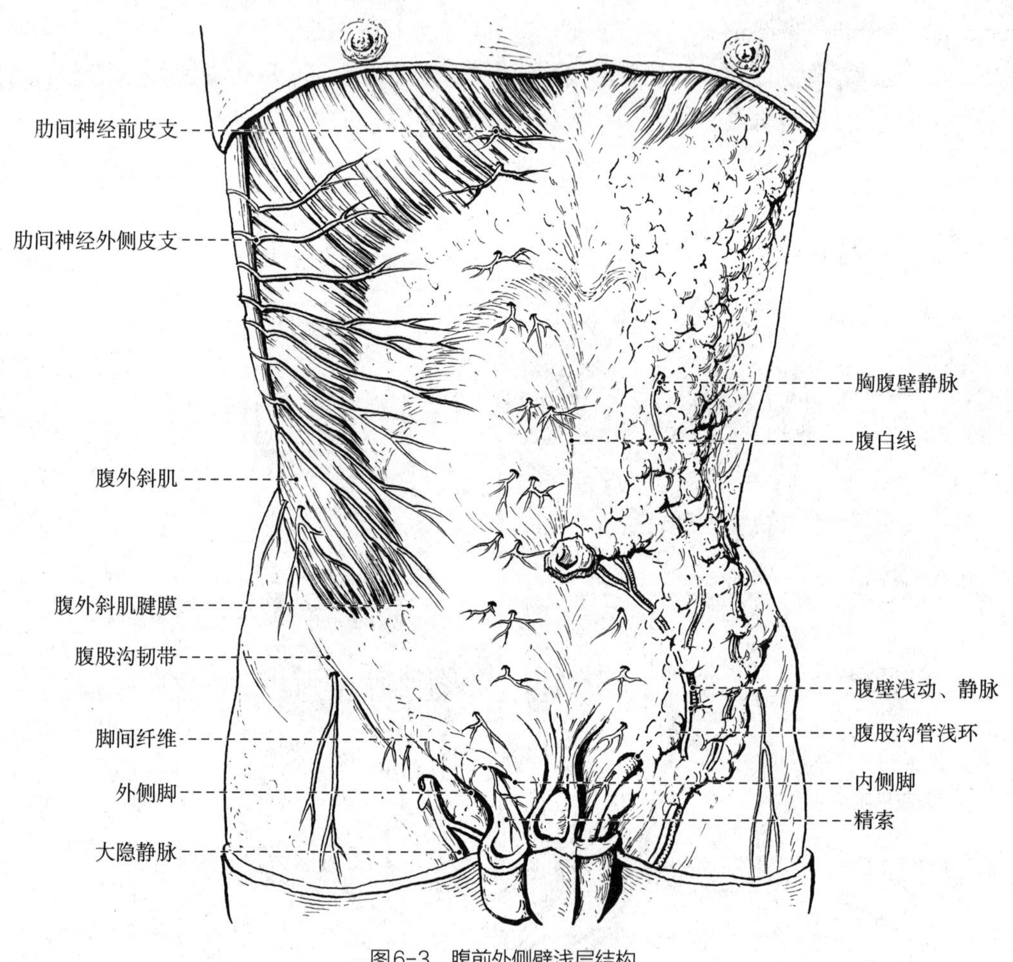


图6-3　腹前外侧壁浅层结构

## 二、深层结构

### （一）肌肉层次

1. 组成　腹前外侧壁的深筋膜与此部位的阔肌分层相适应也分为若干层，覆盖于肌肉的表面或充填于相邻的两层肌肉之间，并衬于最内层肌肉的内面。一般临床上计算腹壁层次时，只计数表面的腹外斜肌筋膜和最内面的贴于腹横肌内面的腹横筋膜。腹前外侧壁肌由紧靠前正中线两侧纵行排列的腹直肌和两侧的三层阔肌组成（图6-4）。



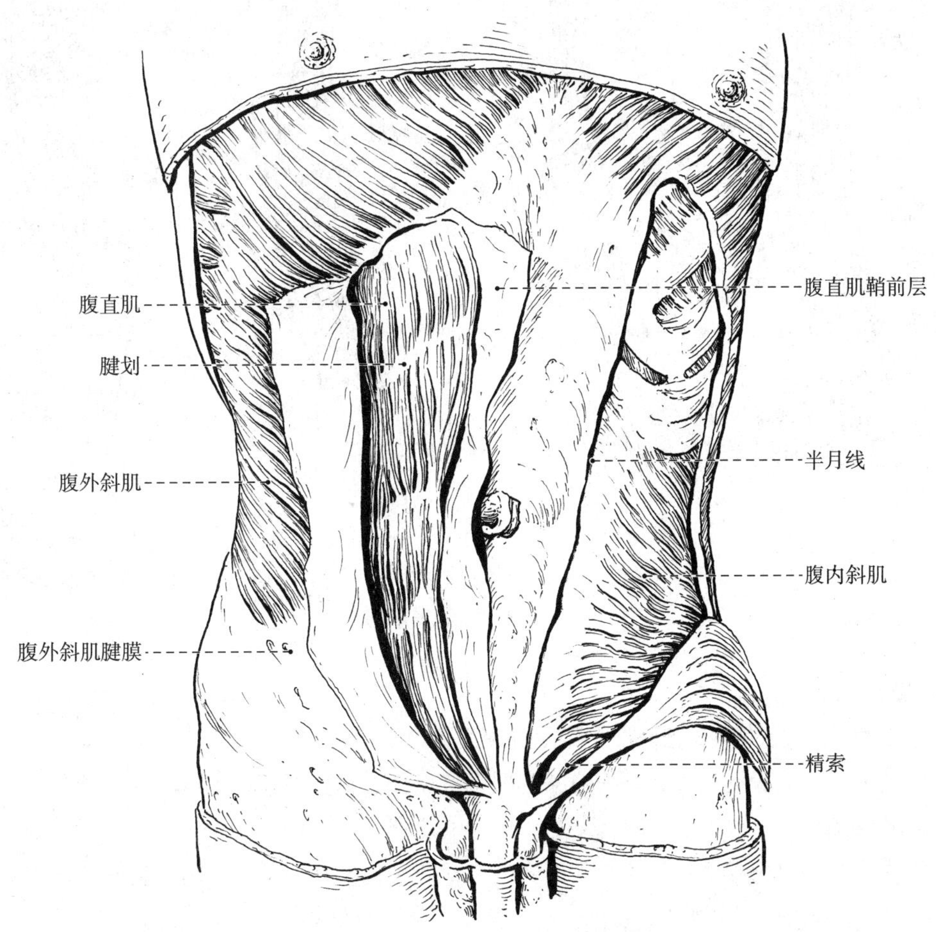


图6-4 腹前外侧壁的肌肉

2. 阔肌的解剖特点

（1）腹直肌 rectal abdominal muscle 该肌位于中线两旁，起于胸骨的剑突和第5~7肋软骨的前面，向下止于耻骨联合和耻骨嵴。此肌被3、4条横行的腱划分成为多个肌腹，腱划 tendinous intersections 是原始肌节愈合的痕迹。腹直肌的外侧缘稍向外凸，位置相当于体表的半月线。

两侧腹直肌鞘 rectal sheath 的纤维在腹部正中线互相交织，形成白线 linea alba。白线中部为脐环。自脐向上的白线较明显，宽约1 cm，脐以下因两侧腹直肌互相靠拢而变窄。白线组织坚实且血管少。

（2）腹阔肌 从浅向深由腹外斜肌 external abdominal oblique muscle、腹内斜肌 internal abdominal oblique muscle 和腹横肌 transverse abdominal muscle 三层组成。腹外斜肌的纤维方向由外上斜向内下，在距腹直肌外缘约一横指处移行为腱膜，形成半月线。腹内斜肌的纤维方向与腹外斜肌并叉，由外下斜向内上，但其下部纤维几近水平，在腹直肌外侧缘处移行为腱膜。腹横肌纤维由后外向前内平行，也在腹直肌外侧缘处变为腱膜，但其上部肌纤维在腹直肌后方向内侧延伸参与构成腹直肌鞘后层。由于三肌的纤维交织排列，增加了腹壁的强度（图6-5）。

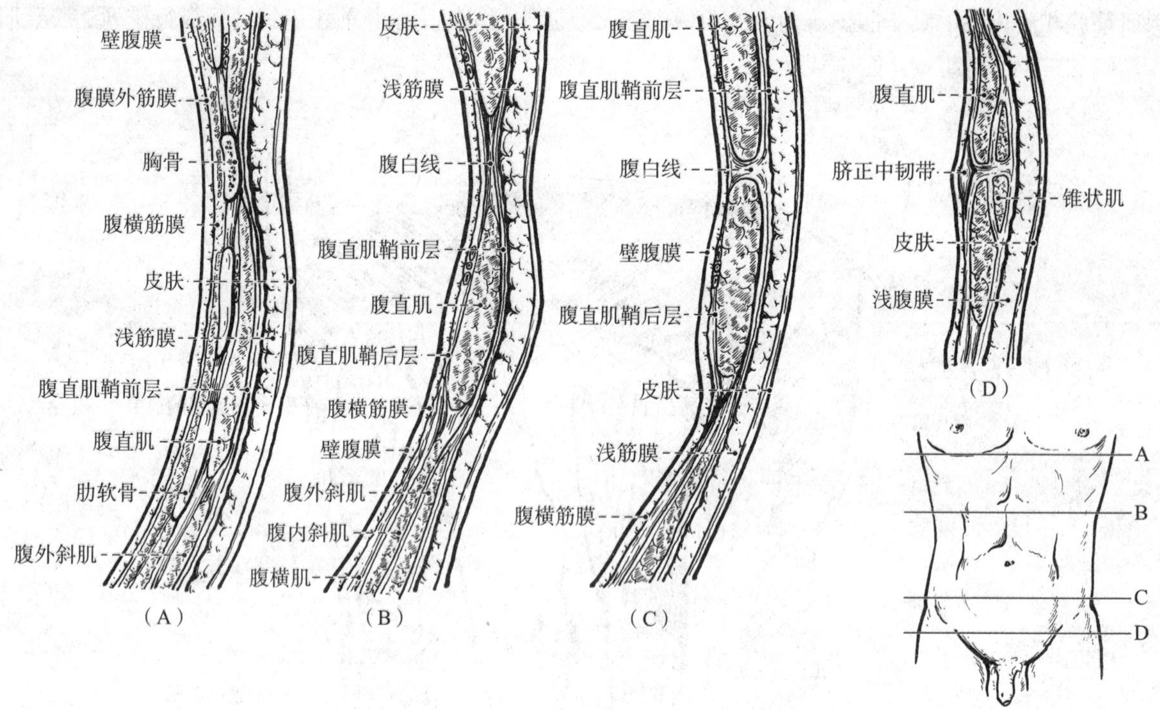


图6-5　腹直肌及腹直肌鞘

（二）腹横筋膜transversalis fascia

为深筋膜的最内层，是腹内筋膜衬于腹横肌深面的部分，上与膈下筋膜相续，后方连于髂腰筋膜，向下附着于髂嵴内缘及腹股沟韧带，并在腹股沟韧带中点上方随精索突出形成漏斗状的腹环。

（三）腹膜外组织

腹膜外组织为充填于腹膜壁层和腹横筋膜之间的脂肪层，向后与腹膜后隙的疏松结缔组织相续。

（四）壁腹膜parietal peritoneum

壁腹膜也称腹膜壁层，是腹前外侧壁的最内层，向上移行于膈下腹膜，向下延续于盆腔的腹膜。

## 三、腹股沟区

腹股沟区为腹下部两侧的三角区，左右各一。上界为两侧髂前上棘的连线，下界为腹股沟韧带inguinal ligament，内侧界为腹直肌外侧缘。此区由于有精索或子宫圆韧带通过致使腹壁肌肉间形成潜在性裂隙。即腹内斜肌、腹横肌的下缘内侧部游离，不与腹股沟韧带相连，而且腹外斜肌肌质部移行于腱膜，当人体站立时，此区比腹壁其它部分承受较大的压力，所以是疝的好发部位。

（一）层次

1. 皮肤　其薄而松弛。

2. 浅筋膜　该浅筋膜分为浅层的Comper筋膜和深层Scarpa筋膜两层。

3. 腹外斜肌筋膜和腱膜

腹外斜肌在此区移行为腱膜，腱膜下缘卷曲增厚形成一条外侧附着于髂前上棘，内侧附着于耻骨结节的边缘，称为腹股沟韧带inguinal ligament。在耻骨结节的外上方，腱膜形成一个三角形裂隙即腹股沟管浅环或皮下环。其内侧脚附着于耻骨联合，外侧脚附着于耻骨结节。外侧脚的部分纤维向内侧翻转，经内侧脚的后方参与腹白线的构成，称为反转韧带reflex inguinal ligament。此外，腹股沟韧带内侧端一部分纤维向下后方反转附着于耻骨梳，称为腔隙韧带lacunar ligament。覆于耻骨梳的筋膜叫耻骨梳韧带pectineal ligament（Cooper韧带）。这些韧带在疝修补术时具有重要意义。腹外斜肌筋膜覆于腹外斜肌腱膜表面，二者愈合甚紧密不易分离，但在皮下环处，可见其从两脚之间跨过，并包被于精索的表面形成精索外筋膜。

4. 腹内斜肌和腹横肌下部纤维　腹内斜肌和腹横肌下部纤维多互相愈着，尤其在下缘处难于分离，从髂前上棘和腹股沟韧带外侧部起始后呈拱形向下内侧行，跨过精索的前方、上方跨过，移行为腱膜，称为腹股沟镰 inguinal aponeurotic falx，经精索后方抵止于耻骨梳。所以腹内斜肌和腹横肌的游离下缘，构成腹股沟管前壁的一部分、上壁以及后壁的一部分。部分纤维随精索下降，形成包绕精索和睾丸的肌肉襻称为提睾肌 cremaster。

5. 腹横筋膜 transversalis fascia　腹横筋膜在腹股沟区较致密，其内侧部构成腹股沟管的后壁。在腹股沟韧带中点上方约1.5 cm处，该筋膜呈漏斗状突出包在精索表面称为精索内筋膜 internal spermatic fascia。漏斗的上口即构成腹股沟管深环 abdominal inguinal ring，位于腹壁下动脉的外侧。腹横筋膜的深面依次为腹膜外组织和腹膜壁层。

（二）腹股沟管

腹股沟管 inguinal canal 是位于腹股沟韧带内侧半上方的潜在裂隙，是胚胎时期睾丸或子宫圆韧带下降时所遗留的通道。

1. 腹股沟管的管壁和开口

腹股沟管具有典型的上、下、前、后四壁和内、外两口的管形结构，居于腹股沟韧带内侧半的上方。腹外斜肌腱膜构成管的前壁及外口；外口即浅环或称皮下环，是腹外斜肌腱膜在耻骨结节外上方的三角形裂隙。腹外斜肌腱膜下缘卷曲增厚的部分－腹股沟韧带构成管的下壁；腹横筋膜构成管的后壁和内口，内口即深环或腹环，位于腹股沟韧带中点上方约一横指处。腹内斜肌和腹横肌的弓状下缘构成上壁。腹外斜肌腱膜构成前壁，其外侧份有腹内斜肌加强。腹横筋膜构成后壁，其内侧份有腹股沟镰加强。

由于腹股沟管是斜行的肌肉和腱膜裂隙，所以当腹压增加时管的前后壁则被压扁而互相靠近。由于腹阔肌收缩，腹内斜肌和腹横肌的弓状下缘变得平直，从而使上壁向下壁（腹股沟韧带）靠拢，管的口径变小。同时，腹横肌收缩带动其深面的腹横筋膜形成的深环向外上方移动，环口缩窄，使腹腔内容不致从腹股沟管突出（图6-6，图6-7）。

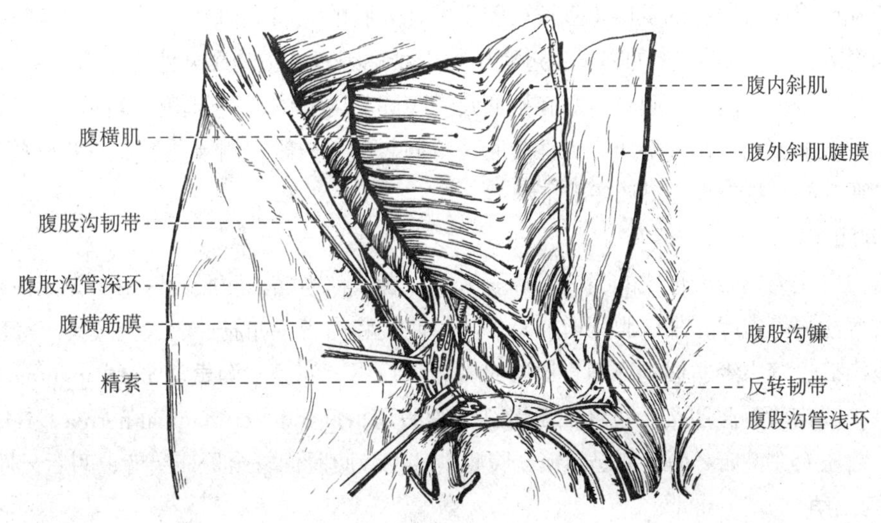


图6-6　腹股沟区的深层结构

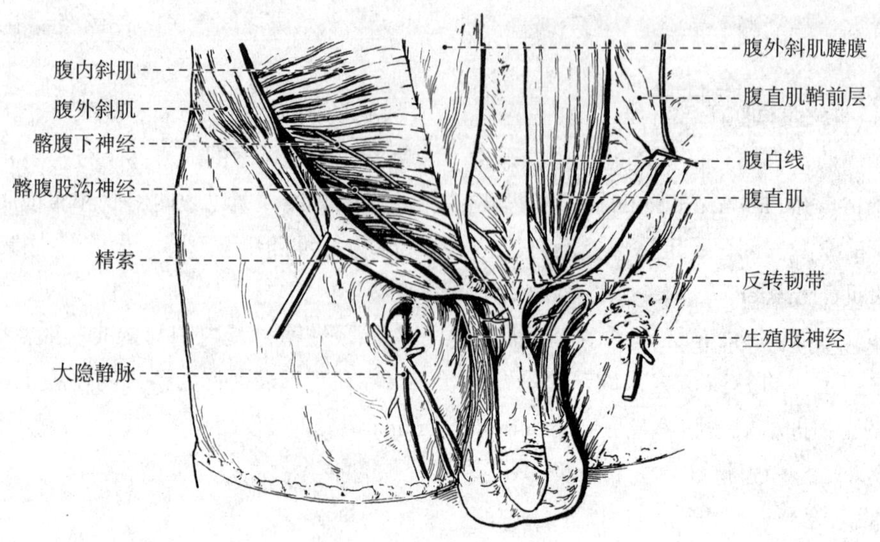


图6-7 腹股沟管（外面观）

2. 腹股沟管的内容

腹股沟管内有精索或子宫圆韧带通过。精索由输精管、睾丸动脉、蔓状静脉丛和淋巴管、腹膜鞘突的残余部分等组成。在腹股沟管深环处腹横筋膜覆于精索表面下降，称为精索内筋膜 internal spermatic fascia；来自腹内斜肌和腹横肌弓状下缘的肌纤维也随精索下降，形成包绕精索和睾丸的网状细肌束，称为提睾肌 cremaster；当精索通过腹股沟管浅环时，腹外斜肌筋膜又包在提睾肌的周围形成精索外筋膜 external spermatic fascia。输精管在精索中位于精索动、静脉的内后方。女性子宫圆韧带出腹股沟管后即分散为纤维结构，止于耻骨结节和大阴唇的皮下组织。

3. 睾丸下降与腹股沟疝的关系

胚胎早期睾丸位于脊柱两侧，居于腹后壁腹膜和腹横筋膜之间。由于腹膜囊向颅侧推移，其尾侧部分形成成对的鞘突，位于将来发育成阴囊的部位。睾丸尾侧端生有胚性结缔组织构成的睾丸引带，随鞘突下降直抵阴囊底部。随着胚胎的生长，睾丸引带相对缩短而牵引睾丸逐渐向尾侧移位。至胚胎第三个月时睾丸下降到髂窝内，七个月时下降到腹股沟管深环处。一般在出生前降入阴囊内，此时鞘突形成鞘膜囊包被睾丸形成固有鞘膜的脏层（直接被覆于睾丸外膜的表面）和壁层，鞘突与腹膜囊相连接的部分则闭锁成鞘突剩件（鞘韧带）。如在发生过程中由于某种因素的影响睾丸停留于腹后壁或下降的中途，称为隐睾症。又如鞘突未闭，鞘膜囊腹膜腔相通致使腹膜腔内液体蓄积于鞘膜囊内而形成鞘膜积液，或腹腔内容物沿开放的鞘突疝出，形成先天性腹股沟斜疝。由于一般右侧睾丸下降速度较左侧者慢，鞘突闭合的时间也晚，故右侧先天性斜疝多于左侧。

4. 腹股沟疝

凡器官结构自先天或后天形成的裂口或薄弱区脱出者，称为疝。腹股沟区由于先天性鞘膜和后天腹部肌肉组织发育薄弱等内因，加以腹压增加等外因，使腹腔内容（如肠袢、大网膜等）经薄弱的腹壁疝出而构成腹股沟疝。其中经腹股沟三角直对腹股沟浅环疝出者叫腹股沟直疝 direct inguinal hernia。经腹股沟管深环、腹股沟管、腹股沟管浅环疝出者称为腹股沟斜疝 indirect inguinal hernia。其中疝入未闭锁的鞘膜囊者，叫先天性斜疝。而鞘突已闭锁，腹腔内容物经腹股沟管全程疝出者，叫后天性斜疝。

5. 腹股沟三角

腹股沟三角 inguinal triangle，又叫海氏三角 triangle of Hesselbach。由腹壁下动脉、腹直肌外侧缘和腹股沟韧带围成。三角的底（深面）是腹横筋膜和腹股沟镰，浅面正对腹股沟管浅环。肌肉发育薄弱的人腹直肌细窄，腹股沟三角扩大，当腹压增加时易形成直疝（图6-8，图6-9）。

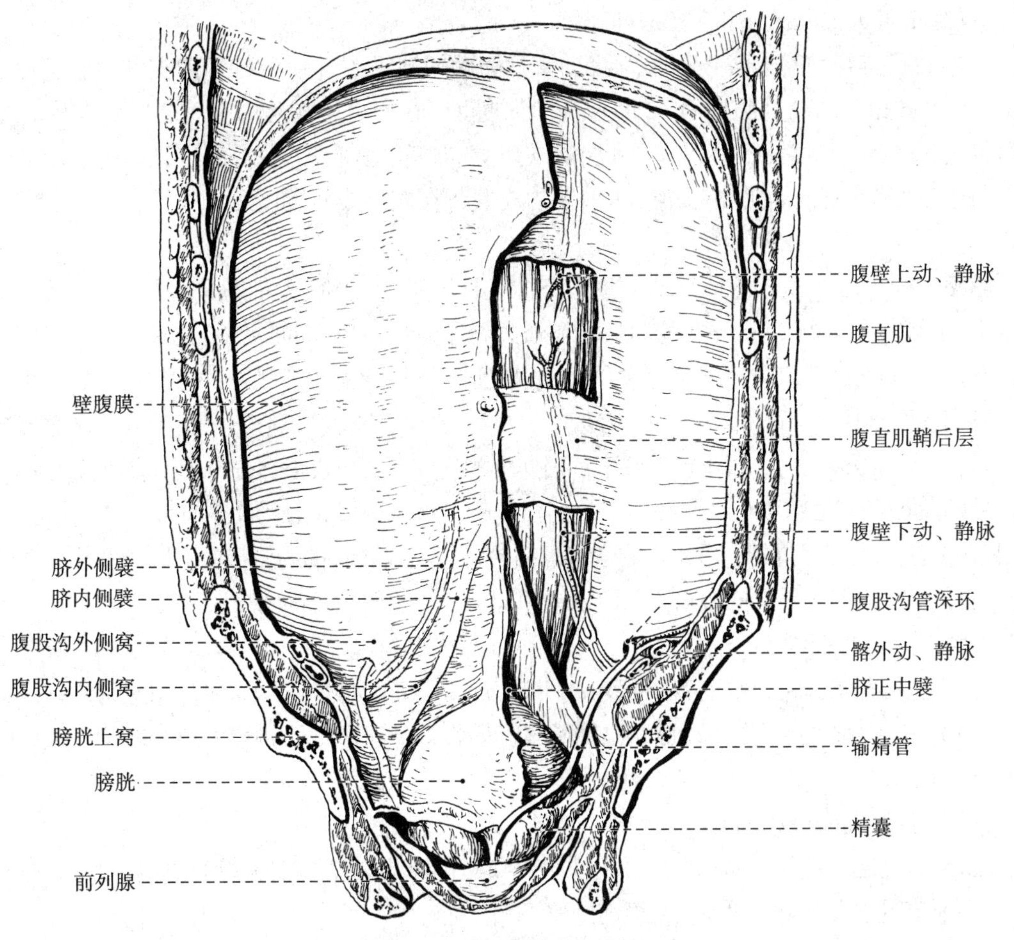

图6-8 腹前壁（内面观）

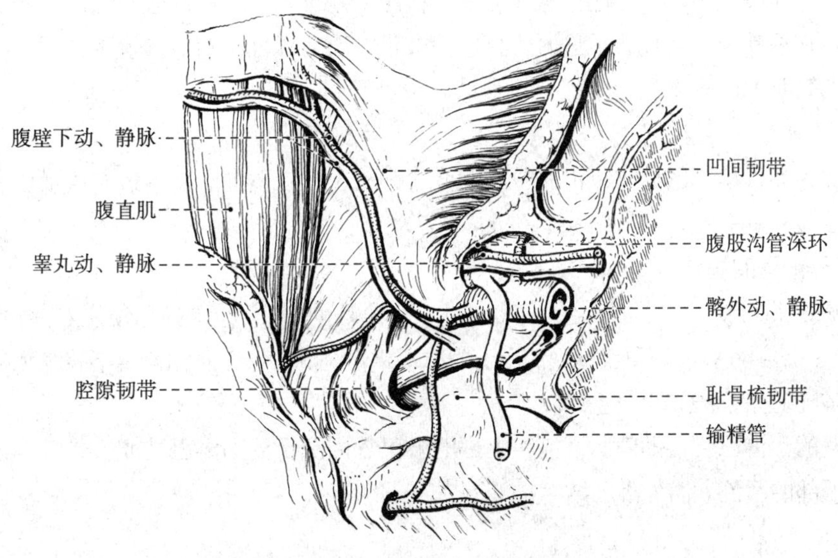

图6-9 腹股沟区（内面观）

## 四、腹前外侧壁的神经、血管和淋巴管

### （一）腹前外侧壁的神经

分布于腹前外侧壁的神经为第7~12胸神经的前支以及来自腰丛的髂腹下神经 iliohypogastric nerve、

髂腹股沟神经 ilioinguinal nerve和生殖股神经。

1. 第7~12胸神经前支　第7~11胸神经前支称为肋间神经。第12胸神经前支称为肋下神经。在胸廓下缘分别由各相应的肋间隙或第12肋前端进入腹壁，在腹横肌和腹内斜肌之间斜向内下方走行至腹直肌的外侧缘处进入腹直肌鞘。这些神经除支配腹前外侧壁诸肌外，在腹直肌鞘内还向前发出前皮支，穿过腹直肌和腹直肌鞘前层分布于腹前壁的皮肤。在腋中线附近还发出外侧皮支，分布于腹外侧部皮肤。

2. 髂腹下神经 iliohypogastric nerve　髂腹下神经起于腰丛，从腰大肌外缘穿出后行于腹横肌与腹内斜肌之间至髂前上棘内侧2~3 cm处穿过腹内斜肌，行于腹内斜肌和腹外斜肌腱膜之间，至腹股沟管浅环上方穿过腹外斜肌腱膜，分布于耻骨联合上方的皮肤。该神经支配行程沿途的腹前外侧壁肌。

3. 髂腹股沟神经 ilioinguinal nerve　髂腹股沟神经在髂腹下神经下方一横指处并与之平行走行，穿出腹内斜肌后入于腹股沟管，居于精索或子宫圆韧带的前外侧，出皮下环分布于阴囊或大阴唇。

4. 生殖股神经　生殖股神经自腰大肌前面穿出，沿该肌下降，分为生殖支和股支。生殖支又名精索外神经，经深环入腹股沟管，与精索或子宫圆韧带伴行，在精索的内侧出浅环，分布于提睾肌和阴囊肉膜。股支伴髂外动脉下降，穿股血管鞘前壁或卵圆窝分布于股三角区的皮肤。

（二）腹前外侧壁的动脉

腹前外侧壁的深动脉包括腹壁上、下动脉，第10、11肋间动脉与肋下动脉，腰动脉。

1. 第10、11肋间动脉、肋下动脉和腰动脉呈节段性地行于腹横肌和腹内斜肌之间，供给腹前外侧壁肌肉。

2. 腹壁上动脉 superior epigastric artery

腹壁上动脉是起于锁骨下动脉的胸廓内动脉的终支，行于腹直肌与腹直肌鞘后层之间，分支供给腹直肌，并向前穿过腹直肌及肌鞘前层至腹前壁皮下。

3. 腹壁下动脉 inferior epigastric artery

腹壁下动脉在腹股沟韧带上方起自髂外动脉，在腹横筋膜深面与腹膜壁层之间经腹股沟管深环的内侧行向内上方，在弓状线（半环线）进入腹直肌鞘并沿腹直肌深面上行。腹壁下动脉与腹壁上动脉可在腹直肌后面或腹直肌内形成吻合。

4. 旋髂深动脉

旋髂深动脉为髂外动脉的分支，沿腹股沟韧带行向外上，在髂前上棘附近穿腹横肌入于腹内斜肌和腹横肌之间供给腹外侧壁肌肉。

（三）腹前外侧壁的静脉

腹前外侧壁的深静脉与同名动脉伴行。其中腹壁上、下静脉和旋髂深静脉分别上、下行汇流入胸廓内静脉和髂外静脉；肋间静脉和肋下静脉回流于奇静脉或半奇静脉；腰静脉回流至下腔静脉和腰升静脉。

（四）腹前外侧壁的淋巴管

腹前外侧壁的深淋巴管伴随静脉回流，上部的淋巴管回流至肋间淋巴结或胸骨旁淋巴结；中部者汇入腰淋巴结；下部的回流入髂外淋巴结。

## 第三节　腹膜和腹膜腔

### 一、腹膜的结构和功能概述

腹膜 peritoneum为浆膜，覆盖于腹、盆腔壁的内面和脏器的外表，薄而半透明，光滑且有光泽。依其覆盖的部位不同可分为壁腹膜parietal peritoneum和脏腹膜visceral peritoneum。前者被覆于腹壁、盆壁内面和膈下面；后者包被脏器，构成脏器的浆膜。两者互相延续构成腹膜腔peritoneal cavity。腹膜脏层与脏层，脏层与壁层之间的不规则腔隙，称为腹膜腔。腹膜腔内含少量浆液，有润滑和减少脏器运动时相互摩擦的作用。男性腹膜腔是完全封闭的，女性由于输卵管腹腔口开口于腹膜腔，因而可经输卵管、子宫和阴道腔而与外界相通（图6-10）。

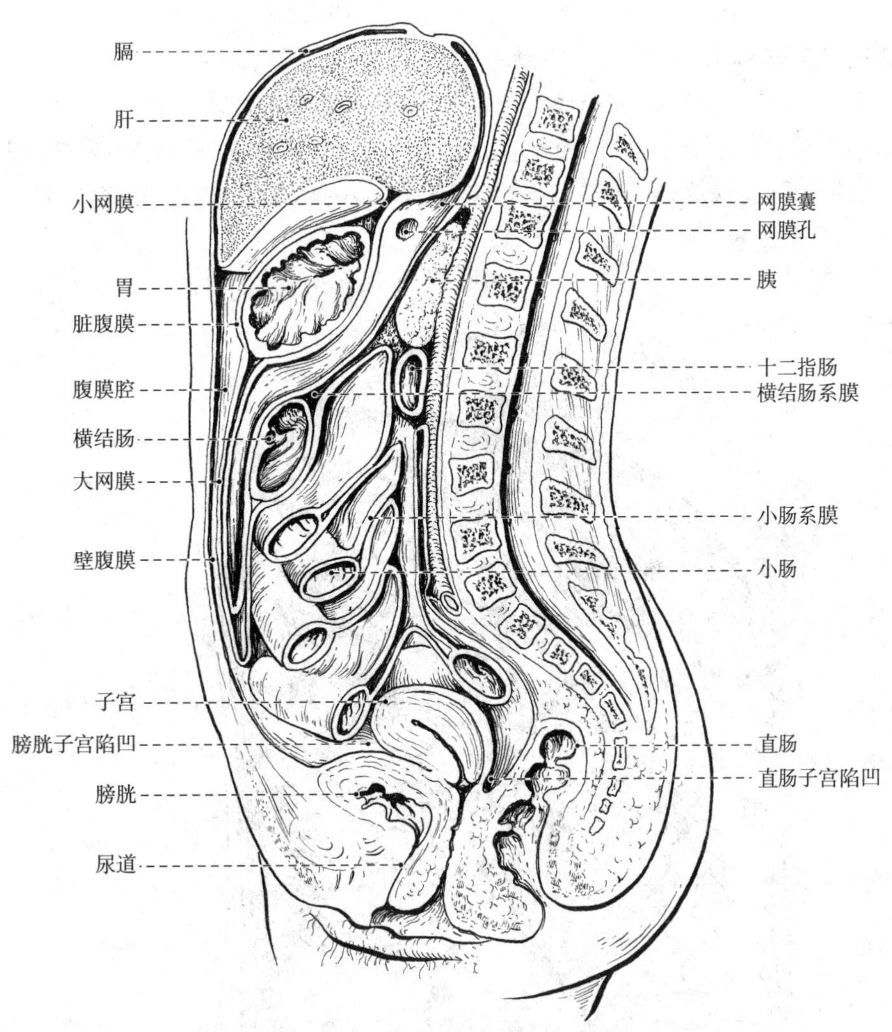


图6-10 腹膜腔矢状断面模式图（女）

腹膜除对脏器有支持固定的作用外，还具有分泌和吸收功能。正常情况下腹膜可分泌少量浆液，以润滑脏器表面，减少它们运动时的摩擦。在病理情况下，腹膜渗出增加则可形成腹水。腹膜具有较强的修复和愈合能力。因而在消化道手术中浆膜层的良好缝合可使接触面光滑，愈合速度加快，且减少粘连。如果手术操作粗暴，腹膜受损则术后并发粘连。腹膜还具有防御机能，一方面其本身具有一些防御或吞噬机能的细胞，另一方面，当腹腔脏器感染时，腹膜形成物尤其是大网膜可迅速趋向感染病灶，包裹病灶或发生粘连，使病变局限不致迅速蔓延。

## 二、腹膜与脏器的关系

根据脏器表面被腹膜覆盖的多少可将腹、盆腔脏器分为三种类型：

1. **腹膜内位器官**　这些器官几乎全部为腹膜所包被，如胃、空肠、横结肠、乙状结肠、脾、卵巢、输卵管等。

2. **腹膜间位器官** 器官的大部分或三面均为腹膜所覆盖者，叫腹膜间位器官，如肝、胆囊、升结肠和降结肠、子宫和膀胱等。

3. **腹膜外位器官** 器官仅有一面被腹膜覆盖，称为腹膜外位器官。由于这些器官大多位于腹膜后腔，仅前被覆腹膜，故又称腹膜后位器官。如胰腺、十二指肠的降部和水平部、肾上腺和输尿管等。

了解脏器和腹膜的关系，在外科手术中可根据情况选择最佳的手术入路。

## 三、腹膜形成的结构

腹膜从壁层向脏层移行，或从一器官移行于另一器官，构成双层的腹膜结构。

两层腹膜间常有血管、神经和淋巴管走行。这些形成物依据其本身结构特点和特定脏器联属而分别命名为韧带、网膜和系膜。另外，腹膜在一些特定部位形成小而浅的隐窝或大而深的陷凹，在覆盖一些血管或韧带时形成向腹腔内隆起的皱襞（图6-11）。

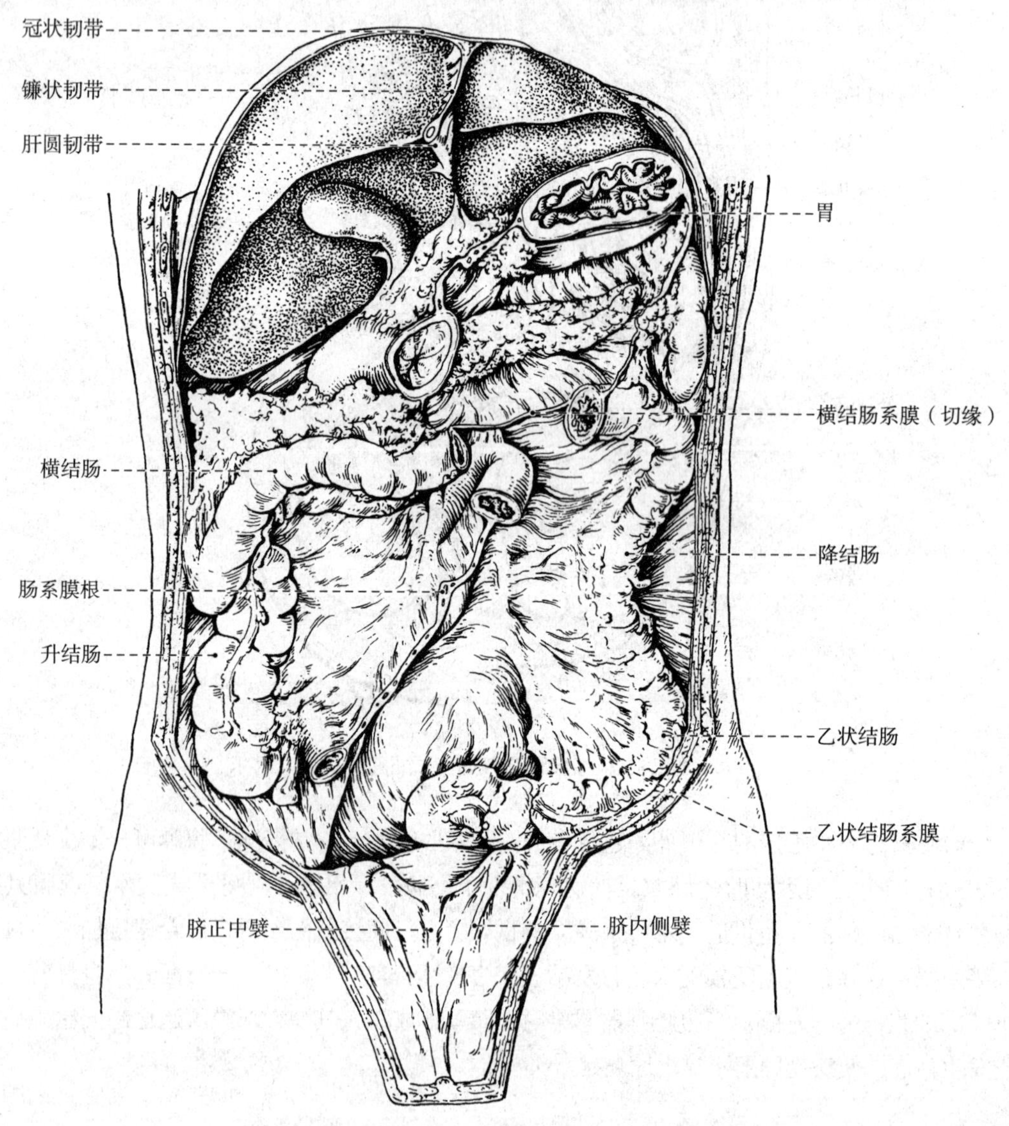


图6-11 腹膜形成的结构

（一）韧带

1. 肝镰状韧带 falciform ligament　肝镰状韧带呈镰刀状，一端起于脐以上的腹前壁正中线稍偏右侧和膈下面的壁腹膜，另一端连于肝的膈面，借之将肝从外形上分为左、右两叶。该韧带的游离下缘肥厚，内含由脐至肝门的脐静脉索（由胚胎时脐静脉闭锁构成），特名为肝圆韧带 notch for round ligament of liver。

2. 肝冠状韧带 coronary ligament 和左、右三角韧带 triangular ligament　肝冠状韧带为由膈下面的壁腹膜连于肝的膈面的腹膜构成，呈冠状位，由前后两层构成。前层可视为镰状韧带的左、右两层分别向左、右侧的延续，后层则可理解为腹后壁的壁腹膜从膈下面向肝上面的反折。冠状韧带前、后两层之间有一定距离，这部分肝脏因无腹膜被覆故名肝裸区。此处肝的被膜直接与膈下筋膜愈合。在肝冠状韧带的左、右两端处，前后两层互相靠近，称为左、右三角韧带。

3. 胃脾韧带 gastrolienal ligament　胃脾韧带为连于胃底部和脾门间的双层腹膜结构，与大网膜的左端相续，内含胃短动脉，为脾动脉到胃底的分支。

4. 脾肾和脾膈韧带 splenorenal, phrenicosplenic ligament　两韧带为系于脾门和左肾前面、膈的双层腹膜结构，其中反折至左肾前面的叫脾肾韧带，其上端部分附于膈称脾膈韧带。脾膈韧带上部为自胃贲门和食管腹段系于膈，称为胃膈韧带。脾肾韧带内有脾血管走行，胰尾亦位于该韧带内。

5. 十二指肠悬韧带 suspensory ligament　十二指肠悬韧带（又叫 Treitz's 韧带）是联系于横结肠系膜根与十二指肠空肠曲之间的腹膜皱襞，内含十二指肠悬肌，该肌由纤维和结缔组织构成，起于右膈肌脚，止于十二指肠空曲上部后面，有悬吊固定十二指肠空肠曲的作用。手术时常以此韧带做为判定空肠起端的标志。

（二）网膜

1. 小网膜 lesser omentum　小网膜是连于肝门与胃小弯、十二指肠上部之间的双层腹膜结构，呈冠状位，含脂肪组织处较厚，其余部分薄而稀疏，呈网眼状。小网膜的左侧部为肝胃韧带 hepatogastric ligament，系于肝门与胃小弯之间，内含胃左、右动静脉，胃上淋巴结和胃的神经等。右侧部为肝十二指肠韧带 hepatoduodenal ligament，系于肝门与十二指肠上部之间，其游离右缘肥厚，有胆总管（紧靠右侧游离缘）、肝固有动脉（位于胆总管的左侧）和肝门静脉（位于上述二管的后方）走行于其中。

2. 大网膜 greater omentum　大网膜由自胃大弯双层垂下至盆腔上口高度再向后上反折至横结肠的四层腹膜构成。成人大网膜四层互相愈合，呈门帘状覆于腹腔下部器官的前方。大网膜疏薄，含有多少不等的脂肪，常呈筛网状。其中前两层自胃大弯下降至横结肠前方并与之愈着，称为胃结肠韧带 gastrocolic ligament，内有胃网膜血管走行。大网膜组织内含有吞噬细胞，有重要的防御功能。当腹腔器官发生炎症时，大网膜的游离部向病灶处移动，并包裹病灶以限制其蔓延。小儿大网膜较短，故当下腹部器官病变时（如阑尾炎穿孔），由于大网膜不能将其包围局限，常致成弥漫性腹膜炎（图 6-12）。

3. 网膜囊和网膜孔　小网膜、胃后壁和腹后壁腹膜之间的扁窄间隙称为网膜囊。囊的前壁由上向下依次为小网膜、胃后壁和胃结肠韧带；后壁是覆盖于胰、左肾和左肾上腺前方的腹后壁腹膜，下方还有横结肠及其系膜；上壁为膈下面的腹膜和肝尾叶；下壁为大网膜前两层与后两层的愈合部；左壁为脾、胃脾韧带、脾肾韧带和脾膈韧带；右侧借网膜孔与大腹膜腔相通。

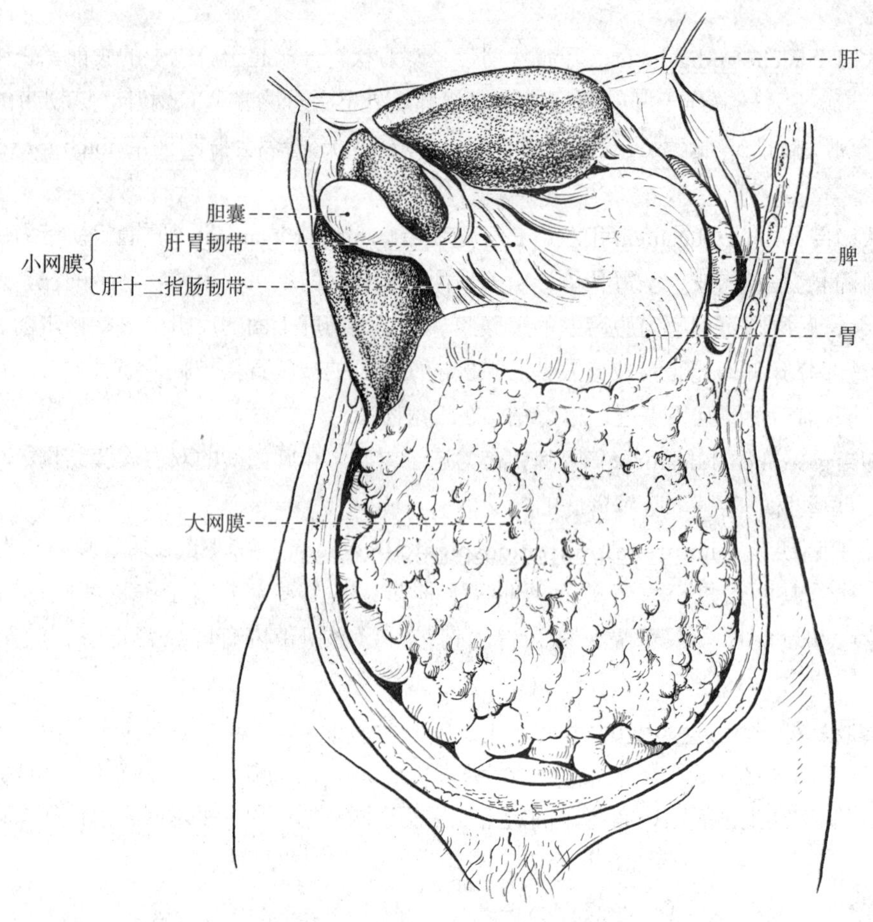


图6-12 网膜

网膜孔epiploic foramen（又称Winslow’s孔）上界为肝尾叶，下界为十二指肠的上部起始段（球部），前界为肝十二指肠韧带的游离缘，后界为覆盖下腔静脉的腹后壁腹膜。网膜孔一般仅可通过1~2个手指。

网膜囊的结构和毗邻特点在医疗实践中具有重要意义。如胃溃疡胃后壁穿孔时内容物常局限于网膜囊内，形成上腹部局限性腹膜炎，继之常引起粘连，如胃后壁与横结肠系膜或与胰腺粘连，从而增加了胃手术的复杂性。胃后壁、胰腺疾患或网膜囊积液时均须进行网膜囊探查，一般采取切开胃结肠韧带的入路，但由于邻近器官的炎性病变粘连，胃结肠韧带与其深面的横结肠系膜可发生粘连，在切开胃结肠韧带时应予特别注意（图6-13）。

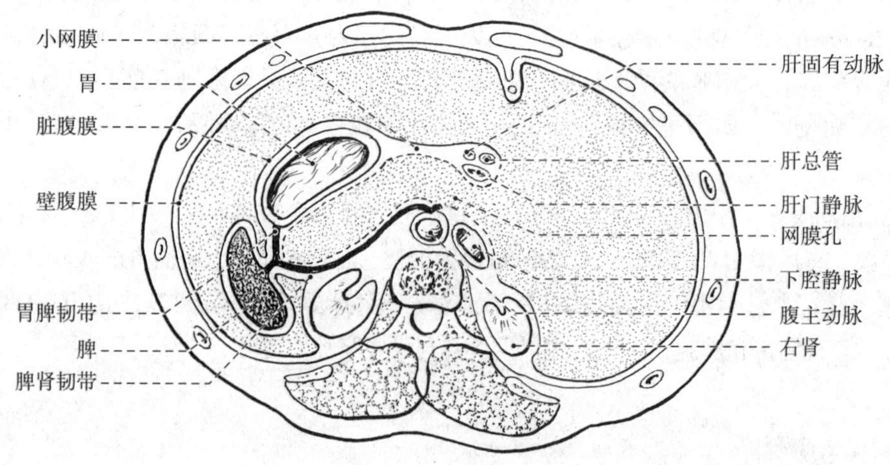


图6-13 网膜囊和网膜孔（经第1腰椎水平断面）

（三）系膜

1. 小肠系膜　是将空、回肠连于腹后壁的双层腹膜结构，呈扇形，附着于肠壁的一缘与小肠长度一致，可达6~7 m，而附于腹后壁的一端即肠系膜根，长度仅16 cm左右。由于肠系膜两缘的差异甚大，故肠系膜形成许多皱褶，系膜的两层间有小肠血管及其分支、淋巴管和神经走行，并含有脂肪和淋巴结。由于回肠的系膜较长，所以肠系膜扭转多发生于该部。

2. 阑尾系膜mesoappendix　阑尾系膜呈三角形，将阑尾系于小肠系膜下端。在其游离缘中有阑尾血管走行。

3. 横结肠系膜　横结肠系膜将横结肠系于腹后壁，系膜根为横位，右端起自结肠右曲，向左依次横过右肾、十二指肠降部、胰头、胰体、左肾至结肠左曲。系膜中含有结肠血管、淋巴管、淋巴结和神经等。横结肠系膜根常作为划分腹腔上、下部的标志。此外，由膈连至结肠左曲的腹膜皱襞叫膈结肠韧带，对脾起承托作用。

4. 乙状结肠系膜　乙状结肠系膜位于左髂窝，将乙状结肠系于盆壁。系膜根附着于左髂窝和骨盆的左后壁，内含乙状结肠的血管、淋巴管、淋巴结和神经等。由于乙状结肠活动度较大，加之系膜较长，故易发生系膜扭转而致肠梗阻。

（四）腹后壁的隐窝和陷凹

1. 隐窝　在十二指肠空肠曲、盲肠和乙状结肠系膜根附近，常形成隐窝，如在十二指肠空肠曲左侧的十二指肠空肠隐窝，在回肠与盲肠的连接处有位于回肠上、下方的回盲上、下隐窝和位于盲肠后方的盲肠后隐窝，在乙状结肠系膜根左侧的乙状结肠间隐窝等。这些隐窝一般均较浅，但腹腔病变时残余的血液、脓液的积存部位，术中冲洗腹腔时应予注意。在肝右叶后缘与右肾、结肠右曲之间有较大的隐窝叫肝肾隐窝，仰卧位时是腹腔的最低部位，上腹部的脓液及渗出液多聚积于此。

2. 陷凹　盆腔的陷凹是腹前壁腹膜经盆腔覆于器官表面，然后移行于腹后壁腹膜，在盆腔脏器之间形成深的陷凹。在男性膀胱与直肠之间有大而深的直肠膀胱陷凹。在女性由于子宫存在于直肠和膀胱的中间，在子宫与膀胱，子宫与直肠间各形成一个陷凹。前者较小而浅称为膀胱子宫陷凹；后者大而深称为直肠子宫陷凹（又称Douglas窝），陷凹的底部与阴道后壁上份相邻，腹膜渗出液、脓、血等因重力作用常积存于此处，可经阴道后壁穿刺抽取。在直肠子宫陷凹的两侧腹膜形成自子宫颈后方连至骶骨前面的弧形皱襞称为直肠子宫襞。

（五）腹前壁下份的腹膜皱襞和窝

腹前壁下份从内面观（图6-14）形成5条向脐部集中纵行的皱襞，它们是位于正中的**脐正中襞**；位于脐正中襞两侧成对的**脐内侧襞**；以及最外侧的一对**脐外侧襞**。脐正中襞median umbilical fold是胚胎时期脐管闭锁形成的脐正中韧带，其表面覆以腹膜而形成；脐内侧襞medial umbilical fold内含有闭锁的脐动脉的远侧段；脐外侧襞lateral umbilical fold内含腹壁下动脉，故又名腹壁下动脉襞epigastric fold。五条皱襞在膀胱上方和腹股沟韧带上方形成三对浅凹，由内侧向外侧依次是膀胱上窝supravesical fossa、腹股沟内侧窝medial inguinal fossa和腹股沟外侧窝lateral inguinal fossa，腹股沟内侧窝和腹股沟三角（海氏三角）位置相当，与腹股沟管浅环（皮下环）相对；腹股沟外侧窝则与腹股沟管深环（腹环）相对。此外，在腹股沟内侧窝的下方隔着腹股沟韧带还有一个浅凹，称为股窝，为股环覆以腹膜而形成。

## 四、腹膜腔的分区

以横结肠及其系膜为界可将腹膜腔分成结肠上区和结肠下区。

1. 结肠上区

结肠上区（图6-15）介于膈肌与横结肠及其系膜之间，又称膈下间隙。膈下间隙又被肝脏分为肝上和肝下两个间隙。

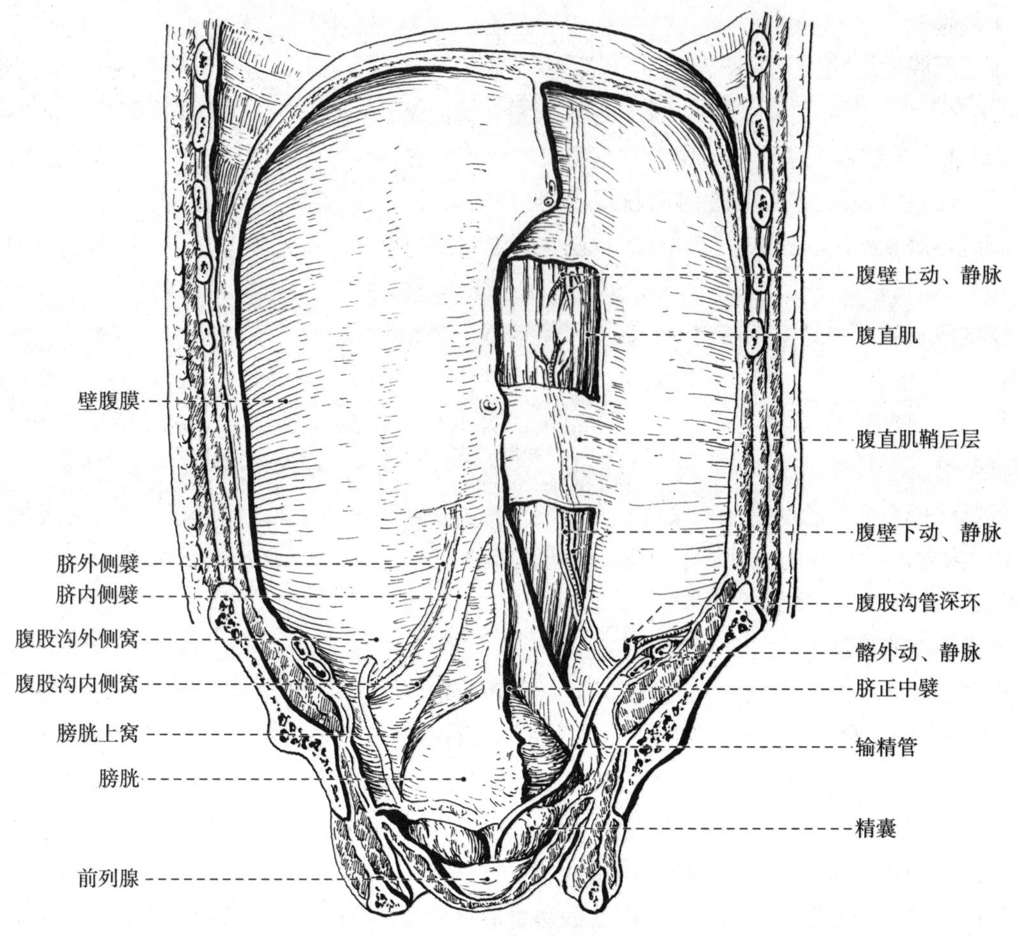


图6-14　腹前壁（内面观）

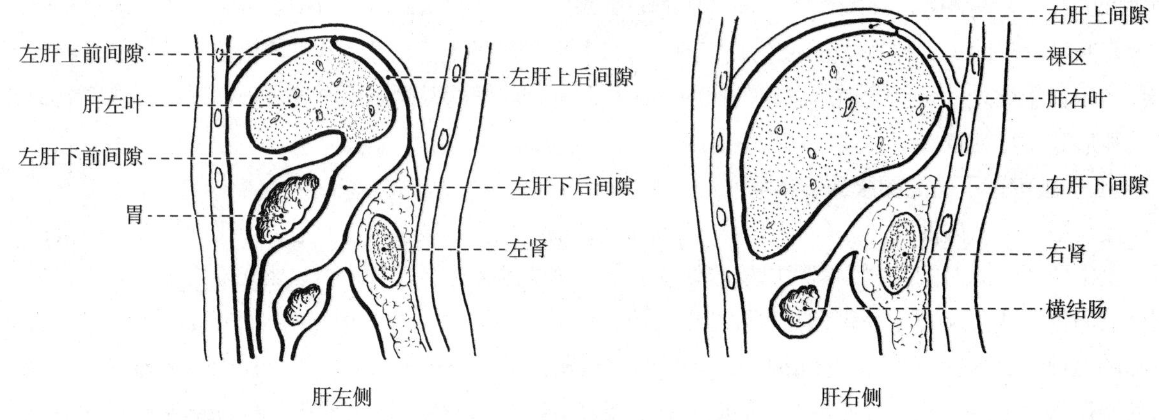


图6-15　结肠上区的间隙示意图

（1）肝上间隙　肝上间隙被肝镰状韧带分为右肝上间隙和左肝上间隙；右肝上间隙又被肝冠状韧带分为较大的右肝上前间隙和较小的右肝上后间隙。此外，冠状韧带前后层间的肝裸区与膈下筋膜间充以疏松结缔组织，称为膈下腹膜外间隙，肝脓肿可经此间隙溃破入胸腔。

（2）肝下间隙　肝下间隙借肝圆韧带划分为右肝下间隙（肝肾隐窝）和左肝下间隙。左肝下间隙又可被胃及小网膜分为左肝下前间隙和左肝下后间隙（网膜囊）。上述七个间隙发生的脓肿统称为膈下脓肿，但以右肝上后间隙多见，右肝下间隙和右肝上前间隙次之。

**2. 结肠下区**　此区包括四个间隙，即左、右结肠旁（外侧）沟和左、右肠系膜窦。右结肠旁沟与膈下间隙相通，左结肠旁沟由于膈结肠韧带的存在而与膈下间隙有一定程度的阻隔；左、右结肠旁沟分别经左、右髂窝通入盆腔的陷凹。

横结肠及其系膜以下，升、降结肠间的区域被小肠系膜根分为左、右两个间隙。右侧者叫右肠系膜窦，呈三角形，周界几乎是封闭的，为小肠袢所占据；左侧者叫左肠系膜窦，呈向下开口的斜方形，向下与盆腔相通（图6-16）。

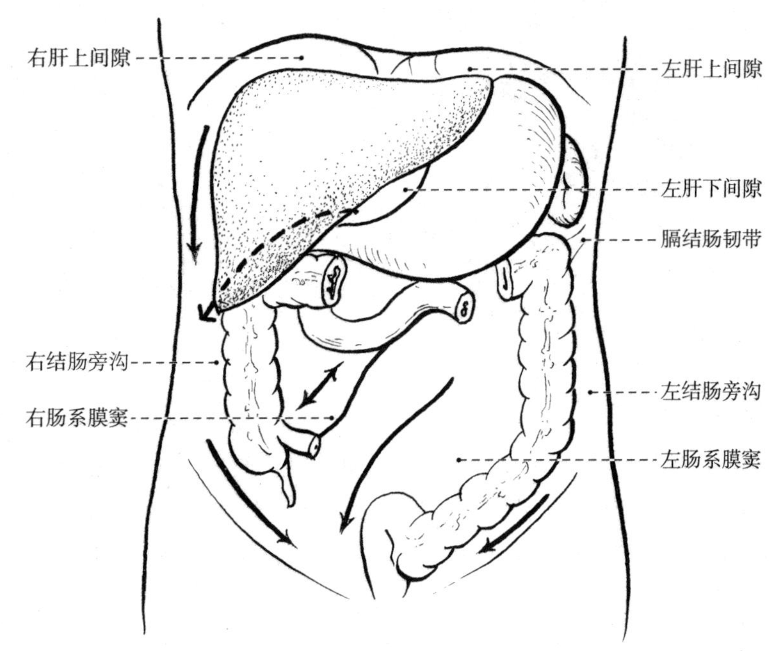


图6-16　结肠下区的间隙及交通图

## 第四节　腹腔内器官

### 一、食管腹部

食管腹段较短，1~2 cm，在通过食管裂孔处构成第三狭窄（距中切牙约40 cm）。下端与胃贲门相续，其左、右缘分别与胃大、小弯相续，左缘与胃底向左上方的膨隆间的夹角称为贲门切迹。食管前、后面有迷走神经前、后干走行。

食管腹段由胃左动脉及膈下动脉的分支供给，静脉回流经胃静脉入于肝门静脉。食管腹部的淋巴回流至胃左淋巴结。

### 二、胃

胃 stomach是消化管的膨大部分，能分泌胃液和内分泌素，具有收纳和进行初步消化的功能。

（一）形态和分部

**1.胃的形态**　胃的形态、位置随体型和充盈程度而异，中等充盈的胃呈扁平的曲颈囊状，可分前后两壁、上下两缘和上下两口。胃前壁朝向前上方，对向腹膜腔。胃后壁朝向后下方，对向网膜囊，是网膜囊前壁的一部分。两壁移行处的上缘称为胃小弯呈凹向右上方的弧形。下缘较长叫胃大弯，长度约为小弯的4~5倍，为凸向左下方的弧形。胃小弯有肝胃韧带附着，位置较为恒定，小弯的最低点有明显向右的转折角，称为角切迹。胃的近侧端与食管相续，称为贲门cardia。远侧端与十二肠上部连接，称为幽门pylorus。幽门与十二指肠相接处表面有一浅沟，内有幽门前静脉通过，是手术中判断幽门和十二指肠分界的标志（图6-17）。

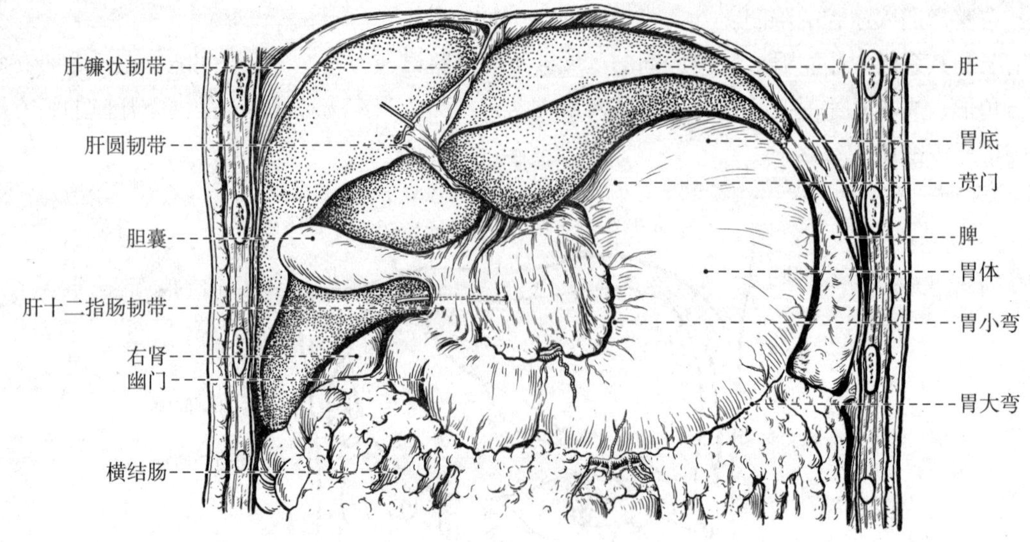


图6-17　胃（前面观）

2. 分部　胃分为贲门、底、体、幽门四部。贲门附近称贲门部cardia region，胃底fundus of stomach为贲门平面以上向左上方膨出的部分。一般为气体所充满。小儿此部尚未发育，故胃呈管状。胃体body of stomach为介于胃底和角切迹之间的部分，从角切迹向远侧称为幽门部pylorus region，临床上称为胃窦。幽门部又被胃大弯一个不明显的浅沟（中间沟intermediate sulcus）分为左侧的幽门窦和右侧的幽门管。幽门部和胃小弯是溃疡的好发部位。

（二）位置和毗邻

中等充盈的胃大部分位于左季肋区，小部分位于腹上区。贲门和幽门的位置较固定。贲门位于第11胸椎左侧，距正中线约2.5 cm处。幽门在第一腰椎右侧，距正中线2 cm处。胃大弯的位置随胃充盈的情况而异，其下缘最低点可降至脐或脐以下平面。

胃前壁右侧部为肝左叶下面所遮盖。胃底部紧邻膈和脾。前壁左下方在剑突下方左、右肋弓之间直接与腹前壁接触，是胃的触诊部位。胃后壁隔网膜囊与横结肠及其系膜、胰、左肾、左肾上腺、脾等相毗邻，这些器官共同形成胃床bed of stomach（图6-18）。

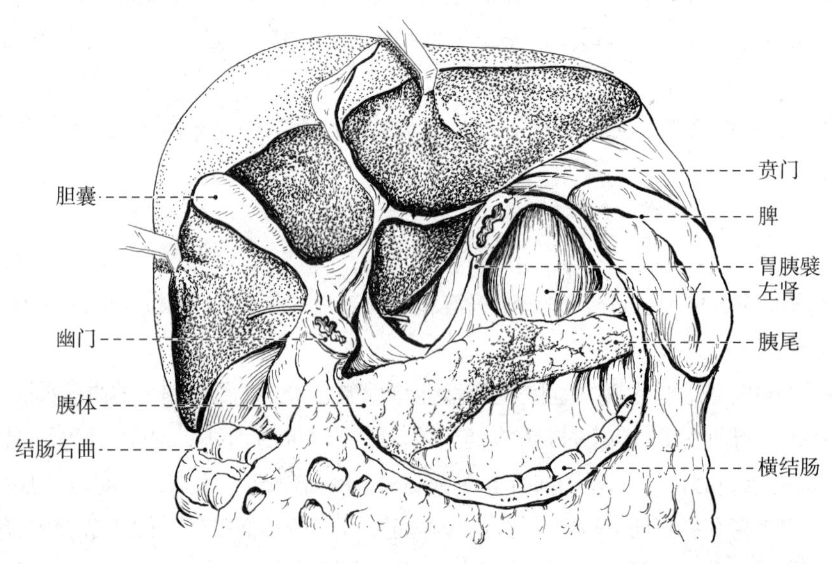


图6-18　胃床

（三）胃壁的构造

胃壁由黏膜、黏膜下组织、肌膜和浆膜等4层构成。胃黏膜在胃空虚时形成许多皱襞，近小弯部有4~5条较为恒定的纵行皱襞，食糜可经皱襞间的纵沟流向十二指肠，这些纵沟称为胃道。胃黏膜表面有许多小沟，纵横交错，将黏膜分隔为大小不等的小区，称为胃区。每一胃区用放大镜观察时可见许多小凹，称为胃小凹，小凹底部有数个胃腺的开口。胃黏膜层有许多胃腺，有分泌消化酶、盐酸和激素的作用。在胃与十二指肠交界处胃黏膜覆于幽门括约肌的表面，形成环形的黏膜皱襞，称幽门瓣。胃黏膜下组织发达，在胃充盈和蠕动时起缓冲作用，便于胃黏膜的延伸和变位。肌膜较厚，由内斜、中环、外纵三层平滑肌交织组成。纵行肌仅分布于大、小弯处。中环形肌层发达，布于全胃，在幽门处明显增厚，形成幽门括约肌，可控制胃内容不致过快地排入十二指肠和防止内容物的逆流。贲门处无明显的括约肌。内斜肌层薄弱不完整，分布在胃前、后壁。浆膜为脏腹膜。

（四）胃的血管

胃的动脉为腹腔干的分支，在胃的大、小弯形成2个动脉弓。在胃小弯的小网膜内由胃左和胃右动脉left, right gastric artery吻合构成，在胃大弯的胃结肠韧带内由胃网膜左、右动脉left, right gastroepiploic artery吻合构成。胃底部由胃短动脉供给。上述各动脉发出的胃支穿肌层入黏膜下组织，吻合成丰富的血管网。故胃切除术结扎血管时残余胃的血液供应一般不受影响（图6-19，图6-20）。

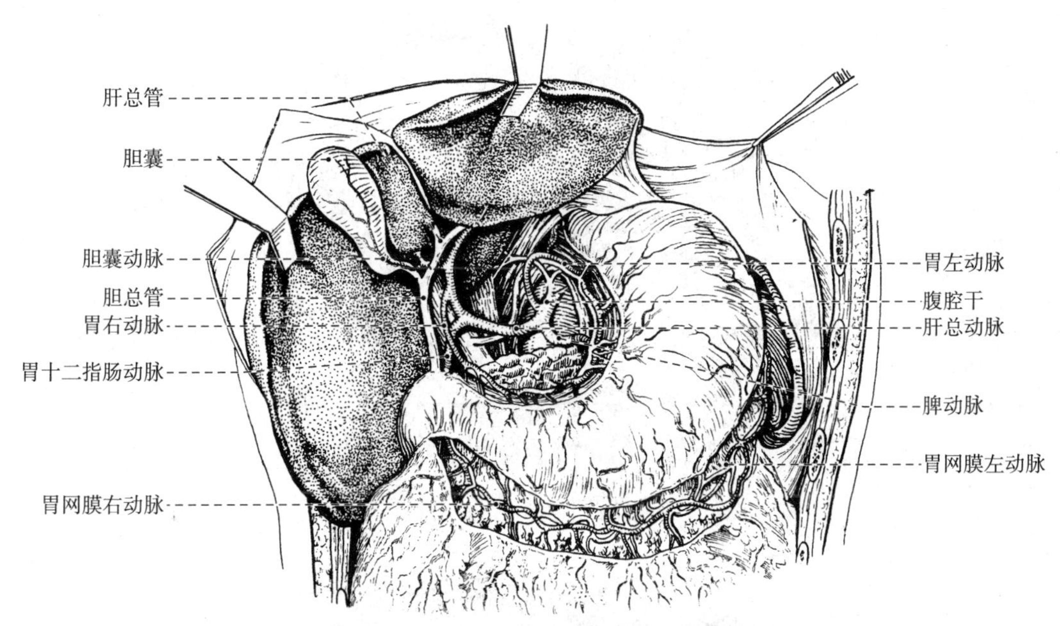


图6-19　腹腔干及其分支（胃前面）

（五）胃的淋巴管和淋巴结

胃的淋巴管丰富。各层内的毛细淋巴管网直接或互相吻合后汇入附近的淋巴结群。由于相互间的吻合密切，因而胃任一部位的癌症可累及各局部淋巴结群。胃的淋巴引流及淋巴结分布大体与血管走行相一致（图6-21，图6-22）。

1. **胃左、右淋巴结**　位于小网膜内，沿胃小弯排列于胃左、右动脉和贲门周围，收纳小弯胃体、胃底右侧部、贲门和食管腹段的淋巴管。其输出管注入腹腔淋巴结。

2. **胃网膜左、右淋巴结**　位于胃结肠韧带内，沿胃网膜左、右动脉排列，收纳胃体大弯侧的淋巴管，其输出管汇入幽门淋巴结或腹腔淋巴结。

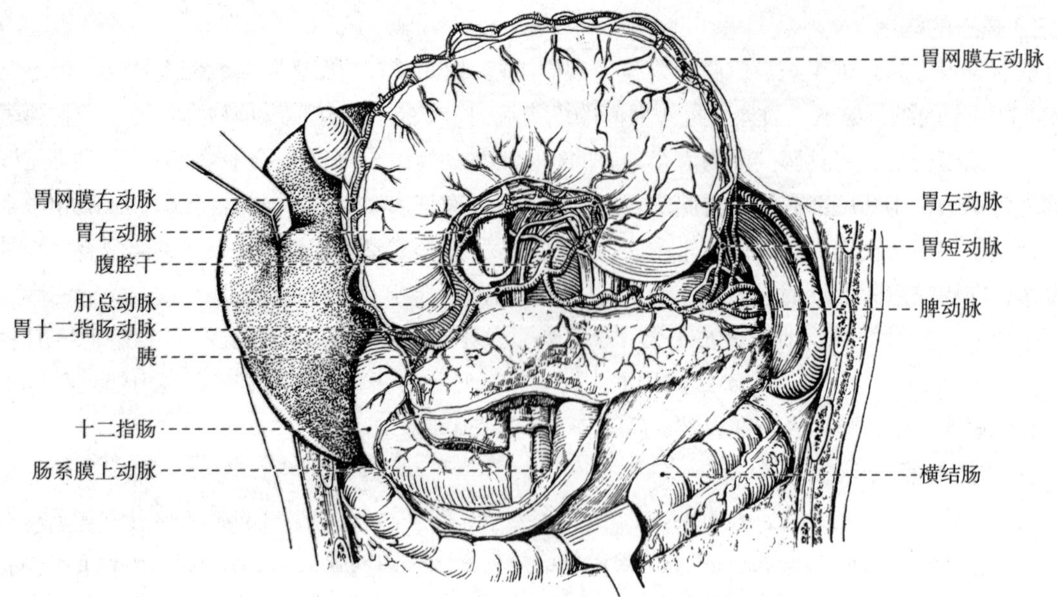


图6-20 腹腔干及其分支（胃后面）

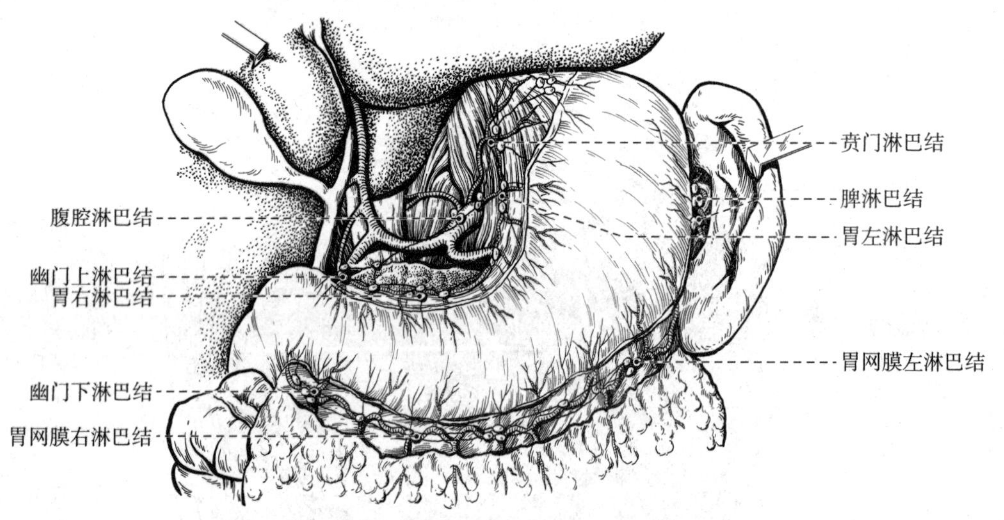


图6-21 胃的淋巴（前面观）

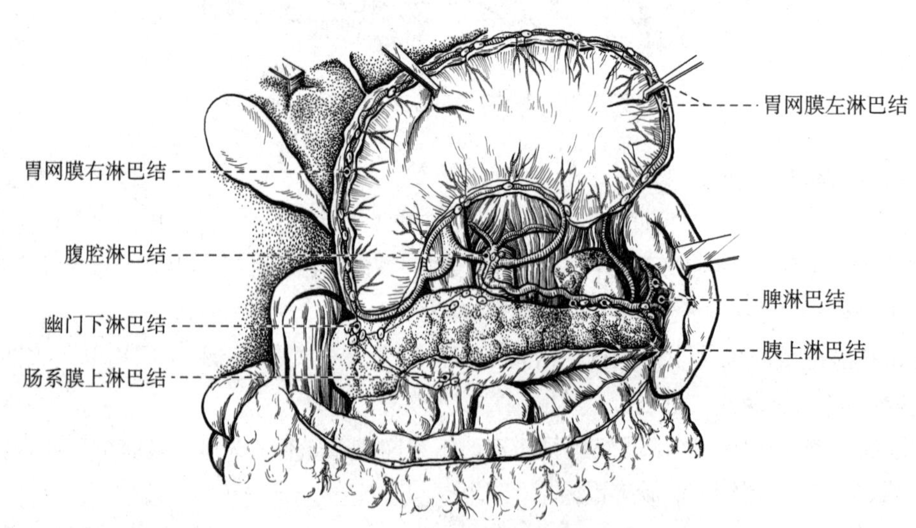


图6-22 胃的淋巴（后面观）

**3. 幽门淋巴结** 位于十二指肠上部上方胃右动脉起始部的周围，十二指肠上部与降部的夹角以及胃十二指肠动脉的分叉处。可分为幽门上、下、后三组。收集胃幽门部、十二指肠上部和胰头的淋巴管，其输出管汇入腹腔淋巴结。

**4. 脾淋巴结** 位于脾门处，胃底的大部及胃体大弯侧的上1/3部的淋巴管汇入，其输出管汇入腹腔淋巴结。胃的淋巴管与邻近器官如食管、十二指肠、肝、胰和横结肠等的淋巴管存在着广泛的吻合，因此胃癌易向这些器官转移，此外也可通过胸导管或沿食管淋巴管转移到左锁骨上淋巴结。

（六）胃的神经（图6-23，图6-24）

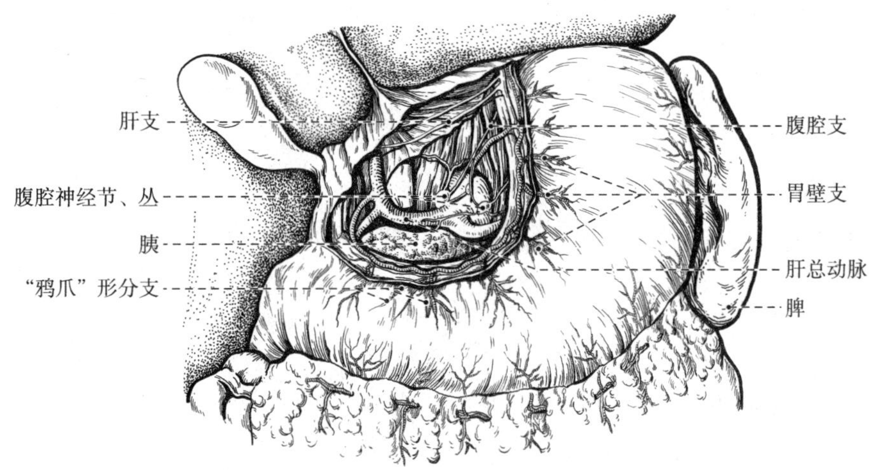


图6-23 胃的迷走神经（前面观）

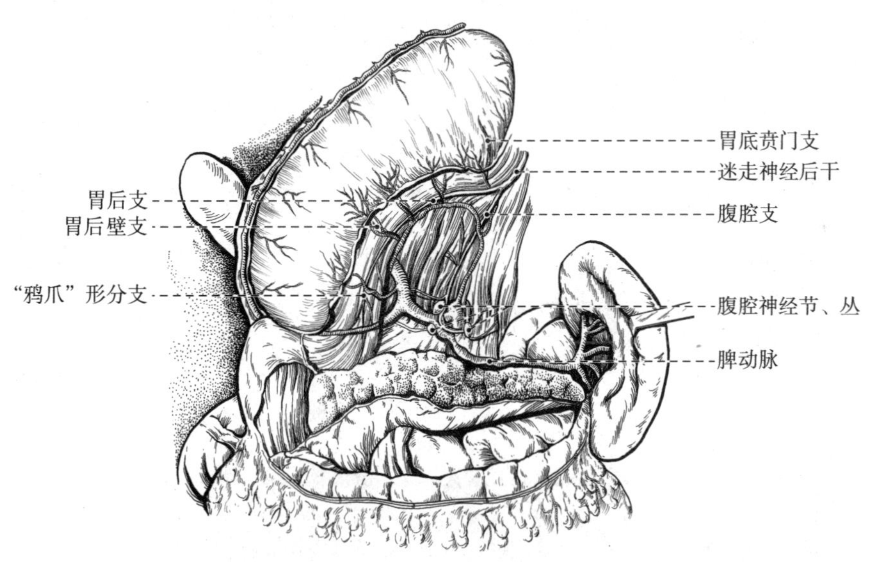


图6-24 胃的迷走神经（后面观）

胃的运动神经为交感和副交感神经。交感神经来自脊髓第6~9胸节，经内脏大神经至腹腔神经节，由节细胞发出的节后纤维经腹腔丛随血管分支布于胃壁（血管壁、平滑肌、腺体）。其作用使胃蠕动减慢，胃液分泌减少，括约肌紧张，血管舒张。

副交感神经纤维来自左、右迷走神经vagus nerve，在第4胸椎水平以下，在食管壁形成食管丛，然后又重新组合成前干和后干经食管裂孔随食管进入腹腔。前干行于食管腹段的右前方，位于浆膜和肌膜间，在贲门附近分为胃前支anterior gastric branch和肝支hepatic branches。肝支经小网膜右行参加肝丛的构成。胃前支伴胃左动脉沿胃小弯走行，沿途分出5~6个小支与胃左动脉的胃支相伴到胃前壁，在角切迹附近以鸦爪形的分支分布于幽门窦和幽门管的前壁。后干行于食管的右后方，在贲门附近分为胃后支

posterior gastric branch和腹腔支abdominal branches。腹腔支沿腹膜后胃左动脉干右行，参加腹腔丛的构成。胃后支在胃前支深面沿胃小弯走行，沿途发出小支至胃后壁，在角切迹附近以鸦爪支分布于幽门窦和幽门管的后壁。副交感神经使胃蠕动加强，胃腺分泌增加，括约肌开放。

交感神经与副交感神经在肌层间和黏膜下层分别形成肌间神经丛和黏膜下神经丛，副交感神经在此二丛的神经内换神经元后，发出的节后纤维与交感神经节后纤维共同支配平滑肌、腺体等效应器官。临床上，胃、十二指肠溃疡时采用选择性迷走神经切断术，即切断迷走神经的胃前、后支，保留肝支和腹腔支，以减少胃的分泌和蠕动，但术后出现胃排空障碍。近年来有人主张行高选择性迷走神经切断术，即仅切断胃前、后支向胃体发出的小支，而保留分布于幽门部的鸦爪支，使术后胃仍具有良好的排空功能。

胃的感觉神经伴随交感、副交感神经走行。一般认为传递痛、温觉纤维伴交感神经进入脊髓第6~9胸节，而传递其它感觉如饥饿、膨满、恶心等的感觉纤维伴随迷走神经进入延髓。

## 三、十二指肠

十二指肠duodenum是小肠的起部，长约20~25 cm。上端续于幽门，下端终于十二指肠空肠曲。全形呈C字形包绕着胰头。除始末两端外绝大部分为腹膜后位，在平第1~3腰椎之间系于腹后壁。可分为上部、降部、水平部和升部等四部（图6-25，图6-26）。

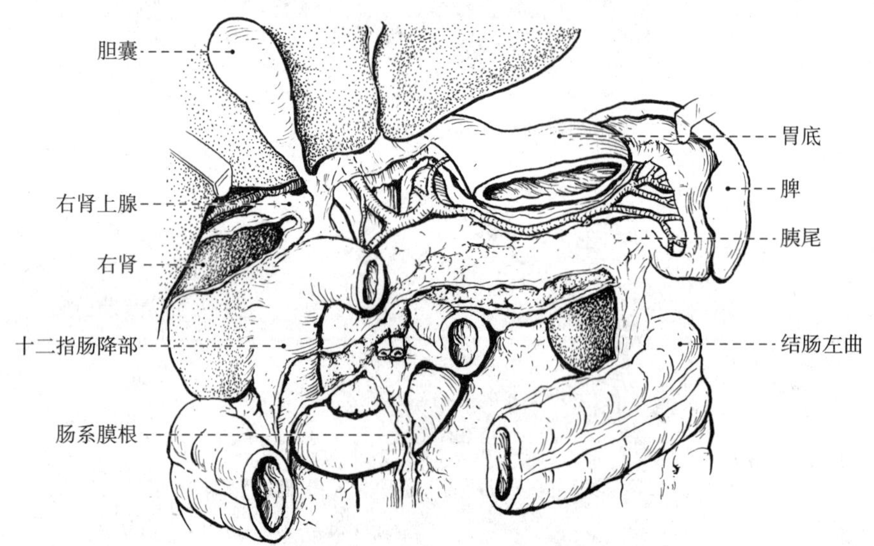


图6-25　十二指肠和胰（前面观）

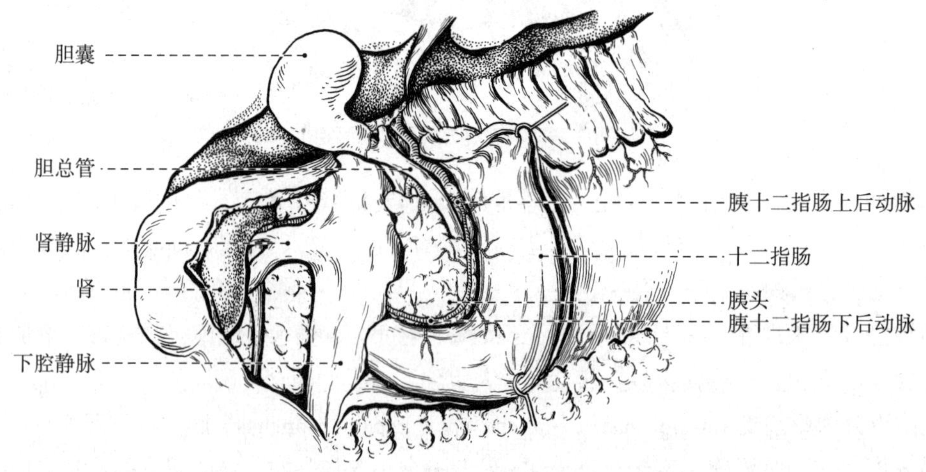


图6-26　十二指肠和胰头后面的毗邻

（一）十二指肠各部

十二指肠上部自幽门向右并稍向上后行，长约5 cm。在与幽门相接的起始段，除后面外其余均有腹膜被覆。而远侧段仅前方有腹膜遮盖。

降部长约7 cm，在胆囊颈下方（十二指肠上曲）续于上部，于第1~3腰椎右侧下行，至第3腰椎下缘转向左，移行于十二指肠水平部。

水平部长约10~12 cm，横行向左，横过右输尿管、下腔静脉和第三腰椎体的前方，至腹主动脉前面移行于升部。

升部仅长2~3 cm，起始后沿脊柱左侧上升至第二腰椎左缘，急转向前下形成十二指肠空肠曲duodenojejunal flexure续于空肠。该曲借十二指肠悬肌suspensory muscle of duodenum固定于腹后壁。十二指肠悬肌由平滑肌、横纹肌和结缔组织共同构成，上起于右膈脚，下附于十二指肠空肠曲的后面。此韧带表面有腹膜被覆形成皱襞，称为十二肠悬韧带suspensory ligament of duodenum（Treitz韧带），是手术中确定空肠起点的重要标志。

（二）十二指肠的毗邻

上部的上缘有肝十二指肠韧带hepatoduodenal ligament系于肝门，前上方与肝方叶、胆囊颈相靠近；下方与胰头相贴；前方为胆囊，故胆囊炎时常与十二肠上部粘连；后方有胆总管、肝门静脉、胃十二指肠动脉经过，与下腔静脉间仅隔以薄层的结缔组织。降部前方邻肝和横结肠，横结肠系膜附着于其中部；后方与右肾、下腔静脉相邻，外侧缘邻近结肠右曲，内侧缘与胰头、胆总管邻近，胆总管和胰腺管斜穿肠壁汇合后开口于后内壁。水平部后面有下腔静脉、腹主动脉经过；前面有肠系膜上动、静脉跨过；上方贴胰；下方邻空肠（图6-27，图6-28）。升部前面邻小肠袢；后面与左交感干和左腰大肌相邻；右侧为肠系膜上动、静脉和胰头；左侧有左肾及左输尿管，上方靠近胰体。

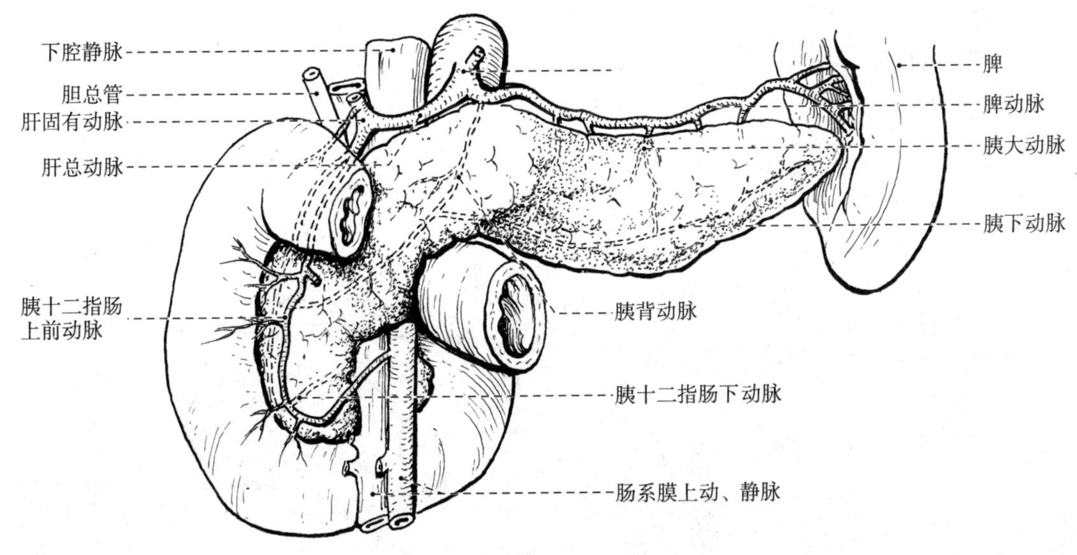


图6-27 十二指肠、胰和脾的动脉（前面观）

（三）十二指肠的结构特点

十二指肠壁具有消化管典型的四层结构。上部的起始端肠黏膜较平坦，故管壁薄、管腔大称为十二指肠前庭。在钡餐X线透视时上部的第一环皱襞与幽门瓣间形成底向幽门的三角形阴影，称为十二指肠球duodenal bulb部，是十二指肠溃疡的好发部位。十二指肠其余各部管壁较厚，有较密集的皱襞，在降部中段后内侧壁有一纵皱襞，称为十二指肠纵襞，由胆总管和胰管斜穿肠壁所引起，纵襞下端形成十二指肠大乳头 major duodenal papilla，是胆总管和胰管的共同开口处，其上方2~3 cm处有一小乳头（十二指肠小乳头 minor duodenal papilla），为副胰管的开口处。

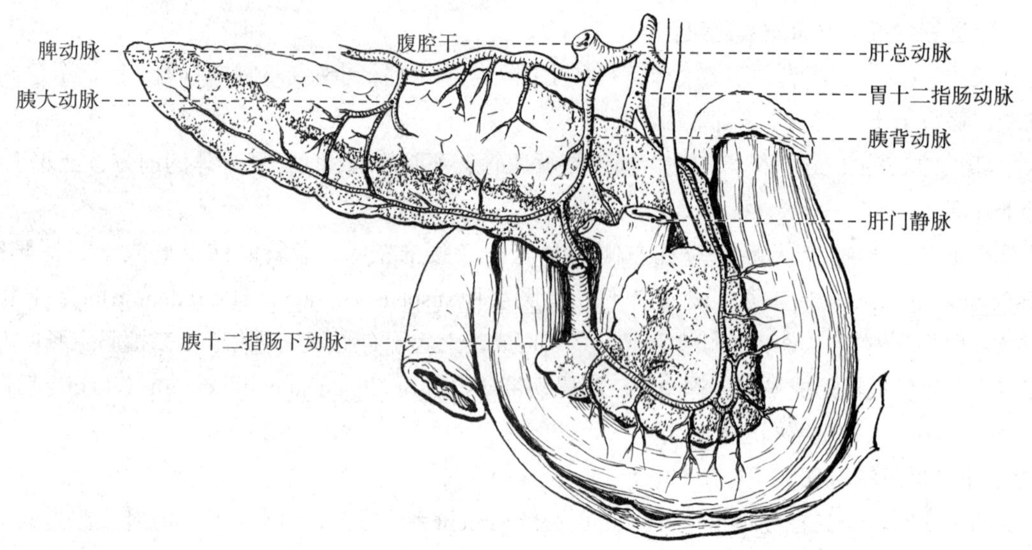


图6-28　十二指肠、胰和脾的动脉（后面观）

（四）十二指肠的血管、淋巴和神经

十二指肠的动脉（图6-29，图6-30，图6-31）主要来自胰十二指肠上前、上后和下动脉 anterior superior, posterior superior, inferior pancreaticoduodenal artery 所形成的胰十二指肠前、后动脉弓，此外还由胃十二指肠动脉发出的十二指肠上动脉、后动脉 supraduodenal, retroduodenal artery 供给。静脉汇入于胰十二指肠上前和上后静脉 anterior, posterior superior pancreaticoduodenal vein，前者经胃网膜右脉，注入肠系膜上静脉，后者则于胆总管左侧直接汇入肝门静脉。

十二肠的淋巴回流至胰十二指肠前、后淋巴结。其输出管汇入幽门下淋巴结。

神经主要来源于肠系膜上丛、肝丛和腹腔丛。

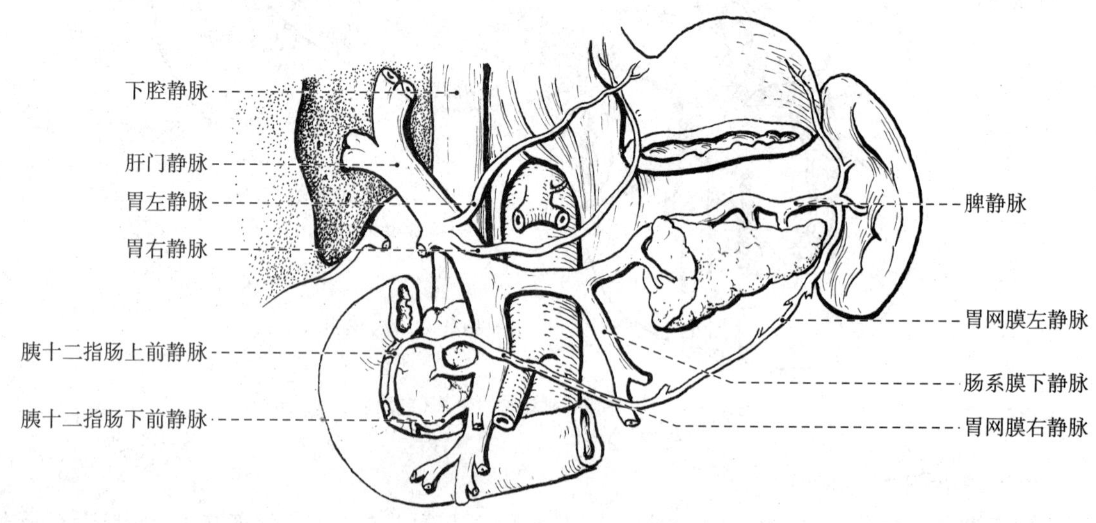


图6-29　十二指肠、胰、脾的静脉

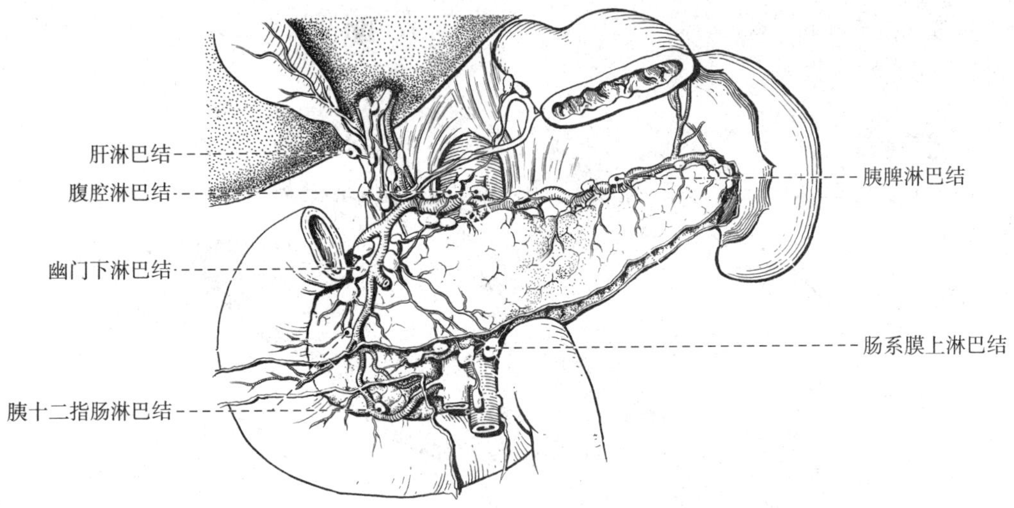


图6-30 十二指肠、胰、脾的淋巴（前面观）

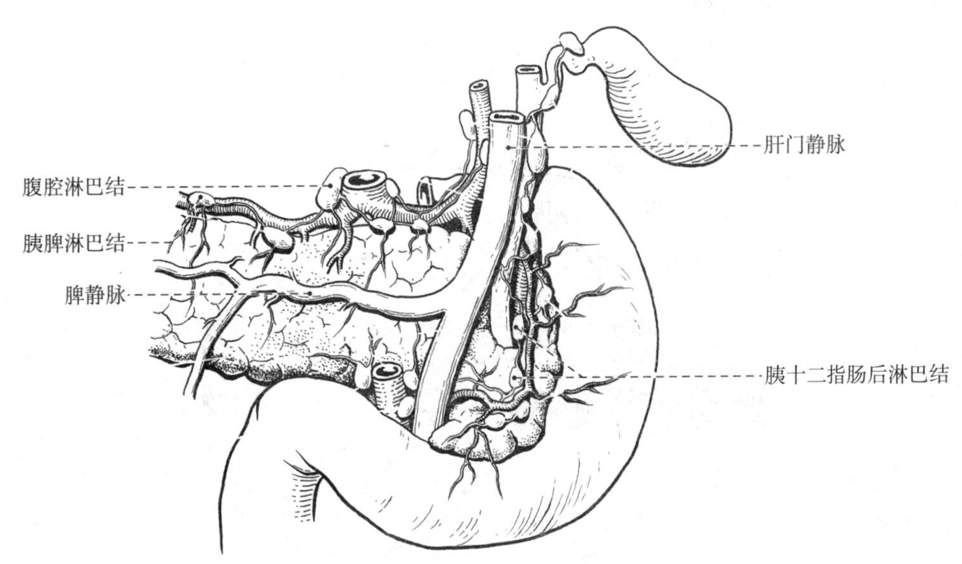


图6-31 十二指肠、胰、脾的淋巴（后面观）

## 四、肝

### （一）肝liver的形态、位置和毗邻

1.形态　肝脏是人体最大的腺体，呈红褐色，质地柔而脆，呈楔形，分为上、下两面，前、后、左、右四缘。肝上面隆凸，与膈穹相贴，称做膈面phrenic surface。表面借镰状韧带分为左、右两叶。右叶大而厚，左叶小而薄。肝上面后部冠状韧带前、后层间有一无腹膜被覆的三角区，称为肝裸区，借结缔组织与膈相连。肝下面凹陷，与腹腔脏器接触，称为脏面visceral surface。有呈“H”形沟，左纵沟较窄，其前半部有肝圆韧带round ligament of liver，是脐静脉闭锁后形成；后半部有静脉韧带venous ligament，由静脉导管萎缩形成。右纵沟较宽，其前半部为胆囊窝fossa for gallbladder，容纳胆囊；后半部为腔静脉沟sulcus for vena cava，下腔静脉从此穿过，肝左、中、右静脉在此注入下腔静脉，故称做第二肝门。横沟有肝管、淋巴管、神经、肝门静脉及肝动脉的分支出入，称为肝门porta hepatis。这些进出肝门的结构，周围为结缔组织所包绕，称为肝蒂。在行半肝切除术时，常需在此分离、结扎、切断肝管、肝动脉、肝门静脉的相应分支，同时在第二肝门处理相应的肝静脉。肝下面左纵沟的左侧为左叶，右纵沟的右侧为右叶，两纵沟之间的部分又被横沟分为前方的方叶和后方的尾

叶。肝下缘锐利，有两个切迹，右侧者为胆囊切迹，左侧者为肝圆韧带切迹（图6-32，图6-33，图6-34，图6-35，图6-36）。

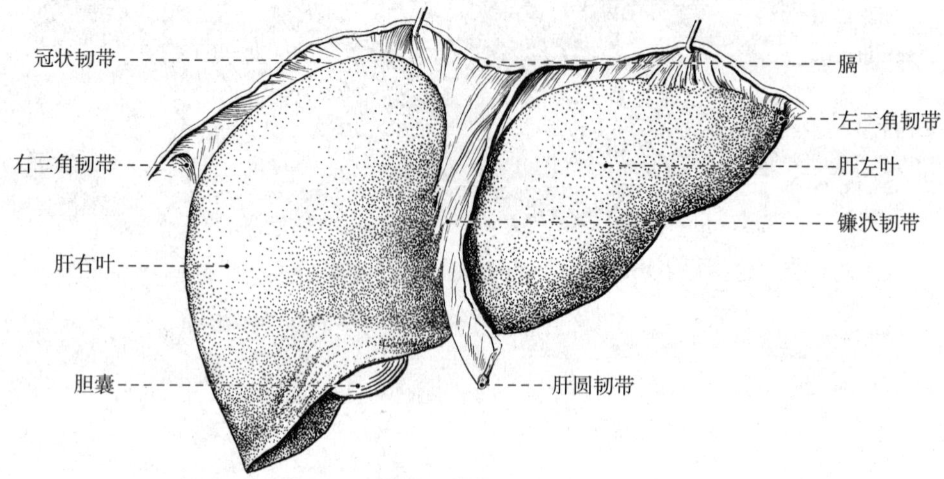


图6-32　肝（前面观）

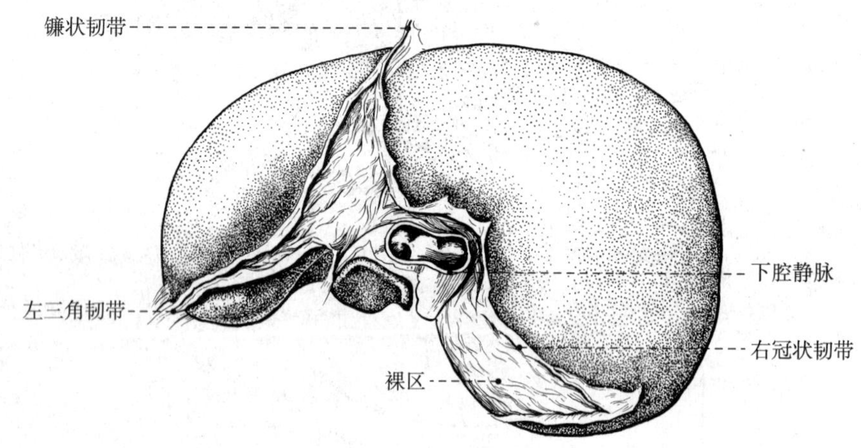


图6-33　肝（上面观）

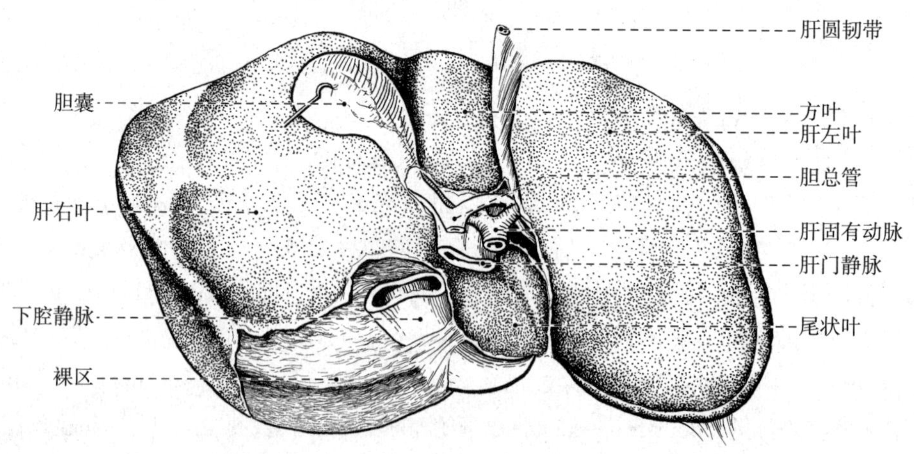


图6-34　肝（下面观）

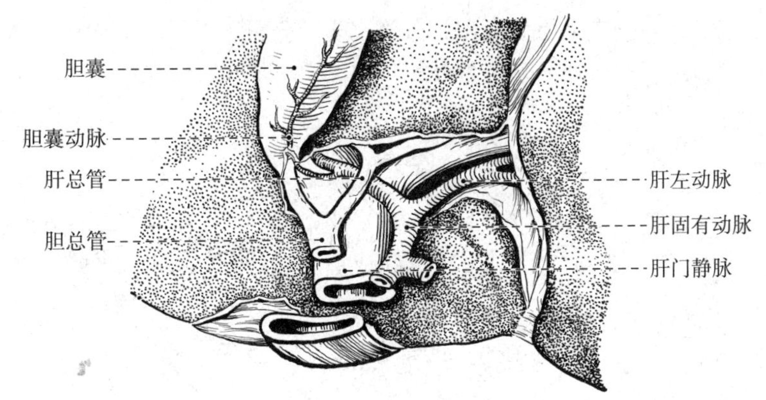


图6-35 第一肝门及其结构

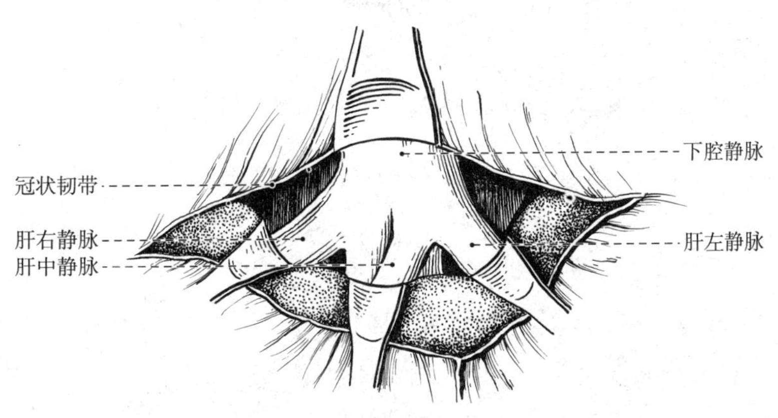


图6-36 第二肝门

2. **位置和毗邻** 肝的大部分位于右季肋区，小部分位于腹上区和左季肋区。除腹上区外均被肋骨、肋软骨所遮盖。肝的上界与膈穹基本一致，在右锁骨中线平第5肋，在前正中线越过胸骨体与剑突交界处，在左锁骨中线相当于第5肋间隙水平。肝下界右侧与右肋弓一致，在右侧第8、9肋软骨结合处低于肋弓，继而斜向左上经左侧第7、8肋软骨结合处，至左侧锁骨中线第5肋间隙与上缘相交会。

肝的位置随呼吸和体位的不同而变化，立位和吸气时下降，卧位和呼气时回升。在前正中线其下界突出于剑突下2~3 cm，而与腹前壁相接触，故在此可触及肝脏下缘。在深吸气时，肝脏下缘下降，于右肋弓下缘亦可触及。小儿肝脏相对较大，下界低于肋弓，但正常不超过肋弓下2 cm。

肝的毗邻 肝右叶上面与右膈肋窦隔膈肌相对。右叶下面中部接近肝门处与十二指肠上曲相邻，前部与结肠右曲相邻，后部邻右肾及肾上腺，方叶下部接幽门；左叶下面与胃前壁相邻，后上部邻食管腹部。

### （二）肝内管道系统及肝的分叶、分段

肝内管道包括Glisson系统和肝静脉系统。

1. **Glisson系统** 该系统由互相伴行的肝门静脉、肝固有动脉组成，其中肝门静脉将胃肠道吸收的营养物携带入肝，供血量约占70%左右。肝固有动脉供给氧含量较高的血液。肝管及各级胆管是排出胆汁的导管系统（图6-37，图6-38）。

（1）肝门静脉的分支 门脉分为左、右两支。左支较细长，分布于左半肝，主干沿横沟左行为横部，至左纵沟弯向前上方，移行于脐部。横部的分支有尾状叶，1~3支，分布于尾状叶左侧半。脐部的分支有外侧支和内侧支，外侧支多为二支，分别至左外侧叶上段和下段；内侧支也多为二支，分别至左内侧叶的上部和下部。肝门静脉右支短而粗，分布于右半肝，沿途发出的分支有：尾状叶支，1~2支，

分布于尾状叶右半；前支，自右支前上缘发出，分为二支，分布于右前叶上部和下部；后支为右叶的缘支，分为上、下二支，分别至右后叶上段和下段。

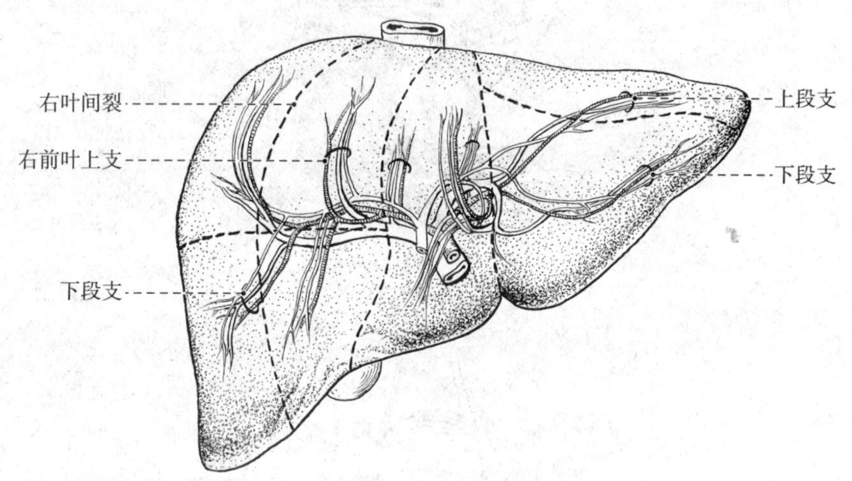


图6-37　Glisson系统在肝内的分布（前面观）

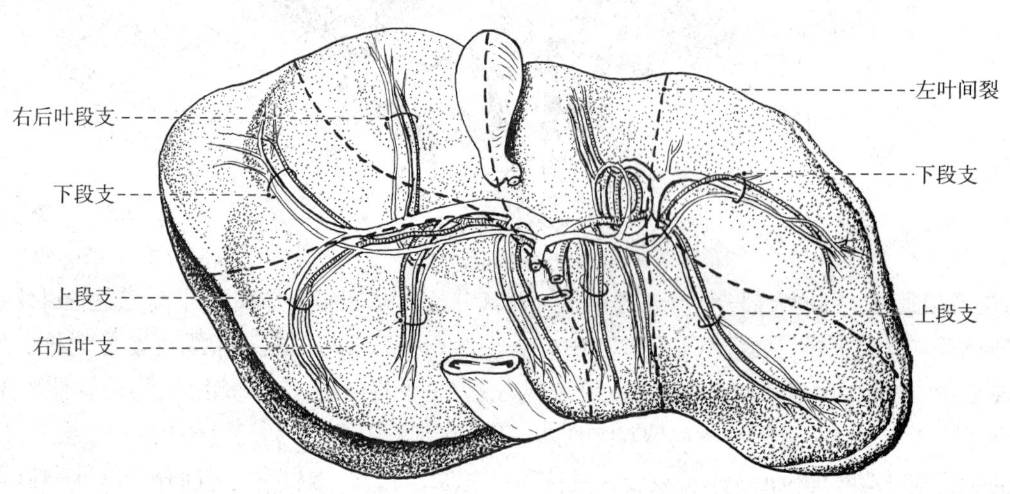


图6-38　Glisson系统在肝内的分布（下面观）

（2）肝固有动脉的分支　该动脉在肝门处分为肝左动脉left hepatic artery和肝右动脉right hepatic artery入肝。肝左动脉行向肝门左侧，一般先发出尾叶动脉，再分出内侧叶动脉和外侧叶动脉。外侧叶动脉又分为上段支和下段支。肝右动脉行向肝门右侧，先发出尾叶动脉，继而发出前叶和后叶动脉，后叶动脉又分为上、下段支。有时可见肝中动脉取代左内侧叶动脉分布于左内侧叶。存在由胃左动脉起始的肝左副动脉变异时，往往取代左外侧叶动脉或取代左外侧叶动脉的一个段支。

（3）肝管hepatic bile duct　肝细胞分泌的胆汁经胆小管流入叶间胆管，经多次汇集，每半肝形成一条肝管，即左、右肝管left and right hepatic bile duct，出肝后再汇成一个肝总管common hepatic bile duct。

2. 肝的分叶、分段

肝脏从表面划分的左叶、右叶、方叶和尾叶，没有真正反映其内部管道系统的构造特征，因而不适应肝脏外科进行部分肝切除的需要。通过对肝脏Glisson系统的研究，并以它的分支为基础对肝脏进行了分叶、分段。下面概要的介绍较为通用的划分法（图6-39）。

以正中裂median fissure为界，将肝划分为左、右两半，称为左、右半肝。正中裂为一斜裂，前起自胆囊窝中点，向后延至下腔囊静脉左缘。经半肝以左叶间裂left interlobar fissure为界，划分为左内侧叶和左外侧叶，后者又分为上段和下段，左叶间裂为矢状位，相当于左纵沟。右半肝以右叶间裂right interlobar fissure为界划分为右前叶和右后叶，后者又分为上段和下段。右叶间裂后起下腔静脉右缘，前至肝右下角至胆囊窝中点连线的外、中1/3交界处，为一近水平位与冠状位之间的斜裂。尾状叶恰为正中裂所经过，将之分为左、右两部。

综上所述，肝脏分为左、右两半，五叶，四段。

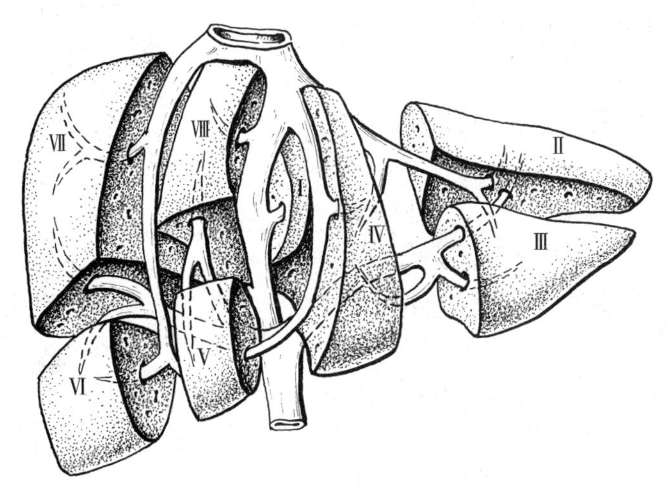


图6-39 肝段

3. 肝静脉系统

肝静脉系统包括肝左、中、右静脉和它们的属支。此外还有一些肝短动脉。

（1）肝左静脉left hepatic vein 该静脉位于左叶间裂内，收集左外侧叶静脉血，开口于下腔静脉的左侧壁或左前壁，有时与肝中静脉汇合后注入下腔静脉。

（2）肝中静脉middle hepatic vein 该静脉主干位于正中裂的后半部，收集左内侧叶和右前叶的静脉血，汇入下腔静脉的左前壁。半肝切除时，为了保护肝中静脉，常于正中裂的一侧（拟切除侧）旁开1~1.5 cm处切开肝脏。

（3）肝右静脉right hepatic vein 该静脉主干行走于右叶间裂内，收集右后叶上、下段的血液，开口于下腔静脉右侧壁。

（4）肝短静脉short hepatic vein 该静脉为收集右后叶脏面和尾状叶的一些小静脉的总称，约3~10支，口径细（0.5~0.8 cm），在肝后面直接汇入下腔静脉，因此将它们的汇入处称第三肝门3$^{rd}$ porta hepatis。肝静脉系统的特点是壁薄，没有静脉瓣，被固定于肝实质内管径不易收缩。在肝手术时需注意予以处理。

（三）肝脏的淋巴和神经

肝的淋巴管分为浅、深两组。浅淋巴管位于肝被膜内，位于膈面中间后部的淋巴管经膈肌的腔静脉孔入胸腔，汇入膈上淋巴及纵隔后淋巴结，左侧部者注入胃左淋巴结，右侧部者注入主动脉前淋巴结。脏面的淋巴管汇入肝淋巴结。深淋巴管分为升、降二组。升组伴随肝静脉走行，经第二肝门、膈肌下腔静脉裂孔入膈上淋巴结。降组伴肝门静脉的分支走行，大部分经肝门汇入肝淋巴结，小部分汇入胃左淋巴结或直接进入胸导管。肝淋巴结位于肝门，沿肝固有动脉和胆总管排列，其输出管注入腹腔淋巴结。由于肝的淋巴多经膈上淋巴结回流，故肝癌常转移至胸腔。

肝的神经来自腹腔丛和迷走神经前干的肝支，在肝固有动脉和肝门静脉周围形成肝丛，随血管分支而分布。

## 五、肝外胆道

肝外胆道由左、右肝管、肝总管、胆囊和胆囊管、胆总管组成。

### （一）胆囊和胆囊管

1. 胆囊 gallbladder　胆囊为梨状的囊状器官，长约8~12 cm，宽3~5 cm，容量约为50余毫升，位于肝脏脏面胆囊窝内，上面借疏松结缔组织与肝相连，其余各面均有腹膜包被。胆囊具有储存和浓缩胆汁的作用，并可调节胆道压力。

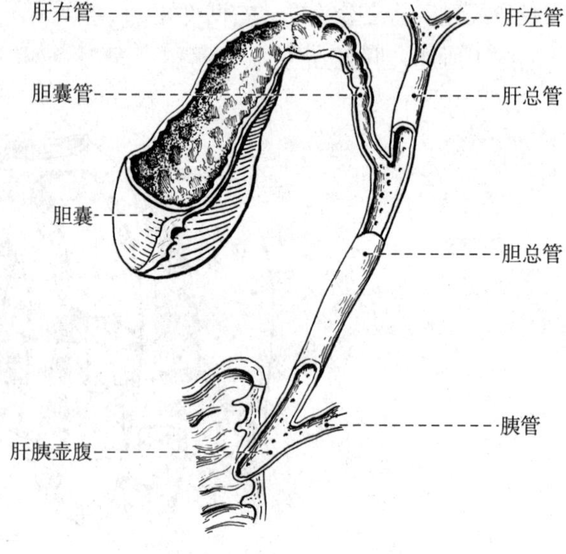


图6-40　肝外胆道

胆囊可分为底、体和颈等三部。底朝前，稍突出于肝前缘，其体表投影相当于右锁骨中线与右肋弓的交点。底部平滑肌层薄，弹性较小，是胆囊穿孔的好发部位。由于胆囊与肝脏一起呼吸而上下移动，故有时穿孔虽小，也不易粘连愈合。体部含大量弹力纤维，有较大伸缩性。颈部弯曲且细，其上部膨出，叫哈特曼（Hartman）氏囊。胆囊下面邻接横结肠和十二指肠，因而胆囊炎时胆囊颈常与十二指肠上部粘连，左邻胃幽门部，前与腹前壁相贴（图6-40）。

2. 胆囊管 cystic duct　胆囊管长约3~5 cm，在肝十二指肠韧带内，为胆囊颈 neckof gallbladder 向左下方的延续。在近胆囊颈的一端，黏膜内有螺旋形皱襞，称为Heister氏瓣，而靠胆总管的一端黏膜平滑。Heister瓣使胆囊管不致过度膨大或缩小，有利于胆汁的排出。但当胆道炎症时此瓣发生水肿或有结石嵌顿时，则可导致胆囊积液。胆囊管通常与肝总管以锐角相交，合成胆总管。胆囊动脉 cystic artery 常在胆囊三角起自肝右动脉。胆囊静脉多汇入肝门静脉主干或右支（图6-41）。

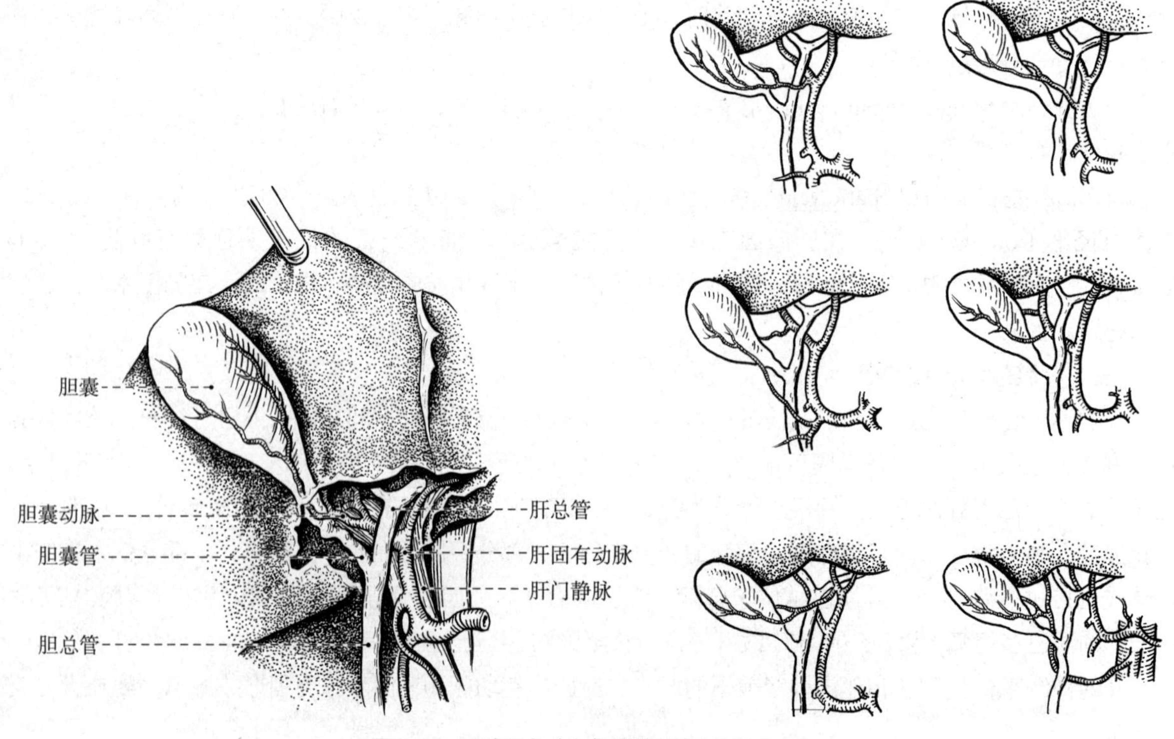


图6-41　胆囊三角（左）和胆囊动脉变异（右）

### （二）肝管、肝总管和胆总管

左、右半肝的胆汁导管各汇成一条肝管，左肝管位置较浅，横行于肝门横沟中，细而较长（长2.5~4.0 cm），以近于直角汇入肝总管。右肝管位置深，较粗且短（仅2~3 cm），与肝总管的汇角为150° 左右，因而有利于胆汗引流和自行排石。临床上所见肝管结石以左侧较多。

1. 肝总管 common hepatic bile duct　肝总管长约3 cm，直径0.4~0.6 cm，前方有肝右动脉，有时有胆囊动脉经过，末端与胆囊管汇成胆总管。

2. 胆总管 common bile duct　胆总管长约7~8 cm，直径0.6~0.8 cm。由于管壁富于弹性纤维，故结石或蛔虫阻塞时可扩张到相当程度。胆总管依其行程可分为四段。第一段为十二指肠上段，行于小网膜游离缘内；第二段位于十二指肠上部后面，叫十二指肠后段，居于肝门静脉右侧，下腔静脉前方；第三段为胰腺段，起初行于胰腺表面，继而表面覆以胰腺被膜或薄层腺组织，故胰头癌时可压迫胆总管而致梗阻性黄疸；第四段为十二指肠壁内段，仅1.5~2.0 cm长，在穿肠壁时与胰管汇合，汇合后略膨大叫肝胰壶腹 hepatopancreatic ampulla或Vater壶腹。壶腹周围及附近有括约肌向肠腔内突出，使十二指肠后内壁黏膜隆起形成十二指肠乳头。乳头上有胆总管的开口。肝胰壶腹括约肌又称Oddi括约肌，包括胆总管括约肌、胰管括约肌和壶腹括约肌三部分，具有控制和调节胆汁和胰液排放的作用（图6-42）。

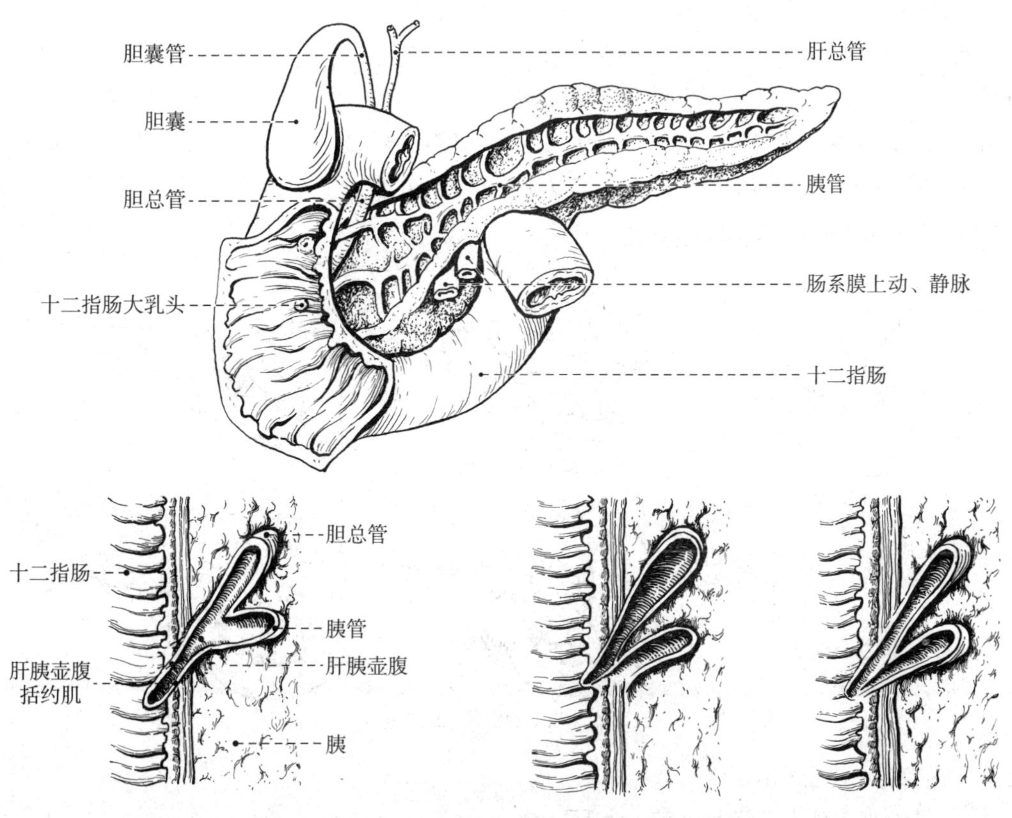


图6-42　肝外胆道和胰管、胆总管和胰管结合处的变异

## 六、胰

### （一）形态、位置和毗邻

胰 pancreas横于腹后壁，位于第1~2腰椎的前方，左端为狭细的尾部，靠近脾门。全长约12~15 cm，宽3~4 cm，厚15~25 cm。除头部外其余部分横断面呈三角形。胰腺前面为腹后壁腹膜遮盖，隔网膜囊与胃后壁相对，前面下部有横结肠系膜附着。后面为下腔静脉、腹主动脉、腹腔神经丛以及胸导管的起始部-乳糜池等结构。脾静脉行于胰腺的后方，脾动脉行于胰腺的上缘。

（二）分部

胰分为头、颈、体、尾四部。四部间无明显分界。头和颈部位于脊柱正中线右侧，体、尾部则位于左侧，从十二指肠上曲向肠系膜上血管划分一斜线，做为头与颈的分界。胰尾伸入脾肾韧带中，故各面均被腹膜包被。

胰头head of pancreas上、右、下三面均被十二指肠所环绕。胰头癌时可压迫十二指肠引起梗阻。X线检查时可见十二指肠窗开大或变形。胰头的下方有一钩形突出部称为钩突。胰头前面被横结肠系膜根横过，后面有胆总管，并借疏松结缔组织与下腔静脉、右肾静脉等相连。

胰颈neck of pancreas位于幽门和十二指肠球部的后下方，上宽下窄，上方有胆总管，后面有一沟，沟内有肠系膜上静脉经过，不久即与脾静脉汇合成肝门静脉主干。在汇入前肠系膜上静脉还接受胰十二指肠下静脉以及来自胰头和钩突的小静脉支。

胰体body of pancreas较长，横过第一腰椎前方至左季肋区。前面为网膜囊后壁的腹膜遮盖，隔网膜囊与胃后壁相对。后面有下腔静脉、腹主动脉，还有腹腔淋巴结和腹腔丛。脾静脉在胰后面从左向右横行，并接受肠系膜下静脉的汇入。胰体上缘有脾动脉左行。

胰尾tail of pancreas位于脾肾韧带内，尾端直抵脾门，下方与结肠左曲相邻，后面有左肾、左肾上腺，脾动、静脉从胰上缘和后面转至前面，与胰尾并行至脾门。

（三）胰管pancreatic duct

胰管位于胰实质内。主胰管起自胰尾，横贯胰的全长，沿途收纳许多小支，其位置略偏后（约在中后1/3交界处），在胰头斜向右下方胆总管汇成肝胰壶腹，开口于十二指肠大乳头。副胰管accessory pancreatic duct短而细，位于胰上部，主要引流胰头上部分泌的胰液，左端连于主胰管，平行向右。开口于十二指肠小乳头minor duodenal papilla（图6-43）。

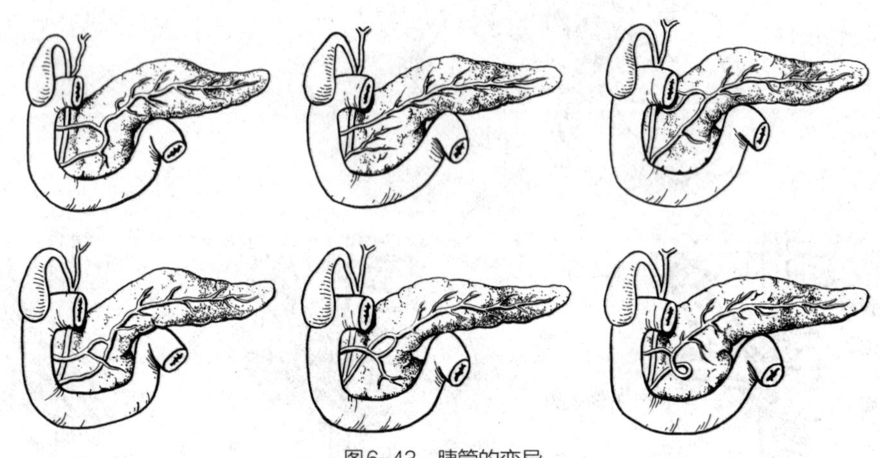

图6-43 胰管的变异

（四）胰的血管、淋巴和神经

胰的血液供给来自胰十二指肠上前、上后动脉anterior, posterior superior pancreaticoduodenal artery、胰十二指肠下动脉inferior pancreaticoduodenal artery及脾动脉的分支——胰背动脉dorsal pancreatic artery、胰大动脉great pancreatic artery和胰支，在胰腺表面或实质内吻合成网。

胰的静脉回流　胰头和颈部的静脉经胰十二指肠上、下静脉汇入肠系膜上静脉。胰体、尾部的静脉汇入脾静脉。

胰的淋巴注入十二指肠降部与胰头之间的十二指肠前、后淋巴结和脾淋巴结。它们的输出管汇入腹腔淋巴结。

胰的神经来自腹腔丛、肝丛、脾丛及肠系膜上丛的分支，在胰腺形成前、后神经丛。腹腔丛位于胰的后上方，故当胰腺炎或癌肿时可刺激或压迫该神经丛而引发背部的剧痛。

## 七、脾

脾spleen属于淋巴器官，色红褐，质软而脆，受暴力冲击时易破裂。脾被腹膜包被，属内位器官。脾能产生淋巴细胞，具有破坏衰老的红细胞，吞噬微生物和异物的功能，在胚胎时期还是造血器官之一。它的主要机能是参与机体的免疫反应。

### （一）形态、位置和毗邻

脾形似蚕豆，位于左季肋区，为左肋弓所遮覆，斜卧于第9~11肋的内面，长轴与左侧第10肋一致，重约150~250 g。脾有上、下两端，前、后两缘和膈、脏两面。膈面向外上方凸隆与膈相贴。脏面朝向内下方凹陷，近中央处明显凹入，称为脾门hilum of spleen，有脾血管、淋巴管和神经出入，为腹膜所包被，称为脾蒂pedicle of spleen。脾下方邻胰尾和横结肠左曲，右前方与胃底部相邻，后下方为左肾和肾上腺。脾前缘有1~3个切迹，脾肿大时该切迹可明显触及，是鉴别脾与其它肿物的标志。脾的下极为膈结肠韧带phrenicocolic ligament。

### （二）血管、神经和淋巴回流

脾动脉splenic artery起自腹腔干，粗而迂曲，沿胰上缘左行，经脾肾韧带至脾门，发出2~3终支入脾。脾静脉splenic vein在脾门处常由3支脾支汇成，管径粗大，一般较脾动脉粗一倍，行于胰腺后面，至胰颈部与肠系膜上静脉superior mesenteric vein汇成肝门静脉（图6-44，图6-45）。

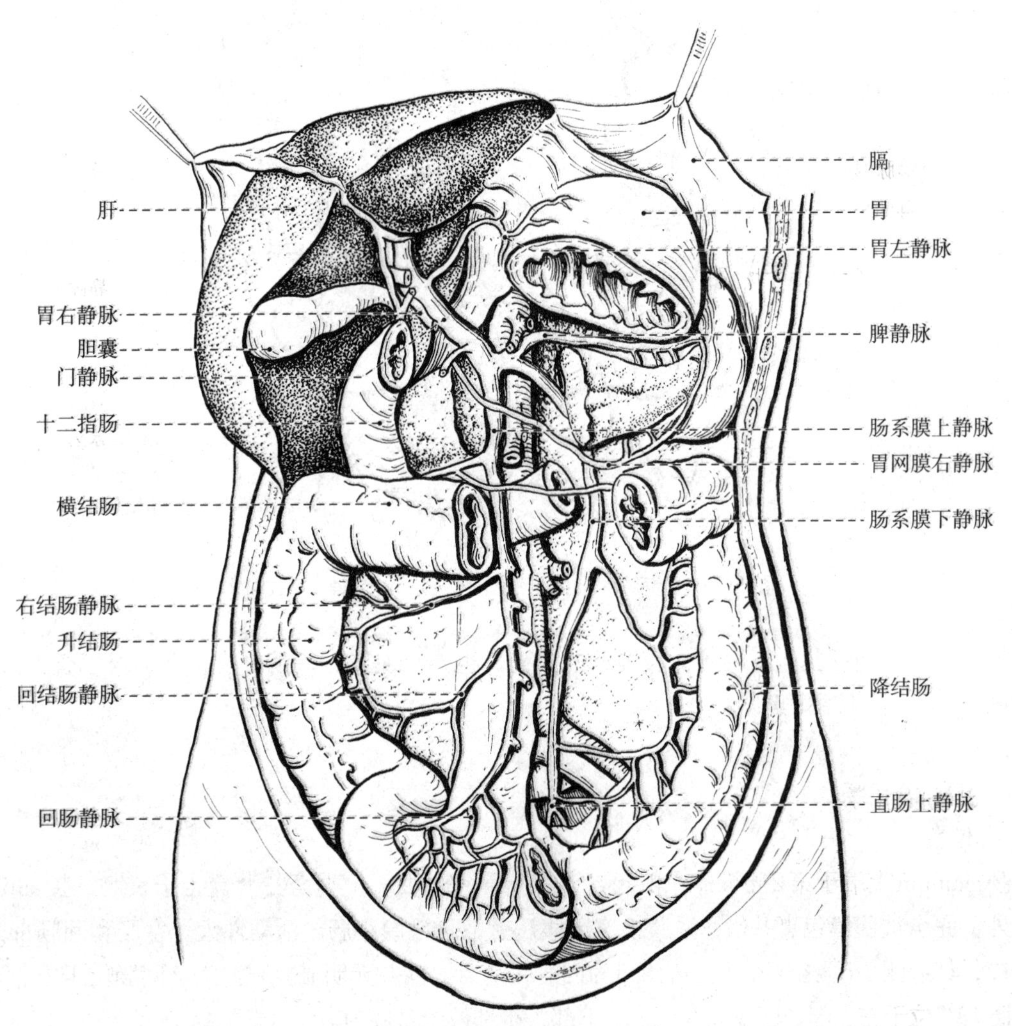


图6-44 肝门静脉及其属支

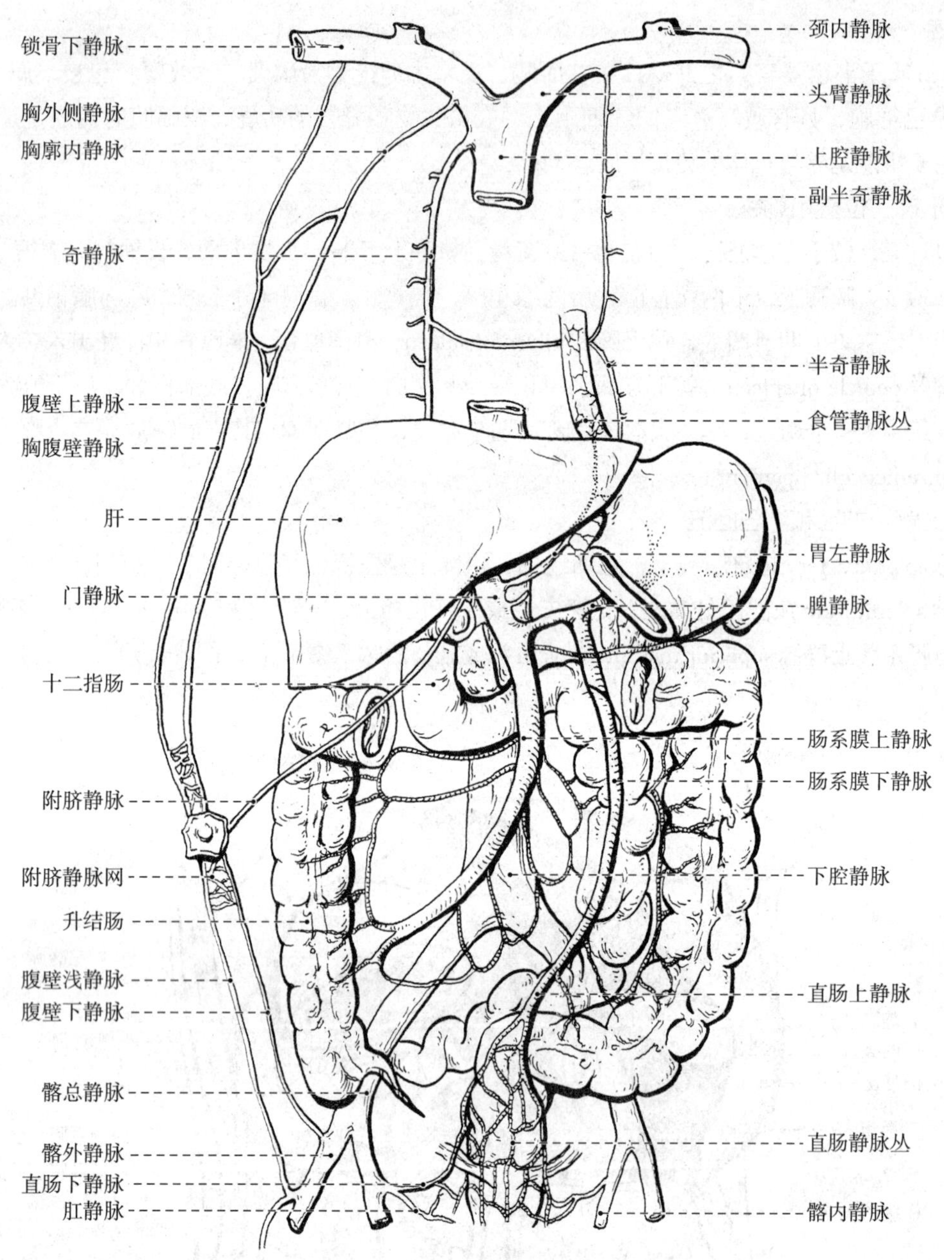


图6-45　门静脉系与上、下腔静脉系之间的交通（模式图）

脾脏的神经来自脾丛，主要接受腹腔丛的分支，也接受左肾丛等的分支。脾的淋巴管汇入脾淋巴结，其输出管注入腹腔淋巴结。

## 八、空肠和回肠

### （一）位置

空肠jejunum上端于第2腰椎体左侧起自十二指肠空肠曲，下端至右髂窝止于盲肠。长5~6 m，除系膜缘外，完全被腹膜包裹并借肠系膜根连于腹后壁故称系膜小肠，活动性大。空肠和回肠ileum盘曲形成肠袢，其近侧2/5为空肠，远侧的3/5为回肠，两者之间并无明显界限。空、回肠位于中、下腹部，通常空肠大部位于左上部，回肠大部位于右下部，小部位于盆腔内。

### （二）肠系膜mesentery

肠系膜由两层腹膜组成，其中含血管、神经和淋巴等。由于这些结构都经过系膜缘处进出肠壁致使该处无浆膜紧贴肠壁而呈三角形裸露区称系膜三角 mesenteric triangle。临床行小肠切除吻合术时，应妥善缝合此三角以防肠瘘和感染。肠系膜呈扇形，折叠成袢，使小肠活动具有中段范围广、斜向、幅度大等特点。故临床上肠系膜肿物在此方向可呈现较大的活动范围。

（三）血管、淋巴及神经

1. **血管** 空、回肠血液供应来自肠系膜上动脉的左侧分支即自第1腰椎水平起自腹主动脉，经胰颈后方自其下缘浅出，下行经肠系膜两层之间，斜向右下方，至右髂窝，其末端与其分支回结肠动脉吻合。沿途除自右侧壁发出胰十二指肠下动脉外，自左侧壁还分出12~18条空、回肠动脉，每条都先分为2支，然后再与邻支吻合成一级动脉弓，弓的分支再吻合成次级弓。小肠自近端至远端弓的数目逐渐增多，其远端1/4段可达4级或5级弓。自各段最后一级动脉弓发出直动脉，分布到相应的肠段，空肠的直动脉较回肠的长（图6-46）。

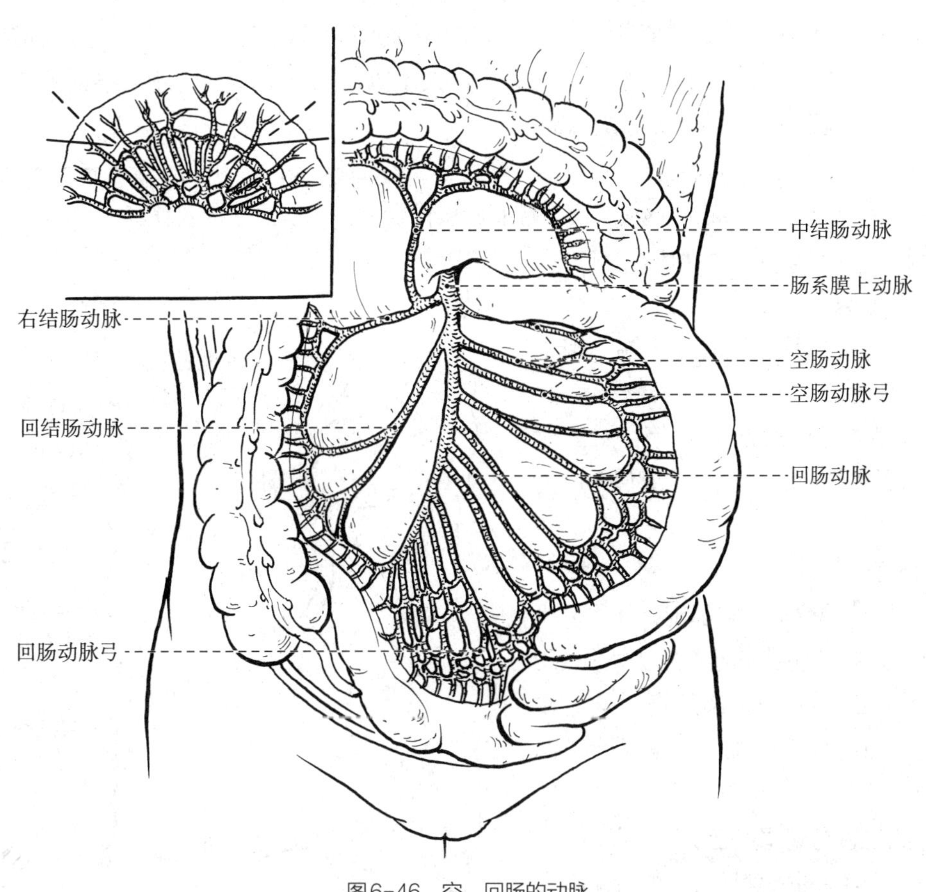


图6-46 空、回肠的动脉

由于直动脉相互之间的吻合不多，使对系膜缘侧的肠壁血供较差，故施行小肠切除吻合术时，应扇形切除系膜，并多切除对系膜缘的肠壁以保证吻合口的对系膜缘肠壁的充分血供，防止肠瘘的发生。

上述动脉的伴行静脉，最后汇合成肠系膜上静脉 superior mesenteric vein，位于同名动脉的右侧，至胰颈后方与脾静脉汇合成肝肝门静脉。

2. **淋巴管和淋巴结** 小肠的淋巴管起自小肠黏膜绒毛中心的乳糜管，在黏膜下层形成淋巴管丛，然后流入沿血管排列的肠系膜淋巴结，其输出管注入位于肠系膜上动脉根部的肠系膜上淋巴结，而肠系膜上、下淋巴结与腹腔淋巴结的输出管共同组成肠干，最后注入乳糜池。

3. **神经** 来自腹腔丛的交感神经纤维与来自迷走神经的副交感神经纤维走行于肠系膜上动脉周围，

组成肠系膜上丛并伴血管分支分布至肠壁，以调节小肠机能。

（四）回肠憩室

又称Meckel憩室，为距回肠末端0.3~1.0 m的范围内对系膜缘的回肠壁上长2~5 cm的囊状突起，它是胚胎卵黄管近端未闭的残留物。偶可发炎或合并溃疡穿孔，因其位置靠近阑尾，症状与阑尾炎相似，常易导致误诊。

## 九、盲肠与阑尾

### （一）盲肠cecum

盲肠为大肠的起始部，内侧与回肠末端相连，并以回盲口平面为界上续为升结肠。盲肠外形似囊袋，长、宽均为6~8 cm，位于右髂窝内，但因个体发育差别及年龄不同而变异颇多，高位者可达肝下，低位者可入盆腔，甚至位于腹下区左侧。小儿盲肠位置一般均较成人为高。

盲肠通常为腹膜内位器官，仅稍具活动性，若与升结肠同时具有系膜，则活动度显著增大而成移动性盲肠，易发生扭转或可能成为疝内容物。亦有少数人（5%左右）其盲肠几乎不能活动，这是因为盲肠后壁无腹膜覆盖而直接与腹后壁相贴的缘故。

盲肠腔内有漏斗样的瓣膜自回肠末端突入，称回盲瓣ileocecal valve，由黏膜及环形肌形成，位于回、盲肠交界处，可防止结肠内容物的返流，同时控制回肠内食糜不至过快地进入盲肠。

### （二）阑尾vermiform appendix

1. 位置和形态

阑尾为附于盲肠后内侧壁近下端（相当于回盲瓣以下约2.5 cm处）的蚯蚓样突起（又称蚓突），其长度2~20 cm不等，一般为5~7 cm，直径约0.5 cm。三角形的阑尾系膜内含有血管、神经和淋巴。

2. 体表投影

由于阑尾根部的位置比较固定，其体表投影点常位于脐与右髂前上棘连线的中、外1/3交界处，即Mc Burney点，阑尾炎时该处常有明显压痛。阑尾体部的位置变化较大（图6-47）。

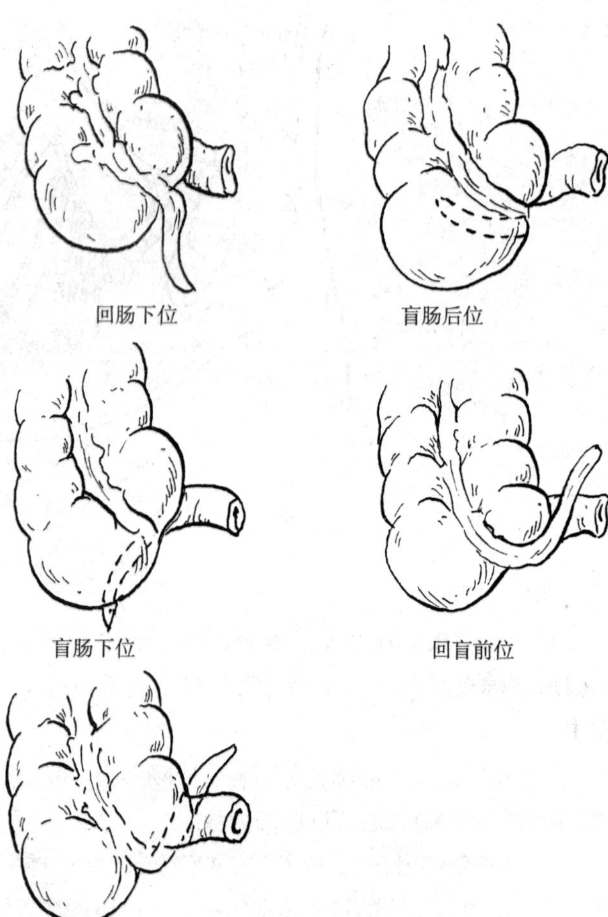

图6-47　阑尾的常见位置

3. 阑尾的位置与阑尾炎症状的关系

（1）盆位　阑尾进入盆腔，因贴近闭孔内肌，故急性炎症时，牵拉该肌（大腿屈曲旋内时）可出现疼痛，临床称此为闭孔内肌征阳性。

（2）回肠、盲肠（或结肠）后位　阑尾在回肠、盲肠或升结肠的后面，尖端指向上方。因邻接腰大肌，故炎症时，牵拉该肌（大腿过度后伸时）可出现疼痛，临床称此为腰大肌征阳性。

（3）回肠前位　阑尾体在回肠前方，尖端指向上方。此型阑尾一旦发炎，腹痛症状将很快自上腹部或脐周转移至右下腹区。因其位置表浅，故右下腹压痛更为明显，且压痛点多在麦氏点的内下方，称兰兹氏点（即两侧髂前上棘连线的中、右1/3交界处）。

（4）盲肠下位　阑尾体部位于盲肠后内侧，阑尾尖端向外下方，阑尾全长位于右髂窝内（故又称髂窝位阑尾）。此型阑尾周围炎症易导致髂窝脓肿。

（5）腹膜外位　阑尾位于盲肠与髂肌之间。应首先确认盲肠，并循结肠带追踪。

（6）高位阑尾　高位阑尾为先天发育异常，因盲肠下降不全而致阑尾居于肝的下方（故又称肝下位阑尾）。

（7）左下腹位阑尾　由于胚胎发育时，肠管旋转障碍所致内脏反位（全内脏反位或不全内脏反位），阑尾随盲肠移位至左髂窝内，此种反位极罕见（图6-48）。

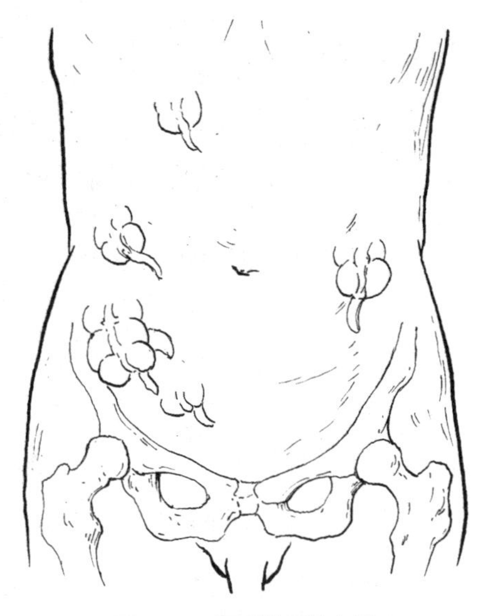

图6-48　阑尾位置的变异

4. 血管

（1）阑尾动脉　阑尾血供源于回结肠动脉。按阑尾动脉的起始点可以分为：起自回结肠动脉的回肠支占46%；起自回结肠动脉的盲肠后动脉，占24%；起自回结肠动脉，占18%；起自回结肠动脉的盲肠前动脉，占12%。阑尾动脉大多为1支（占92%），少数为2支（占8%）（图6-49）。

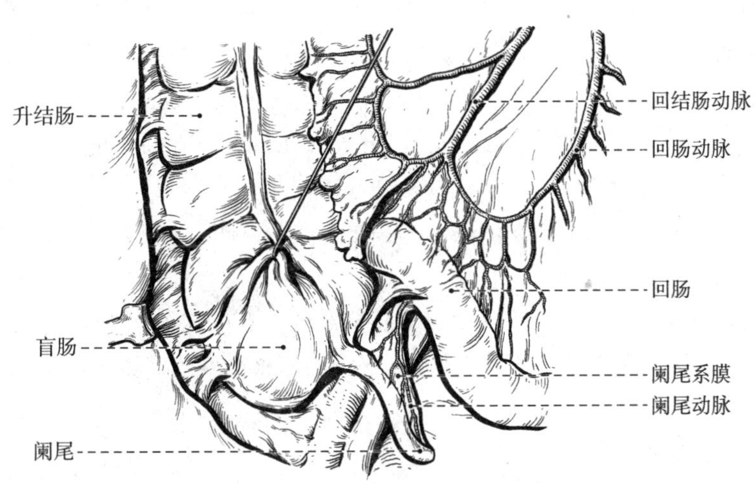


图6-49　回结肠动脉及其分支

（2）阑尾静脉　阑尾静脉与动脉伴行，经回结肠静脉、肠系膜上静脉而汇入肝门静脉。鉴于此静脉回流途径，细菌栓子可能随静脉血回流，进入肝门静脉和肝内，因而有导致化脓性肝门静脉炎和肝脓肿的可能；因而在阑尾手术时，切勿挤压阑尾，以免感染性栓子挤入血液扩散感染（图6-50）。

## 十、结肠

### （一）结肠colon的形态特征

1. 结肠带colic band　为沿肠壁纵轴排列的3条等长纵行肌纤维带，根据在横结肠上的位置，包括位于横结肠系膜附着处的系膜带mesocolic band，大网膜附着处的网膜带omental band（在前）和两者之间的独立带free band。而在升结肠和盲肠上，它们分别位于其后、后外侧及前方。3条结肠带在阑尾根部集中。

2. 结肠袋haustra of colon　结肠袋由于结肠带短于肠管而使肠管皱缩，形成其外形呈囊袋状的肠壁膨隆。

3. 肠脂垂epiploic appendices　肠脂垂为浆膜下脂肪集聚而成的突起。盲肠也具有以上3种形态特征。

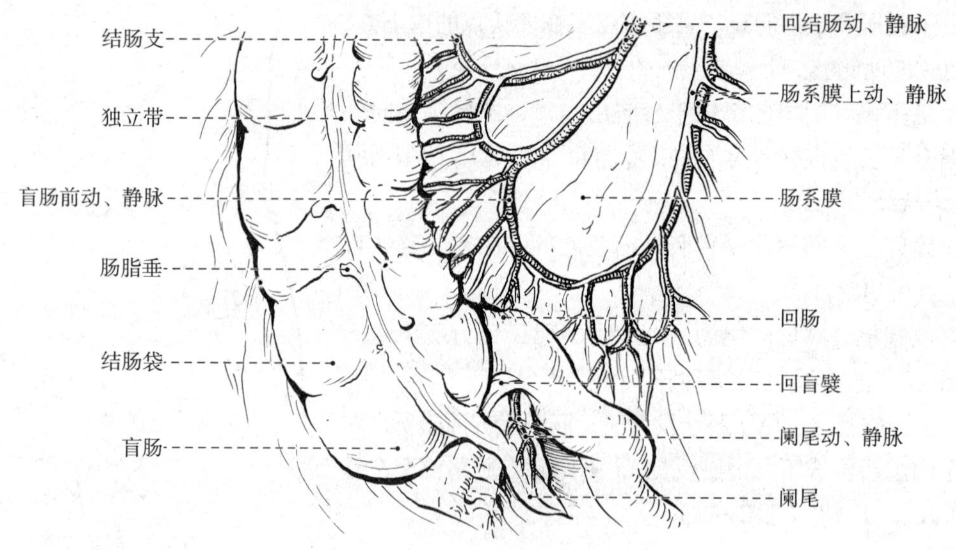


图6-50 回肠末端、阑尾和盲肠的血管

（二）分部

结肠位于盲肠和直肠之间，呈方框状围绕小肠，可分为升结肠、横结肠、降结肠和乙状结肠。

1. 升结肠ascending colon 升结肠在腹腔右外侧区内，下续盲肠，上至右季肋区的肝右叶下方，向左前方折转成结肠右曲，然后移行为横结肠，此段长约15 cm。

2. 横结肠transverse colon 横结肠于右季肋区起自结肠右曲right colic flexure，弯向下方呈弓状，至左季肋区脾脏面的前端处，再呈锐角弯成结肠左曲left colic flexure（又称脾曲），然后移行为降结肠。横结肠长约50 cm，有系膜，活动度大。

3. 降结肠descending colon 降结肠始于结肠左曲，沿左外侧区外侧下行至髂嵴处，然后移行为乙状结肠。此段长约20 cm。

4. 乙状结肠sigmoid colon 乙状结肠于髂嵴处接降结肠，沿左髂窝呈“乙”字形弯曲，跨过左髂外血管、睾丸（卵巢）血管及输尿管后，下降入盆腔，至第3骶椎高度续直肠。此段长约45 cm，有系膜，活动度大。

（三）血管、淋巴及神经

1. 动脉

左、右两部分来源不同（图6-51）。

（1）右上部结肠的动脉

来自肠系膜上动脉superior mesenteric artery。①回结肠动脉ileocolic artery，为肠系膜上动脉下段向右下方发出的最下一支，在腹后壁腹膜深面走向回、盲肠结合处，分出相应的分支分别供应回肠（末端）、盲肠、阑尾及升结肠下1/3部的血液。②右结肠动脉right colic artery，发起后在腹后壁腹膜深面横行向右，分布于升结肠上2/3及结肠右曲。③中结肠动脉middle colic artery，为肠系膜上动脉向右发出的最上一支，自胰头下缘处发起后行向前右，多于脊柱右侧进入横结肠系膜内，于靠近结肠右曲处分为左、右两支，供应横结肠的血液，并与左、右结肠动脉的分支吻合。此动脉偶可缺如，亦有出现副中结肠动脉者。

（2）左下部结肠的动脉

来自肠系膜下动脉inferior mesenteric artery。①左结肠动脉由距肠系膜下动脉始端2~3 cm处发出，在腹后壁腹膜深面横行向左上，近降结肠处分升、降支，分别与中结肠动脉和乙状结肠动脉的分支吻合，供应结肠左曲及降结肠的血液。②乙状结肠动脉sigmoid artery起自肠系膜下动脉的左侧壁，在左结肠动脉稍下方或与其共干。此动脉除起点变异较多外，通常2~3支，于腹后壁腹膜深面斜向左下，进入乙状结肠系膜后呈扇形分布，至乙状结肠附近再分支，并相互吻合成弓以供应肠管的血液。由于最下一支乙状结肠动脉与直肠上动脉superior rectal artery之间常缺乏吻合，致乙状结肠与直肠交界处的肠壁血运较差。

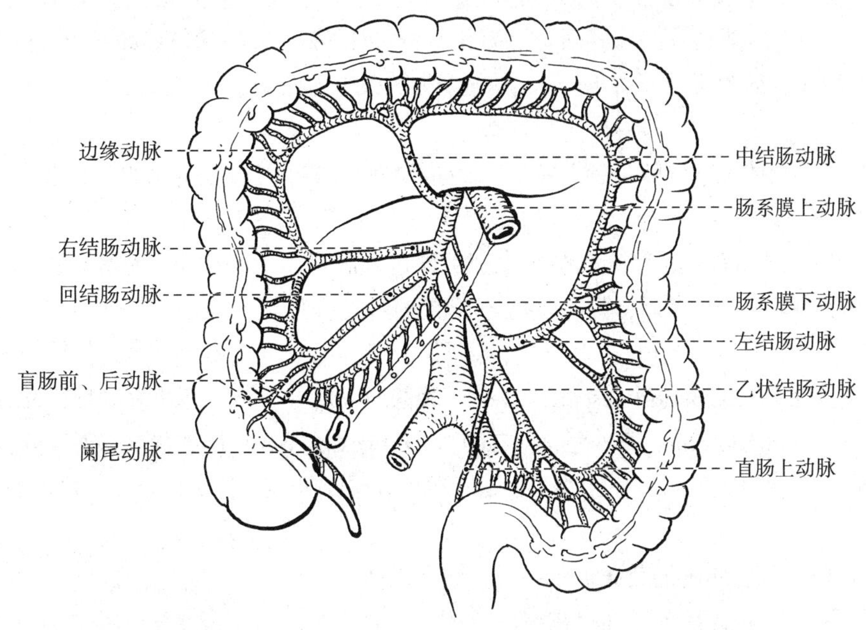


图6-51 结肠的动脉

自回盲部至乙状结肠末端，靠近结肠系膜缘处，可见到一完整的动脉弓，由肠系膜上、下动脉分出的各结肠支相互吻合形成，称为结肠边缘动脉marginal artery。由此动脉发出的长、短支与肠管呈垂直方向进入肠壁。

2. 静脉

多与同名动脉伴行，升结肠和横结肠的静脉大部分汇入肠系膜上静脉superior mesenteric vein，然后注入肝门静脉。降结肠和乙状结肠的静脉汇入肠系膜下静脉。肠系膜下静脉多数向上汇入脾静脉，也可汇入肠系膜上静脉或肝门静脉。

3. 淋巴

结肠的淋巴结，依所在部位可分为结肠上淋巴结（位于肠壁、肠脂垂内）、结肠旁淋巴结（位于结肠边缘动脉和肠壁之间）、结肠中淋巴结（位于结肠动脉周围，按其位置又可分别称为右、中、左和乙状结肠淋巴结）和主要淋巴结（位于肠系膜上、下淋巴结）等4群。其输出、输入管的分布情况和血管相同，右半结肠的大部分淋巴管都汇入肠系膜上淋巴结；左半结肠的淋巴管汇入肠系膜下淋巴结。

4. 神经

由交感神经和副交感神经纤维组成的肠系膜上、下丛伴随血管分布至肠壁。

## 十一、肝门静脉系统

肝门静脉系统包括肝门静脉本干、分支及属支3部分。本干经肝十二指肠韧带上行至肝门处分为左、右2支，分别进入肝左、右叶，在肝内反复分支汇入肝血窦。

肝门静脉为腹腔内有的一粗短静脉干，长6~8 cm，直径1~1.2 cm，它将食管腹段、胃、小肠、大肠（到直肠上部）、胰、胆囊和脾的静脉血输送入肝，占入肝血液总量的70%~80%，可视为肝的功能血管。

（一）组成

1. 汇合的支数

通常为肠系膜上静脉与脾静脉splenic vein 2支，少数亦可为3支（即肠系膜上静脉、脾静脉和肠系膜下静脉)。

2. 汇合的形式

有3种基本类型，即肠系膜上静脉与脾静脉合成，而肠系膜下静脉汇入脾静脉，此为Ⅰ型，占51.2%；肠系膜上、下静脉与脾静脉共同合成为Ⅱ型，占15.3%；脾静脉与肠系膜上静脉合成，肠系膜下静脉注入肠系膜上静脉为Ⅲ型，占32.7%；其他型为数极少。

3. 汇合的部位

位于胰的后方，具体位置以胰颈后方最多见，亦有在胰头或颈、体交界部之后方者。

（二）毗邻

肝门静脉自胰后斜向右上，经十二指肠上部后方进入肝十二指肠韧带。在韧带内其右前方为胆总管，左前方为肝固有动脉，韧带后方隔网膜孔与下腔静脉相对。

（三）属支

主要有肠系膜上静脉 superior mesenteric vein、脾静脉 splenic vein、胃左静脉 left gastric vein 和肠系膜下静脉 inferior mesenteric vein。此外还有胃右静脉 right gastric vein、胆囊静脉和附脐静脉。上述属支，除胆囊静脉、附脐静脉为数条细小静脉外，主要属支基本与各自的同名动脉伴行，并收集该动脉分布区域的静脉血。

（四）肝门静脉、腔静脉间的交通

肝门静脉系统与腔静脉系统之间存在着广泛的侧支吻合。正常情况下，这些吻合并不开放，只是在肝门静脉压力增高时，血流方向改变，这些吻合途径才形成侧支循环，以使肝门静脉血液分流减压。门、腔静脉间的吻合支主要分布在以下4个部位：即食管壁内的食管静脉丛、直肠壁内的直肠静脉丛、腹前外侧壁脐周围的脐周静脉网（脐旁静脉丛）和Retzius静脉（腹腔脏器静脉属支与下腔静脉属支相吻合的小静脉）。

（五）特点

肝门静脉系统的两端均为毛细血管；肝门静脉的属支与分支均无静脉瓣（胎儿期及生后短期内虽有，但以后逐渐萎缩），当肝内或肝外肝门静脉阻塞时，均可引起血液逆流，导致肝门静脉高压症。肝门静脉高压症的有关问题：

1. 肝门静脉压力增高

由于门、腔静脉之间广泛侧支吻合的开放以分流减压，因而出现了吻合支的4个主要分布区的静脉淤血、弯曲、扩张等相应临床表现：食管静脉丛曲张，可呕血（黏膜破裂后黏膜下静脉出血）；直肠静脉丛曲张，可便血（黏膜破裂后黏膜下静脉出血）；脐周静脉网曲张，可呈“海蛇头”状；腹后壁小静脉曲张等。

2. 肝门静脉与下腔静脉　两者呈现前、后位的紧邻关系，这种关系对肝门静脉高压症时，施行门、腔静脉分流减压手术，提供了十分有利的条件。在多数情况下，门、腔静脉两者走向交叉成角，故宜做门、腔静脉端侧吻合；在少数情况，两者平行，做门、腔静脉侧侧吻合较好。

3. 脾静脉与左肾静脉

两者的走向呈现平行、重叠或交叉成角的位置关系，对脾、肾静脉分流术具有重要意义。

4. 肠系膜上静脉

以回结肠静脉汇入肠系膜上静脉处作一点，右结肠静脉与胃网膜右静脉汇合后汇入肠系膜上静脉处作另一点，此两点间的一段肠系膜上静脉，因其长度（3~4 cm）、管径（1~1.2 cm）和紧靠下腔静脉等条件，均对肝门静脉高压症施行肠系膜上静脉与下腔静脉间的手术提供了有利的解剖学基础。

# 第五节　腹后壁及腹膜后隙

## 一、腹后壁

（一）境界

腹后壁亦称腰部，其上界为第12肋，下界为髂嵴，内侧界为后正中线，外侧界为腋后线。

（二）体表标志

1. 竖脊肌 erector spinae　该肌位于后正中线两旁，在皮下可摸到其外侧缘，它和第12肋形成的夹角称脊肋角或称肾区，临床上作肾区或肾囊封闭术即在此进行。

2. 第12肋　可在皮下摸到，是肾手术经腰部切口的标志。

3. 髂嵴 iliac crest　髂嵴在皮下，两侧髂嵴最高点的连线正对第4腰椎棘突或第3、4腰椎间盘，是腰椎穿刺时的体表标志。

4. 腰椎棘突　可在皮下触知，检查腰椎病变常在此进行。

## 二、腹膜后隙

（一）范围及内容

腹膜后隙是腹后壁的壁腹膜与腹内筋膜之间的间隙。上起自膈，下至骶骨岬续于盆壁腹膜后隙，两侧向外与腹膜外蜂窝组织相续。此间隙内有丰富的疏松结缔组织，还有肾、肾上腺、输尿管、胰、腹主动脉、下腔静脉、腹腔丛和腰交感干等重要器官。由于疏松结缔组织多，壁腹膜易于分离，故腹膜后隙内各器官的手术多采用腹膜外手术入路，作腰部斜切口，如腰交感神经节切除术等（图6-52）。

（二）腹膜后隙器官

肾、肾上腺 suprarenal gland、输尿管、胰（见系统解剖学）（图6-53，图6-54，图6-55，图6-56，图6-57）。

（三）腹部大血管

1. 腹主动脉　该动脉位于脊柱的左前方，在第12胸椎处经膈主动脉裂孔与胸主动脉相连，向下至第4腰椎下缘处分为左、右髂总动脉，腹主动脉的前方有胰、十二指肠下部和小肠系膜根，其右侧为下腔静脉，其左侧为左腰交感干（图6-58，图6-59，图6-60，图6-61）。

2. 下腔静脉　左、右髂总静脉在第5腰椎水平合成下腔静脉，并沿脊柱右前方上升至膈，穿腔静脉孔进入胸腔，其前方自上而下有肝、胰、十二指肠下部和小肠系膜根，后面有右膈脚和右交感干。左侧为腹主动脉。

（四）腰交感干和腹腔丛

1. 腰交感干　左、右腰交感干位于脊柱与腰大肌之间的沟中，通常由3~4个腰神经节及节间支构成。左腰交感干靠近腹主动脉外侧缘，右侧者被下腔静脉所掩盖。腰神经节的位置和数目常有变异，但第2及第4腰椎水平的两个神经节比较恒定。

2. 腹腔丛　该丛又称太阳丛，位于腹腔干和肠系膜上动脉根部的周围。丛内有一对腹腔神经节、主动脉肾神经节和单个的肠系膜上神经节。腹腔神经节接受内脏大神经的节前纤维，主动脉肾神经节除接受行经腹腔丛的少量节前纤维外与肠系膜上神经节，还接受来自内脏小神经的节前纤维；这些节前纤维在神经节内交换神经元后，其节后纤维和迷走神经后干的腹腔支参与组成许多副丛，如胃丛、脾丛、胰丛、肝丛、肾丛和肠系膜上丛等，各副丛的分支沿同名血管到达各器官。

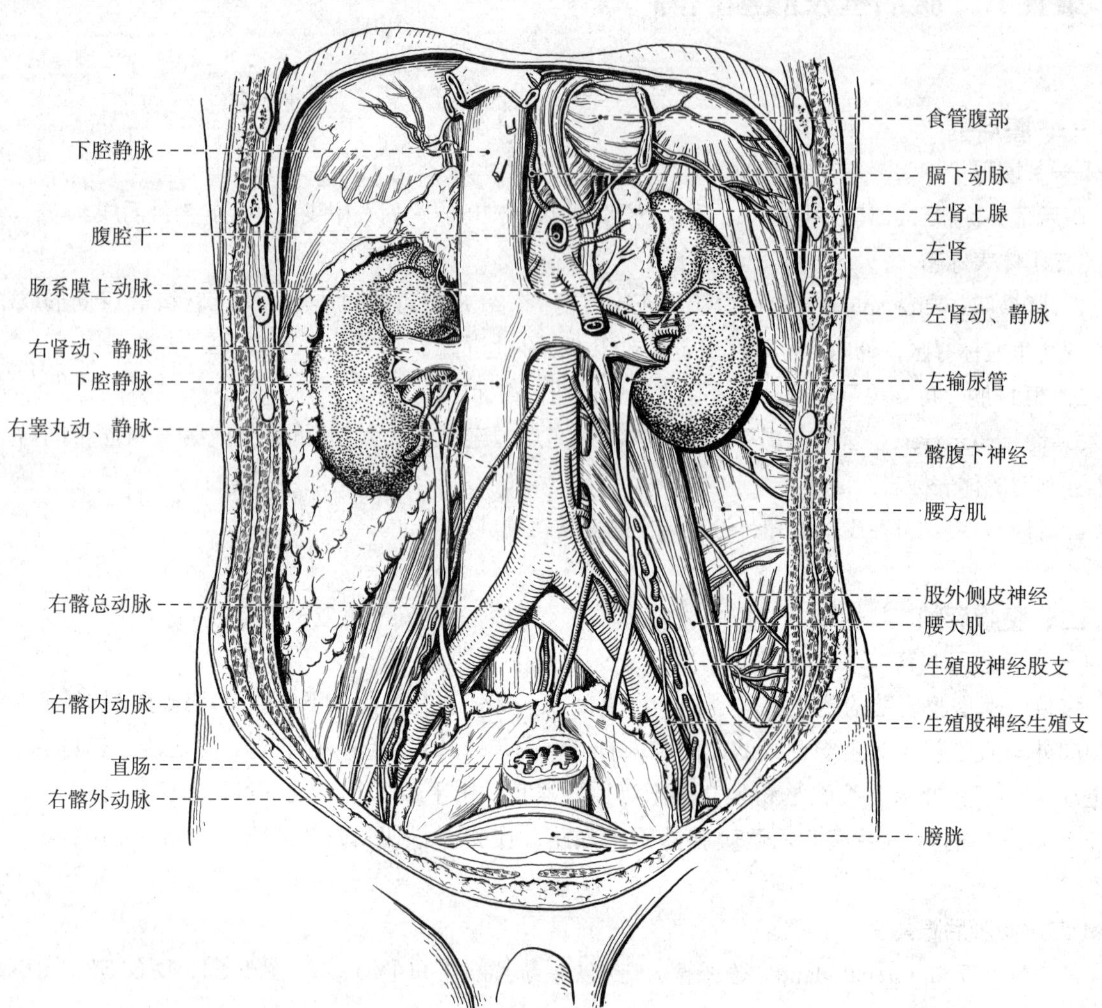


图6-52　腹膜后隙内的结构

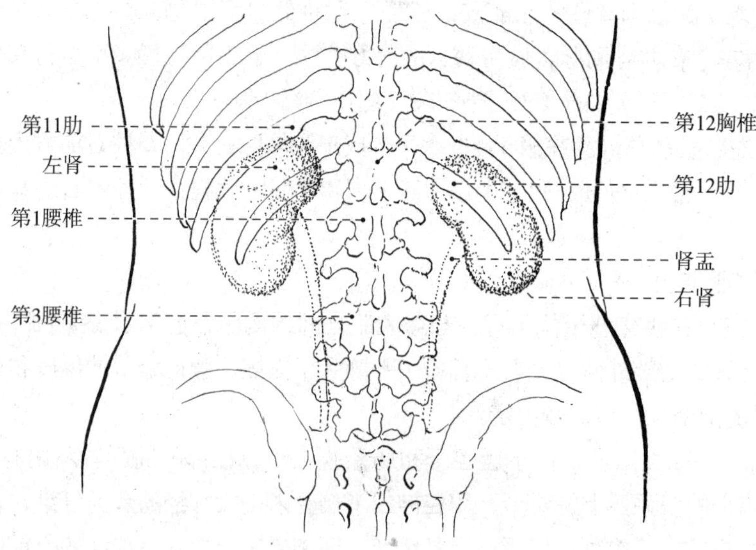


图6-53　肾和输尿管的体表投影

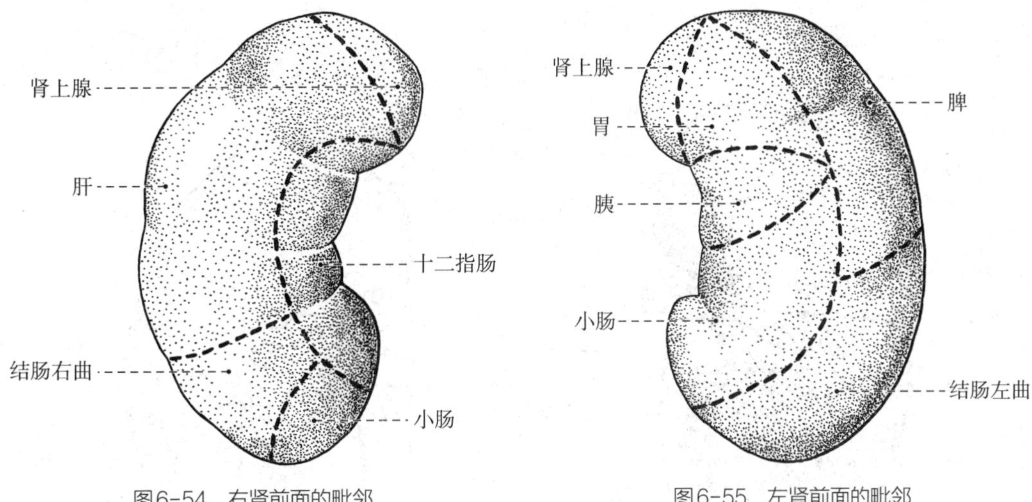


图6-54　右肾前面的毗邻

图6-55　左肾前面的毗邻

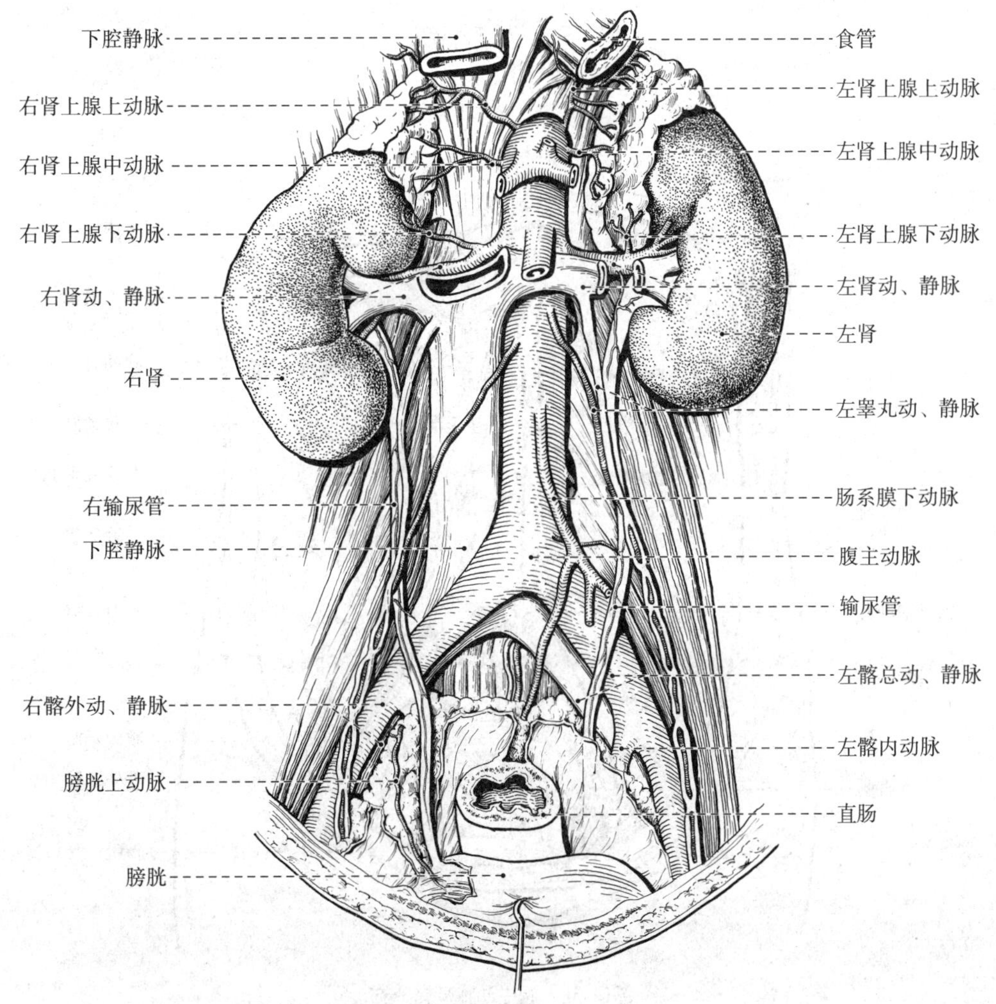


图6-56　肾、肾上腺和输尿管的血管

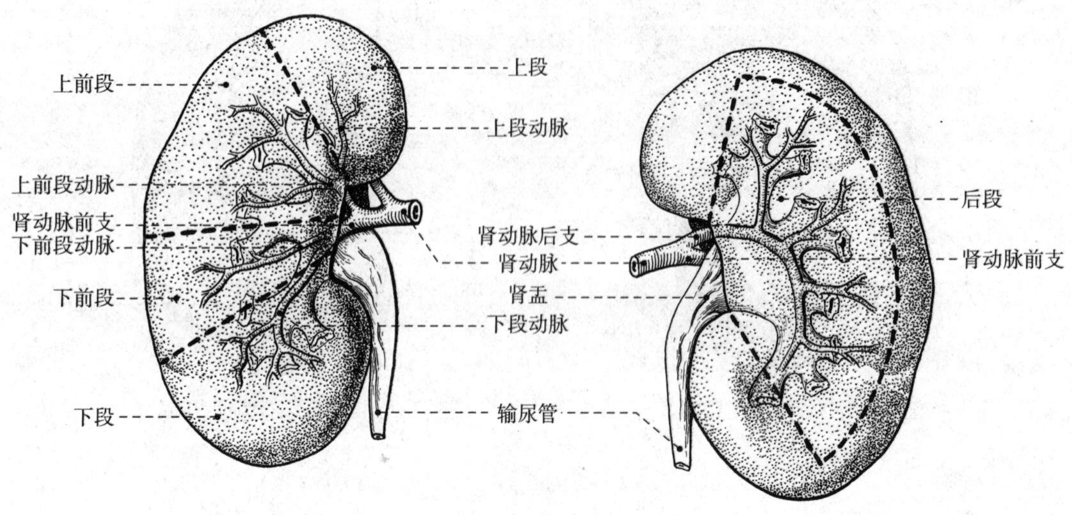

图6-57 肾段动脉与肾段

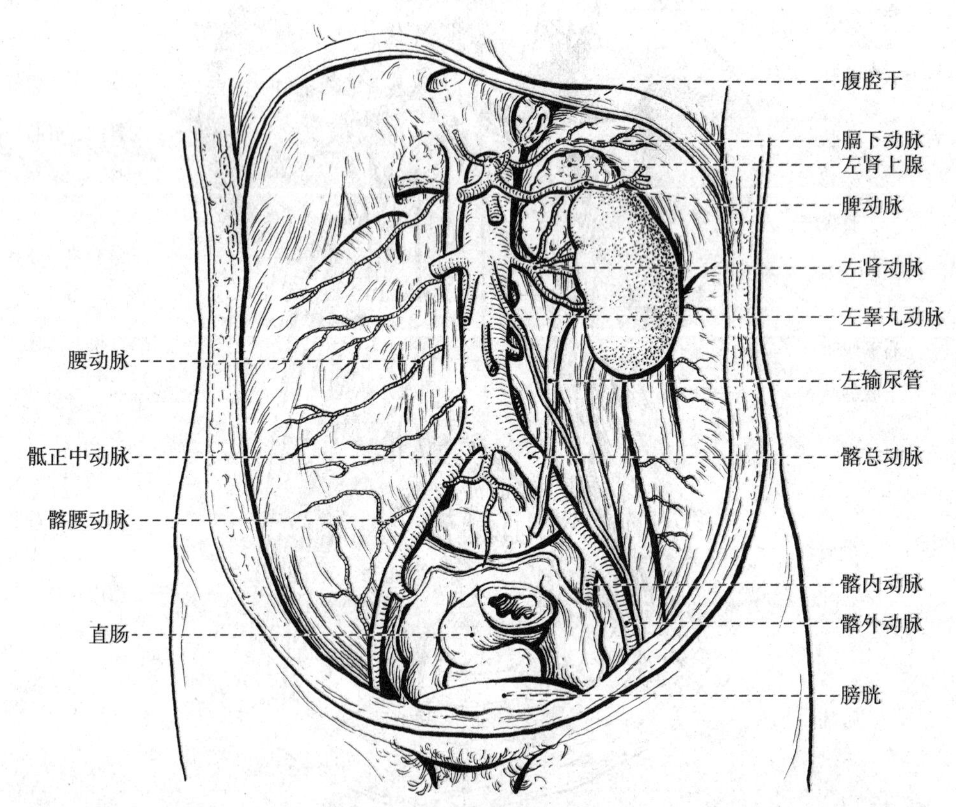

图6-58 腹主动脉及其分支

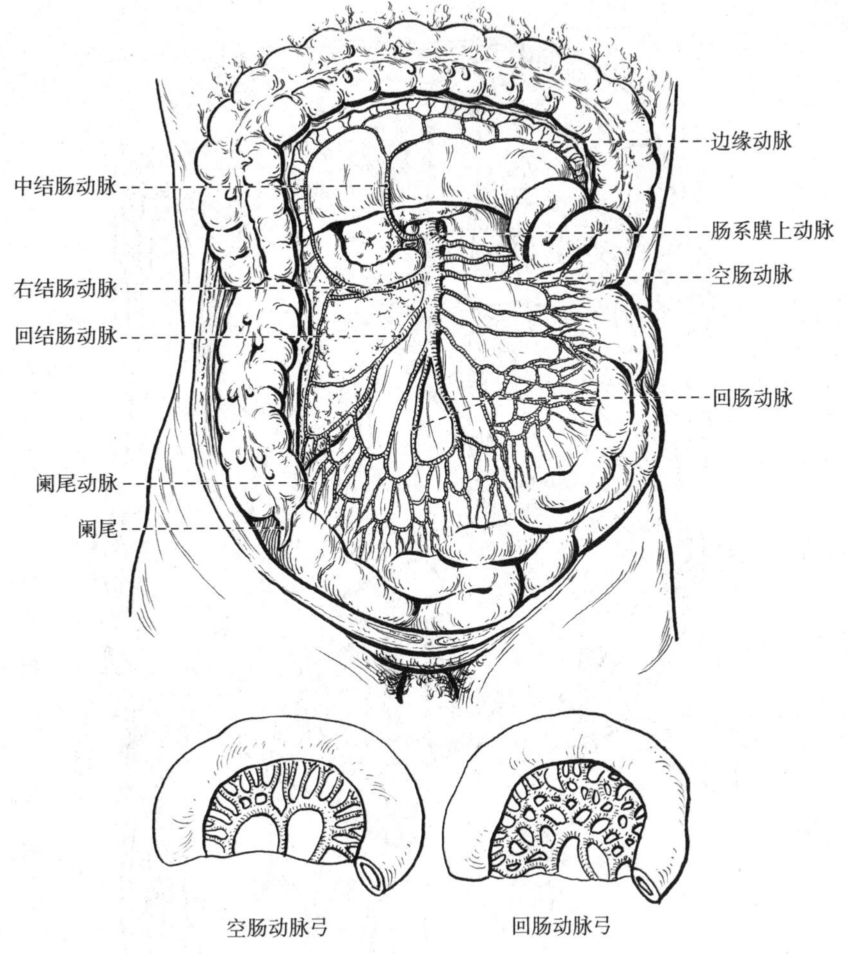


图6-59 肠系膜上动脉及其分支

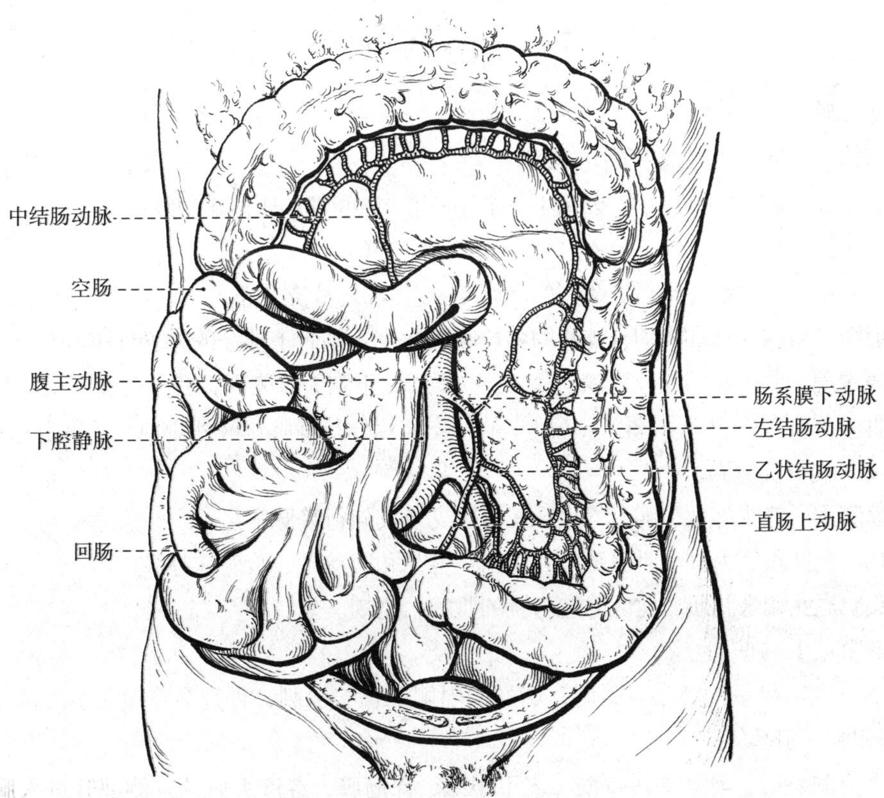




图6-60 肠系膜下动脉及其分支

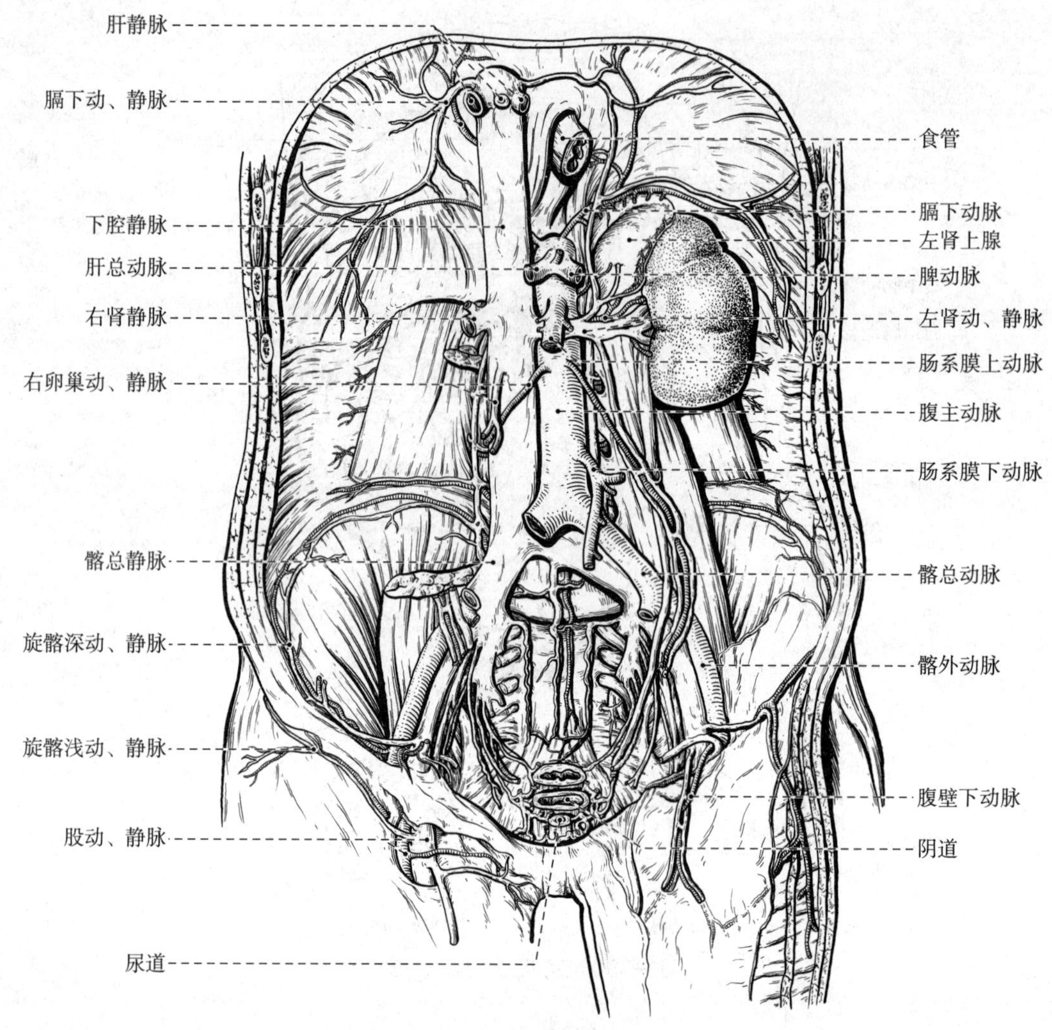


图6-61　腹膜后隙的大血管

**附：胸腹部腧穴**

一、中府Zhōngfǔ（LU1，手太阴肺经）

【体表定位】在胸前壁的外上部，云门下1寸，平第1肋间隙，距前正中线6寸。

【进针层次】见图6-62。

1. **皮肤**　由锁骨上神经（来自第3、第4颈神经前支）的分支分布。

2. **皮下组织**　有胸肩峰动脉的分支和同名静脉的属支、锁骨上神经的分支分布。

3. **深筋膜浅层**　此区深筋膜分为浅、深2层。浅层位于胸大肌表面，较为薄弱。

4. **胸大肌**　该肌有胸肩峰动脉的三角肌支的分支和相伴行静脉、胸外侧神经（来自第5颈神经至第1胸神经的前支）的分支分布。

5. **深筋膜深层**　有头静脉、胸肩峰动脉三角肌支及其伴行静脉穿经。

6. **胸小肌**　此区正好为胸小肌肌腱，其深面有臂丛和腋动脉、腋静脉等经过。

7. **肱二头肌短头和喙肱肌**　此区为这两肌的肌腱，坚韧。

【针刺注意事项】

1. 针刺的方向应尽量向外上方斜刺，切勿向内侧或直接深刺，否则会穿过第1肋间隙而刺入胸腔内，损伤胸膜和肺，引起气胸。

2. 向外上方斜刺时，针体穿过皮肤、皮下组织、深筋膜，经胸大肌的外侧部分进入胸小肌内，一般深刺超过1寸时即进入腋窝内。针体的上方是锁骨的下缘，外上方是头静脉主干，内下方分布有胸外侧神经及胸肩峰动、静脉。进入腋窝后，针体内下方依次是为腋动脉、腋静脉以及臂丛的内侧束。针刺时应注意上述血管、神经，以免造成损伤。



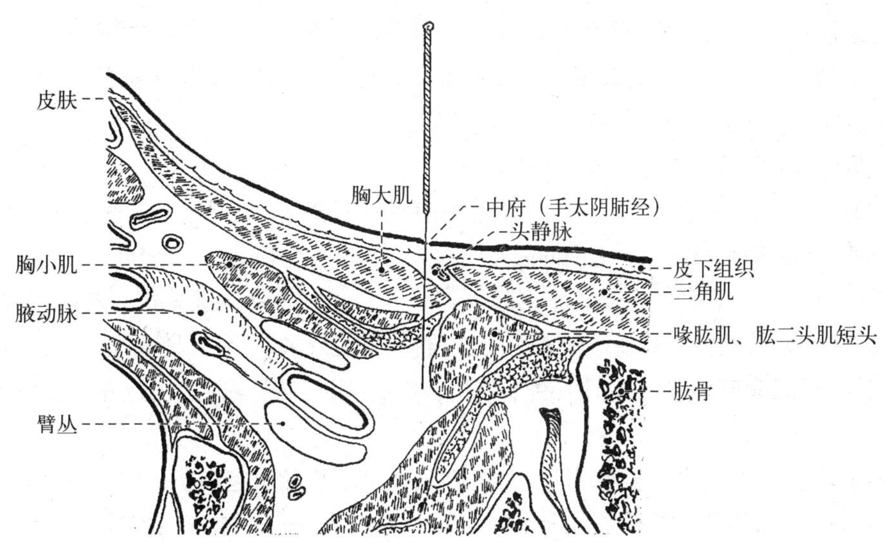


图6-62 中府穴的层次解剖（水平切面）

二、俞府Shù fǔ（KI27,足少阴肾经）

【体表定位】璇玑旁开2寸，锁骨端下缘凹陷中。

【进针层次】见图6-63。

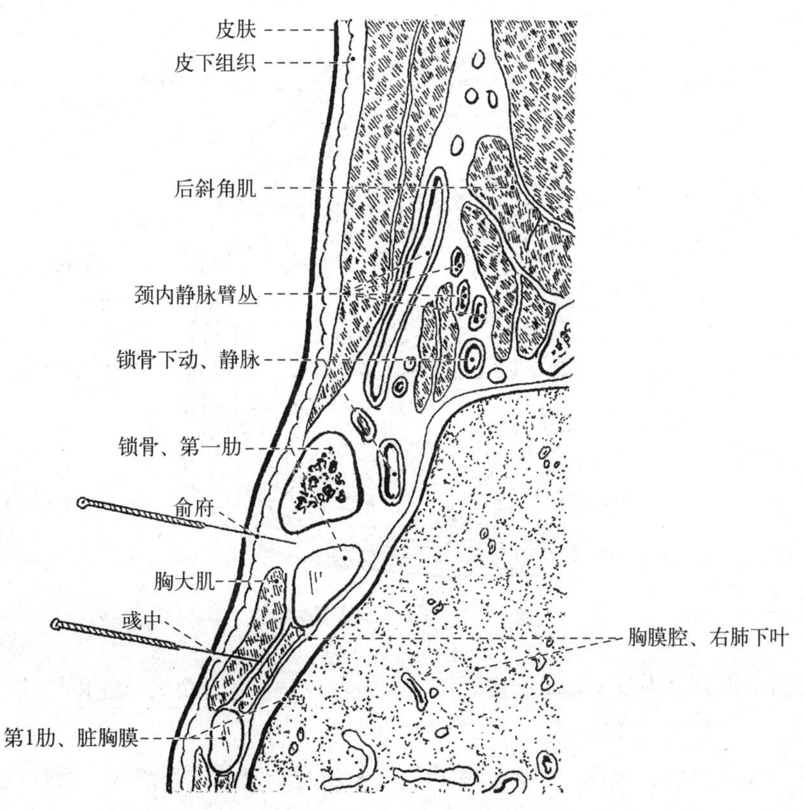


图6-63 经右俞府、彧中穴横切面（右俞府、彧中穴定位断面法）

1. **皮肤** 由锁骨上神经支配，到该穴皮肤神经纤维来自第3、4颈神经。

2. **皮下组织** 内有上述神经的分支分布。

3. **胸大肌** 该肌由胸内、外侧神经支配，到该肌的神经纤维来自第5颈神经至第1胸神经。

4. **锁骨和第一肋之间进针** 在胸大肌深面，紧贴于喙突和锁骨及胸小肌上缘之间的有锁胸筋膜，针尖刺破此筋膜后，进入锁骨和第1肋之间。

【毗邻结构】胸大肌的深面由浅入深，依次为锁骨下肌、前斜角肌、胸内筋膜、肋胸膜、胸膜腔、脏胸膜、左肺上叶或右肺上叶。

1. **锁骨下肌** 该肌紧贴于锁骨与第1肋之间。

2. **前斜角肌** 该肌前斜角肌止于第1肋，内上方有锁骨下静脉、锁骨下动脉或主动脉弓通过。

3. **胸内筋膜** 胸内筋膜覆盖在胸壁内面的结缔组织薄膜。

4. **肋胸膜** 肋胸膜位于胸内筋膜的深表面并与之紧密相贴。其神经分布为肋间神经。神经较丰富，故针刺时疼痛较为敏感。该胸膜与肺表面的脏层胸膜相互移行，脏、壁两层之间形成密闭的胸腔膜。吸气时，该处两层大部分接触，间隙基本消失，故针刺通过该层时易伤及左肺上叶或右肺上叶，而出现气胸。

【针刺注意事项】若继续过深直刺，针尖可能刺破锁骨下静脉引起出血，或在该静脉的下方通过，刺破肋胸膜、胸膜腔、脏胸膜而损伤左肺上叶或右肺上叶，而引起气胸。如针尖深度过1.5寸，且向上斜刺时，可能刺破锁骨下动脉或主动脉弓，引起严重出血，后果甚为危急，故此穴不宜深刺。

三、乳根 Rǔgēn（ST18，足阳明胃经）

【体表定位】乳头直下第5肋间隙。

【进针层次】见图6-64，图6-65。

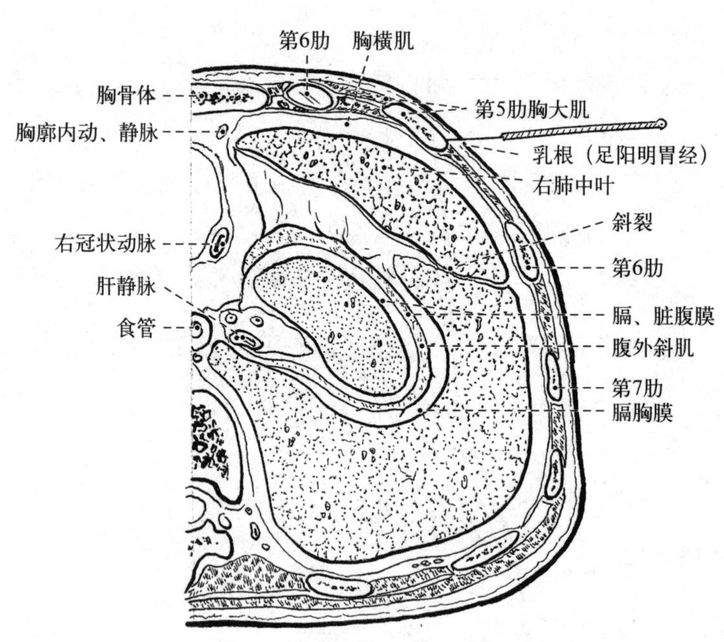


图6-64 经右乳根穴横断面

1. **皮肤** 较背部为薄，为复层扁平上皮。该穴部位的感觉由第5肋间神经和与其相邻的上下各1肋间神经的皮支传入。针刺时感觉较敏感。

2. **皮下组织** 呈蜂窝状，较厚。内有肋间神经的皮支及丰富的皮下静脉。女性则为乳房部位，其结构主要有蜂窝状的脂肪组织及囊状乳房小叶组成。其间的结缔组织除包裹乳腺外，还形成乳房小叶间隔，对乳房的腺组织和脂肪组织起支持作用，使乳房既有一定的硬度又有一定的弹性。针刺时阻力不大，有一定的松软感，柔韧感较小。

3. **胸大肌或胸大肌外侧缘**　该肌位于胸前面，受胸内、外侧神经支配，其纤维来自颈5～8和第1胸神经。针刺通过该肌的下缘时，此部位较薄，阻力较皮下组织略大。

4. **肋间外肌和肋间内肌**　如果向后内方深刺，可刺中肋间内、外肌。肋间外肌和肋间内肌位于肋骨之间的肋间隙，由相对应的肋间神经支配，其神经纤维来自对应的胸神经。肋间内肌位于肋间外肌的深面，其深面隔薄筋膜与肺相邻，故针刺乳根穴最深不能刺透该肌，以针至肋间内、外肌之间为宜。

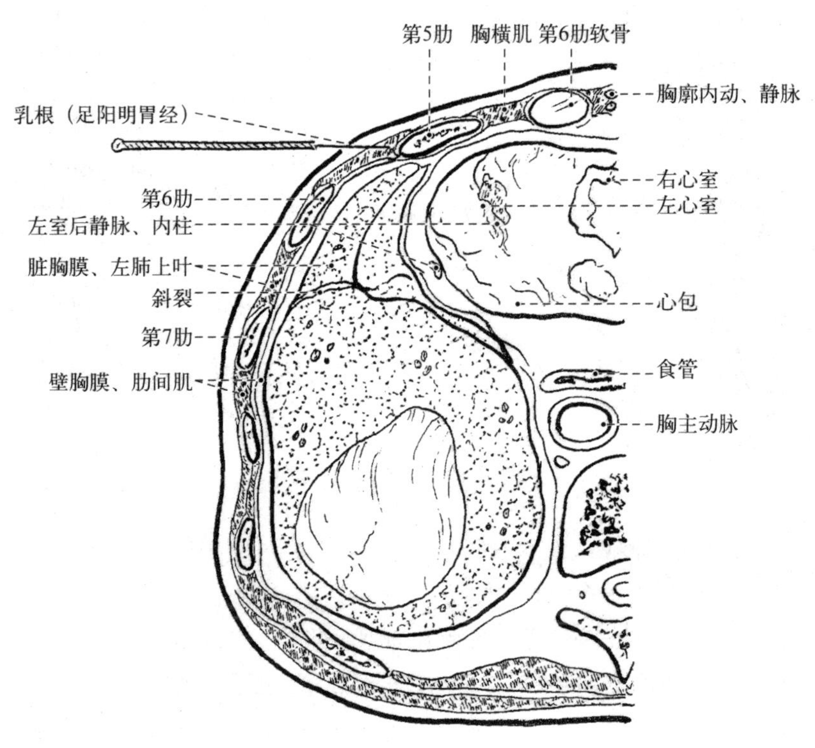

图6-65　经左乳根穴横断面

【毗邻结构】

1. **深面**　肋间内肌的深面由浅入深依次有胸内筋膜、肋胸膜和肺。

（1）胸内筋膜　该筋膜为贴在胸壁内面的结缔组织薄膜。

（2）肋胸膜　肋胸膜位于胸内筋膜的深面并与之紧密相贴。其神经分布为肋间神经。神经较丰富，故针刺时疼痛较为敏感。该胸膜与肺表面的脏层胸膜相互移行，脏、壁两层之间形成密闭的胸膜腔。吸气时该处两层大部分接触，间隙基本消失，故针刺通过该层时易伤及肺。

（3）肺　肺位于胸腔内，其肋面紧贴胸廓的内面。肺的感觉由迷走神经传入，属内脏神经，故针刺入肺时疼痛不明显。肺为囊泡状器官，所以当针刺入肺时几乎无阻力，并有空松感觉。

2. **肋间内肌的上方和下方**　与之相邻的第5，第6肋骨，当针刺着肋骨时有坚硬感。

【针刺注意事项】该穴深面有肺，此处胸壁较薄，故宜斜刺不宜直刺。斜刺时要注意针刺的角度，以针与皮肤的夹角不大于25°角较为安全。否则，任何方向的斜刺其深面都对着肺，都有刺伤肺的可能性。由于肺的膨胀，刺入肺的针可将肺划伤出现肺泡破裂，气体可由破裂的肺泡进入胸膜腔，造成气胸。轻者可出现咳嗽、胸闷、胸痛等较轻症状，小的伤口自行愈合，空气逐渐吸收而自愈。重者除以上症状加重外，可在短时间内出现进行性呼吸困难、紫绀。由于气胸的加重，使纵隔向对侧移位，而导致心慌、血压下降而出现休克。此种情况发生时必需采取积极措施按气胸处理，防止休克发生，否则可导致呼吸衰竭而危及生命。

四、大包Da bāo（SP21，足太阴脾经）

【体表定位】腋窝下6寸，腋中线上。

【进针层次】见图6-66。

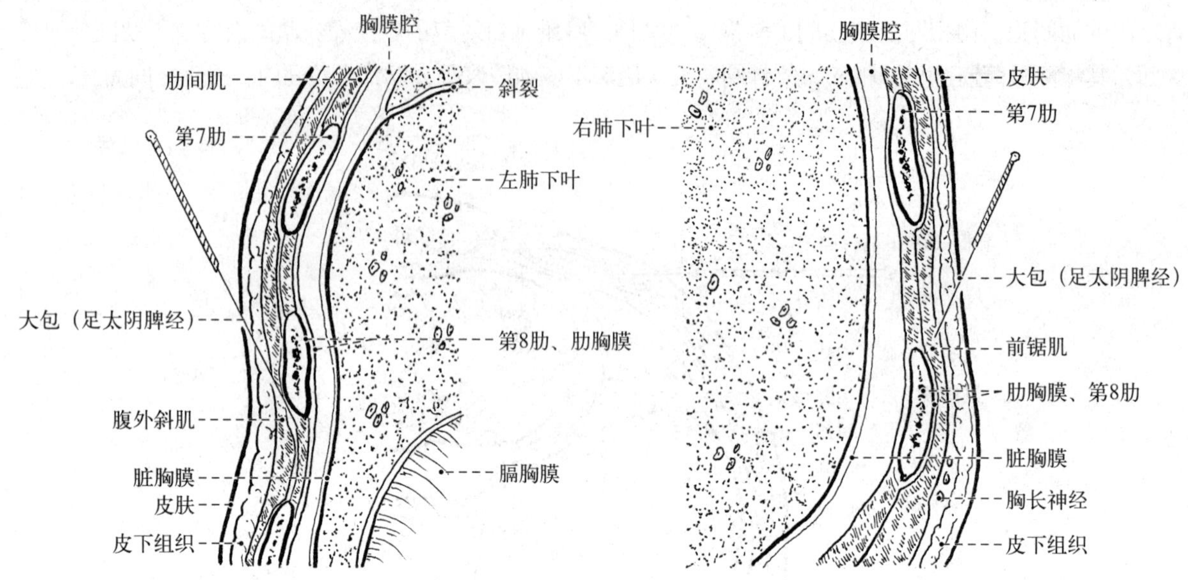


图6-66　经大包穴横断面

1. **皮肤**　由第7肋间神经外侧皮支支配。

2. **皮下组织**　内有上述神经分布及胸外侧动、静脉和胸长神经。

3. **右侧在腹外斜肌后方，针入前锯肌**　左侧在前锯肌前方，针入腹外斜肌。腹外斜肌由第5~12肋间神经以及髂腹下神经和髂腹股沟神经支配，后两条神经属第1腰神经的前支。前锯肌由胸长神经支配，到该肌的神经纤维来自第5~7颈神经。

【毗邻结构】

1. **深面**　腹外斜肌的深面由浅入深，依次为肋间外肌、肋间内肌、胸内筋膜、肋胸膜、胸膜腔、脏胸膜、肺。

（1）肋间外肌　该肌位于肋间隙浅层，由第6肋间神经支配。

（2）肋间内肌　该肌位于肋间隙深面，由第6肋间神经支配。

（3）胸内筋膜　该肌覆盖在胸壁内面的结缔组织薄膜，与膈上面的胸筋膜相延续。

（4）肋胸膜　肋胸膜位于胸内筋膜的深面并与之紧密相贴。其神经分布为肋间神经。神经较丰富，故针刺时疼痛较为敏感。该胸膜与肺表面的脏层胸膜相互移行，脏、壁两层之间形成密闭的胸腔。吸气时，该处两层大部分接触，间隙基本消失，故针刺通过该层时易伤及肺，而出现气胸。

2. **肋间内肌的上方和下方**　与之相邻的第6，第7肋骨。肋骨后面下缘肋沟内自上而下有相应的肋间静脉、肋间动脉和肋间神经。当针刺着肋骨时，有坚硬感。

【针刺注意事项】如错误地继续深刺，针尖可通过肋间外肌、肋间内肌、肋胸膜、胸膜腔、脏胸膜而损伤左肺下叶或右肺下叶，而引起气胸，如深刺再加提插、捻转，气胸更为严重，故此穴不宜深刺。

五、日月Rì yuè（GB24，足少阳胆经）

【体表定位】在乳头下方（锁骨中线）平第7肋间隙。

【进针层次】见图6-67。

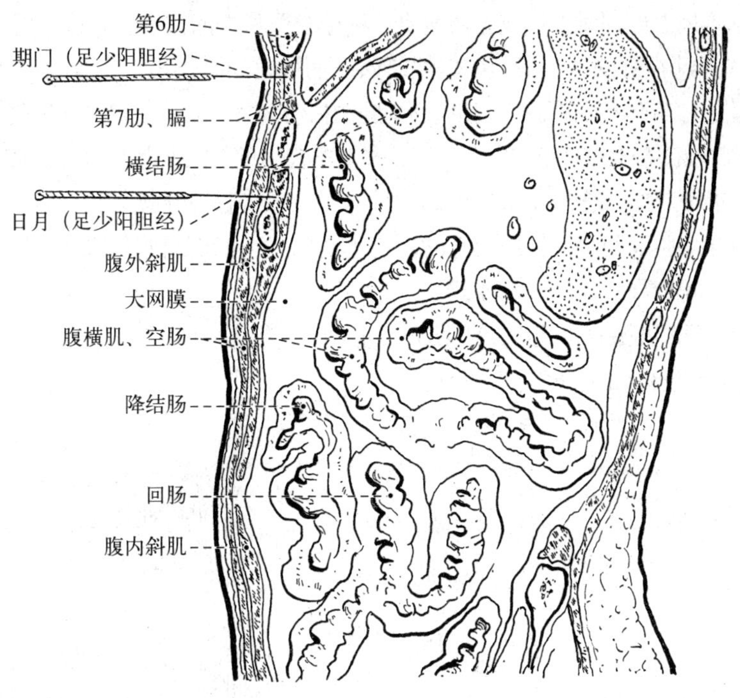


图6-67　经日月、期门穴横断面

1. 皮肤　较背部为薄，神经较丰富。该穴部位的感觉由肋间神经传导，其肋间神经由相应的胸神经组成。

2. 皮下组织　较胸上部和腹部为薄，内有肋间神经的皮支和皮静脉。针刺通过时其阻力较皮肤小。

3. 腹外斜肌　该肌为腹前外侧壁的浅层阔肌。针刺时通过该肌在第7、8肋的起始部位，此处肌纤维较稀疏。

4. 肋间外肌　该肌位于肋间隙之浅层，由相应的肋间神经支配。针刺时通过该肌的内侧端，此处肌纤维退化，被结缔组织膜代替，较薄，但韧性较肌肉为大。

5. 肋间内肌　该肌位于肋间外肌的深面，神经支配同肋间外肌。

6. 腹横肌　该肌为腹前外侧壁的深层阔肌。该肌部分起自下7个肋骨的深面。针刺时正对该肌的起始部位。以上各层都比较薄，为避免伤及深面脏器，针刺时最深以不穿透腹横肌为宜。

【毗邻结构】主要指日月穴部位的腹横肌以深的结构。由浅入深依次有胸内筋膜、肋胸膜、肋膈窦、膈肌及其深面的脏器。

1. 胸内筋膜　胸内筋膜覆盖在胸壁内面，与膈肌上面的膈筋膜相延续。

2. 肋胸膜　肋胸膜紧贴在胸内筋膜的内面，有丰富的神经末梢分布。

3. 肋膈隐窝　肋膈隐窝为肋胸膜和膈胸膜转折移行所形成的间隙。

4. 膈肌　膈肌位于胸腔和腹腔之间，为向上膨隆的扁平薄肌。其表面贴有膈筋膜和膈胸膜。该肌由膈神经支配，其神经纤维来自第3~5颈神经。

5. 肝　肝位于膈肌的下面，其上面与膈肌一致，是人体最大、功能最复杂的消化腺。针刺右侧日月穴时恰对肝的前缘。肝的神经为内脏神经，对疼痛敏感性差。

6. 胃　胃位于左侧日月穴的深面，为囊腔器官，当充盈时，其前壁与腹前壁相贴，该穴的深面正对胃大弯近胃底处。其神经支配同肝。

【针刺注意事项】该穴部位胸壁较薄，深面又有重要脏器，所以不宜直刺。斜刺时与皮肤的夹角以不大于25°角较为安全，否则，针可穿透胸壁进入胸腔，此时可感觉阻力突然消失，有空松突入感，病人可无不适感觉。此种情况应退针。如继续进针，右侧可穿过膈肌进入肝脏，左侧则可进入胃。一般病人可无症状或有轻微的局部疼痛。如同时提插或大幅度旋转可造成肝和胃的损伤。肝损伤后，除肝区疼痛外，还可能有少量的血液和胆汁在肝的被膜下形成包块；如肝的被膜同时损伤，少量的血液和胆汁可流入腹膜腔，刺激腹膜而引起右上腹的紧张和压痛，其程度与肝的损伤有关。如造成胃的损伤严重者，少量胃内容物可流出而刺激腹膜引起轻微右上腹紧张和压痛，但此种情况较少见。以上意外，一般内科治疗皆可痊愈。

因肝、胃在腹腔内占的位置较大，故向内、向外、向下斜刺其深面都恰对该器官。向上斜刺有时可通过第7肋的深面斜穿入肋膈隐窝，当深吸气时，可刺伤肺的下缘而引起气胸（气胸的防治见乳根穴）。

六、期门Qīmén（LR14，足厥阴肝经）

【体表定位】在胸部，乳头直下2肋，在第6、7肋间。

【进针层次】见图6-68，图6-69。

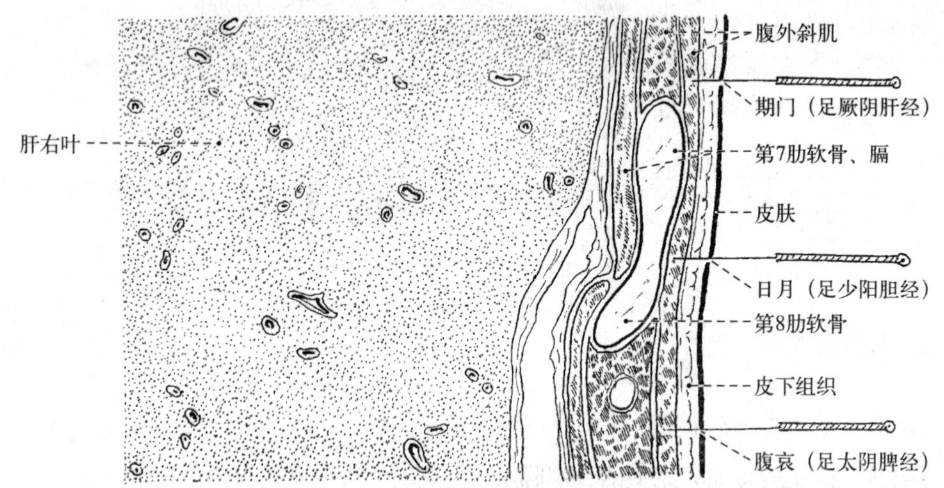


图6-68　右期门、日月、腹哀穴横断面

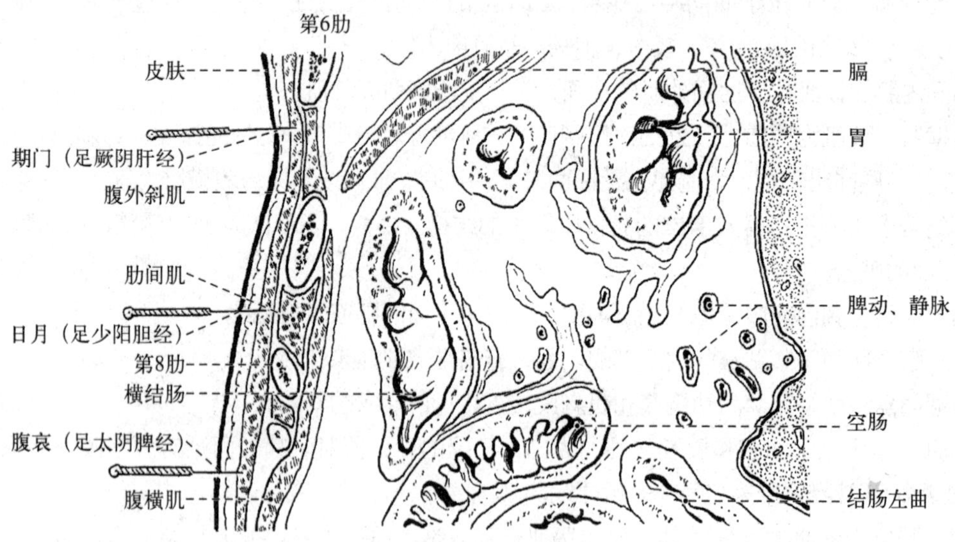


图6-69　左期门、日月、腹哀穴的解剖层次（矢状切面）

1. **皮肤**　主要由第6肋间神经（来自第6胸神经前支）外侧皮支的分支支配，也有第5、第7肋间神经（来自第5，第7胸神经前支）外侧皮支的分支交叉分布。

2. **皮下组织**　此层内有第6肋间神经外侧皮支分支、第6肋间后动脉外侧支的分支及其伴行静脉分布。

3. **胸大肌**　该肌为胸大肌腹部，较薄。其内有胸外侧动脉的分支及其伴行静脉、胸内侧神经肌支分布。

4. **腹外斜肌** 该肌为腹外斜肌的起始部，肌内有第6肋间后动脉的分支及伴行静脉、第6肋间神经的分支分布。

5. **肋间内肌** 该肌较薄，内有第6肋间后动脉的肌支分布。其深面有第6肋间神经、第6肋间后动脉及第6肋间后静脉的主干行经。

6. **壁胸膜** 为薄层浆膜，由间皮和疏松结缔组织组成。主要由第6肋间神经的分支支配。也有第5，第7肋间神经的分支交叉分布。

【针刺注意事项】

1.《中华人民共和国国家标准·经穴部位》规定期门穴的体表定位是：在胸部，当乳头直下，第6肋间隙，前正中线旁开4寸。因乳头的位置可因性别、年龄等而有所变化，故以此为据，可能有误差；另外，“距前正中线4寸”因寸数较多，也容易产生偏差。所以，在取期门穴时，最好是以“在胸部，锁骨中线上，当第6肋间隙”来体表定位。

2. 针刺期门穴时，应严格掌握深度和方向。针刺时应循肋的长轴即肋间隙的走向斜刺，不宜直刺。针刺亦不可太深，否则会刺透胸壁进入胸腔而损伤胸膜和肺，进而导致气胸。

3. 留针时，也要注意观察，防止因患者深呼吸或体位改变等原因，使针体进一步深入而进入胸腔，损伤胸膜和肺而导致气胸。

七、大横Dà hēng（SP15，足太阴脾经）

【体表定位】在腹中部，距脐中4寸。

【进针层次】见图6-70。

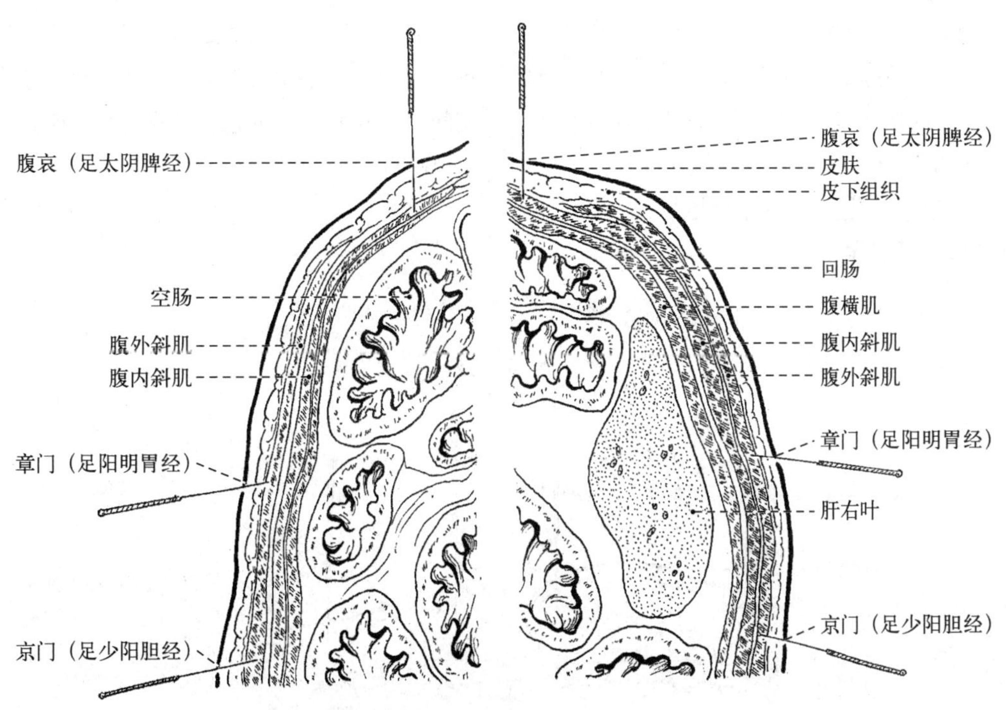


图6-70 经腹哀、章门、京门断面层次解剖

1. **皮肤** 皮肤为腹部最高处，较背部薄，神经较为丰富。为第10肋间神经向前，改名为腹壁下神经的前皮支支配，来源于第10胸神经。

2. **皮下组织** 皮下组织皮下脂肪较厚，内有上述神经分支和腹壁浅动、静脉。腹壁浅动脉是股动脉的分支，越腹股沟韧带的前面上升至脐平面，分布于腹前壁皮肤和浅筋膜。腹壁浅静脉为大隐静脉的属支。

3. **腹外斜肌** 腹外斜肌由下6对胸神经前支支配。浅层为深筋膜的浅部，肌纤维从外上走向内下，靠近中线，与腹内斜肌的浅层深筋膜一起构成腹直肌鞘的前层。

4. **腹内斜肌** 腹内斜肌由下6对胸神经和第1腰神经的前支支配。肌纤维从外下走向内上，靠近中线，腹内斜肌的后层深筋膜与腹横肌腱膜一起构成腹直肌鞘的后层。此肌由第7~11肋间神经和肋下神经支配。到此穴的是第10肋间神经纤维。腹壁下动脉是髂外动脉的分支，腹壁下静脉是髂外静脉的属支。

5. **腹横肌** 腹横肌其神经支配同腹内斜肌。

【毗邻结构】主要指大横穴部位腹横肌以下结构。由浅入深依次有腹膜、大网膜、结肠和空、回肠。

1. **腹横筋膜** 腹横筋膜为一薄层深筋膜，内有较厚脂肪和腹壁上动脉和静脉。深层为腹膜的壁层。

2. **大网膜** 大网膜为一含有丰富血管和脂肪的网状复层腹膜结构，多达4层。分布胃网膜左右动脉的向下分支和迷走神经分支。体胖型此层较肥厚。

3. **右侧升结肠** 右侧升结肠在肝的下方，起于髂窝内的盲肠，从下向上走行。结肠上有结肠袋和结肠带，为迷走神经的后干分支所支配。

4. **左侧降结肠** 左侧降结肠在肝脾的下方，起于横结肠，从上向下走行。结肠上有结肠袋和结肠带，为骶丛神经和其副交感神经的分支所支配。

5. **空、回肠** 空、回肠由平滑肌构成，有大量的动脉弓、静脉网和淋巴管，肠壁内黏膜皱襞多，还有淋巴滤泡和淋巴结。平时呈自主运动状态，针尖下肠管运动变化较大，故有时是空肠，有时是回肠。

【针刺注意事项】该穴部位为腹直肌鞘前壁，腹直肌较丰厚。若针尖继续深刺则可穿过腹直肌鞘后层、腹横筋膜、腹膜外脂肪、壁腹膜、大网膜，进入腹膜腔而刺中降结肠，一般病人可无症状或有轻微的局部疼痛。若再加以提插、捻转等强刺激针刺手法，可造成结肠壁及血管的损伤。轻度损伤，除腹上区疼痛外，还可能有少量的血液和肠内容物渗出，在大网膜下形成包块；甚至少量的血液和肠内容物可流入腹膜腔，刺激腹膜而引起中腹的紧张和压痛。出血较多或不能止血时，后果更为严重。一般采用压迫止血及内科治疗。若向内斜刺，可刺中空、回肠。在肝脾肿大时或向上刺或刺中肝脾脏。向下刺中结肠下部。

八、神阙Shénquē（RN8，任脉）

【体表定位】在腹中部，脐中央。

【进针层次】见图6-71。

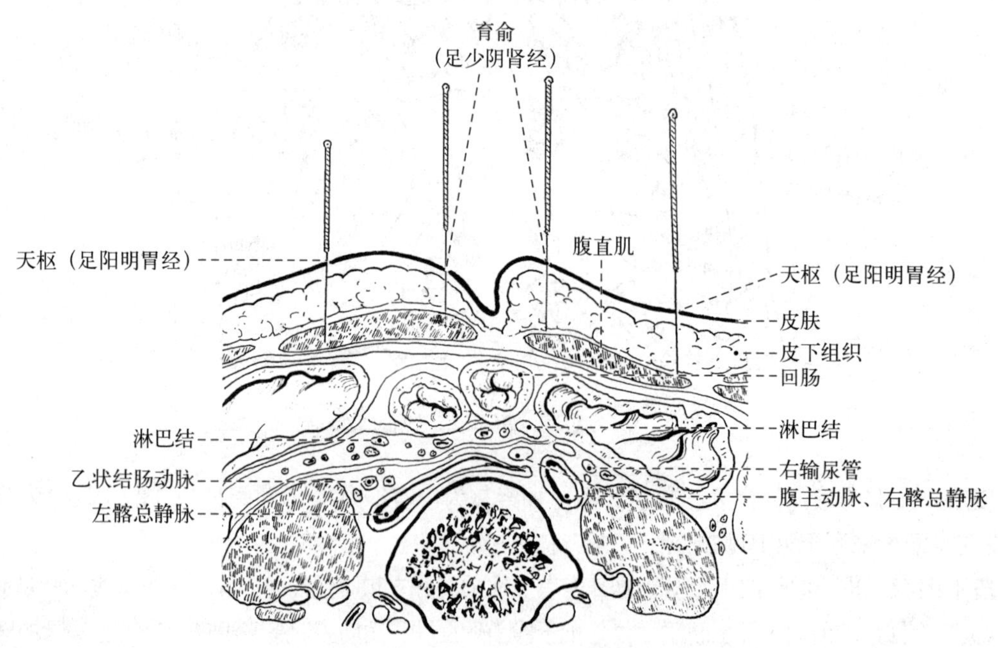


图6-71 神阙、肓俞、天枢穴的层次解剖（水平切面）

1. **皮肤** 皱褶内陷，同深部层次借瘢痕组织紧密连接，无移动性。主要由第10肋间神经（来自第10胸神经前支）前皮支的分支支配，也有第9、11肋间神经（来自第9、第11胸神经前支）前皮支的分支交叉分布。

2. **皮下组织** 此穴区缺如。

3. **脐环** 胚胎时期，此部有脐带穿过，使此部腹白线腱膜组织形成一环形缺口即脐环，出生后，脐带残存结构迅速萎缩，并为瘢痕组织所代替，脐环逐渐关闭，从而使脐环与浅深层次结构紧密愈着。

4. **脐筋膜** 脐筋膜由腹横筋膜于此处局部增强所形成。

九、天枢Tiānshū（ST25，足阳明胃经）

【体表定位】在腹中部，脐中旁开2寸。

【进针层次】见图6-72。

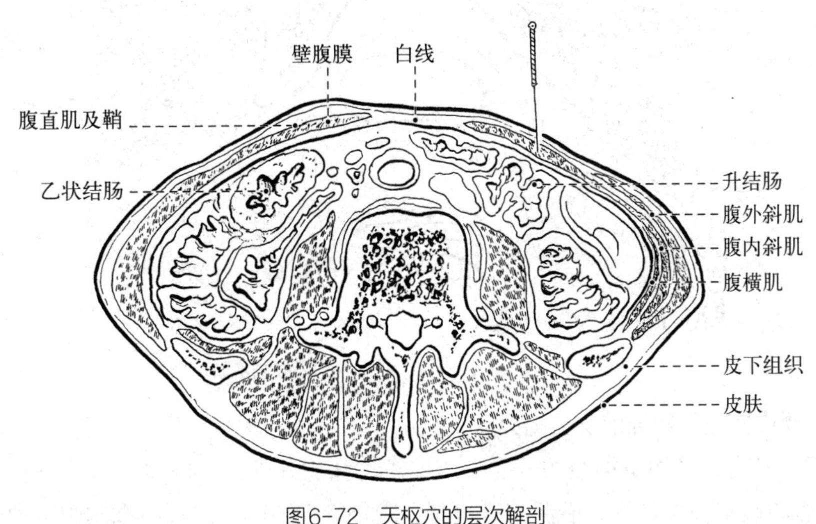


图6-72 天枢穴的层次解剖

1. **皮肤** 该区皮肤甚薄（2~4 mm）而柔软，借皮下组织疏松连于深筋膜，有较大活动性。主要由第10肋间神经前皮支的分支支配，同时也有第9、11肋间神经前皮支的分支交叉分布。

2. **皮下组织** 由脂肪和疏松结缔组织构成，厚度因人而异，肥胖者因脂肪含量丰富而较厚，厚者可达数厘米。有腹壁上动脉前穿支的分支及伴行静脉、腹壁浅动脉的分支、腹壁浅静脉（为胸腹壁静脉的属支）的属支、第10肋间神经前皮支的分支分布。

3. **腹直肌鞘前层** 由腹外斜肌腱膜与腹内斜肌腱膜的前层组成，较致密。在此穴区，此2层腱膜多合并为一层。

4. **腹直肌** 在此穴区，多为腹直肌的第3条腱划（自上而下计数），且与腹直肌鞘前层紧密黏着。

5. **腹直肌鞘后层** 该层由腹内斜肌腱膜的后层与腹横肌腱膜融合组成。腹直肌腱划与腹直肌鞘后层之间无黏着；在两者之间有腹壁上、下动脉的分支形成的动脉网，腹壁上、下静脉的属支形成的静脉网，第10肋间后动脉的分支（与上述动脉网吻合）、第10肋间后静脉的属支（与上述静脉网吻合），第10肋间神经本干的末端和分支等分布。

6. **腹横筋膜** 腹横筋膜是一层很薄但结实的结缔组织膜，与腹直肌鞘后层连接甚为紧密。

7. **腹膜外组织** 腹膜外组织为薄层疏松结缔组织，脂肪含量一般不多。

8. **壁腹膜** 壁腹膜由第10肋间神经的分支支配。

【针刺注意事项】针刺天枢穴时，若深刺透过腹壁进入腹腔内，正对大网膜及其下方的小肠。故深刺入腹腔内时，进针应缓慢，不宜作捻转或仅作小幅度捻转，严禁提插，以防止刺伤大网膜和（或）小肠的血管。起针时，动作也要轻、慢，禁止猛抽。

十、曲骨Qūgú（CV2，任脉）

【体表定位】在腹中线上，耻骨联合上缘的中点处。

【进针层次】见图6-73。

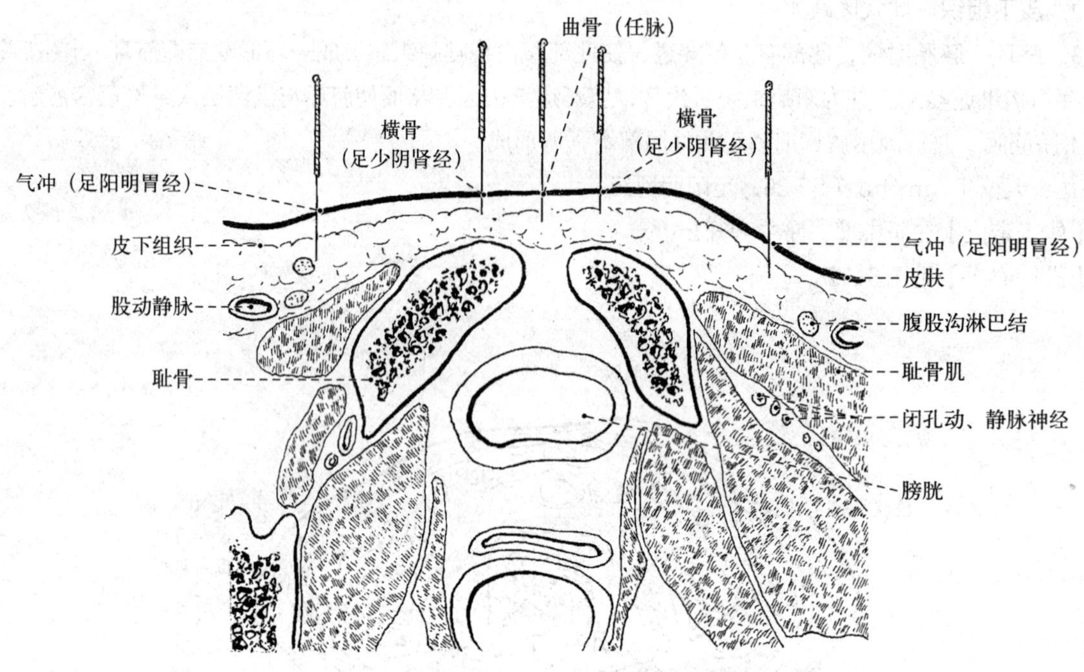


图6-73 经气冲、横骨、曲骨穴的断面层次解剖

1. **皮肤** 主要由髂腹下神经前皮支的分支支配。

2. **皮下组织** 其内有髂腹下神经的分支、腹壁浅动脉的分支、腹壁浅静脉的属支等分布。深层称膜性层，较薄，含有较多弹性纤维，借深筋膜与腹白线较紧密地连接，其内有髂腹下神经的分支、腹壁浅动脉的分支、腹壁浅静脉的属支等分布。

3. **腹白线** 腹白线由左、右两侧的腹外斜肌腱膜、腹内斜肌腱膜和腹横肌腱膜交织在中线上而成。此穴区很窄，其内血管、神经很少。

4. **腹膜外组织** 该组织由疏松结缔组织构成，此穴区内脂肪含量丰富。

5. **壁腹膜** 该壁腹膜为由间皮和疏松结缔组织构成的浆膜，很薄。主要有髂腹下神经的分支支配，也有髂腹股沟神经的分支分布。在此穴区内，其浅面有脐正中韧带通过。

【针刺注意事项】

1. 膀胱位于小骨盆腔内，耻骨联合之后，在其空虚时，一般不超过耻骨联合上缘，但在膀胱充盈时，膀胱可有不同程度的上升而超过耻骨联合上缘。因此，在曲骨穴区的腹腔内，当膀胱空虚时有小肠，在女性更深处还有子宫，当膀胱充盈时，则正对膀胱。

2. 直刺、深刺曲骨穴时，若膀胱空虚，则可刺中小肠。在女性，若进一步深刺，可刺中子宫，若膀胱充盈（事实上，患者通常有不同量的尿液储存于膀胱内），则必刺中膀胱，再深刺则可刺入膀胱内。这都可能导致腹腔内脏器的损伤、出血或感染。

3. 若向下斜刺较深时，更易刺中小肠、子宫或膀胱，导致腹腔内脏器的损伤、出血或感染。

4. 若要刺入腹腔内，进针要缓慢而轻柔。进入腹腔后，不可捻转，严禁提插。起针时动作要柔和，以尽量减少对腹腔内脏器、血管的损伤。

十一、鸠尾Jiūwěi（CV15，任脉）

【体表定位】在上腹部，前正中线上，当剑胸结合部下1寸。

【进针层次】见图6-74。

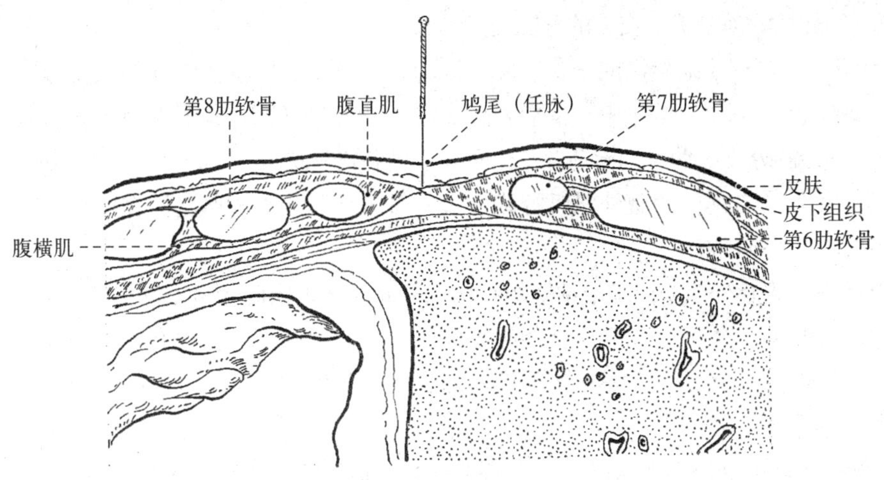


图6-74 鸠尾穴的层次解剖（水平切面）

1. **皮肤** 主要由第7肋间神经前皮支的分支支配，亦有第6肋间神经前皮支的分支交叉分布。

2. **皮下组织** 其内有第7肋间神经前皮支的分支、腹壁上动脉前穿支的分支及其伴行静脉分布。

3. **腹白线** 腹白线由左、右两侧的腹外斜肌腱膜、腹内斜肌腱膜和腹横肌腱膜在中线上交织而成。此区宽约1 cm，其内血管、神经很少。

4. **腹膜下筋膜** 该筋膜由疏松结缔组织构成，此区脂肪较丰富。

5. **壁腹膜** 壁腹膜为由间皮和疏松结缔组织构成的浆膜，甚薄。此处主要由第7肋间神经的分支支配，同时亦有第6肋间神经的分支交叉分布。

【针刺注意事项】

1. 针刺鸠尾穴时，若进针过深，可穿透腹壁进入腹腔内而刺及肝左叶，引起出血。

2. 针刺得气后，应尽量避免使用提插手法，以防刺伤肝脏。

十二、关元Guānyuán（CV4,任脉）

【体表定位】在腹正中线上，脐中下3寸处。

【进针层次】见图6-75。

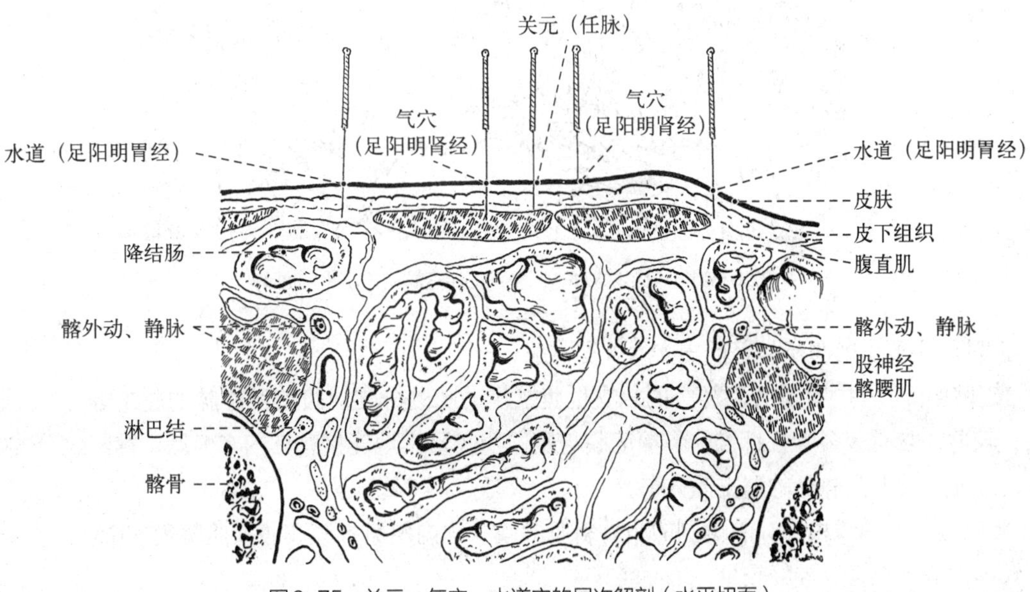


图6-75 关元、气穴、水道穴的层次解剖（水平切面）

1. **皮肤** 主要由肋下神经（来自第12胸神经前支）的皮支的分支支配，也有髂腹下神经（来自第12胸神经和第1腰神经的前支）前皮支的分支交叉分布。

2. **皮下组织** 其内有肋下神经的分支、腹壁浅动脉的分支、腹壁浅静脉的属支分布。深层称膜性层（又名Scarpa筋膜），较薄，含有较多弹性纤维，借深筋膜与深层结构较紧密连接，其内有肋下神经的分支、髂腹下神经的分支、肋下动脉前穿支的分支及伴行静脉分布。

3. **腹白线** 由左、右两侧的腹外斜肌腱膜、腹内斜肌腱膜和腹横肌腱膜在中线上交织而成。在此穴区较窄，其内血管、神经较少。

4. **腹膜外组织** 腹膜外组织由疏松结缔组织构成，此穴区内脂肪含量丰富。

5. **壁腹膜** 壁腹膜为由间皮和疏松结缔组织构成的浆膜，很薄。主要有肋下神经的分支支配，也有髂腹下神经的分支分布，在此穴区内，其浅面有脐正中韧带通过。

【针刺注意事项】

1. 此穴区腹腔内，正对大网膜和小肠，故引刺时，应以不刺透腹壁进入腹腔为宜。

2. 当深刺入腹腔内时，进针要轻、慢，不宜作捻转或仅作小幅度捻转，严禁提插，以避免损伤腹腔内脏器和血管。起针时应柔和，不可猛提。

3. 若向下斜刺、深刺时，针体可达膀胱壁，甚至刺入膀胱内，在膀胱充盈时尤为容易。而在女性，子宫大多倒俯于膀胱之上，若针刺过深，亦可能刺中子宫。故在向下斜刺关元穴之前，应嘱患者排空小便。此外，孕妇严禁针刺。

十三、中极 Zhōngjí（CV3，任脉）

【体表定位】在腹正中线上，脐下4寸。

【进针层次】见图6-76。

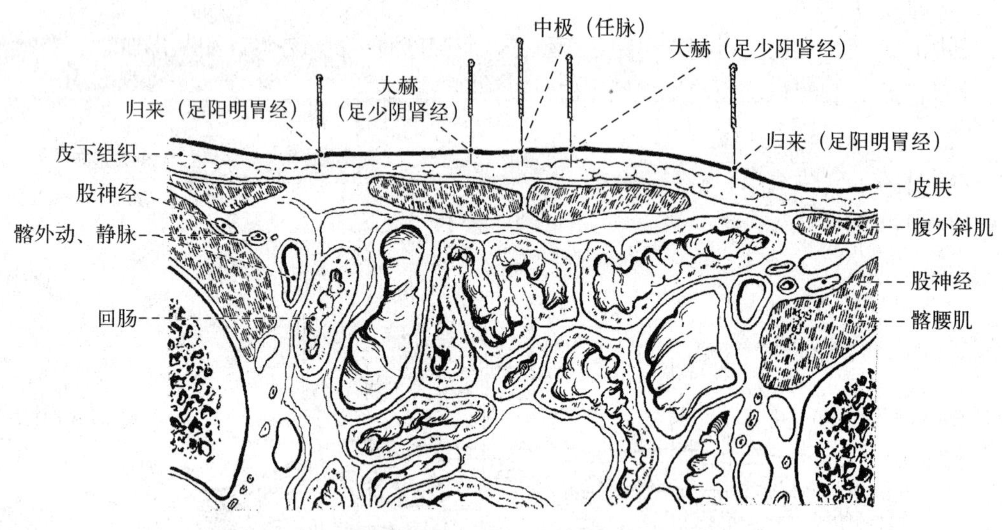


图6-76 中极、大赫、归来穴的层次解剖（水平切面）

1. **皮肤** 主要由髂腹下神经前皮支的分支支配。

2. **皮下组织** 其内有髂腹下神经的分支、腹壁浅动脉的分支、腹壁浅静脉的属支等分布。深层称膜性层，较薄，含有较多弹性纤维，借深筋膜与腹白线较紧密地连接，其内有髂腹下神经的分支、腹壁浅动脉的分支、腹壁浅静脉的属支等分布。

3. **腹白线** 腹白线由左，右两侧的腹外斜肌腱膜、腹内斜肌腱膜和腹横肌腱膜在中线上交织而成。此穴区较窄，其内血管、神经较少。

4. **腹膜外组织** 该组织由疏松结缔组织构成，此穴区内脂肪含量丰富。

5. **壁腹膜** 壁腹膜为由间皮和疏松结缔组织构成的浆膜，很薄。主要由髂腹下神经的分支支配，也有髂腹股沟神经的分支分布，在此穴区内，其浅面有脐正中韧带通过。

【针刺注意事项】

1. 中极穴区的腹腔内，正对大网膜下缘和小肠；但当膀胱充盈时，则正对膀胱。因此，直刺中极穴，深刺入腹腔内时，可刺中大网膜或小肠；若患者膀胱充盈，则可刺中膀胱。在女性，因子宫倒伏于膀胱之上，若针刺过深时，还可刺中子宫。

2. 若向下斜刺、深刺时，则更容易刺中膀胱，在女性还可刺中子宫。

3. 从解剖学角度来看，针刺中极穴时，应以不刺透腹壁进入腹腔为宜。

4. 若要刺入腹腔内，进针时应缓慢而轻柔，进入后，不可捻转或仅作小幅度捻转，严禁提插。起针时也应动作柔和，以尽量减少对腹腔内脏器和血管的损伤。

十四、气海Qì hǎi（CV6,任脉）

【体表定位】在腹中线上，脐下1.5寸处。

【进针层次】见图6-77。

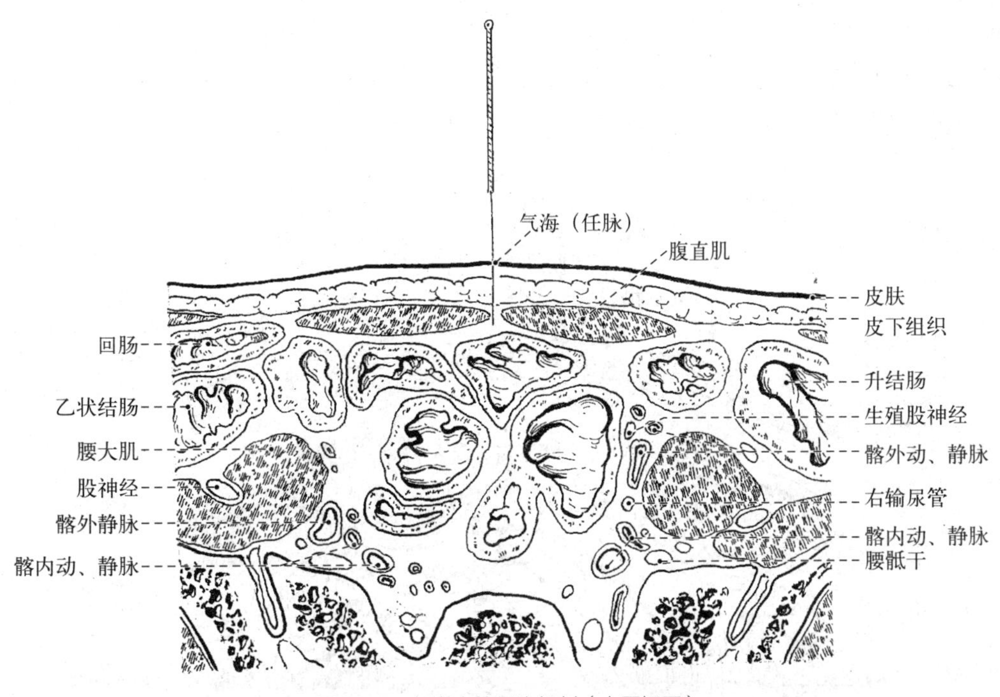


图6-77 气海穴的层次解剖（水平切面）

1. **皮肤** 由第11肋间神经前皮支的内侧皮支分布。

2. **皮下组织** 内有上述神经分支和腹壁浅动、静脉。腹壁浅动脉为股动脉的分支，越腹股沟韧带的前面上升至脐平面，分布于腹前壁皮肤和浅筋膜。腹壁浅静脉为大隐静脉的属支。

3. **腹白线或腹直肌** 腹白线位于腹部正中线上，由两侧腹直肌鞘纤维彼此交织而成，上起自剑突，下止于耻骨联合上缘。腹直肌包裹于腹直肌鞘内，该肌由肋间神经（第6~12胸神经组成）支配。

【毗邻结构】

1. **腹直肌鞘** 该鞘左右各一，由腹外斜肌、腹内斜肌、腹横机的腱膜构成鞘管样结构，包绕腹直肌。鞘的前层由腹外斜肌腱膜与腹内斜肌腱膜的前层愈合而成，后层由腹内斜肌腱膜的后层与腹横机的腱膜愈合而成。在脐下4~5 cm以下，鞘的后层完全转至腹直肌的前面参与构成鞘的前层，后层的游离下缘呈凸向上的弧形线，称半环线（弓状线），此线以下腹直肌后面与腹横筋膜相贴。在腹部正中线上，两侧腹直肌鞘纤维彼此交织形成腹白线。

**2. 腹横筋膜** 该筋膜为一薄层深筋膜，衬覆在腹横肌内表面。深层有腹膜的壁层，内有脂肪和腹壁下动、静脉。

**3. 空、回肠** 空肠始于十二指肠，占空、回肠全长的2/5，主要位于腹腔的左上部；回肠占空、回肠全长的3/5，主要位于腹腔的右下部，部分位于盆腔内，在右髂窝续于盲肠。空肠与回肠均由肠系膜连于腹后壁，其活动度较大。

【针刺注意事项】

1. 针继续深刺，针尖可穿过腹白线或腹直肌刺破腹横筋膜、腹膜外脂肪、腹膜壁层进入腹膜腔而刺中小肠。肠道表面光滑坚韧，可自动滑移，故不易刺中，万一刺伤肠壁，因针孔细小，多能自行闭合，不致发生严重的后果，导致肠穿孔及并发急性腹膜炎的主要原因是肠道病变、选择针具不当或手法过重所致。轻者症状不明显或有轻度腹痛，可令其休息，随时观察病情，根据情况进行禁食、胃肠减压、止痛、抗炎等治疗。重者多迅速出现剧烈腹痛、恶心呕吐、体温升高、腹部压痛、反跳痛，在治疗时应密切观察病情变化，并采取相应措施，如出现急性弥漫性腹膜炎，要立即转外科手术处理。

2. 在女性恰在子宫底部，故妇女月经期、孕妇更不易深刺或刺灸。

十五、中脘 Zhōngwǎn（RN12，任脉）

【体表定位】在上腹部，前正中线上，脐中上4寸。

【进针层次】见图6-78。

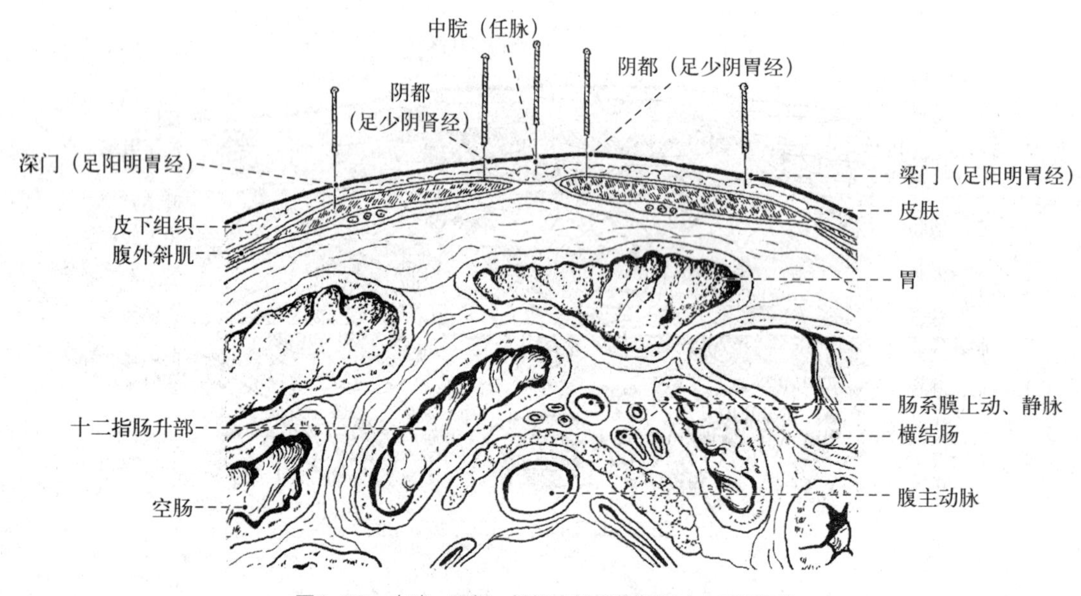


图6-78 中脘、阴都、梁门穴的层次解剖（水平切面）

**1. 皮肤** 较薄，柔软，有较大活动性。主要由第8肋间神经前皮支的分支支配，亦有第7，第9肋间神经前皮支的分支交叉分布。

**2. 皮下组织** 由疏松结缔组织和脂肪构成，其内脂肪的含量因人而异。此层组织内有第8肋间神经前皮支的分支、腹壁上动脉的分支及其伴行静脉的分布。

**3. 深筋膜** 甚为单薄，由致密结缔组织构成。

**4. 腹白线** 腹白线由左、右两侧的腹外斜肌腱膜、腹内斜肌腱膜和腹横肌腱膜在中线上交织而成。此区宽约1 cm，其内血管、神经很少。

5. **腹横筋膜** 腹横筋膜较薄，但结实，由致密结缔组织构成。

6. **腹膜下筋膜** 腹膜下筋膜由疏松结缔组织构成，此区脂肪含量因人而异，一般较少。

7. **壁腹膜** 壁腹膜为由间皮和疏松结缔组织构成的浆膜，甚薄，主要由第8肋间神经的分支支配，同时亦有第7、第9肋间神经的分支交叉分布。

【针刺注意事项】

1. 正常成人肝下缘在左右肋弓之间，剑突下3~5 cm范围内可触及。因而，在中脘穴处针刺时，若深刺入腹腔内，一般不会刺及肝脏；但是向后上方深刺或病人有病理性的肝大时，则有可能损伤肝，导致严重出血。所以在针刺中脘穴之前，应先叩出患者肝的大小及确定其体表投影。

2. 正常成人在左肋弓下缘不应该触及脾脏。但是患有肝硬化、慢性粒细胞性白血病等疾病的患者，可有中、高度脾肿大。故在给此类患者针刺中脘穴时，亦不可深刺，否则可能刺及脾，导致严重出血。所以，在针刺中脘穴之前，也应先确定患者脾的位置、大小。

3. 若针穿过腹壁各层进入腹腔，则可刺到胃前壁，此时应避免大幅度地提插和捻转，以免将胃内容物带入腹膜腔，造成腹膜炎。胃充盈时，应禁止深刺。

# 第七章 盆部

## 第一节 概述

### 一、骨盆整体观

骨盆构成盆部的支架，由位于后方的骶、尾骨与位于两侧和前方的左、右髋骨构成。这些骨借左、右骶髂关节和耻骨联合与骶尾联合及一些韧带互相连接而成。骨盆具有保护内脏，承受并传导重力等作用。在女性则构成骨性产道（图7-1）。

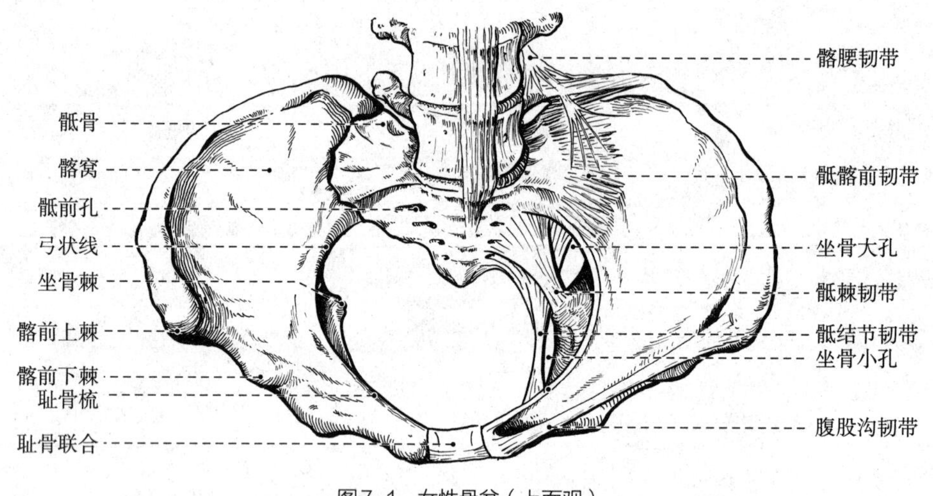


图7-1 女性骨盆（上面观）

（一）骨盆的分部

骨盆借骶骨岬、髂骨弓状线、耻骨梳和耻骨结节连续而成的环形线——界线terminal line分为两部分，界线以上的骶骨翼和髂骨翼参与腹后壁的构成，由于它形状大且缺乏骨性前壁，故名大骨盆（greater pelvis）或假骨盆false pelvis；界线以下向后下方伸延的部分骶骨、尾骨、耻骨、坐骨及髂骨的余部围成具有四壁的骨性腔，称为小骨盆（lesser pelvis）或真骨盆true pelvis。小骨盆是盆腔的骨性基础，其内外表面为肌和筋膜覆盖，下方为盆膈和尿生殖膈封闭，腔内容纳泌尿、生殖和消化等器官，这些器官的末端均有管道穿过盆膈。

（二）骨盆的表面解剖

1. 髂嵴 iliac crest　在皮下可以触及髂嵴的全长，两侧髂嵴最高点的连线越经第4腰椎棘突，是进行腰穿的重要标志。

2. 髂前上棘 anterior superior 和髂后上棘 posterior superior iliac spine　髂嵴前端的骨性突起为髂前上棘；后端的骨性突起为髂后上棘。

3. 耻骨联合 pubic symphysis　耻骨联合可在腹前壁下份中点扪及上缘，其外侧的骨突是耻骨结节 pubic tubercle，是腹股沟韧带的附着处，耻骨联合与耻骨结节之间的锐缘为耻骨嵴 pubic crest。

4. 骶骨棘突 spinous process　骶骨棘突在背中线彼此融合成骶正中嵴，可在臀裂的上方，自上而下扪及；骶后孔位于该嵴外侧，可作为骶后孔穿刺的标志。

5. 尾骨尖 apex of coccyx　尾骨尖位于臀裂内肛门后方2~5 cm处。从尾骨尖向上5 cm可扪及骶管裂孔 sacral hiatus，为硬膜外腔的终止平面，经此孔穿刺可进行骶尾神经阻滞麻醉，这是肛周或会阴部手术时常选用的一种麻醉部位。

6. 坐骨结节 ischial tuberosity　坐骨结节位于臀部肛裂的两侧，是测量骨盆下口的重要标志。

（三）骨盆的性别差异

出生时两性骨盆的差异不很明显，其外形与成年猿相似，即骨盆长而窄，呈漏斗形。约在青春期后才逐渐显现出性别差异。一般说男性的骨盆的骨质较为粗厚，骨性标志较为明显，外形窄而长；女性骨盆则较为薄弱、光滑，外形宽而短；女性的髂骨翼宽而浅，男性的窄而深；女性的坐骨大切迹较为宽大，男性的较为窄小；女性骨盆上口 pelvic inlet 多为横向的卵圆形；男性多为心形。女性骨盆盆腔呈上下径短的圆桶形，容积较大；男性的呈上下径长的漏斗形，容积较小。女性骨盆下口 pelvic outlet 大于男性。基于坐骨结节外翻，骶骨宽短而直，出口的横径和前后径加大。女性骨盆耻骨下角呈90°~100°的钝角；男性为70°~75°之锐角。

## 二、骨盆的关节结构特点

适应骨盆保护脏器和承受并传递重力的主要功能，其关节结构的特点是稳固性大于灵活性；适应于对体态平衡的维持，关节仍有一定的灵活性。在妊娠后期或分娩时期，女性骨盆诸关节的活动范围增加，利于胎儿娩出。

（一）骶髂关节

骶髂关节属于滑膜性微动关节，由骶骨耳状关节面和髂骨耳状关节面构成。两个关节面均有数个凸面和凹面，一骨的凸面与另一骨的凹面相互嵌合，使关节面锁紧以加强稳固性。骶骨的关节面朝向后外，髂骨的关节面朝向前内，狭窄的关节腔列于从前外向后内的斜面上，居于第1~2骶椎平面。覆盖于关节面上的关节软骨有年龄性变化，骶骨耳状关节面上的软骨在出生以前为透明软骨；出生后，透明软骨的表层为纤维软骨所取代；髂骨的关节软骨胚胎4个月时为透明软骨，以后大多演变成纤维软骨。

1. 与骶髂关节有关的韧带　虽然附着于关节面周缘的关节囊较为薄弱，但列于关节周围的韧带却相当粗大且坚韧，包括骶髂骨间韧带、骶髂后韧带和骶髂前韧带。此外，骶结节韧带、骶棘韧带和髂腰韧带虽然不直接属于骶髂关节，但对维持该关节的稳定性颇为重要，因而可把它们视为骶髂关节的副韧带。

（1）骶髂骨间韧带　骶髂骨间韧带连接于耳状关节面后方的骶骨粗隆与髂骨粗隆之间，该韧带紧贴于骶髂关节滑膜后方，因而亦可视为特别增厚的纤维性关节囊。此韧带的纤维束纵横交错，几乎填满了关节背侧介于骶髂二骨之间的深窝。它是全身最为坚韧的韧带，即使骶髂关节扭伤严重时，往往是韧带未断而骨质撕脱。

（2）骶髂后韧带　骶髂后韧带位于骶髂骨间韧带后方，亦张于骶骨粗隆与髂骨粗隆之间，可分为长短两部分；骶髂后短韧带起自髂骨粗隆和髂后下棘，斜向下内止于第1~2骶外侧嵴和骶关节嵴；骶髂后长韧带起自髂后上棘，向下分为内外两束，内侧束止于2~4骶关节嵴，外侧束贴于骶结节韧带背侧而附着于坐骨结节，有加强骶结节韧带的作用。

（3）骶棘韧带　骶棘韧带为薄而坚韧的三角形韧带，张于骶尾骨外侧缘同坐骨棘之间。

（4）骶结节韧带　骶结节韧带较厚而坚韧，起自髂嵴，髂后上、下棘，骶骨与尾骨的背外侧缘，从这些宽阔的起点斜向下外，经骶棘韧带的后方，止于坐骨结节内侧缘，在坐骨结节处有一延伸至坐骨下支的扩展部，称为镰状突。骶结节韧带与骶棘韧带参与坐骨大、小孔的形成。当人体重量通过上位脊柱传向骶骨时，以骶髂关节为支点，有迫使骶骨上份向前下方旋转的趋势。为了防止骶骨向前下方“落入”盆腔，骶髂关节背侧强大的骶髂骨间韧带和骶髂后韧带可起到有力的牵拉作用；当骶骨上份向前下旋转的同时，骶骨下份转向后上，这时骶结节韧带和骶棘韧带从下外侧牵拉骶骨下份，防止其过份旋转。可见这两个韧带与骶髂关节背侧的两个韧带的功能是相辅相成的，对保证骶骨于正常位置，稳定骶髂关节都是重要的。

（5）骶髂前韧带　骶髂前韧带为覆盖于骶髂关节囊前方宽而薄的韧带。老年人可能出现钙化而影响X线对关节腔的观察。

（6）髂腰韧带 iliofemoral ligament　髂腰韧带列于骶髂关节上方，是一束三角形的韧带，起自第5腰椎横突，止于髂嵴，其作用是协助固定髂嵴于原位，但当第5腰椎横突低于髂嵴时，则该韧带有防止腰椎下移的作用。由于骶髂关节具有上述结构特点及数个副韧带的加强，所以它是人体最为坚强的关节之一。临床上常见的疾患是关节劳损和韧带扭伤，脱位者较为少见。

**2. 骶髂关节的功能**　骶髂关节可作轻微的上、下、前、后滑动，在前、后滑动的同时伴有旋转动作，其旋转轴是位于骶岬前下方5~10 cm处的冠状轴。在妊娠后期和分娩期受内分泌的影响，韧带变松，关节的活动幅度加大，关节腔间隙可被动地拉开距离以加大盆腔的容积。

**3. 副骶髂关节**　该关节通常由髂后上棘腹侧的小关节面与骶骨背侧面的关节面共同形成。有时也可出现于髂骨粗隆和骶骨粗隆之间。这种副骶髂关节多见于老年。

**4. 与临床有关的事项**　骶髂关节周围的松质骨是骨结核的好发部位，破溃后的脓液可能的流向是：沿腰大肌流向盆腔或腹部；沿梨状肌经坐骨大孔至大转子附近；沿坐骨神经可至股后部；循骶骨前面的曲度流向并破入直肠或穿过盆膈至坐骨直肠窝。为了根治骶髂关节结核，常采用关节后方的手术入路，进行关节融合术。骶髂关节位于第1~3骶椎平面，关节腔的中心点位于坐骨大切迹上方2~5 cm与髂后上棘前2~5 cm的相交处，这一数据可供手术中探查关节腔位置的参考。为了鉴别损伤是发生在骶髂关节亦或腰骶关节，通常可让患者仰卧，一侧肢体尽量屈膝和屈髋，使股前部尽可能地与腹前壁靠近，这样做的目的是减少脊柱腰曲，使脊柱腰部紧贴桌面。如果患者在此活动过程中出现运动受限或疼痛时，则预示腰骶关节或其上方的腰椎间关节有损伤。与此同时，强行迫使另一肢体的髋关节尽量后伸，促使髂股韧带、缝匠肌和股直肌紧张，从而进一步迫使髋骨的上份以骶髂关节为支点向前旋转。如果在这一活动中出现骶髂关节活动受限或疼痛，则预示损伤在骶髂关节。为了核实这一判断，可左、右交换重做上述检查。骶髂关节损伤可有局部疼痛或放射性疼痛，放射至臀部、股外侧部、小腿乃至脚的外侧部。由于骶髂关节负重量大而活动量小，中年以后常有慢性损伤性骨关节炎或骨刺，以及其他退行性变形成，从而影响关节的活动度，老年人的骶髂关节常见骨化或变成不动关节。

### （二）耻骨联合 pubic symphysis

由两侧耻骨联合面构成，联合面为一层透明软骨所覆盖，两侧透明软骨之间借纤维软骨性的耻骨关节盘相互连接。该软骨盘内常有一矢状位的纵行缝隙，称为耻骨联合腔，此腔无滑膜衬里，因而耻骨联合有半关节之称。该腔出现于10岁以后，女性的腔大于男性，尤其是孕妇和经产妇更为明显。耻骨联合上方有耻骨上韧带加强，其厚度可满足外科缝合以修补腹壁缺损的用途；耻骨联合下方由附着于两侧耻骨下支的耻骨弓pubic arch状韧带所加强。这两条韧带在越经耻骨联合上、下方时，均与耻骨纤维盘相融合。它们对加固耻骨联合，维持骨盆两侧的约束弓都很重要。耻骨间盘的裂隙属于关节腔的退行性变，但在女性妊娠后期和分娩时期，在松弛激素的作用下，可使韧带变松，耻骨联合腔扩大，从而使耻骨下角增大，骨盆下口变宽，有利于胎儿顺利地通过骨性产道。

（三）骶尾联合

由第5骶椎体与第1尾椎体纤维性椎间盘构成。前面和后面分别有前纵韧带和后纵韧带加强。由于第5骶椎和第1尾椎缺乏椎弓和棘突，因而出现骶骨下角和尾骨上角联合围成的骶尾裂口，后者呈Λ形，高2 cm，宽1 cm，正常情况下为棘上韧带的延续部骶尾后浅韧带所封闭。这是一层富有弹性和韧性的纤维膜，当穿经此膜进行硬膜外麻醉时，有一种突破阻力的感觉。由于此处紧邻皮下，如果发生褥疮感染，常可引起继发性骨髓炎或神经炎。骶尾关节在尾骨肌的作用下协助固定骶骨和尾骨，防止骶骨上端因承受重量而过度前倾。中年以后，骶骨与尾骨中间的椎间盘常常骨化而变成不动关节。

## 三、骨盆诸径及其应用

女性小骨盆是胎儿娩出的骨性产道，又称产科骨盆。虽然前面述及两性骨盆的形态互有差异，但一些女性骨盆常常具有男性的某些特点，如果男性骨盆的特征占优势时，则胎儿的娩出常受限制形成难产。因此，产前检查孕妇骨盆的各种径值，对于预测分娩的难易将是有益的。

（一）骨盆上口pelvic inlet的径

女性骨盆上口多为卵圆形或圆形，少数呈心形。通常测3个径：

1. 前后径　前后径是指耻骨联合上缘中点与骶岬中点之间的距离，国人女性骨盆上口的前后径平均为11.6 cm。检查此径时，可将带指套的右手中指伸入阴道内，使中指尖抵触骶岬；将带指套的食指尖触及耻骨联合后下缘；然后两指尖的距离减去1.5 cm，即前后径的估计数据。骶岬与耻骨联合下缘之间的径为对角径，它比耻骨上口的前后径长约1.5 cm，如果中指尖向后不能触及骶岬，则可以肯定骨盆上口的前后径不少于正常值。

2. 横径　该径是连接两侧弓状线的最大宽度，国人女性骨盆上口的横径平均为12.3 cm。

3. 斜径　斜径有二个，从右骶髂关节下缘至左髂耻隆起的距离为右斜径；从左骶髂关节下缘至右髂耻隆起的距离为左斜径。国人女性骨盆上口斜径平均为12.5 cm。

由以上数据可以发现斜径和横径均大于前后径，因而胎头入盆时，其最大的枕额径常循与斜径或横径一致的方向入盆。上口的横径和斜径通常须借助X线片间接地进行测量。

（二）中骨盆平面的径

中骨盆平面是指耻骨联合下缘，两侧坐骨棘和第4~5骶椎之间相连而成的假想平面，它是骨盆腔pelvic cavity最为狭窄的平面，因而具有重要的产科意义。其前后径平均为12.2 cm，横径平均为10.5 cm。若横径小于9.5 cm或横径加后矢状径小于13.5 cm者即为中骨盆狭窄，可能形成难产。

（三）骨盆下口inferior pelvic aperture的径

骨盆下口呈棱形，由二个不同平面的三角组成；前三角的尖为耻骨联合下缘，侧边为两侧耻骨支、坐骨支和坐骨结节；后三角的尖为骶骨尖，侧边为两侧结节韧带和坐骨结节；两个三角的共同底边为两侧坐骨结节之间的连线。从耻骨联合下缘中点至骶骨间的距离为骨盆下口的前后径，其平均值为12.3 cm，两侧坐骨结节间的距离为骨盆下口的横径，其平均值为9 cm。矢状径又可以横径中点为界，前方的为前矢状径，长约6 cm，后方的为后矢状径，长约9.3 cm。

（四）弓下废区

若耻骨下角小于80°，坐骨结节间径小于8 cm，则胎头从产道娩出时难以充分利用骨盆下口的前三角，通常把这种三角称为弓下废区。此刻胎儿的娩出主要依赖于后三角，所以其前后径必须有足够的长度才行，否则在分娩过程中易引起会阴严重损伤，为了避免这一后果，常常需做会阴侧切。

（五）骨盆轴

是贯穿于骨盆的各个前后径中点的假想轴线，它代表胎儿经产道娩出时的曲线。

### 四、骨盆上口的毗邻

由于盆腔是腹腔向后下方的延伸部分，因而跨越盆缘的诸结构，也同腹腔诸器官类似地均列于腹膜腔以外。盆缘主要为泌尿生殖和消化管道及血管神经跨过。没有肌跨过盆缘是其特点之一，此点有利于胎儿的入盆。

在骨盆上口的后缘，两侧的髂总动脉在骶岬与第5腰椎体交界处的外侧抵达盆缘，并分为髂内、外动脉。髂外动脉继续循骨盆上口的外侧缘与腰大肌之间行向下外，并经腹股沟韧带深面入股，延续为股动脉 femoral artery；髂内动脉 internal iliac artery 则行向下内，越过骨盆上口上缘入盆，髂内静脉 internal iliac vein 位于动脉的后内侧。髂内动、静脉的后方有腰骶干，外侧有闭孔神经越经盆缘入盆。介于两侧髂总动脉之间，在后正中线（偏左）跨越骨盆上口后缘入盆的为上腹下丛（骶前神经），该丛与脊柱之间为骶正中血管。上腹下丛左侧为自上而下入盆的乙状结肠系膜和乙状结肠。系膜内含有直肠上动脉 superior rectal artery，后者直肠因位置的改变而逐渐移向中线。

在乙状结肠系膜前外侧，行于腹膜深面的左侧输尿管越过左髂总动脉入盆；右输尿管越过右髂外动脉入盆。因此，在施行直肠或乙状结肠下份手术时，易损伤左输尿管；施行骶前神经切除术时，易伤及右输尿管。在女性，卵巢动脉在输尿管的前外侧越过髂外动脉入盆，因此，在结扎卵巢动脉时不要误扎输尿管。

输精管和腹壁下动脉的闭孔支均在骨盆上口的前外侧缘跨过髂外动脉入盆。从骨盆上口前缘跨越的结构，包括位于前正中线的脐正中韧带和位于两侧的脐内侧韧带，前者为已闭锁的脐尿管遗迹，后者是已闭锁的脐动脉的遗迹。

## 第二节　盆壁的肌

盆壁的肌包括闭孔内肌、梨状肌、肛提肌和尾骨肌等4对。前两对肌参与盆侧壁的构成，并分别穿经坐骨小孔和坐骨大孔出盆，参与髋关节外旋肌组的组成；后两对肌构成盆底，封闭骨盆下口。两侧的肛提肌形似V形漏斗状，其上面形成固有盆腔的底；下面构成两侧坐骨直肠窝的内侧壁。

### 一、闭孔内肌

闭孔内肌 internal obturator muscle 为较厚的扇形肌，起自闭孔盆面周围的骨面和闭孔膜，肌束向后集中成腱，绕过坐骨小切迹（穿过坐骨小孔）达臀部，越过髋关节后方，止于大转子内侧面的转子窝。该肌的盆面构成盆腔外侧壁；会阴面构成坐骨直肠窝的外侧壁；其作用是使髋关节外旋，并协助固定股骨头于髋臼。该肌接受骶丛的分支支配，至闭孔内肌神经经过坐骨小孔分布于该肌。

### 二、梨状肌

梨状肌 piriformis 呈梨形，起自第2~4节骶椎前面骶前孔的外侧和骶结节韧带，肌束经坐骨大孔出盆。绕过股骨头后方，止于转子窝。它既是盆外侧壁肌，也是臀区诸结构中的“标志肌”。其作用是在伸股时外旋髋关节，屈股时外展髋关节并协助固定股骨头于髋臼。接受第1~2骶神经腹侧支支配，神经从肌的盆面分布于该肌。

## 三、肛提肌

肛提肌levator ani是盆膈pelvic diaphragm的主要成分，为了叙述方便，通常将该肌分为三部分，从后外向前内依次为髂尾肌、耻骨直肠肌和耻尾肌（图7-2）。

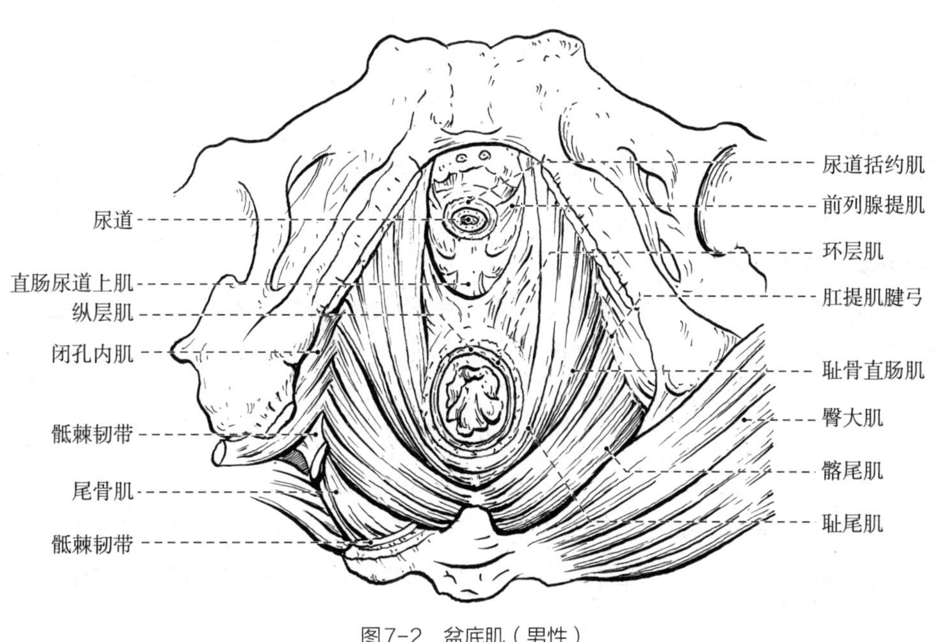


图7-2 盆底肌（男性）

（一）髂尾肌iliococcygeal muscle

髂尾肌是肛提肌后份宽而薄的部分，其发育程度因人而异，有时该肌大部分纤维化变成半透明的薄膜状。该肌起自坐骨棘盆面和肛提肌腱弓。

（二）耻骨直肠肌puborectal muscle

耻骨直肠肌是肛提肌中最为粗厚强大的部分，起自耻骨体后面的下份和尿生殖膈上筋膜，行向背侧与对侧的肌纤维交织并参与肛尾韧带的组成。在肛尾韧带的前下方，两侧的耻骨直肠肌绕过直肠与肛管的后方，形成较为发达的U形吊带，当该肌收缩时，可减小直肠与肛管向后开放角度，起到意志性地阻止粪块从直肠进入肛管的作用，以延缓排便的时间，它的这一功能，也减轻了肛门外括约肌的负担。

（三）耻尾肌pubovaginal muscle

耻尾肌是肛提肌中最为前内侧的部分，其在耻骨体后面的起点高于耻骨直肠肌的平面，向后延及闭膜管。

肛提肌与尾骨肌共同构成盆底，对盆腔和腹腔的内脏具有承托和支持作用，当盆底肌、腹壁肌与膈共同收缩时，则使腹压升高，这在用力呼吸、咳嗽、呕吐、排便、分娩以及上肢用劲做功（如上举重物）等活动中，均起到重要的作用。

肛提肌的神经支配有两个来源：第3~4骶神经腹侧支发出的细支从盆面分布于该肌。另外，从阴部神经（骶2~4）来的一支神经，主要分布于耻骨直肠肌。发育不良的肛提肌，可能发生较为罕见的会阴疝。

## 四、尾骨肌

尾骨肌coccygeus是位于髂尾肌后方的三角形肌，它构成盆膈后方的一小部分，肌的后外侧面与骶棘韧带融合，有人认为该韧带为尾骨肌的退化部分，尾骨肌起自坐骨棘的盆面和骶棘韧带，呈扇形扩展，止于第5骶椎和尾椎外侧缘。尾骨肌收缩时，可使尾骨向前外侧运动；若两侧肌同时收缩，则可使尾骨向前移动。由于骶尾关节在中年以后常常骨化成不动关节，故尾骨肌也因而失去运动关节的作用。第

3~4骶神经腹侧支发出1~2细支经尾骨肌的盆面分布于该肌。穿经盆壁与盆底的疝极为罕见，经闭孔管疝出者称为闭孔疝，疝出的内容物多为腹膜外脂肪，有时可为膀胱，但最有临床意义的是小肠从闭孔管疝出且发生绞窄者。

## 第三节 盆筋膜

盆筋膜是腹内筋膜的一部分，遮被于盆壁肌的表面，并反折至盆内脏器和血管神经束的周围，形成它们的鞘、囊或韧带。因此，盆筋膜对盆内脏器有保护和支持作用。盆筋膜在骨盆缘附着于骨膜，因而与腹横筋膜、髂筋膜无直接连续。所以，腹横筋膜浅层的腹壁或髂筋膜鞘内的感染或渗出液体，不会直接进入盆腔。但是，腹壁的腹膜外组织则可循血管神经束延伸入盆腔，并与盆内的相应组织延续。盆内的腹膜外组织在盆腹膜与盆底之间，广泛地充填于盆内脏器之间，形成许多间隙，为盆内中空脏器的充盈提供了缓冲的余地；也为炎症或渗出液传播提供了潜在的问题。

由于盆筋膜和盆内腹膜外组织皆起源于中胚层的间充质，因此，可以把凝结于盆内脏器表面及血管神经束周围的腹膜外组织视为盆筋膜的脏层；把覆盖于盆壁肌和盆膈肌表面的筋膜称为盆筋膜壁层。它们之间是互相续连的。盆筋膜的疏松与致密程度因器官而异，具有收缩与扩张功能的器官，其筋膜常较疏松，如膀胱、子宫和直肠；无扩张与收缩力的器官，则较为致密，如前列腺等。为了叙述方便，可将盆筋膜区分为盆壁与盆膈的筋膜；盆内脏器的筋膜及血管神经束的筋膜三部分。

### 一、盆壁与盆膈的筋膜

盆壁与盆膈的筋膜是指遮被于盆壁肌和盆底肌的筋膜，除闭孔内肌筋膜上份因负有肛提肌起点的使命而较为坚韧以外，其余覆盖于梨状肌、肛提肌和尾骨肌的筋膜较为薄弱。

梨状肌的筋膜形成肌鞘，并随肌延伸至臀部。闭孔内肌的筋膜附着于髋骨弓状线和闭孔缘，其上份较厚，由彼此融合的两层构成，外层较薄，覆盖于闭孔内肌的盆面；内层较厚，为退化的肛提腱膜。这两层膜在肛提肌纤维附着处增厚，称为**肛提肌腱弓**。此弓张于耻骨体背侧面与坐骨棘之间。这种现象可从进化中获得答案，低等哺乳动物的肛提肌起自盆缘，人类该肌的起点下降，以致其腱性部退化成闭孔内筋膜的一部分。从腱弓再分裂成3层，内侧的两层分别包被于肛提肌的上、下面，形成盆膈上、下筋膜；外侧的一层形成覆盖于闭孔内肌下份的筋膜，它与盆膈下筋膜共同构成坐骨直肠窝的外侧壁和内侧壁，在坐骨直肠窝顶处，两者互相续连。闭孔内肌筋膜在闭孔管处随闭孔神经血管束离开盆腔并伸向股部，偶尔可出现闭孔疝，疝出物大多为腹膜外脂肪。

### 二、盆内脏器的筋膜

盆膈上筋膜的内侧份向上反折，分别形成包绕于盆腔内脏的筋膜。在中空内脏的分布趋势是自上向下逐渐变薄。覆盖于直肠和阴道壁的筋膜，简单地以管状袖套的方式形成它们的鞘，向上延伸至腹膜下平面，并与各器官的浆膜下组织续连。包绕于膀胱的筋膜，形成膀胱的被囊，适应于膀胱的扩张与收缩，其上面的筋膜极为薄弱疏松。膀胱筋膜向下与包绕前列腺的筋膜续连。前列腺的筋膜较厚且致密，称为前列腺鞘。

在男性，介于膀胱与直肠之间有一含平滑肌的筋膜膈，称为直肠膀胱膈。此膈张于腹膜下平面（直肠膀胱陷窝底）与盆膈上筋膜之间，两侧与盆壁的筋膜续连。因此，直肠膀胱膈将盆腔的腹膜下间隙分膈为前后二部。由于此膈前方紧贴精囊腺和输精管，故在进行直肠手术时切勿损伤位于膈前的器官。在女性，与之相对应的是直肠阴道膈。

### 三、血管神经鞘及韧带

对于盆内筋膜所形成韧带是一个富有争议的问题，Berles与Rubin认为过去所说的一些韧带实为众多的以静脉为主体的血管壁和凝结于血管或神经周围的疏松结缔组织膜，并非真正致密的结缔组织纤维束。但迄今仍沿用旧有习惯，把血管、神经和包绕于它们周围的筋膜鞘称为韧带（如直肠悬韧带、子宫骶韧带、子宫主韧带）。

#### （一）直肠悬韧带

是位于骶骨和尾骨前面的腹膜外结缔组织束，向前下与直肠后鞘及盆膈上筋膜续延，有固定直肠的作用。韧带的深面有盆神经丛及骶前静脉丛。经会阴入路进行直肠切除术时，必须切断此韧带方能进入盆膈上间隙，为了防止损伤盆神经丛和骶前静脉丛，宜贴近直肠筋膜鞘的后壁钝性分离并切断此韧带。否则，可能因损伤盆神经丛而引起尿潴留，或损伤骶前静脉丛而导致难以控制的大出血。

直肠悬韧带的结缔组织与位于骶骨外侧、包绕于骶神经丛和髂内血管及其分支周围的结缔组织相续连。后者从坐骨棘向下延伸至耻骨体后面，并与盆膈上筋膜相融合，此融合且增厚的盆膈上筋膜，称为盆筋膜腱弓。它略低于肛提肌腱弓。分布于直肠、子宫、阴道上份，膀胱及前列腺的血管神经鞘，自后向前依次从盆筋膜腱弓发出，另一端则与神经血管所分布的有关脏器的筋膜鞘相续连。

#### （二）直肠外侧韧带

直肠外侧韧带约在第3骶椎平面，从盆后外侧的盆筋膜腱弓发出，向内侧与直肠外侧壁的筋膜相续连。韧带内含有盆丛的直肠支与直肠中动脉和静脉。

#### （三）子宫骶韧带

子宫骶韧带起自第2~4骶前孔区的骨面，向前绕过直肠外侧，止于子宫颈和阴道上份的外侧壁并与盆膈上筋膜相融合。其内含有平滑肌束（直肠子宫颈）与子宫动脉。该韧带所顶起的腹膜壁，称为子宫骶皱襞，形成子宫陷窝的外侧界。子宫骶韧带牵引子宫颈向后靠近直肠，因而对维持子宫前倾是一重要因素。当出现子宫后倾时，可借助手术折叠此韧带以恢复其前倾位。

#### （四）子宫颈外侧韧带（子宫主韧带）

子宫颈外侧韧带位于子宫阔韧带基部深面，由连接于盆筋膜腱弓同子宫颈与阴道上端之间的结缔组织及其网眼的阴道与子宫静脉丛、子宫动脉及神经构成。输尿管的末端也行于其中，韧带的上方与子宫阔韧带内的腹膜外组织续连。子宫主韧带是固定子宫的重要结构。

#### （五）膀胱外侧韧带

该韧带是从盆筋膜腱弓前份伸向膀胱后外侧壁的结缔组织，其内含有分布于膀胱的血管、神经以及输尿管的末段。在男性，其内尚含有输精管的末段。此韧带的浅层将腹膜顶起，形成骶生殖皱襞，此襞从盆侧壁连于膀胱的后外侧，形成子宫膀胱陷窝（女）或直肠膀胱陷窝（男）的外侧界。

#### （六）耻骨前列腺韧带（女性为耻骨膀胱韧带）

该韧带为盆筋膜腱弓前端的延伸部分，由坚韧的结缔组织束构成，从解剖学的观点看，它是盆筋膜形成的惟一名符其实的韧带。此韧带可分为内、外两部分：内侧部较为坚韧，几乎是前、后向排列，附着于前列腺鞘（男）或膀胱颈（女）与耻骨体后面下份之间，两侧同名韧带与耻骨联合下缘之间留有一窄隙，为阴茎（蒂）背静脉贯过；韧带的外侧部较为薄弱，从盆筋膜腱弓向内侧附着于前列腺鞘（男）或膀胱前外侧壁。该韧带对膀胱起固定作用。

## 第四节　盆筋膜间隙

盆内的腹膜外组织在腹膜下平面与盆膈之间形成一些间隙。间隙的存在有利于中空器官的扩张，也是感染和渗出液贮蓄扩散的空间。

## 一、膀胱前间隙

膀胱前间隙 prevesical space是一个富含脂肪、疏松结缔组织和静脉丛的间隙。后为脐膀胱前筋膜，前为腹横筋膜。脐膀胱前筋膜是张于两侧脐内侧韧带之间和脐膀胱筋膜（包裹膀胱的筋膜）前方的一薄层结缔组织膜，向下在耻骨联合的后方和下缘附着于耻骨前列腺韧带（或耻骨膀胱韧带），向两侧与髂内血管分支附近的盆筋膜相融合。

膀胱前隙呈U形，U形的联合部位于耻骨联合与膀胱下外侧面之间；U形的双臂沿膀胱的两侧向后伸向膀胱外侧直韧带上方；上界为腹膜壁层与脏层在膀胱上面的反折线；下界为耻骨前列腺韧带或耻骨膀胱韧带；两侧界为脐内侧韧带在盆壁的附着处。此间隙向上，可在两侧脐内侧韧带之间伸向脐平面，因而膀胱前间隙的一部份位于腹前壁。

耻骨骨折引起的血肿，膀胱壁或尿道前列腺部破裂后的尿渗出，均可积蓄于此间隙内。临床处理时，可在耻骨联合上方作腹前壁正中切口，切开腹横筋膜后可在此间隙内进行引流。在进行剖腹产手术时，可采用上述切口，但切开腹横筋膜和脐膀胱前筋膜以后，必须再向上后推开腹膜，才能显示子宫的下份，然后剖开子宫并取出胎儿。

## 二、骨盆直肠间隙

骨盆直肠间隙是指腹膜下平面与盆底之间，环绕于直肠周围的蜂窝组织间隙。可借直肠外侧韧带将此间隙分为前外侧部和后部。

（一）前外侧部

该部上界为腹膜下平面；下界为盆底；前界为直肠膀胱隔（男）或直肠阴道隔（女）；后界为直肠外侧韧带；两侧界为盆外侧壁。此间隙若有脓肿，可破溃入直肠、肛管，也可穿破前界的隔膜进入膀胱或阴道。反之，直肠膀胱隔（或直肠阴道隔）前方的感染也可传向隔后的器官。此区的脓肿常常是全身感染症状显著而局部无特殊感觉，若能早期进行指诊，则可较易确诊。

（二）后部

该部又名直肠后间隙 retrorectal space，其上、下界与前者相同，前界为直肠外侧韧带，后界为骶骨和尾骨。此间隙向上与腹膜后间隙相通。在进行肾造影时，可注射空气于此间隙内，借助气体可以向上弥散入腹膜后间隙的特点，使肾的显影更为清晰。直肠后间隙与腹膜后间隙内的感染可以互为传播。由于重力关系，脓液往往积蓄于直肠后间隙内，此刻患者肛门有坠胀感，骶尾区有钝痛并放射至下肢。进行直肠指诊时，直肠后壁可有压痛和波动感。

# 第五节　盆部的血管、淋巴和神经

## 一、盆部的血管

（一）动脉

1. 髂总动脉 common iliac artery　该动脉平第4腰椎下缘的左前方，腹主动脉分为左、右髂总动脉。髂总动脉沿腰大肌内侧斜向外下，至骶髂关节前方又分成髂内、外动脉。左髂总动脉的内后方有左髂总静脉伴行，右髂总动脉的后方与第4，5腰椎体之间有左、右髂总静脉的末段和下腔静脉起始段。



2. 髂外动脉 external iliac artery　髂外动脉沿腰大肌内侧缘下行，穿血管腔隙至股部。在男性，髂外动脉外侧有睾丸血管和生殖股神经与之伴行，其末段前方有输精管越过。在女性，髂外动脉起始部的前方有卵巢血管越过，其末段的前上方有子宫圆韧带斜向越过。近腹股沟韧带处，髂外动脉发出腹壁下动脉和旋髂深动脉，后者向外上方贴髂窝走行，分布于髂肌和髂骨。

髂总动脉和髂外动脉的投影：自脐左下方2 cm处至髂前上棘与耻骨联合连线中点间的连线，此线的上1/3段为髂总动脉的投影，下2/3段为髂外动脉的投影。

3. 髂内动脉internal iliac artery　该动脉为一短干，长约4 cm，分出后斜向内下进入盆腔。其前方有输尿管，后方邻近腰骶干，髂内静脉和闭孔神经行于其内侧。主干行至坐骨大孔上缘处一般分为前、后两干，前干分支多至脏器，后干分支多至盆壁。按其分布，它的分支可分为壁支和脏支。

（1）壁支　髂腰动脉iliolumbar artery发自后干，向后外方斜行，分布于髂腰肌iliopsoas和腰方肌等。骶外侧动脉lateral sacral artery发自后干，沿骶前孔内侧下行，分布于梨状肌、尾骨肌和肛提肌等。臀上动脉superior gluteal artery为后干的延续，向下穿梨状肌上孔至臀部。臀下动脉inferior gluteal artery为前干的终末支，向下穿梨状肌下孔至臀部。闭孔动脉obturator artery发自前干，沿盆侧壁经闭膜管obturator canal至股部。

（2）脏支　膀胱上、下动脉，子宫动脉、直肠下动脉及阴部内动脉等，各动脉的行程与分布，将在盆内脏器及会阴叙述。

（二）静脉

髂内静脉internal iliac vein　髂内静脉由盆部的静脉在坐骨大孔的稍上方会聚而成，在骨盆缘、骶髂关节前方与髂外静脉汇合成髂总静脉common iliac vein。髂内静脉的属支较多，可分为脏支和壁支。壁支的臀上、下静脉和闭孔静脉均起自骨盆外，骶外侧静脉位于骶骨前面，它们与同名动脉伴行。脏支起自盆内脏器周围的静脉丛，包括膀胱静脉丛、直肠静脉丛以及男性前列腺静脉丛，女性的子宫静脉丛和阴道静脉丛。它们分别环绕在相应器官的周围，并各自汇合成干，注入髂内静脉internal iliac vein。女性卵巢和输卵管附近的卵巢静脉丛汇集为卵巢静脉伴随同名动脉上行注入到左肾静脉和下腔静脉。

直肠静脉丛可分为内、外两部分，直肠内静脉丛位于直肠和肛管黏膜上皮的深面，直肠外静脉丛位于肌层的外面，两丛之间有广泛的吻合。直肠内静脉丛主要汇入直肠上静脉superior rectal vein，经肠系膜下静脉注入门静脉。直肠外静脉丛向下经直肠下静脉和肛静脉回流入髂内静脉，这样建立了门静脉系和腔静脉系之间的交通。

盆腔内静脉丛腔内无瓣膜，各丛之间的吻合丰富，可自由交通，有利于血液的回流。

## 二、淋巴和神经

（一）淋巴

盆腔内淋巴结一般沿血管排列，主要的淋巴结群有：

1. 髂外淋巴结external iliac lymph nodes　沿髂外动脉排列，收纳腹股沟浅、深淋巴结的输出管，以及下肢和腹前壁下部、膀胱、前列腺和子宫等部分盆内脏器。

2. 髂内淋巴结internal iliac lymph nodes　沿髂内动脉及其分支排列，收纳盆内所有脏器、会阴深部、臀部和股后部的淋巴。位于髂内、外动脉间的闭孔淋巴结还收纳子宫体下部及宫颈的淋巴。患宫颈癌时，该淋巴结累及较早。

3. 骶淋巴结　沿骶正中和骶外侧动脉排列，收纳盆后壁、直肠、子宫颈和前列腺的淋巴。

上述三组淋巴结的输出管注入沿髂总动脉排列的髂总淋巴结，它的输出管注入左、右腰淋巴结。

（二）神经

盆部的骶丛sacral plexus由腰骶干、第1~4骶神经前支组成，位于梨状肌前面，其分支经梨状肌上、下孔出盆，分布于臀部、会阴及下肢。

盆部的内脏神经有：

1. 骶交感干 sacral plexus　其由腰交感干延续而来，沿骶前孔内侧下降。至尾骨前方，两侧骶交感干连接在单一的奇神经节上，该节又称尾神经节。

2. 上腹下丛　上腹下丛又称骶前神经，由腹主动脉丛经第5腰椎体前面下降而来。此丛发出左、右腹下神经行至第3骶椎高度，与同侧的盆内脏神经和骶交感节的节后纤维共同组成左、右下腹下丛，又称盆丛。该丛位于直肠、精囊和前列腺（女性为子宫颈和阴道穹）的两侧，膀胱的后方。其纤维随髂内动脉的分支分别形成膀胱丛、前列腺丛、子宫阴道丛和直肠丛等，分布于盆内脏器。

3. 盆内脏神经 pelvic splanchnic nerve　盆内脏神经又称盆神经，较细小，共3支，由第2~4骶神经前支中的副交感神经节前纤维组成。此神经加入盆丛，与交感神经纤维一起走行至盆内脏器，在脏器附近或壁内的副交感神经节交换神经元，节后纤维分布于结肠左曲以下的消化管、盆内脏器及外阴等。

## 第六节　盆腔脏器

### 一、盆腔脏器的位置

盆腔主要容纳泌尿生殖器和消化管的末段。膀胱位于盆腔的前下部，在耻骨联合的后方，男性膀胱与盆底之间还有前列腺 prostate。直肠在正中线上沿骶骨、尾骨的凹面下降，穿盆膈与肛管相延续。膀胱与直肠之间有生殖器官和输尿管。男性生殖器官所占范围小，有两侧的输精管壶腹、精囊、射精管。女性的生殖器官所占范围大，正中线上有子宫和阴道上部，两侧有子宫阔韧带包裹的卵巢和输卵管（图7-3，图7-4）。

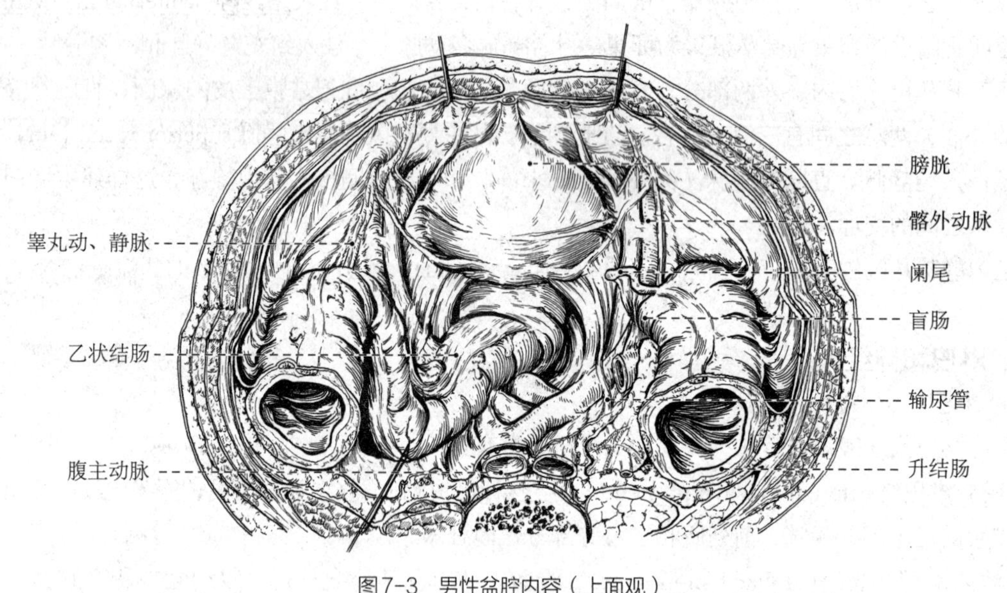


图7-3　男性盆腔内容（上面观）

### 二、盆腔脏器与腹膜的关系

（一）男性盆腔

壁腹膜自腹前壁下降进入男性盆腔后，先覆盖膀胱上面，在膀胱上面与膀胱底交界处下降，覆盖膀胱底、精囊和输精管的上份；然后在直肠中、下1/3交界处转向上，覆盖直肠中1/3段的前方；继续上升到达直肠上1/3段时，腹膜还覆盖直肠的两侧。腹膜的升降在膀胱与直肠之间形成直肠膀胱陷凹

rectovesical pouch。陷凹的两侧壁各有一隆起、近矢状位的腹膜皱襞，绕直肠两侧到达骶骨前面，称为直肠膀胱襞 rectovesical fold。膀胱上面的腹膜向两侧延伸，继而移行于盆侧壁的腹膜，在膀胱两侧形成膀胱旁窝，窝的外侧界有一高起的腹膜皱襞，内有输精管，该窝的大小取决于膀胱的充盈程度。

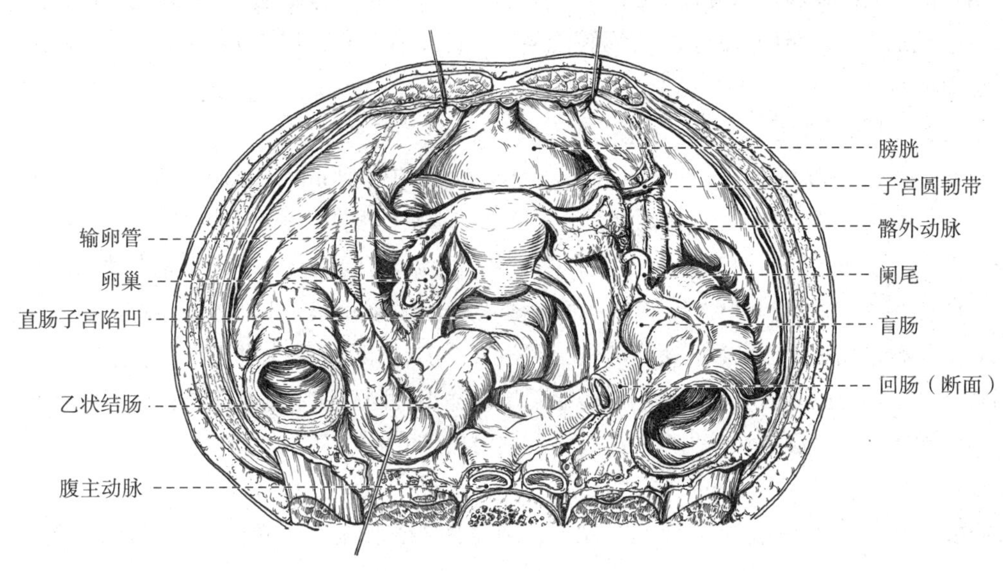


图7-4 女性盆腔内容（上面观）

（二）女性盆腔

女性盆腔内腹膜配布的不同点在于：膀胱上面的腹膜在膀胱上面后缘处返折至子宫，先后覆盖子宫体前面、子宫底、子宫体后面，达阴道后穹和阴道上部后面，继而转向后上到直肠中1/3段前面。在膀胱和子宫之间有膀胱子宫陷凹 uterovesical pouch，而在直肠与子宫之间有直肠子宫陷凹 rectouterine pouch。覆盖子宫体前、后面的腹膜在子宫体两侧汇集成子宫阔韧带 broad ligament of uterus，韧带包裹输卵管、子宫圆韧带等结构，并向两侧延伸与盆侧壁的壁腹膜相移行。卵巢借卵巢系膜与子宫阔韧带后层相连，卵巢上端借卵巢悬韧带与髂总血管分叉处的壁腹膜相连。直肠子宫陷凹两侧的腹膜皱襞称为直肠子宫襞 rectouterine fold，相当于男性的直肠膀胱襞。

## 三、直肠

（一）位置与形态

直肠 rectum 位于盆腔后部，上于第3骶椎平面接乙状结肠，向下穿盆膈延续为肛管。直肠在矢状面上有两个弯曲，上部的弯曲与骶骨的曲度一致，称骶曲 sacral flexure of rectum；下部绕尾骨尖时形成凸向前的会阴曲 perineal flexure of rectum。在冠状面上，直肠还有3个侧曲，从上到下依次凸向右、左、右。直肠的上、下两端处于正中平面上。直肠腔内一般有3条由黏膜和环行平滑肌形成的半月形横向皱襞，称直肠横襞 transverse folds of rectum。横襞的位置与3个侧曲相对，上、中、下直肠横襞分别距肛门约13 cm、11 cm和8 cm。在进行直肠或乙状结肠镜检查时，应注意直肠弯曲、横襞的位置和方向，缓慢推进，以免损伤肠壁。

（二）毗邻

直肠后面借疏松结缔组织与骶骨、尾骨和梨状肌邻接，在疏松结缔组织内有骶正中血管、骶外侧血管、骶静脉丛、骶丛，骶交感干和奇神经节等。直肠两侧的上部为腹膜腔的直肠旁窝，两侧下部与盆丛、直肠上血管、直肠下血管及肛提肌等邻贴。

男女两性直肠前方的毗邻关系有很大的差别。在男性，腹膜返折线以上的直肠膀胱陷凹与膀胱底上部和精囊相邻，返折线以下的直肠借直肠膀胱隔与膀胱底下部、前列腺、精囊、输精管壶腹及输尿管盆部相邻。在女性，腹膜返折线以上的直肠隔直肠子宫陷凹与子宫及阴道穹后部相邻，返折线以下的直肠借直肠阴道隔与阴道后壁相邻。

男女两性的直肠与盆腔内结构有密切的毗邻关系，而这些盆腔内结构又在体表扪不到，因此临床上常采用直肠指检的方法以帮助诊断。如直肠膀胱陷凹或直肠子宫陷凹内有液体聚集，还可穿刺或切开直肠前壁进行引流。

（三）血管、淋巴和神经

直肠由直肠上、下动脉 superior, inferior rectal artery 及骶正中动脉 middle sacral artery 分布，彼此间有吻合。直肠上动脉为肠系膜下动脉的直接延续，行于乙状结肠系膜根内，经骶骨岬左前方下降至第3骶椎高度分为左、右两支，由直肠后面绕至两侧下行，分布于直肠。直肠下动脉多起自髂内动脉前干，行向内下，分布于直肠下部。骶正中动脉发出小支经直肠后面分布于直肠后壁。上述各动脉均有同名静脉伴行。

直肠肌壁外有**直肠旁淋巴结**，它上份的输出管沿直肠上血管至**直肠上淋巴结**、**肠系膜下淋巴结**；下份的输出管向两侧沿直肠下血管注入**髂内淋巴结**；部分输出管向后注入**骶淋巴结**；还有部分输出管穿过肛提肌至**坐骨直肠窝**，随肛血管、阴部内血管至髂内淋巴结。淋巴道是直肠癌主要的扩散途径，手术要求彻底清除。

支配直肠的交感神经来自肠系膜下丛和盆丛，副交感神经来自盆内脏神经，它们随直肠上、下血管到达直肠。

## 四、膀胱

（一）位置与毗邻

膀胱 urinary bladder 空虚时呈三棱锥体状，位于盆腔前部，其上界约与骨盆上口相当。膀胱尖 apex of bladder 朝向前上，与腹壁内的脐正中韧带相连。膀胱底 fundus of bladder 为三角形，朝向后下。男性膀胱底上部借直肠膀胱陷凹与直肠相邻，下部与精囊和输精管壶腹相贴。女性的膀胱底与子宫颈和阴道前壁直接相贴。男性膀胱与前列腺接触的部分为膀胱颈 neck of bladder，女性膀胱颈与尿生殖膈相邻。膀胱尖与膀胱底之间的部分为膀胱体 body of bladder，其上面有腹膜覆盖，下外侧面紧贴耻骨后隙内的疏松结缔组织，以及肛提肌和闭孔内肌。

膀胱充盈时呈卵圆形，膀胱尖上升至耻骨联合以上，这时腹前壁折向膀胱的腹膜也随之上移，膀胱的下外侧面直接与腹前壁相贴。临床上常利用这种解剖关系，在耻骨联合上缘之上进行膀胱穿刺或作手术切口，避免伤及腹膜。儿童的膀胱位置较高，上界超过骨盆上口，位于腹腔内，6岁左右才逐渐降至盆腔内。

（二）血管、淋巴和神经

膀胱上动脉 superior vesical artery 起自髂内动脉的脐动脉 umbilical artery，向下走行，分布于膀胱上、中部。膀胱下动脉起自髂内动脉前干，沿盆侧壁行向下，分布于膀胱下部、精囊、前列腺及输尿管盆部等。膀胱的静脉在膀胱下部的周围形成膀胱静脉丛，最后汇集成与动脉同名的静脉，再汇入髂内静脉。膀胱的淋巴管多注入髂外淋巴结，亦有少数膀胱的淋巴管注入髂内淋巴结和髂总淋巴结。膀胱的交感神经来自胸11、12和腰1、2脊髓节段，经盆丛随血管分布至膀胱，使膀胱平滑肌松弛，尿道内括约肌收缩而储尿。副交感神经来自骶2~4脊髓节段，经盆内脏神经到达膀胱，支配膀胱逼尿肌，是与排尿有关的主要神经。膀胱排尿反射的传入纤维也通过盆内脏神经传入。

## 五、输尿管盆部与壁内部

（一）盆部

左、右输尿管腹部在骨盆上口处分别越过左髂总动脉末段和右髂外动脉起始部的前面进入盆腔，与输尿管盆部相延续。

输尿管盆部位于盆侧壁的腹膜下，行经髂内血管、腰骶干和骶髂关节前方，向后下走行，继而经过脐动脉起始段和闭孔血管、神经的内侧，在坐骨棘平面，转向前内穿入膀胱底的外上角。男性输尿管盆部到达膀胱外上角之前有输精管在其前上方由外侧向内侧越过，然后输尿管经输精管壶腹与精囊之间到达膀胱底。女性输尿管盆部位于卵巢的后下方，在经子宫阔韧带基底部至子宫颈外侧约2 cm处（适对阴道穹侧部的上外方）时，有子宫动脉从前上方跨过，恰似“水在桥下流”。施行子宫切除术结扎子宫动脉时，慎勿损伤输尿管。

输尿管盆部的血液供应有不同的来源，接近膀胱处来自膀胱下动脉的分支，在女性也有子宫动脉的分支分布。

（二）壁内部

输尿管行至膀胱底外上角处，向内下斜穿膀胱壁，开口于膀胱三角的输尿管口。此段长约1.5 cm，即壁内部，是输尿管最狭窄处，也是常见的结石滞留部位。膀胱充盈时，压迫输尿管壁内部，可阻止膀胱内的尿液向输尿管逆流。

## 六、前列腺

（一）位置与毗邻

前列腺prostate位于膀胱颈和尿生殖膈之间。前列腺底base of prostate上接膀胱颈，前列腺尖apex of prostate的两侧有前列腺提肌绕过。前列腺体body of prostate的前面有耻骨前列腺韧带，连接前列腺鞘与耻骨盆面；后面借直肠膀胱隔与直肠壶腹相邻。直肠指检时，向前可扪及前列腺（图7-5）。

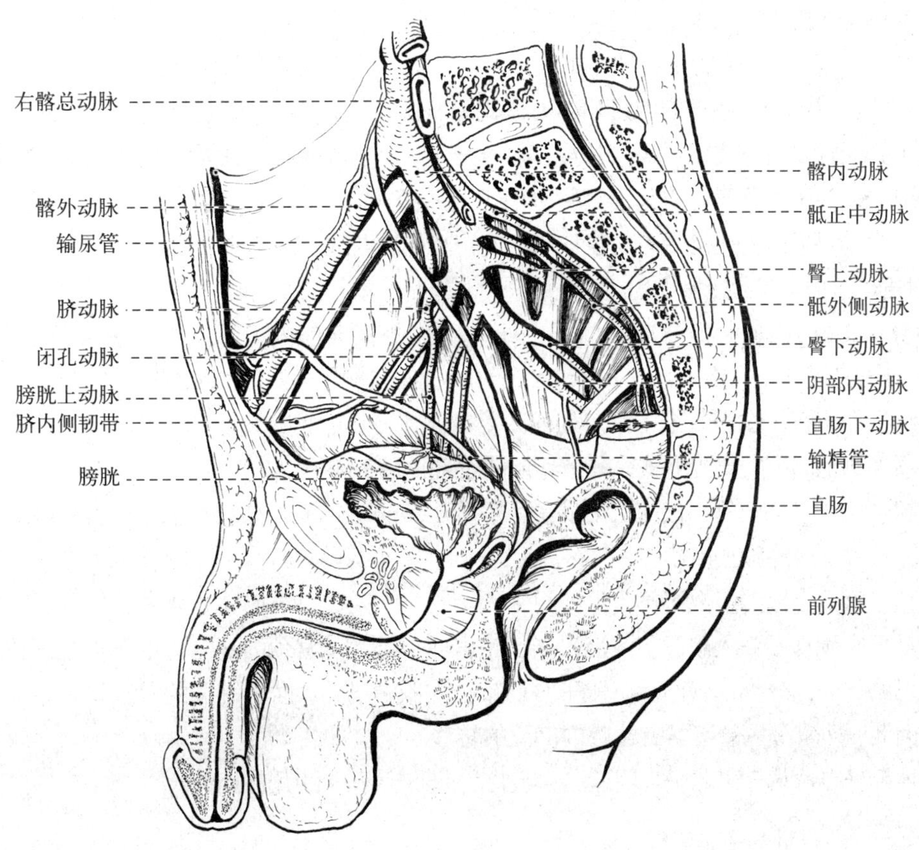


图7-5 男性盆腔（正中矢状面）

（二）被膜

前列腺实质表面包裹一层薄的纤维肌性组织，称为前列腺囊。囊外有前列腺鞘，前方和两侧的鞘内有前列腺静脉丛。前列腺静脉丛接受阴茎背深静脉，并有交通支与膀胱静脉丛吻合，经膀胱下静脉汇入髂内静脉。

## 七、输精管盆部、射精管及精囊

输精管盆部pelvic part of vas deferens自腹股沟管深环处接腹股沟部，从外侧绕腹壁下动脉的起始部，急转向内下方，越过髂外动、静脉的前方进入盆腔。沿盆侧壁行向后下，跨过膀胱上血管和闭孔血管，然后从前内侧与输尿管交叉，继而转至膀胱底。输精管约在精囊上端平面以下膨大为输精管壶腹ampulla ductus deferentis，行于精囊的内侧，其末端逐渐变细，且相互靠近，在前列腺底稍上方，与精囊的排泄管以锐角的形式汇合成射精管ejaculatory duct。射精管长约2 cm，向前下穿前列腺底的后部，开口于尿道的前列腺部。

精囊seminal vesicle为一对长椭圆形的囊状腺体，位于前列腺底的后上方，输精管壶腹的外侧，前贴膀胱，后邻直肠。精囊肿大时，直肠指检可以扪及。

## 八、子宫

（一）位置与毗邻

子宫uterus位于膀胱与直肠之间，其前面隔膀胱子宫陷凹与膀胱上面相邻，子宫颈阴道上部的前方借膀胱阴道隔与膀胱底部相邻，子宫后面借直肠子宫陷凹及直肠阴道隔与直肠相邻。女性的内生殖器直立时，子宫体body of uterus几乎与水平面平行，子宫底fundus of uterus伏于膀胱的后上方，子宫颈保持在坐骨棘平面以上。成人正常的子宫呈轻度前倾、前屈姿势，前倾即子宫长轴与阴道长轴之间呈向前开放的角度（约90° 角），前屈为子宫体与子宫颈之间形成的一个向前开放的钝角（约170° 角）。因子宫是可动的，它的位置可受周围器官的影响，如膀胱和直肠充盈、体位变动都可造成子宫位置发生生理性变化。若由于先天性发育不良，或炎症粘连、肿瘤压迫，子宫可发生病理性前屈、后倾或后屈。子宫经阴道脱出阴道口，为子宫脱垂。引起子宫脱垂的主要原因常为肛提肌、子宫的韧带、尿生殖膈及会阴中心腱等在分娩时受到损伤，使盆底对盆腔脏器的支持功能减弱或消失（图7-6）。

（二）血管、淋巴与神经

子宫动脉uterine artery起自髂内动脉的前干，沿盆侧壁向前内下方走行，进入子宫阔韧带broad ligament of uterus基底部，在距子宫颈外侧约2 cm处，横向越过输尿管盆部的前上方，至子宫颈侧缘后，沿子宫两侧缘迂曲上行。主干行至子宫角处即分为输卵管支和卵巢支，后者与卵巢动脉分支吻合。子宫动脉在子宫颈外侧还向下发出阴道支，分布于阴道上部（图7-7）。

子宫静脉丛位于子宫两侧，该丛汇集成子宫静脉uterine vein汇入髂内静脉。子宫静脉丛与膀胱静脉丛、直肠静脉丛和阴道静脉丛相续。

子宫底和子宫体上部的多数淋巴管沿卵巢血管上行，注入髂总淋巴结和腰淋巴结。子宫底两侧的一部分淋巴管沿子宫圆韧带注入腹股沟浅淋巴结。子宫体下部及子宫颈的淋巴管沿子宫血管注入髂内淋巴结或髂外淋巴结，一部分淋巴管向后沿骶子宫韧带注入骶淋巴结。盆内脏器的淋巴管之间均有直接或间接的吻合，因此，子宫颈癌患者常有盆腔内广泛的转移。

子宫的神经来自盆丛分出的子宫阴道丛，随血管分布于子宫和阴道上部。

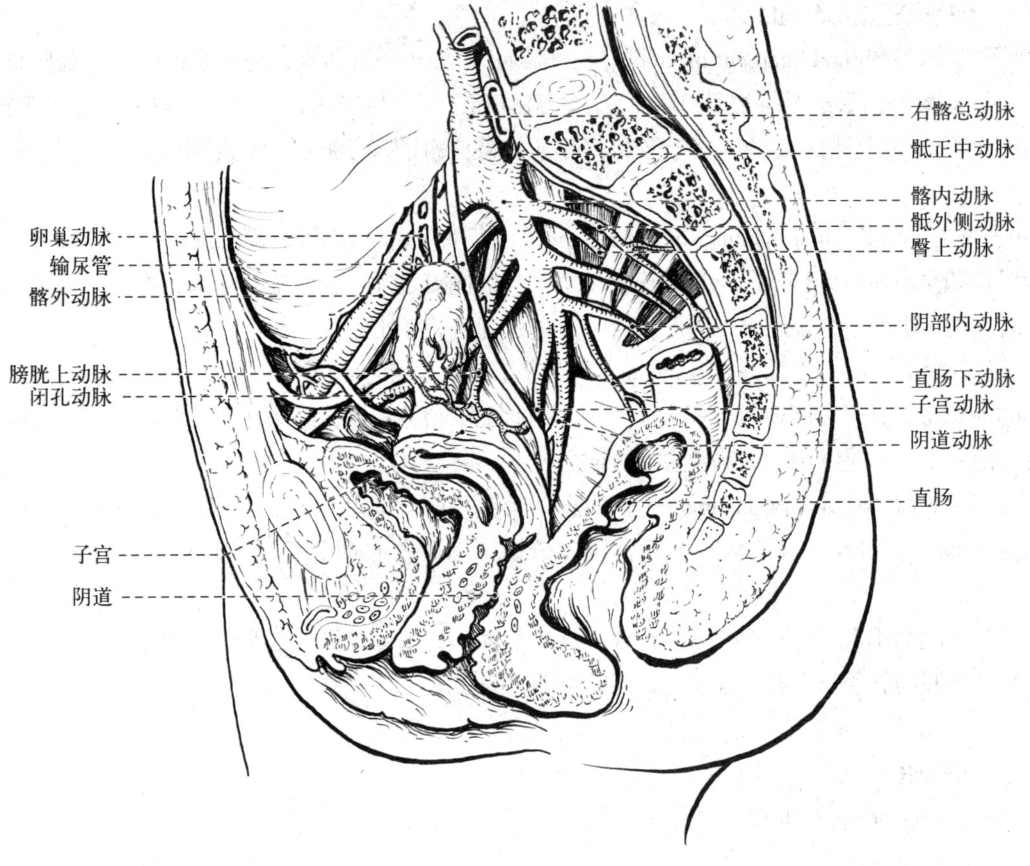


图7-6 女性盆腔（正中矢状面）

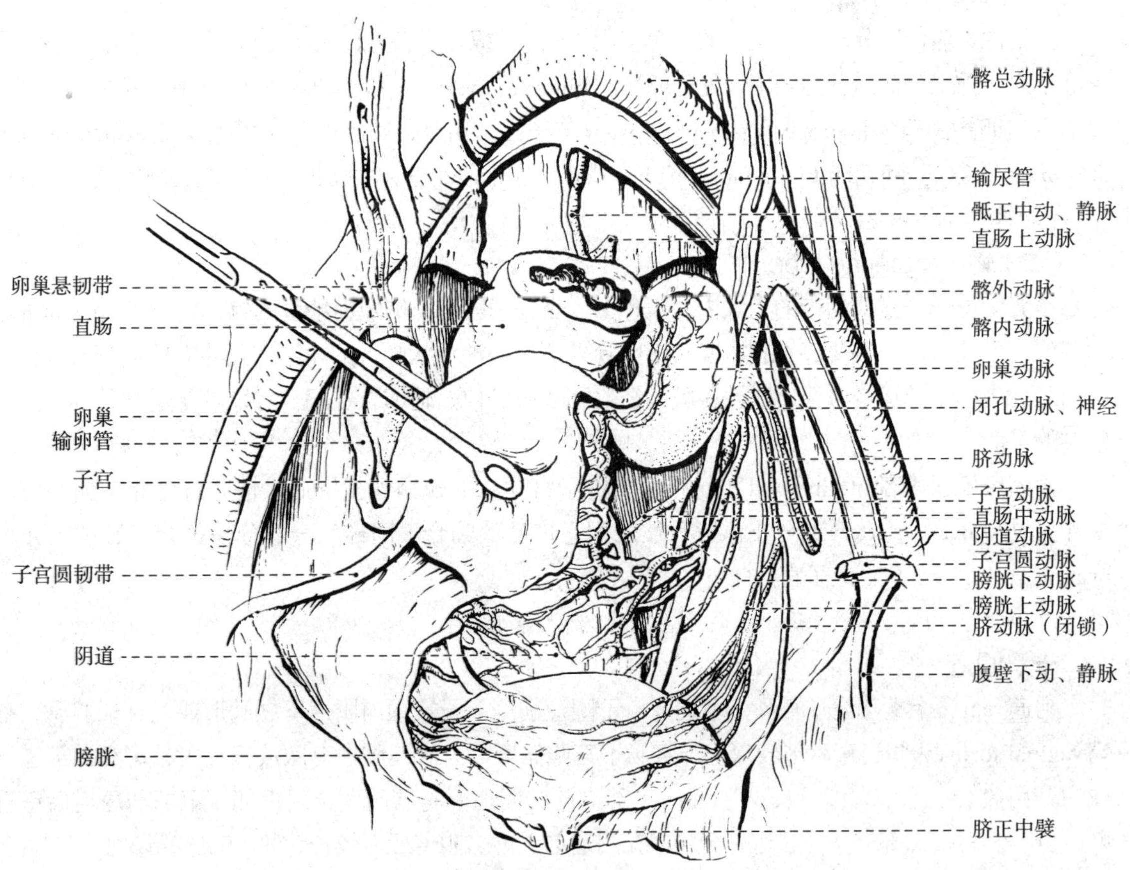


图7-7 子宫的血管

（三）维持子宫正常位置的韧带

1. 子宫阔韧带 broad ligament of uterus　子宫阔韧带位于子宫两侧，为冠状位的双层腹膜皱襞，上缘游离，下缘和外侧缘分别与盆底和盆侧壁的腹膜移行。子宫阔韧带包裹卵巢、输卵管和子宫圆韧带，韧带内的血管、淋巴管、神经和大量疏松结缔组织，被称为子宫旁组织。子宫阔韧带可限制子宫向两侧移动。

2. 子宫主韧带 cardinal ligament of uterus　子宫主韧带又称子宫颈横韧带，位于子宫阔韧带基底部，由结缔组织和平滑肌纤维构成。呈扇形连于子宫颈与盆侧壁之间。有固定子宫颈，维持子宫在坐骨棘平面以上的作用，损伤或牵拉造成该韧带松弛后，容易引起子宫脱垂。

3. 子宫圆韧带 round ligament of uterus　子宫圆韧带呈圆索状，长12~14 cm。起自子宫角，输卵管附着部的前下方，在子宫阔韧带内弯向盆侧壁，到腹壁下动脉外侧，经深环入腹股沟管，出浅环附着于阴阜及大阴唇皮下，是维持子宫前倾的主要结构。

4. 骶子宫韧带 uterosacral ligament　骶子宫韧带起自子宫颈后面，向后呈弓形绕过直肠外侧，附着于骶骨前面。其表面的腹膜为直肠子宫襞。该韧带向后上方牵引子宫颈，防止子宫前移，维持子宫前屈。

5. 耻骨子宫韧带　耻骨子宫韧带起自子宫颈前面，向前呈弓形绕过膀胱外侧，附着于耻骨盆面，韧带表面的腹膜为膀胱子宫襞，有限制子宫后倾后屈的作用。

## 九、子宫附件

子宫附件 uterine appendages　子宫附件包括子宫外后方的卵巢及输卵管，临床上的子宫附件炎主要指输卵管炎和卵巢炎。

（一）卵巢 ovary

卵巢位于髂内、外动脉分叉处的卵巢窝内，窝的前界为脐动脉，后界为髂内动脉和输尿管。卵巢的后缘游离，前缘中部血管神经出入处称卵巢门 hilum of ovary，并借卵巢系膜连于子宫阔韧带的后叶。卵巢下端借卵巢固有韧带 proper ligament of ovary 与子宫角相连，其上端以卵巢悬韧带 suspensory ligament of ovary（骨盆漏斗韧带 infundibulopelvic ligament）连于盆侧壁，此韧带为隆起的腹膜皱襞，内有卵巢血管、淋巴管及卵巢神经丛等。

（二）输卵管 uterine tube

输卵管位于子宫阔韧带的上缘内，长8~12 cm。子宫底外侧短而细直的输卵管峡，为输卵管结扎术的部位，炎症可能导致此部管腔堵塞。输卵管外侧端呈漏斗状膨大的输卵管漏斗有输卵管腹腔口，通向腹膜腔。借卵子的运送途径，女性腹膜腔经输卵管腹腔口、输卵管、子宫腔以及阴道与外界相通，故有感染的可能。

输卵管的子宫部 uterine part 和输卵管峡由子宫动脉的输卵管支供血，输卵管壶腹与输卵管漏斗则由卵巢动脉 ovarian artery 的分支供应，彼此间有广泛的吻合。同样，一部分输卵管静脉汇入卵巢静脉 ovarian vein，一部分汇入子宫静脉。

## 十、阴道

阴道 vagina 上端环绕子宫颈，下端开口于阴道前庭。子宫颈与阴道壁之间形成的环形腔隙，称阴道穹 vaginal fornix。阴道穹后部较深，与直肠子宫陷凹紧邻。腹膜腔内有脓液积存时，可经此部进行穿刺或切开引流。阴道前壁短，长6~7 cm，上部借膀胱阴道隔与膀胱底、颈相邻，下部与尿道后壁直接相贴，也有学者提出部分女性尿道完全包埋在阴道前壁内。阴道后壁较长，约7.5~9 cm，上部与直肠子宫陷凹相邻，中部借直肠阴道隔与直肠壶腹相邻，下部与肛管之间有会阴中心腱 perineal central tendon。

# 第八章　会阴

广义的会阴perineum是指盆膈以下的所有软组织而言。其境界与骨盆下口一致，呈菱形，前为耻骨联合，后为尾骨尖，两侧为坐骨结节，前外侧以股沟和股部分界，后外侧以臂大肌下缘和臀部分界。经两侧坐骨结节作一连线，可将其分为前后两个三角区：前部为尿生殖区，内有生殖器的部分器官；后部为肛区，内有肛管。狭义的会阴，即临床所指的会阴，在男性系指阴囊根部至肛门之间、在女性系指阴道口与肛门之间的软组织结构（图8-1）。

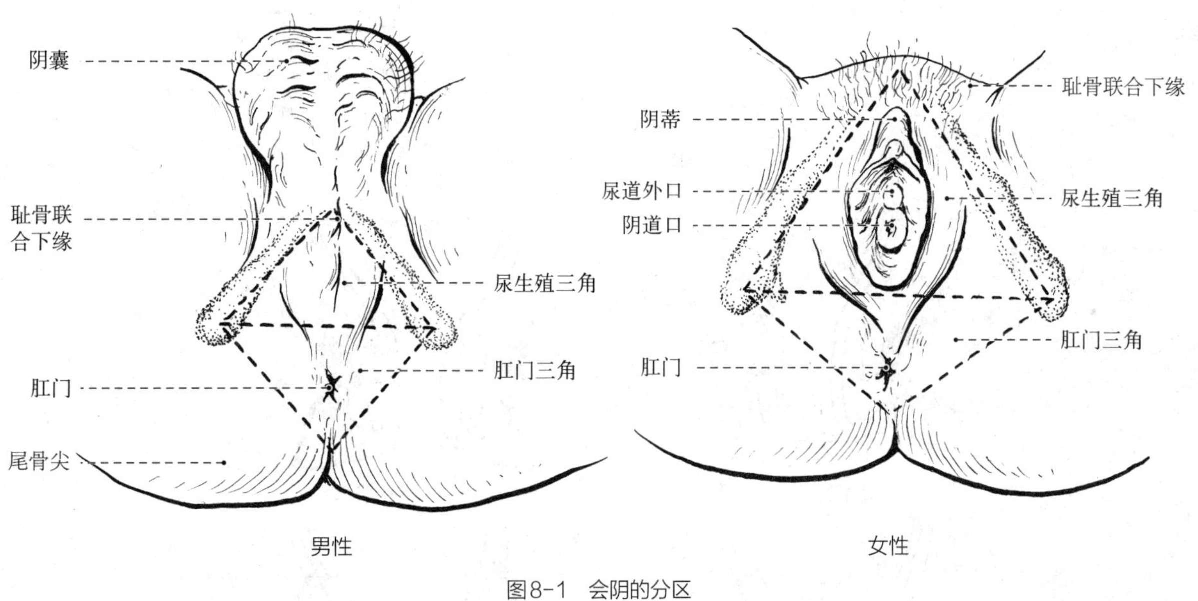


图8-1　会阴的分区

## 第一节　肛区

### 一、皮肤和筋膜

肛门周围的皮肤形成放射状皱襞，富含汗腺和皮脂腺。浅筋膜内脂肪较多，尤其是在坐骨直肠窝内填充有大量脂肪。深筋膜贴在肛提肌和尾骨肌的下面，称为盆膈下筋膜，参与盆膈的组成。

### 二、肛门外括约肌

肛门外括约肌external anal sphincter为环绕肛管的骨骼肌，具有括约肛门的作用。可分为皮下部

subcutaneous part、浅部 superficial part 和深部 deep part。

（一）皮下部 subcutaneous part

皮下部位于肛门周围皮下，为环形肌束，围绕肛管的下部。前方附着于会阴中心腱，后方附于肛尾韧带。肛尾韧带为位于尾骨尖和肛门之间的结缔组织束。皮下部括约肌作用不大，损伤后，不致引起大便失禁（图8-2，图8-3）。

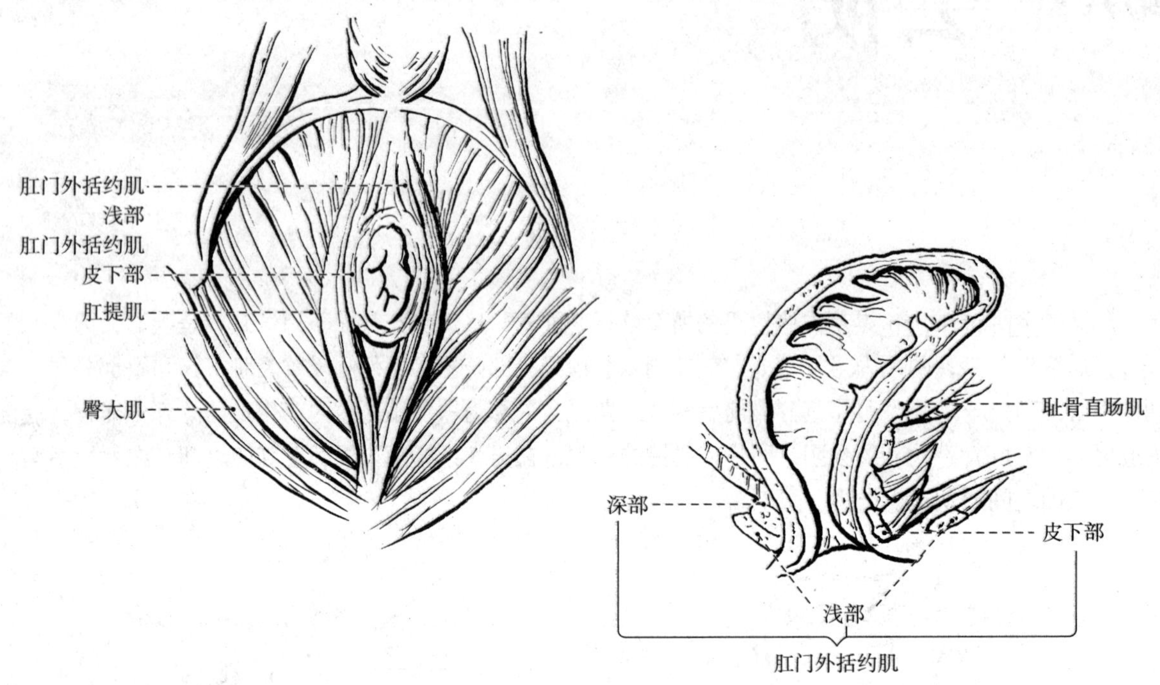


图8-2　肛门外括约肌

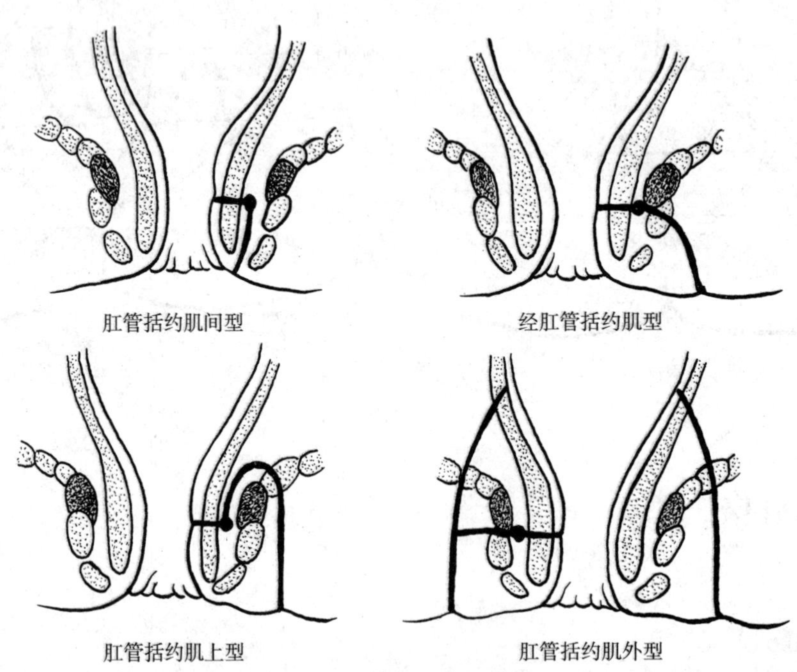


图8-3　肛瘘的解剖学类型

（二）浅部

浅部位于皮下部的深面，深部的外方，起于尾骨及肛尾韧带，向前止于会阴中心腱。

（三）深部

深部位于浅部的深面，为环绕肛门括约肌的环形肌束。

肛门外括约肌external anal sphincter的浅部和深部、直肠下份的纵行肌和环形肌增厚形成为肛门内括约肌internal anal sphincter以及肛提肌的耻骨直肠肌纤维一起，共同形成一肌性环，围绕肛管和直肠的交界部，称为肛直肠环anorectal ring，具有括约肛门、控制排便等重要作用，若术中不慎损伤，可导致大便失禁。肛门外括约肌由肛神经支配。

### 三、坐骨直肠窝

坐骨直肠窝ischiorectal fossa是位于肛管两侧成对的腔隙，呈底朝下的楔形。其内侧壁为肛门外括约肌、肛提肌、尾骨肌及盆膈下筋膜；外侧壁为坐骨结节的内面、闭孔内肌及其筋膜；顶向上，为内、外侧壁相交处；底朝下；为皮肤；向前伸入尿生殖膈的上方，形成前陷窝；向后可延入尾骨肌、骶结节韧带与臀大肌之间，形成后隐窝。在外侧壁坐骨结节下缘上方2~4 cm处，有由闭孔内肌筋膜形成的筋膜鞘，称为阴部管或Alcock管，该管包绕阴部内血管和阴部神经。在坐骨直肠窝内，除血管、神经和淋巴管外，有大量脂肪和纤维隔，称为坐骨直肠窝脂体fatty body of ischiorectal，具有弹性缓冲作用，在排便时容许肛管充分扩张。当肛门周围感染时，可引起此窝内的炎症和脓肿。感染可经肛管前方或后方扩散到对侧，或穿过肛提肌蔓延至盆腔（图8-4）。

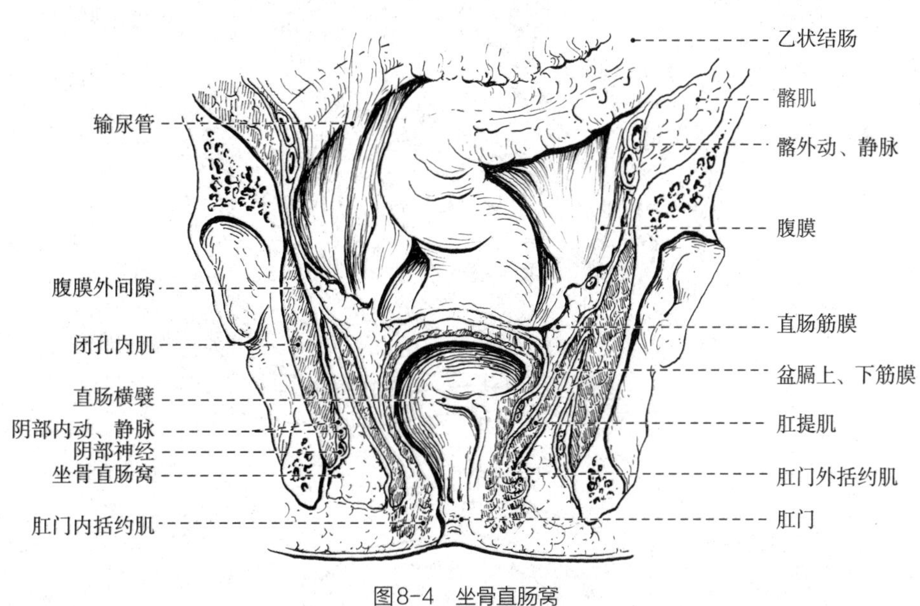


图8-4　坐骨直肠窝

## 第二节　尿生殖区

### 一、男性尿生殖区

（一）皮肤和浅筋膜

皮肤生有阴毛，富含汗腺及皮脂腺。浅筋膜可分为浅、深两层：浅层为脂肪组织，与腹前外侧壁的浅筋膜浅层即Camper筋膜相续；深层为膜性结缔组织，称为浅会阴筋膜或Scarpa筋膜，它向前移行为阴囊肉膜、阴茎浅筋膜，并与腹前壁下部的浅筋膜深层即Scarpa筋膜相续，向两侧附于耻骨下支及坐骨支，后界与该区后缘的深筋膜愈合。

（二）深筋膜分为两层

衬于尿生殖膈（由会阴深横肌及尿道括约肌构成）的上、下面，分别称为尿生殖膈上筋膜superior fascia of urogenital diaphragm和尿生膈下筋膜infer fascia of urogenital diaphragm（深会阴筋膜）。此两层筋膜向两侧均附于耻骨下支及坐骨支，在尿生膈后缘互相愈合并与浅会阴筋膜愈合。在尿生殖隔前缘，尿生殖膈上、下筋膜愈合成会阴横韧带。该韧带前缘与耻骨弓状韧带之间有一空隙，有阴茎背深静脉通过。在尿生殖区的两层深筋膜和浅会阴筋膜三层筋膜间，形成两个筋膜间隙：

1. 会阴浅隙 superficial perineal space 会阴浅隙位于浅会阴筋膜与尿生殖膈下筋膜之间，内有会阴浅横肌、坐骨海绵体肌、球海绵体肌、阴茎脚、尿道球、尿道球部以及会阴血管、神经等。因浅会阴筋膜与阴茎浅筋膜、阴囊肉膜及腹壁浅筋膜深层是连续的，而前者又在尿生殖膈后缘与深筋膜相愈着，所以如果尿道在浅隙处破裂如骑跨伤损伤尿道球部时，尿液溢出于浅隙内则可向前、向下扩延至阴茎、阴囊以及腹前壁皮下，但不会向后到坐骨直肠窝。（图8-5）

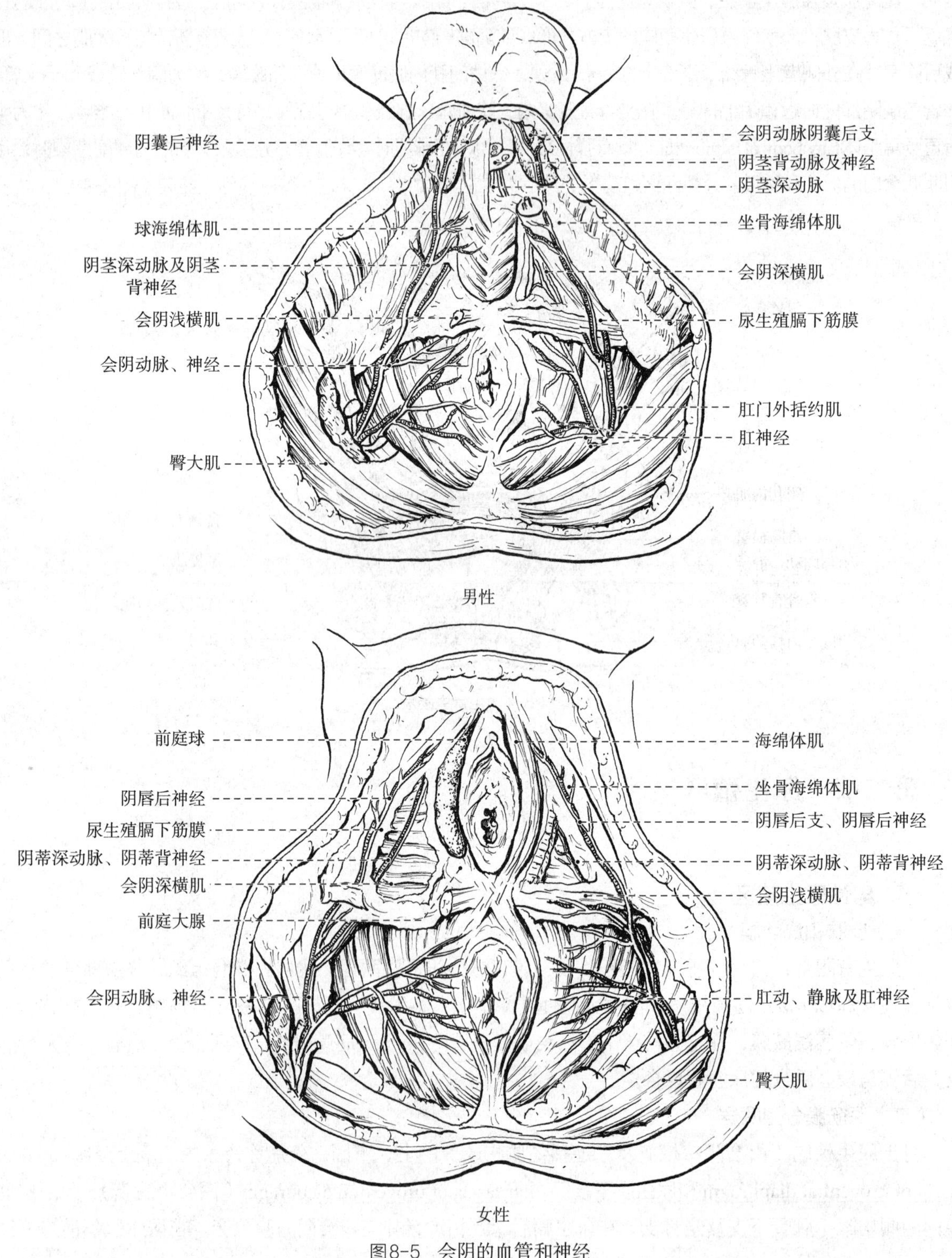

图8-5 会阴的血管和神经

2. 会阴深隙 deep perineal space 会阴深隙位于尿生殖膈上、下筋膜间。内有会阴深横肌、尿道括约肌、尿道球腺、尿道膜部及阴部内动脉、阴茎背神经等。如果尿道在此处破裂，尿液则局限于此间隙中。尿生殖膈上、下筋膜与其间的会阴深横肌、尿道括约肌共同构成尿生殖膈，具有加强盆底、承托盆脏器的作用（图8-6）。

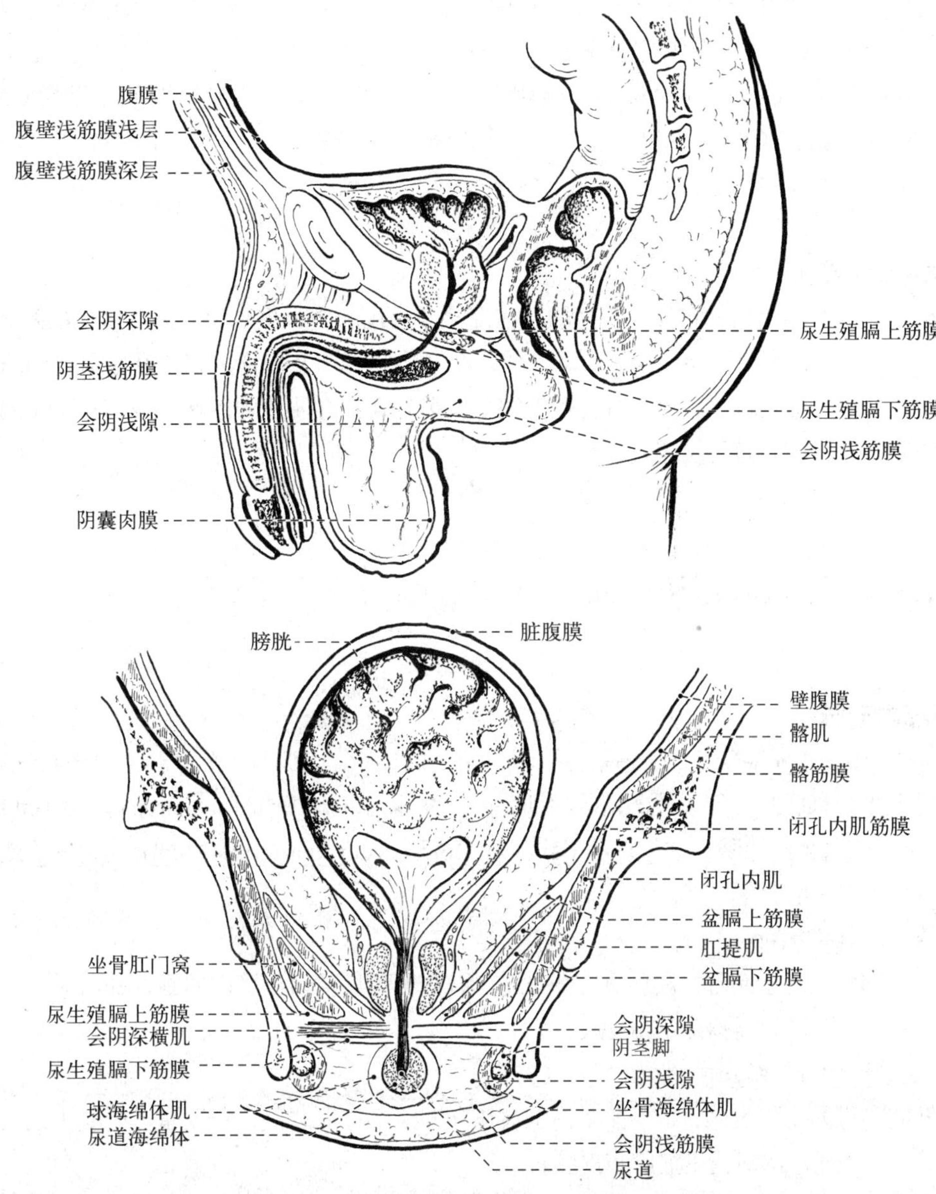

图8-6 会阴筋膜矢状面模式图（上）和男性盆腔冠状切面模式图（下）

（三）会阴肌分浅、深两层

浅层肌位于会阴浅隙内，共三对，即会阴浅横肌、球海绵体肌和坐骨海绵体肌；深层肌位于会阴深隙内，包括会阴深横肌及尿道括约肌。

1. 会阴浅横肌 superficial transverse perineal muscle 会阴浅横肌是位于会阴浅隙后份的一对小肌、起于坐骨结节，横行向内，止于会阴中心腱。两侧共同收缩时，可固定会阴中心腱。

2. 球海绵体肌 bulbocavernosus 球海绵体肌起于会阴中心腱及尿道球下方的中缝，覆盖尿道球和尿道海绵体的后部，止于阴茎背侧的阴茎深筋膜，协助射精、排尿及阴茎的勃起。

3. 坐骨海绵体肌ischiocavernosus　坐骨海绵体肌起于坐骨结节，肌纤维向前覆盖于阴茎脚的浅面，止于阴茎脚的下面。此肌收缩时，可压迫阴茎海绵体，阻止阴茎静脉血的回流，使阴茎勃起。

4. 会阴深横肌deep transverse perineal muscle　会阴深横肌起于坐骨支的内面，肌纤维向内横行，部分纤维在中线处左右交错，部分纤维止于会阴中心腱。此肌收缩时，可加强会阴中心腱的稳固性。

5. 尿道括约肌　尿道括约肌位于会阴深横肌的前方，肌束环绕尿道膜部。此肌可控制排尿，通常处于收缩状态。上述肌肉均由会阴神经支配。

6. 会阴中心腱perineal central tendon　会阴中心腱位于肛门与外生殖器之间，是会阴缝perineal raphe深部的腱性结构。肛门外括约肌、肛提肌、会阴浅横肌、球海绵体肌及会阴深横肌等均有附着于此，具有承托和加固盆底的作用。

### 二、女性尿生殖区

女性尿生殖区的结构与男性相似，不同的是在女性会阴浅隙内，坐骨海绵体肌覆盖的是阴蒂脚crus of clitoris，此肌收缩时，可使阴蒂勃起，而球海绵体肌环绕阴道口及尿道外口，并覆盖前庭球及前庭大腺，收缩时可压迫前庭球及前庭大腺，并使阴道缩小。另外，在会阴深隙内环绕尿道和阴道的肌肉称为尿道阴道括约肌，可紧缩尿道及阴道。

## 第三节　会阴的血管和神经

### 一、阴部内动脉

阴部内动脉internal pudendal artery是髂内动脉的分支，穿梨状肌下孔至臀部，再绕坐骨棘的外面，经坐骨小孔进入坐骨直肠窝，行于外侧壁的阴部管内，在管内发出肛动脉anal artery及会阴动脉perineal artery后，本干向前入会阴深隙，分为阴茎（或阴蒂）背动脉dorsal artery of clitoris和阴茎（或阴蒂）深动脉deep artery of clitoris二终支。

#### （一）肛动脉anal artery

肛动脉在阴部管内起于阴部内动脉，有2~3支，横贯坐骨直肠窝至肛门周围，并与对侧同名动脉及直肠下动脉吻合，营养肛门周围诸肌和皮肤。

#### （二）会阴动脉perineal artery

会阴动脉向前进入会阴浅隙，行于坐骨海绵体肌和球海绵体肌之间，主要营养阴囊（或大阴唇）的后部。沿途分支供应浅隙的肌肉、筋膜和皮肤。

#### （三）阴茎（或阴蒂）背动脉dorsal artery of clitoris

该动脉为阴部内动脉的终支，从会阴深隙穿尿生殖膈下筋膜进入浅隙内，再经阴茎脚和耻骨联合之间到阴茎背面，行于阴茎深筋膜内，主要分支营养阴茎（或阴蒂）海绵体，以及阴茎筋膜和皮肤（图8-7）。

#### （四）阴茎（或阴蒂）深动脉deep artery of clitoris

该动脉由会阴深隙穿至浅隙，斜穿入阴茎（或阴蒂）海绵体中央，至其末端，与对侧同名动脉及阴茎（或阴蒂）背动脉吻合。阴部内动脉在会阴深隙内还发出小分支，营养尿道、尿道海绵体或前庭球等。

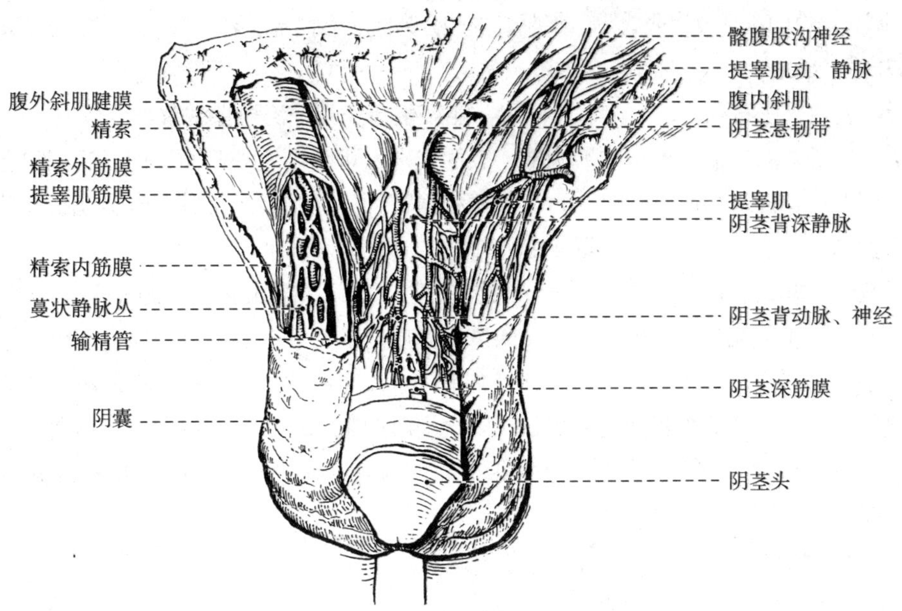


图8-7 男性外生殖器的血管和神经

### 二、阴部内静脉

阴部内静脉internal pudendal vein收纳会阴、肛管及外生殖器的大部分静脉血，与阴部内动脉伴行，最后注入髂内静脉。

### 三、阴部神经

阴部神经pudendal nerve起自骶丛（$S_{2-4}$），自梨状肌下孔穿出，伴阴部内动、静脉经坐骨小孔至坐骨直肠窝。在阴部管内分出肛神经后，本干分为会阴神经perineal nerve及阴茎背神经入尿生殖区。二支均与同名动脉伴行。在行阴部神经阻滞麻醉时，可利用坐骨棘作为骨性标志，将注射针在坐骨结节与肛门连线之中点处经皮下刺至坐骨棘下方，此处即为该神经所在。

## 第四节 会阴部的器官

会阴部有肛管、生殖系的部分器官及女性尿道。肛管为消化管的末段，在本章第一节内已描述。本节描述会阴部的其余器官。

### 一、男性生殖器

男性生殖器可分为外生殖器和内生殖器两部分。外生殖器包括阴囊、阴茎和尿道；内生殖器包括睾丸、附睾、输精管、射精管、前列腺、精囊腺及尿道球腺。其中前列腺、精囊腺及射精管位于盆腔内。

（一）阴囊scrotum

阴囊为位于阴茎后下方的囊袋，由皮肤和肉膜构成。阴囊的皮肤薄而柔软，色素沉着明显，有少量阴毛。皮肤内有皮脂腺、汗腺及大量弹性纤维，富有伸展性。在皮肤的中线上，有一条纵行的阴囊缝。皮肤深面的浅筋膜叫肉膜dartos coat，主要由致密结缔组织、弹力纤维和散在平滑肌束组成，缺乏脂肪组织，与皮肤紧密愈着。其中的平滑肌能随温度变化而反射性地舒缩，以调节阴囊内的温度，使之适合精子的生长发育。

肉膜在相当于阴囊缝处向深部发出阴囊隔，将阴囊内腔分为左、右两部，容纳睾丸、附睾及精索下段。

（二）睾丸testicle

睾丸位于阴囊内，左右各一，为男性生殖腺，能产生精子及分泌男性激素。

睾丸的形态　睾丸的外形呈稍扁的卵圆形，表面光滑。可分内、外侧面，前、后缘和上、下端。前缘游离，后缘有血管、神经和淋巴管出入，与附睾和输精管的起始段相接触。青春期睾丸随着性成熟生长，老年人的睾丸则随性机能的衰退而萎缩变小。

睾丸的构造　睾丸的表面有一层坚厚的结缔组织膜，称为白膜tunica albuginea。沿睾丸后上缘，白膜向睾丸内突入，形成睾丸纵隔。睾丸纵隔又向睾丸实质内发出许多放射状的睾丸小隔，将睾丸实质分隔成许多睾丸小叶，共约100~200个。每个小叶内有2~4条迂曲的精曲小管。精曲小管壁的上皮细胞分裂增殖，发育形成精子。精曲小管间的结缔组织内含间质细胞，能分泌男性激素。精曲小管逐渐向睾丸纵隔集中，形成精直小管，进入睾丸纵隔并互相交织成睾丸网，最后汇集成8~15条睾丸输出小管，在睾丸后缘的上部，汇成附睾管。

（三）附睾epididymis

附睾紧贴在睾丸的后外方，为呈新月形弯曲的扁长形器官，可分为头、体、尾三部。其功能为贮存和输送精子。其分泌的液体除对精子供给营养外，还具有促进精子成熟的作用。

附睾的结构　附睾头head of epididymis内有许多结缔组织小隔，将附睾头分成8~15个附睾小叶。睾丸输出小管进入附睾小叶，并出现迂曲。迂曲的小管由上而下汇集成一条总管，称为附睾管duct of epididymis。此管盘曲于附睾体、尾body, tail of epididymis内，由附睾尾的末端转向上，移行为输精管ductus deferens睾丸和附睾的动脉来源于睾丸动脉。睾丸和附睾的静脉合成蔓状静脉丛，由8~10条静脉组成，为精索的主要内容之一。在腹环处，静脉丛汇成睾丸静脉，伴随同名动脉上行，左侧者以直角注入左肾静脉，右侧者以锐角注入下腔静脉。如睾丸静脉回流障碍，则引起蔓状静脉丛扩张、弯曲，称为精索静脉曲张，以左侧多见。

（四）输精管ductus deferens

输精管是附睾管的直接延续，长约50 cm，管腔细小，但管壁肌层厚，故有一定的坚实度，在活体用手捻摸时，有硬索样感觉，易于触知。输精管从附睾尾起始，沿睾丸后缘上行，经腹股沟管入腹腔，继经骨盆上口至盆腔，其末端与精囊腺的排泄管合并成射精管。输精管全长可分为三部：即睾丸部、精索部和盆部。睾丸部最短，自附睾尾端，沿睾丸后缘上行至睾丸上端。精索部介于睾丸上端水平与腹股沟管腹环之间。盆部最长，从腹环起，转向内下方入盆腔，其末端膨大处，称为输精管壶腹。

（五）精索及睾丸精索被膜

1. 精索spermatic cord　精索是位于睾丸上端至腹股沟管腹环间的圆索状结构，全长约12~15 cm，由输精管精索部、进出睾丸的血管、淋巴管和神经等组成。输精管位于后方，睾丸动脉及与之伴行的蔓状静脉丛位于前方。精索内神经为植物性神经，其交感神经纤维来自肾丛和腹主动脉丛，随睾丸动脉分布至睾丸，副交感神经纤维来自下腹下丛，沿输精管动脉分布至输精管和附睾。精索外神经为腰丛生殖股神经的生殖支，经腹壁下动脉的外侧入腹环，分布于提睾肌和阴囊scrotum。

2. 睾丸精索被膜　睾丸精索的被膜从外向内有下列几层。

（1）精索外筋膜external spermatic fascia　精索外筋膜为腹外斜肌筋膜的延续。

（2）提睾肌cremaster　提睾肌为腹内斜肌和腹横肌下部纤维的延续。

（3）精索内筋膜internal spermatic fascia　精索内筋膜为腹横筋膜的延续。

（4）睾丸鞘膜tunica vaginalis of testis和精索鞘韧带　睾丸鞘膜和精索鞘韧带由胚胎时期腹膜的鞘突演变而来，包在睾丸周围的鞘膜分为脏、壁两层，脏层附于睾丸和附睾的表面，在附睾后缘处与壁层互相移行。两层之间的腔隙叫鞘膜腔，内有少量浆液。腔在睾丸和附睾之间深陷，叫附睾窦。位于精索中的鞘突部分生后闭锁，形成鞘韧带。有人该部不闭锁而致鞘膜腔与腹膜腔相通，是形成鞘膜积液的主要原因（图8-8）。



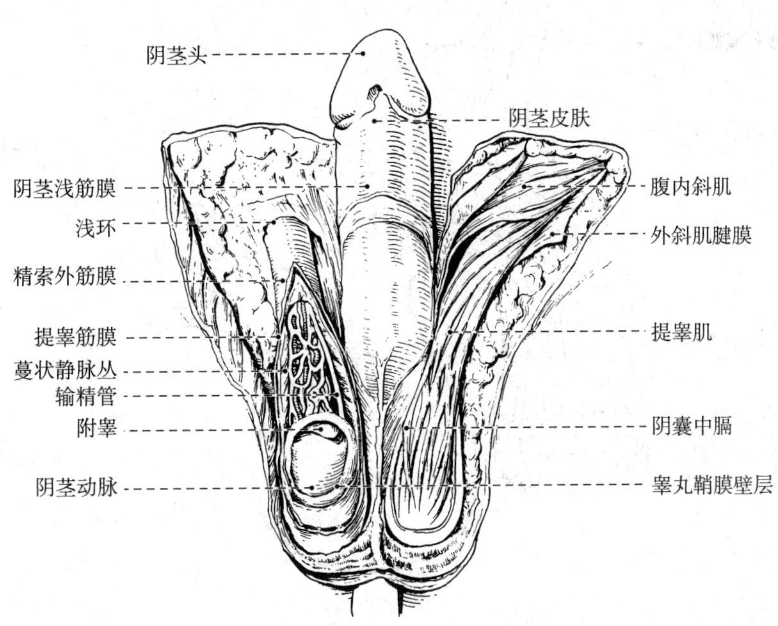


图8-8　阴囊、睾丸和精索被膜

（六）阴茎penis

阴茎可分为头、体和根三部分。阴茎根为阴茎后端的固定部，位于尿生殖区，固定在尿生殖三角urogenital triangle浅袋内，表面覆盖着会阴的皮肤和阴囊的皮肤；中部为阴茎体，呈圆柱形，悬于耻骨联合前下方，为可动部；前端膨大为阴茎或称为龟头。头的尖端处有矢状位的尿道外口。阴茎头底部的游离缘凸隆，称为阴茎头冠corona of glans penis。阴茎头和阴茎体的移行处较细，称为阴茎颈。

阴茎由两个阴茎海绵体和一个尿道海绵体构成，外面包以阴茎筋膜和皮肤。阴茎的皮肤薄而柔软，富有伸展性。在阴茎颈处，皮肤形成环形的双层皱襞，向前包绕阴茎头，称为阴茎包皮，包皮与阴茎头之间为包皮腔，包皮游离缘围成包皮口。在阴茎腹侧中线上，包皮与尿道外口之间，有一矢状位的皮肤皱襞，称为包皮系带frenulum of prepuce，在做包皮环切术时，应注意勿损伤此带。幼儿的包皮较长，包裹整个阴茎头，随着年龄增长，包皮逐渐退缩，包皮口逐渐扩大。

若成人阴茎头仍被包皮包裹，则为包皮过长。若包皮口狭小，不能向阴茎头后面翻转时，称为包茎。包皮过长或包茎使包皮腔易积垢，局部长期受到污物刺激，易引起炎症，甚至诱发阴茎癌。

阴茎浅筋膜即Colles筋膜，由疏松结缔组织构成，缺乏脂肪。此层内有阴茎背浅动、静脉，分别为阴部外动脉和阴部浅静脉的分支和属支。阴茎深筋膜又称为Buck筋膜或阴茎筋膜。此筋膜包裹所有的海绵体。在此筋膜深面与白膜之间有阴茎背深静脉，位于阴茎背侧正中。此静脉两侧依次向外排列着阴茎背动脉和阴茎背神经。起于腹白线下端和耻骨联合前下方的结缔组织束称为阴茎悬韧带，向下附着于阴茎筋膜，将阴茎固定于耻骨联合前方。阴茎海绵体为两端细的圆柱体，成对，位于阴茎的背侧。两侧阴茎海绵体的前部紧密结合，前端变细，嵌入阴茎头底面的凹陷内。阴茎海绵体的后部分离，称为阴茎脚，分别附着于两侧的耻骨下支和坐骨支，被坐骨海绵体肌遮盖。阴茎深动脉位于阴茎海绵体中央。尿道海绵体位于两阴茎海绵体之间的腹侧，尿道贯穿其全长。其中部呈圆柱状，前端膨大成阴茎头，后端膨大称为尿道球，位于两阴茎脚的中间，固定于尿生殖膈下筋膜上。每个海绵体的外面包有一层坚厚的纤维膜，叫做白膜。海绵体内部由许多交织的小梁和腔隙构成。腔隙内衬以内皮，形成与血管相通的血窦，当其充血时，阴茎即勃起（图8-9）。

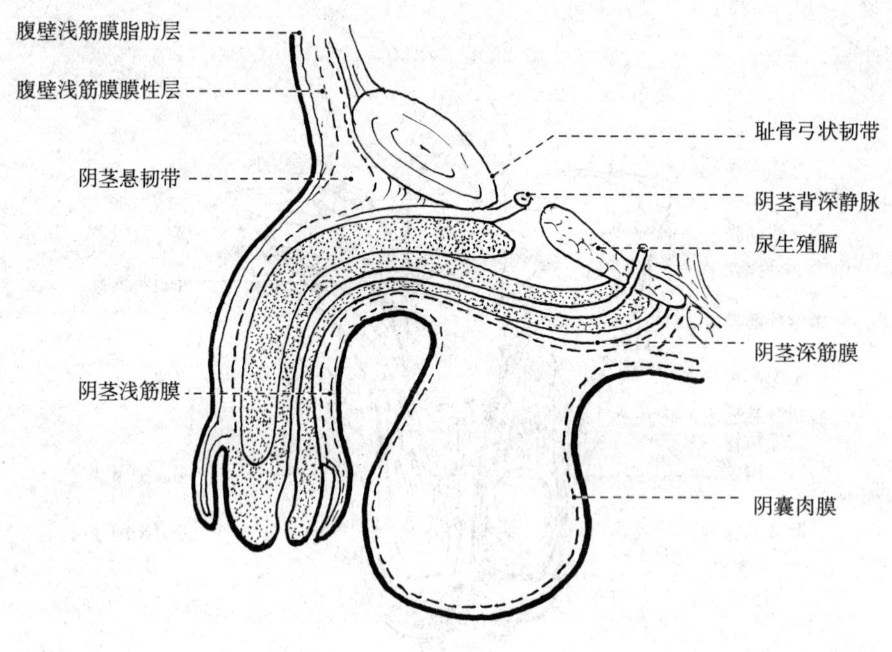


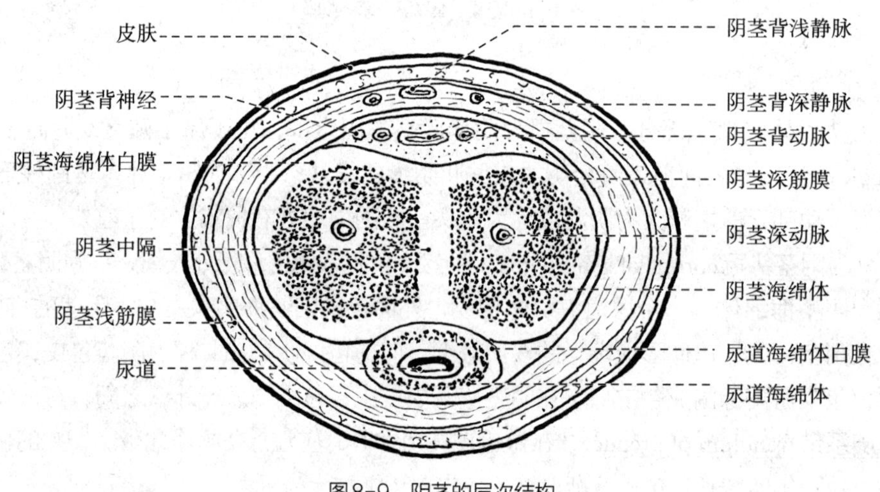


图8-9　阴茎的层次结构

（七）男性尿道male urethra

男性尿道为排尿、排精的通道，起于膀胱下端的尿道内口，终于阴茎头的尿道外口。成人约长16~22 cm，管径平均为5~7 mm。全长可分为三部，即前列腺部、膜部和海绵体部。临床上把前列腺部和膜部称为后尿道，海绵体部称为前尿道（图8-10）。

前列腺部prostatic part为尿道穿前列腺的部分，管腔最宽，长约2~5 cm。其后壁上有一纵行隆起，称为尿道嵴urethral crest，嵴中部隆起的部分称精阜seminal colliculus。精阜中央有一凹陷，称为前列腺小囊。其两侧有一对细小的射精管口。精阜附近的尿道黏膜上有许多前列腺排泄管的开口。

膜部membranous part为尿道穿过尿生殖膈的部分，周围有尿道膜部括约肌环绕，管腔狭窄，是三部中最短的一段，平均长1~2 cm。此段位置比较固定。

海绵体部cavernous part位于尿道海绵体内，长约13~17 cm。其中，以尿道球内的尿道管径最大，叫尿道球部，有尿道球腺开口。在阴茎头处的尿道扩大成尿道舟状窝navicular fossa of urethra。尿道黏膜下层内有许多黏液腺称为尿道腺，其排泄管开口于黏膜。



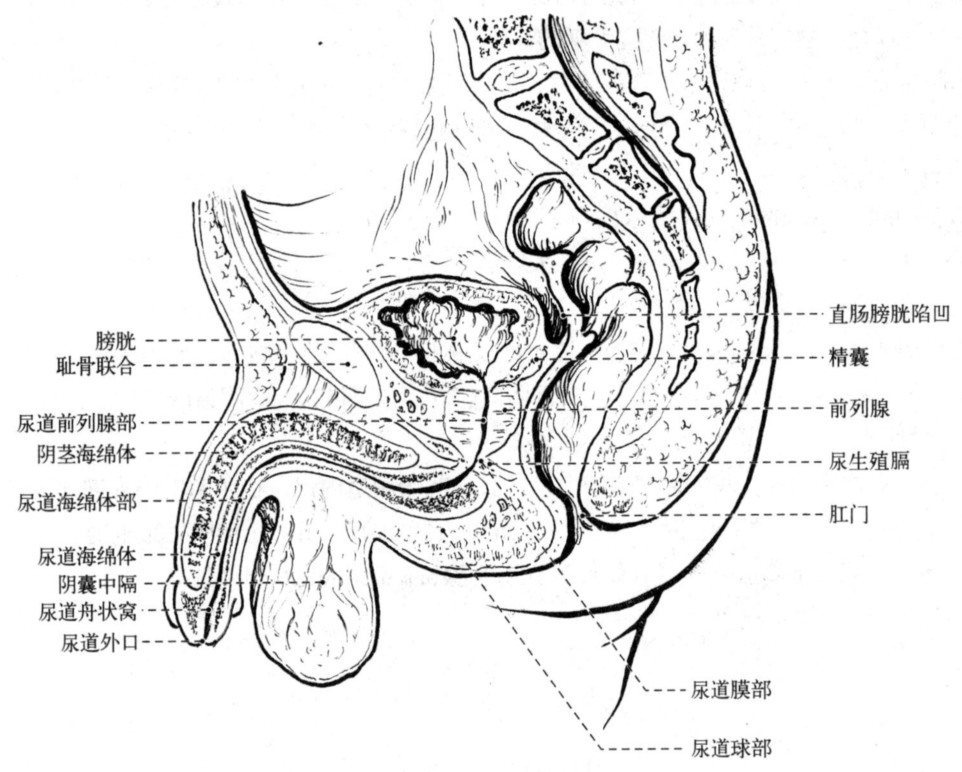


图8-10 男性盆腔正中矢状断面

男性尿道在行程中粗细不一，有三个狭窄，三个扩大和两个弯曲。三个狭窄分别在尿道内口、膜部和尿道外口。三个扩大部在前列腺部、尿道球部和尿道舟状窝。两个弯曲一为耻骨下弯，在耻骨联合下方2 cm处，凹弯向上，包括前列腺部、膜部和海绵体部的起始段，此弯曲恒定；另一弯曲为耻骨前弯，在耻骨联合前下方，凹弯向下，在阴茎根与体之间，如将阴茎向上提起，此弯曲即可变直。向尿道内插入器械时应采取此位置。

（八）尿道球腺bulbourethral gland

尿道球腺是豌豆样大小的一对腺体，位于会阴深横肌的肌束间，排泄管开口于尿道球部，其分泌物参与组成精液。

## 二、女性外生殖器及女性尿道

（一）女性外生殖器female external genital organs

即女阴vulva包括以下结构：

1. 阴阜mons pubis　阴阜为位于耻骨联合前方的皮肤隆起，皮下脂肪较多。性成熟期以后，生有阴毛。

2. 大阴唇greater lip of pudendum　大阴唇为1对纵行隆起的皮肤皱襞，发生学上与男性阴囊相当。其外侧面富有色素，在成人生有阴毛。两侧大阴唇的前端及后端互相连合，分别称唇前连合anterior labial commissure及唇后连合posterior labial commissure。

3. 小阴唇lesser lip of pudendum　小阴唇位于大阴唇的内侧，是1对薄的皮肤皱襞，表面光滑无毛。两侧小阴唇后端彼此会合，形成阴唇系带。两侧小阴唇的前端各形成两个小皱襞，外侧者在阴蒂背侧与对侧者相连成阴蒂包皮prepuce of clitoris；内侧者在阴蒂下方与对侧者结合形成阴蒂系带frenulum of

clitoris，向上连于阴蒂。

4. 阴道vagina　阴道前庭是位于两侧小阴唇之间的裂隙，前部有尿道外口，后部有阴道口。阴道口周围附有处女膜hymen或处女膜痕。在阴道口的后外侧，在小阴唇与处女膜之间的沟内，约相当于小阴唇中、后1/3交界处，左、右各有一前庭大腺的开口。

5. 阴蒂clitoris　阴蒂成自两个阴蒂海绵体，相当于男性的阴茎海绵体。阴蒂海绵体以阴蒂脚附于耻骨下支和坐骨支，向前左右两侧结合形成阴蒂体，外面包以阴蒂包皮。露于表面的阴蒂头，富有神经末梢，感觉敏锐。

6. 前庭球bulb of vestibule　前庭球相当于男性的尿道海绵体，呈U字形，分为中间部和两个外侧部。外侧部较大，前端细小，后端钝圆，位于大阴唇的皮下，表面被球海绵体肌遮盖。中间部连接两外侧前端，位于尿道外口与阴蒂之间的皮下。

7. 前庭大腺greater vestibular gland　前庭大腺又称Bartholin腺，与男性尿道腺相当，约豌豆样大小，位于前庭球外侧部的后方，其排泄管开口于阴道前庭，分泌物起润滑阴道的作用。

### （二）女性尿道

女性尿道仅有排尿功能。较男性尿道短、宽、直。起于尿道内口，在阴道的前方向前下，穿尿生殖膈，终于尿道外口，开口于阴道前庭。全长3~5 cm，管径约0.6 cm。在穿尿生殖膈时，其周围有尿道阴道括约肌包绕。尿道下端还有一些腺体称为尿道旁腺paraurethral gland，其导管开口于近外口处的尿道，形成囊肿时会引起尿路阻塞。

# 第九章　脊柱区

## 第一节　概述

### 一、境界与分区

脊柱区vertebral region又称背区back，是指脊柱及其后方、两侧软组织所配布的区域。其范围是上界自枕外隆凸和上项线，下至尾骨尖，两侧界为上自斜方肌前缘、三角肌后缘上份、腋后襞与胸壁交界处、腋后线、髂嵴后份、髂后上棘至尾骨尖的连线。脊柱区又分为项区、胸背区、腰区和骶尾区。项区上界即脊柱区的上界，下界为第7颈椎棘突至两侧肩峰的连线。胸背区上界即项区下界，下界为第12胸椎棘突、第12肋下缘、第11肋前份的连线。腰区上界即胸背区下界，下界为两髂嵴后份及两髂后上棘的连线。骶尾区为两髂后上棘与尾骨尖三点间所围成的三角区。胸背区外上份的肩胛区在上肢叙述。

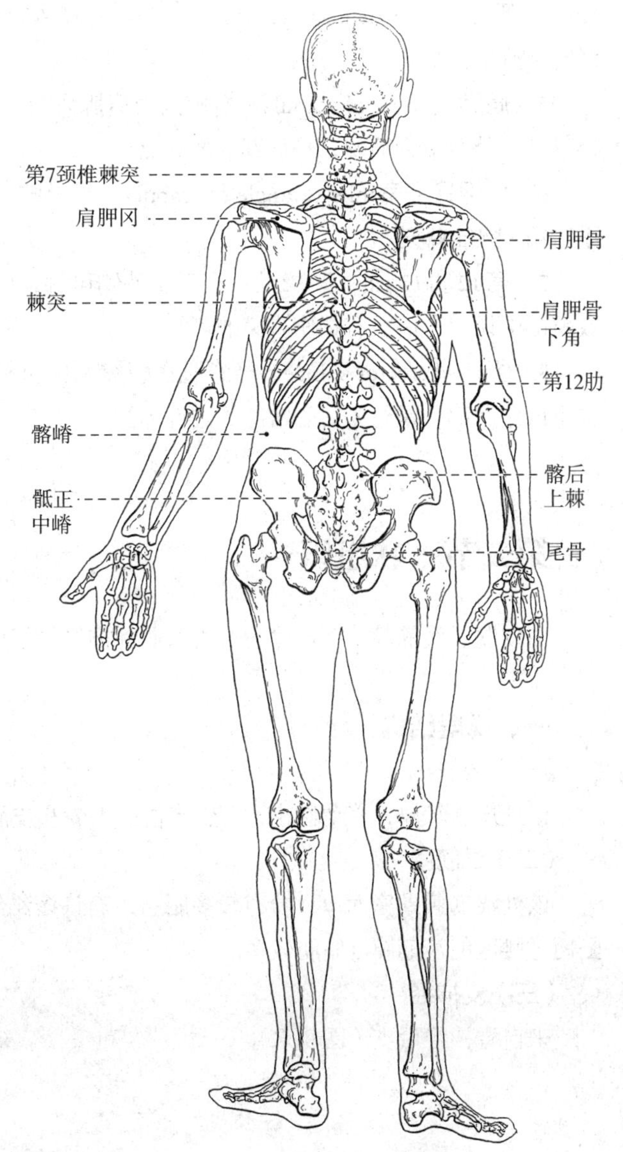

图9-1　脊柱区的体表标志

### 二、表面解剖

1. 棘突spinous process　棘突在后正中线上可摸到大部分椎骨棘突。第7颈椎棘突较长，常作为辨认椎骨序数的标志；胸椎棘突斜向后下，呈叠瓦状；腰椎棘突呈水平位，第4腰椎棘突平髂嵴最高点；骶椎棘突退化融合成骶正中嵴（图9-1）。

2. 骶管裂孔sacral hiatus和骶角sacral horn　骶管裂孔和骶角沿骶正中嵴向下由第4，5骶椎背面的切迹与尾骨围成的孔为骶管裂孔，是椎管的下口。裂孔两侧向下的突起为骶角，易于触及，是骶管麻醉的进针体表定位标志（图9-2）。

3. 尾骨coccyx　尾骨由4块退化的尾椎融合而成位于骶骨下方，肛门后方，有肛尾韧带附着。

4. 髂嵴iliac crest和髂后上棘posterior superior iliac spine　髂嵴为髂骨翼的上缘，是计数椎骨的标志，两侧髂嵴最高点的连线平对第4腰椎棘突。髂后上棘是髂嵴后端的突起，两侧髂后上棘的连线平第2骶椎棘突。左、右髂后上棘与第5腰椎棘突和尾骨尖的连线，构成一菱形区，当腰椎或骶、尾椎骨折或骨盆畸形时，菱形区可变形。菱形区上、下角连线的深部为骶正中嵴median sacral crest，其外侧的隆嵴为骶外侧嵴lateral sacral crest，后者是经骶后孔作骶神经阻滞麻醉的标志。

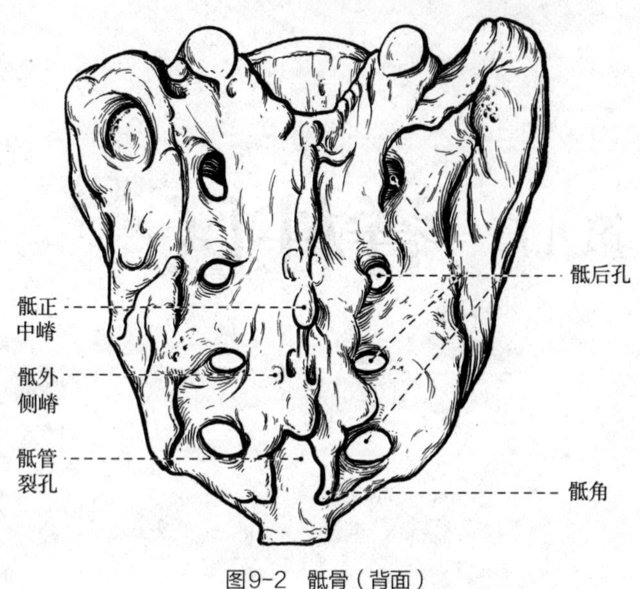

图9-2　骶骨（背面）

5. 肩胛冈spine of scapula　肩胛冈为肩胛骨背面高耸的骨嵴。两侧肩胛冈内侧端的连线，平第3胸椎棘突，外侧端为肩峰，是肩部的最高点。

6. 肩胛骨下角inferior angle of scapula　当上肢下垂时易于触及肩胛骨下角。两肩胛骨下角的连线，平对第7胸椎棘突。

7. 第12肋12 rib　第12肋在竖脊肌外侧可触及此肋，但有时甚短，易将第11肋误认为第12肋，以致腰部的切口过高，有损伤胸膜的可能。

8. 竖脊肌erector spinae　竖脊肌在棘突两侧可触及，该肌外侧缘与第12肋的交角，称脊肋角。肾位于该角深部，是肾囊封闭常用的进针部位。

## 第二节　软组织

由皮肤、浅筋膜、深筋膜、背肌和血管神经等组成。

### 一、浅层结构

（一）皮肤

该处皮肤较厚，移动性小，有较丰富的毛囊和皮脂腺。

（二）浅筋膜

该处浅筋膜致密而厚，含有较多脂肪，有许多结缔组织纤维束与深筋膜相连。项区上部浅筋膜特别坚韧，腰区的浅筋膜含脂肪较多。

（三）皮神经

来自脊神经后支（图9-3）。

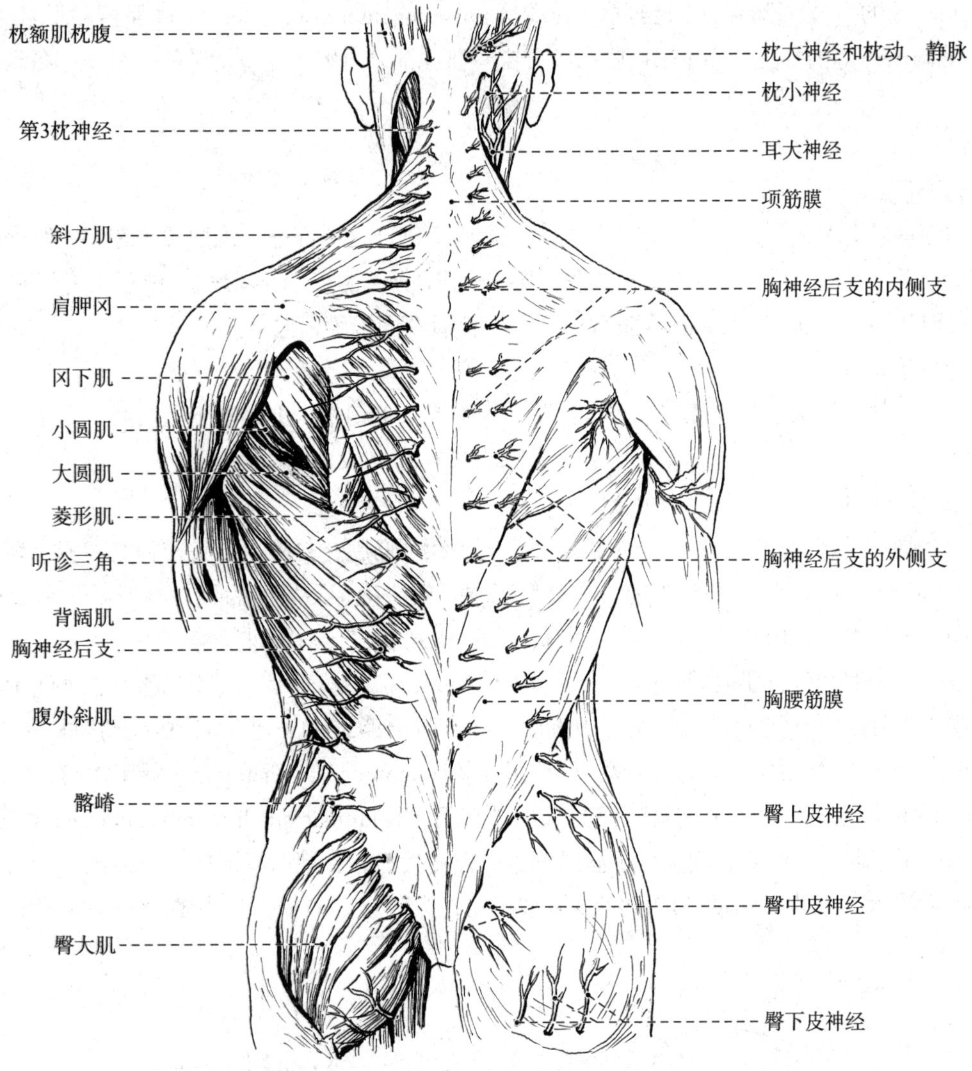


图9-3 脊柱区皮神经的分布

1. 项区 该区皮神经来自颈神经后支，其中较粗大的皮支有枕大神经和第3枕神经。

（1）枕大神经 greater occipital nerve 枕大神经是第2颈神经后支的分支，在斜方肌起点上项线下方浅出，伴枕动脉分支上行，分布至枕部皮肤。

（2）第3枕神经 3 occipital nerve 第3枕神经是第3颈神经后支的分支，穿斜方肌浅出，分布至项区上部皮肤。

2. 胸背区和腰区 两区来自胸、腰神经后支的分支。各支在棘突两侧浅出，上部分支几乎呈水平位向外侧行，下部分支斜向外下，分布至胸背区和腰区皮肤。第12胸神经后支的分支可至臀区。第1~3腰神经后支的外侧支组成臀上皮神经 superior gluteal cutaneous nerve，行经腰区，穿胸腰筋膜浅出，越髂嵴分布至臀区上部。该神经在髂嵴上方浅出处比较集中，此部位在竖脊肌外侧缘内、外侧2 cm范围内。当腰部急剧扭转时，上述部位神经易被拉伤，是导致腰腿痛的常见原因之一。

3. 骶尾区 该区来自骶、尾神经后支的分支，自髂后上棘至尾骨尖连线上的不同高度穿臀大肌起始部浅出，分布至骶尾区皮肤。其中第1~3骶神经后支的分支组成臀中皮神经。

（四）浅血管

项区的浅动脉主要来自枕动脉 occipital artery、颈浅动脉 superficial cervical artery 和肩胛背动脉 dorsal scapular artery等的分支。胸背区来自肋间后动脉posterior intercostal artery、肩胛背动脉和胸背动脉thoracodorsal artery等的分支。腰区来自腰动脉分支。骶尾部来自臀上、下动脉等的分支。各动脉均有伴行静脉。

## 二、深筋膜

项区的深筋膜分为浅、深二层，包裹斜方肌，属封套筋膜之一部分。浅层覆盖在斜方肌表面，深层在该肌深面，称项筋膜。胸背区和腰区的深筋膜亦分浅、深二层，浅层薄弱，位于斜方肌和背阔肌表面。深层较厚，称胸腰筋膜。骶尾区深筋膜薄弱，与骶骨背面骨膜相愈着。

### （一）项筋膜

该筋膜位于斜方肌深面，包裹夹肌和半棘肌，内侧附于项韧带，上方附于上项线，向下移行为胸腰筋膜后层。

### （二）胸腰筋膜thoracolumbar fascia

该筋膜在胸背区较为薄弱，覆于竖脊肌表面，向上续项筋膜，内侧附于胸椎棘突和棘上韧带，外侧附于肋角，向下至腰区增厚，并分为前、中、后三层。后层覆于竖脊肌后面，与背阔肌和下后锯肌腱膜愈着，向下附于髂嵴，内侧附于腰椎棘突和棘上韧带，外侧在竖脊肌外侧缘与中层愈合，形成**竖脊肌鞘**。中层位于竖脊肌与腰方肌之间，内侧附于腰椎横突尖和横突间韧带，外侧在腰方肌外侧缘与前层愈合，形成**腰方肌鞘**，并作为腹横肌起始部的腱膜，向上附于第12肋下缘，向下附于髂嵴。中层上部张于第12肋与第1腰椎横突之间的部分增厚，形成腰肋韧带lumbocostal ligament，肾手术时，切断此韧带可加大第12肋的活动度，便于显露肾。前层又称腰方肌筋膜lumbar quadrate muscular fascia，位于腰方肌前面，内侧附于腰椎横突尖，向下附于髂腰韧带和髂嵴后份，上部增厚形成内、外侧弓状韧带。由于项、腰部活动度大，在剧烈活动中胸腰筋膜可被扭伤，尤以腰部的损伤更为多见，是腰腿痛原因之一（图9-4）。

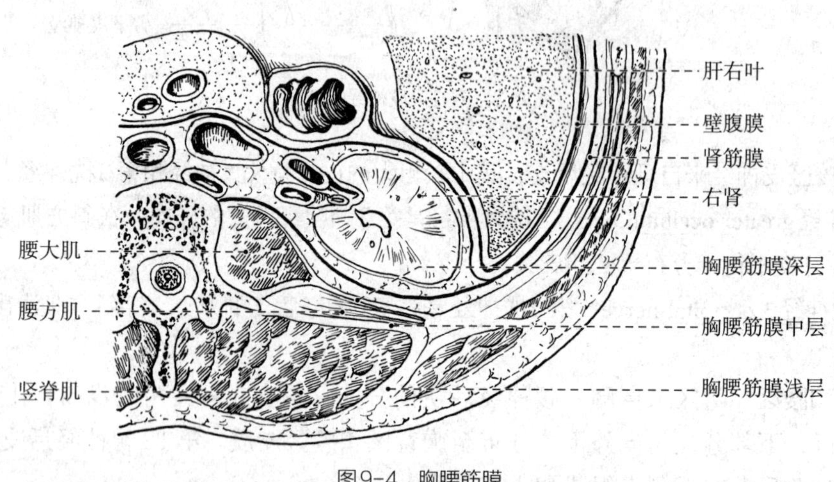


图9-4　胸腰筋膜

## 三、肌层

该层由背肌和部分腹肌组成（图9-5）。由浅至深大致分为四层：

第一层有斜方肌trapezius、背阔肌latissimus dorsi和腹外斜肌后部（图9-6）；

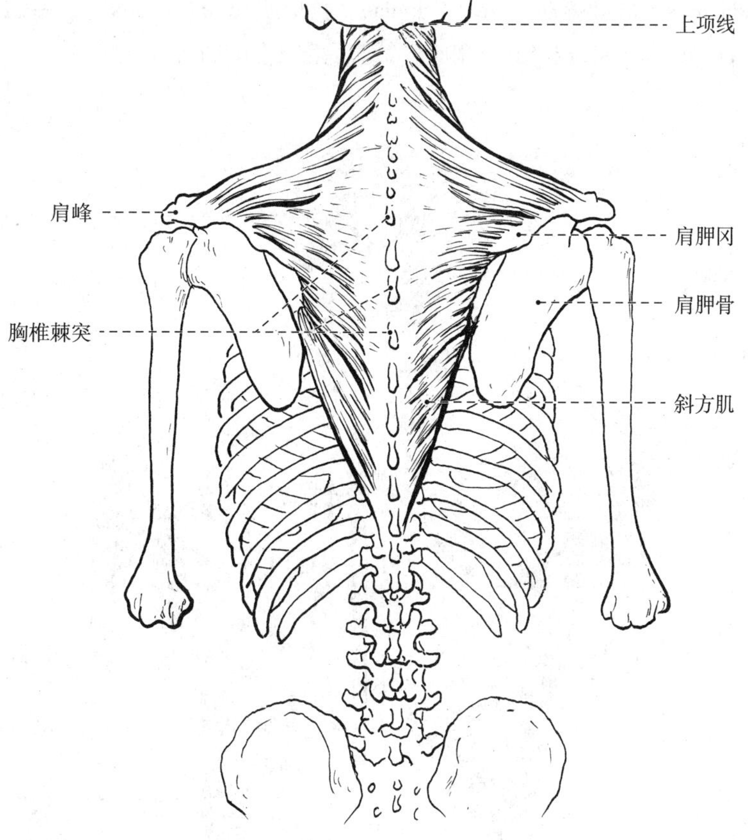


图9-5 斜方肌

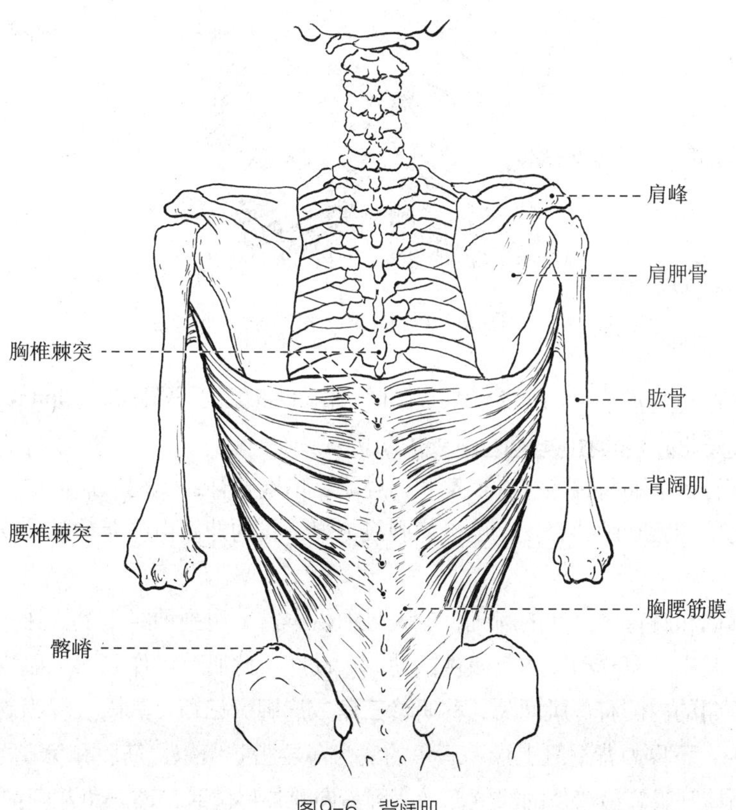


图9-6 背阔肌

第二层有夹肌splenius、肩胛提肌levator scapulae、菱形肌rhomboideus、上后锯肌serratus posterior superior、下后锯肌serratus posterior inferior和腹内斜肌后部（图9-7）。

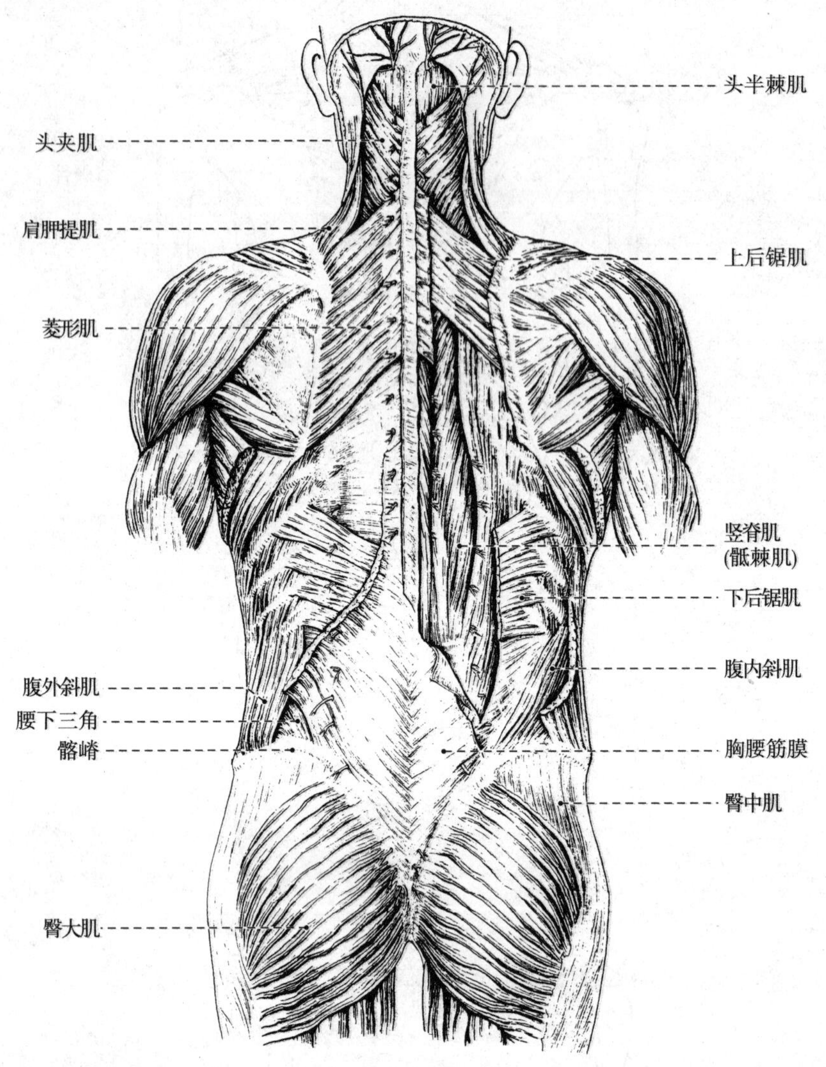


图9-7　背部肌肉（第二层）

第三层有竖脊肌erector spinae和腹横肌后部；第四层有枕下肌suboccipital muscle、横突棘肌transversospinales和横突间肌intertransversarii等（图9-8）。

背阔肌是位于胸背区下部和腰区浅层较宽大的扁肌。由胸背神经支配。血液供应主要来自胸背动脉和节段性的肋间后动脉和腰动脉的分支，可以肩胛线为界，线的外侧由胸背动脉分支供血，线的内侧由节段性动脉供血。

斜方肌是位于项区和胸背区上部的扁肌，宽大且血供丰富。由副神经支配。血液供应主要来自颈浅动脉和肩胛背动脉，其次来自枕动脉和节段性的肋间后动脉。此肌可供作肌瓣或肌皮瓣移植。在斜方肌的外下方，肩胛骨下角的内侧有一肌间隙，称**听诊三角**或肩胛旁三角。其内上界为斜方肌的外下缘，外侧界为肩胛骨脊柱缘，下界为背阔肌上缘，三角的底为薄层脂肪组织、筋膜和第6肋间隙，表面覆以皮肤和筋膜，是背部听诊呼吸音最清楚的部位。当肩胛骨向前外移位时，该三角范围扩大。

夹肌和半棘肌位于斜方肌深面。半棘肌在颈椎棘突两侧。夹肌在半棘肌的后外方。两肌上部深面为枕下三角。

枕下三角位于枕下、项区上部深层，是由枕下肌围成的三角。其内上界为头后大直肌，外上界为头上斜肌，外下界为头下斜肌。三角的底为寰枕后膜和寰椎后弓，浅面借致密结缔组织与夹肌和半棘肌相贴，枕大神经行于其间。三角内有枕下神经suboccipital nerve和椎动脉vertebral artery经过。椎动脉穿寰椎横突孔后转向内，行于寰椎后弓上面的椎动脉沟内，继穿寰枕后膜入椎管，再经枕骨大孔入颅。头部过分旋转或枕下肌痉挛可压迫椎动脉，使颅内供血不足。枕下神经为第1颈神经后支，在椎动脉与寰椎后弓间穿出，行经枕下三角，支配枕下肌。

竖脊肌　为背肌中最长的肌，纵列于脊柱全部棘突两侧。起自骶骨背面，向上至枕骨和颞骨，由脊神经后支支配。在腰区该肌两侧有腰上三角和腰下三角。

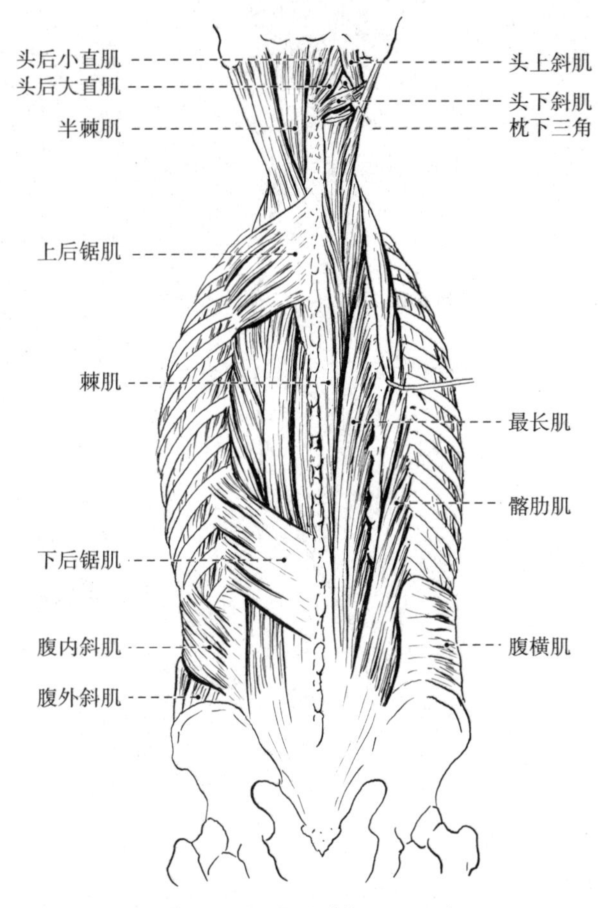

图9-8　背部肌肉（第三、四层）

腰上三角位于背阔肌深面，第12肋的下方。三角的内侧界为竖脊肌外侧缘，外下界为腹内斜肌后缘，上界为第12肋。有时由于下后锯肌在12肋的附着处与腹内斜肌后缘相距较近，则下后锯肌亦参与构成一个边，共同围成一不等四边形的间隙。三角的底为腹横肌起始部的腱膜，腱膜深面有三条与第12肋平行排列的神经。自上而下为肋下神经、髂腹下神经和髂腹股沟神经。腱膜的前方有肾和腰方肌，肾手术腹外入路必经此三角，当切开此腱膜时应注意保护上述三神经。第12肋前方与胸膜腔相邻，为扩大手术野常切断腰肋韧带，将第12肋上提，此时需注意保护胸膜，以免损伤引起气胸。肾周围脓肿时可在此切开引流。腰上三角是腹后壁薄弱区之一，腹腔器官可经此三角向后突，形成腰疝。

腰下三角位于腰区下部，腰下三角的外下方。由髂嵴、腹外斜肌后缘和背阔肌前下缘围成。三角的底为腹内斜肌，表面仅覆以皮肤和浅筋膜。此三角为腹后壁的又一薄弱区，亦可形成腰疝。在右侧，三角前方与阑尾、盲肠相对应，故盲肠后位深部阑尾炎时，此三角区有明显压痛。腰区深部脓肿可经三角出现于皮下（图9-9）。

## 四、深部的血管和神经

### （一）动脉

项区主要由枕动脉、颈浅动脉、肩胛背动脉和椎动脉等供血。胸背区由肋间后动脉、胸背动脉和肩胛背动脉供血。腰区由腰动脉和肋下动脉供血。骶尾区由臀上、下动脉等供血。

1. 枕动脉occipital artery　枕动脉起自颈外动脉，向后上经颞骨乳突内面进入项区，在夹肌深面、半棘肌外侧缘处越过枕下三角分出数支。本干继续向上至上项线高度穿斜方肌浅出，与枕大神经伴行分布至枕部。分支中有一较大的降支，向下分布至项区诸肌，并与椎动脉、肩背动脉等分支吻合，形成动脉网（图9-10）。

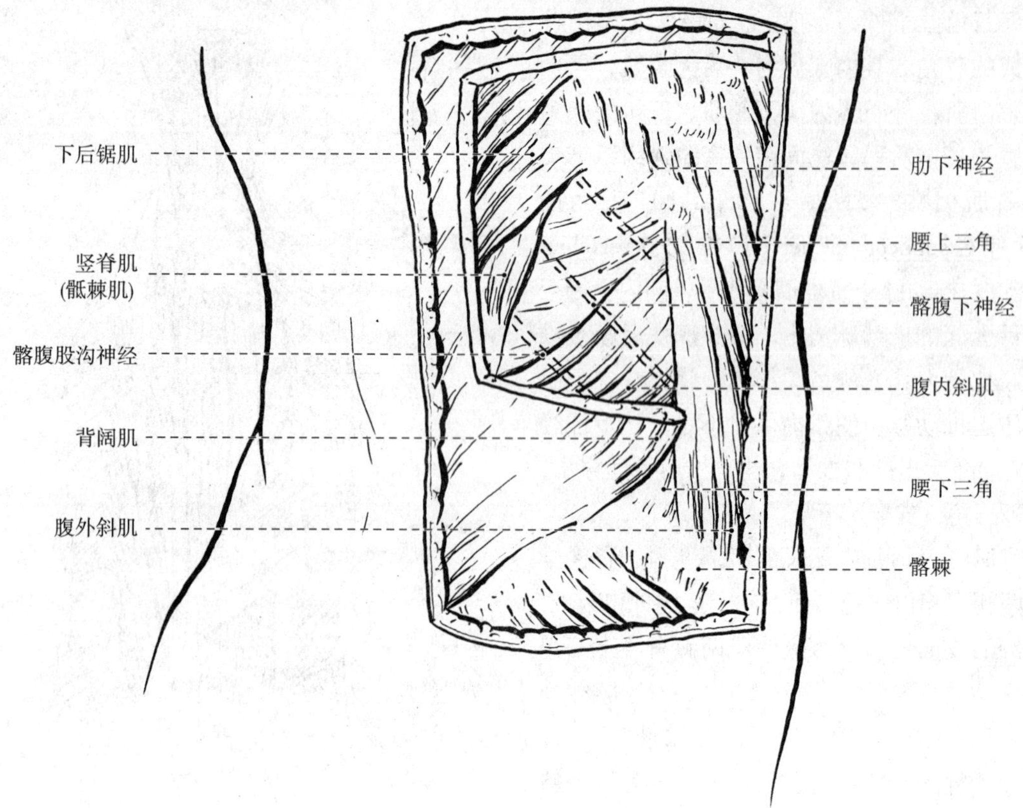


图9-9　腰上三角和腰下三角

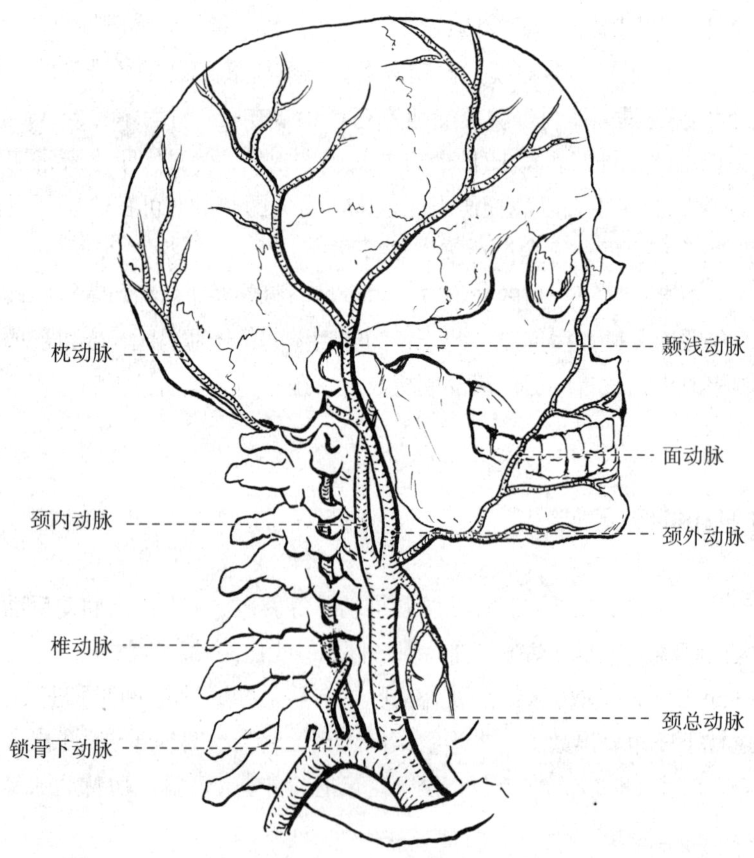


图9-10　头颈部的动脉

2. 肩胛背动脉 dorsal scapular artery 肩胛背动脉起自锁骨下动脉，向外侧穿过或越过臂丛，经中斜角肌前方至肩胛提肌深面，与同名神经伴行转向内下，在菱形肌深面下行，分布至背肌和肩带肌，并参与形成肩胛动脉网。有时肩胛背动脉与颈浅动脉共干起自甲状颈干，称颈横动脉 transverse cervical artery，颈浅动脉即颈横动脉的浅支，肩胛背动脉即其深支。

3. 椎动脉 vertebral artery 椎动脉起自锁骨下动脉第1段，沿前斜角肌内侧上行，穿第4~1颈椎横突孔，继经枕下三角入颅。按其行程分为四段，第一段自起始处至穿第6颈椎横突孔以前；第二段穿经上6个颈椎横突孔；第三段经枕下三角入颅；第四段为颅内段。当颈椎骨质增生而致横突孔变小时，椎动脉可受压迫而致颅内供血不足，即所谓椎动脉型颈椎病。椎动脉周围有静脉丛，向下汇成椎静脉（图9-11）。

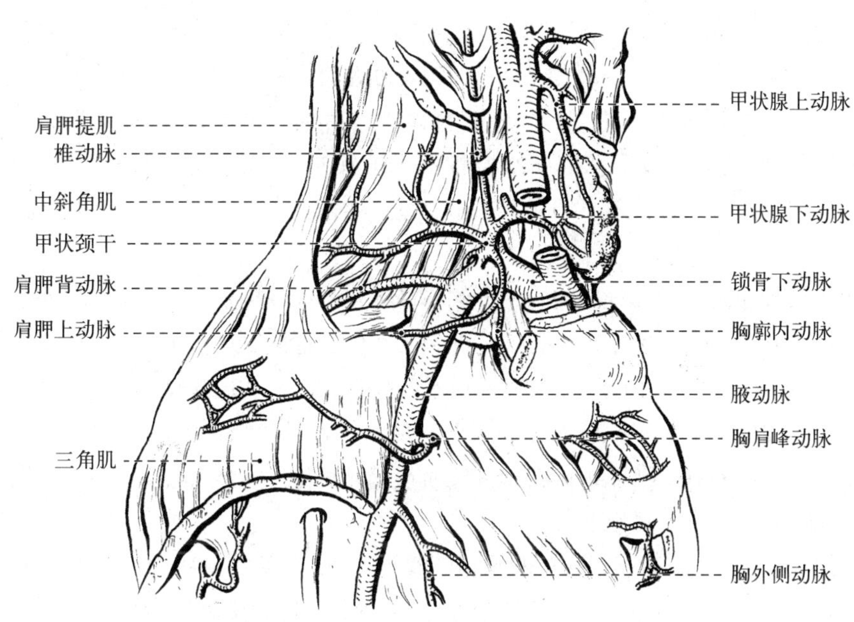


图9-11 锁骨下动脉及其分支

（二）静脉

脊柱区的深部静脉与动脉伴行。项区的静脉汇入椎静脉 vertebral vein、颈内静脉 internal jugular vein 或锁骨下静脉 subclavian vein。胸背区者经肋间后静脉 posterior intercostal vein 汇入奇静脉 azygos vein，部分汇入锁骨下静脉 subclavian vein 或腋静脉 axillary vein。腰区者经腰静脉 lumbar vein 汇入下腔静脉 inferior vena cava。

骶尾区者经臀区的静脉汇入髂内静脉 internal iliac vein。脊柱区的深静脉可通过椎静脉丛 vertebral venous plexus 广泛地与椎管内、颅内以及盆部等处的静脉相交通。

（三）神经

脊柱区的神经主要来自31对脊神经后支、副神经、胸背神经和肩胛背神经。

1. 脊神经后支 dorsal ramus of spinal nerve 脊神经后支自椎间孔处由脊神经分出后，绕上关节突外侧向后行，至相邻横突间分为内侧支（后内侧支）和外侧支（后外侧支）。颈神经后支分布至项区皮肤和深层肌；胸神经后支分布至胸背区皮肤和深层肌；腰神经后支分布至腰区、臀区皮肤和深层肌；骶、尾神经后支分布至骶骨背面和臀区皮肤。

脊神经后支呈明显的节段性分布，手术中横断背深肌时，不会引起肌肉瘫痪。

腰神经后支的损伤较为多见，是导致腰腿痛常见原因之一。这与该神经行程中所经过的结构有关，综合介绍如下。

腰神经后支分出后向后行，经骨纤维孔至横突间肌内侧缘分为内侧支和外侧支。内侧支在下位椎骨上关节突根部的外侧斜向后下，经骨纤维管至椎弓板后面转向下行，分布至背深肌和脊柱。第5腰神经内侧支经腰椎下关节突的下方，向内下行；外侧支在下位横突背面进入竖脊肌，然后在肌的不同部位穿胸腰筋膜浅出，斜向外下行。第1~3腰神经外侧支参与组成臀上皮神经，跨越髂嵴后部达臀区上部，有时由于外伤等因素，致臀上皮神经炎，引起腰腿痛。骨纤维孔：又称脊神经后支骨纤维孔。该孔位于椎间孔的后外方，开口向后，与椎间孔的方向垂直。其上外侧界为横突间韧带的内侧缘，下界为下位椎骨横突的上缘，内侧界为下位椎骨上关节突的外侧缘。骨纤维孔的体表投影相当于同序数腰椎棘突外侧的下述二点连线上。上位点在第1腰椎平面后正中线外侧2.3 cm，下位点在第5腰椎平面后正中线外侧3.2 cm。骨纤维孔有腰神经后支通过。

骨纤维管　骨纤维管又称腰神经后内侧支骨纤维管。该管位于腰椎乳突与副突间的骨沟处，自外上斜向内下，由前、后、上、下四壁构成。前壁为乳突副突间沟，后壁为上关节突副突韧带，上壁为乳突，下壁为副突，管的前、上、下壁为骨质，后壁为韧带，但有时后壁韧带骨化，形成完全的骨管。骨纤维管的体表投影在同序数腰椎棘突下外方的二点连线上，上位点在第1腰椎平面后正中线外侧约2.1 cm，下位点在第5腰椎平面后正中线外侧约2.5 cm。管内有腰神经后内侧支通过。

从上述可见，腰神经后支及其分出的内、外侧支在各自的行程中，都分别经过骨纤维孔、骨纤维管或穿胸腰筋膜裂隙。在正常情况下，这些孔、管或裂隙有保护通过其内的血管神经的作用，但由于孔道细小，周围结构坚韧缺乏弹性，且腰部活动度大故易拉伤，或因骨质增生使孔道变形变窄，压迫通过的血管神经，而导致腰腿痛。

2. 副神经accessory nerve　副神经自胸锁乳突肌后缘中、上1/3交点处斜向外下，经枕三角至斜方肌前缘中、下1/3交点处深面进入该肌。

3. 胸背神经thoracodorsal nerve　胸背神经起自臂丛后束，与同名动脉伴行，沿肩胛骨外侧缘下行，支配背阔肌。

4. 肩胛背神经dorsal scapular nerve　肩胛背神经起自臂丛锁骨上部，穿中斜角肌斜向外下至肩胛提肌深面，继沿肩胛骨内侧缘下行，与肩胛背动脉伴行，支配肩胛提肌和菱形肌。

## 第三节　脊柱

### 一、概述

脊柱位于躯干后部中央，构成人体的中轴。按部位分为颈段、胸段、腰段和骶尾段。由7个颈椎、12个胸椎、5个腰椎、1个骶骨、1个尾骨以及椎间盘、椎间关节及韧带等连结装置所构成。有支持体重，承托颅，容纳和保护脊髓、神经根及被膜，参与构成胸廓、腹腔和盆腔以及运动等功能。

### 二、结构特点

#### （一）各部椎骨的形态特点

**椎骨**由椎体、椎弓和椎弓发出的7个突起所组成。椎体与椎弓围成椎孔，各椎骨的椎孔共同连成椎管。椎弓包括椎弓板和椎弓根，相邻椎弓根的椎上、下切迹围成椎间孔，有脊神经和血管通过。

由于各部椎骨所在部位不同，其承受压力、运动情况以及周围结构的差异，因而各部椎骨有一定的特征。

1. 颈椎　颈椎椎体小，上、下面均呈鞍状，第3~7颈椎椎体上面侧缘有明显向上的嵴样突起，称椎体钩；下面侧缘的相应部位有斜坡样的唇缘，二者参与组成钩椎关节。椎体钩的作用是限制上一椎体向两侧移位，增加椎体间的稳定性，并防止椎间盘向外后方脱出。椎体钩前方为颈长肌，外侧为椎动、静脉及周围的交感神经丛，后外侧部参与构成椎间孔前壁，有颈神经和根血管通过。

横突根部有横突孔，孔内有椎动、静脉和交感神经丛。横突末端分为横突前、后结节，第6颈椎前结节前方有颈总动脉，结节间有脊神经通过。前结节是肋骨的遗迹，有时第7颈椎前结节长而肥大，形成颈肋，可伸达斜角肌间隙或第1肋上面，压迫臂丛、锁骨下动脉和锁骨下静脉。关节突的关节面呈水平位，受斜向或横向暴力时易脱位。相邻椎弓根的上、下切迹围成椎间孔，是骨性管道，其前内侧壁为椎体钩、椎间盘和椎体的下部，后外侧壁为椎间关节。颈椎的椎体钩、横突和关节突构成一复合体，有脊神经和椎动脉等在此通过。复合体的任何组成结构的病变均可压迫神经和血管。

第1颈椎又称寰椎，由前、后弓和侧块组成，无椎体、棘突和关节突。后弓上面近侧块处有椎动脉沟，椎动脉和枕下神经自此经过。

第2颈椎又称枢椎，其椎体向上伸出齿突。头颈部的旋转活动，主要是在寰椎与齿突之间。如旋转活动受限，提示病变，可能在寰椎与枢椎齿突。隆椎棘突最大最坚固，常作为定位标志。

2. 胸椎　椎体两侧和横突末端有肋凹，棘突长，斜向后下，关节突的关节面近额状位，易发生骨折而不易脱位。

3. 腰椎　腰椎椎体大，脊柱结核常发生在此处，病变形成的脓肿可向周围蔓延。关节突的关节面从额状位逐渐演变为矢状位。上关节突后缘有一突起，称乳突。横突根部后下方的突起，称副突，副突与乳突间张有上关节突副突韧带，韧带深面有腰神经后内侧支通过，该处的韧带肥厚或骨质增生，均可压迫神经。第3腰椎横突最长，有较多的肌附着，穿行于肌筋膜的腰神经后外侧支，可因肌筋膜损伤而引起腰腿部疼痛，即第3腰椎横突综合征。棘突宽，呈矢状位后伸。相邻两棘突间距较宽，第3~5腰椎棘突间是腰椎穿刺或麻醉的进针部位。

4. 骶骨　骶骨由5个骶椎融合而成。有时第1、2骶椎间不骨化融合，则第1骶椎似为第6腰椎，称第1骶椎腰椎化；有时第1骶椎与第5腰椎骨化融合，称腰椎骶化。上述二种情况常可刺激坐骨神经根而致腰腿痛。骶骨的内腔称骶管，是椎管之一部，向下终于骶管裂孔，是椎管的下口，背面覆以骶尾背侧韧带。裂孔下部两侧有第5骶椎下关节突形成的骶角，体表易于触及，是骶管裂孔的体表定位标志。骶正中嵴两侧有四对骶后孔，分别有第1~4骶神经后支穿过，可经这些孔作骶神经阻滞麻醉。

骶管裂孔的体表定位除以骶角作为标志外，还可用下述方法进行体表定位，即以左、右髂后上棘分别定为A和B点，左、右坐骨结节定为C和D点，AD线与BC线的交点处，为骶管裂孔的体表定位点。

5. 尾骨　尾骨由4~5个尾椎合成。

（二）椎骨的常见变异

1. 椎骨数的变化　椎骨数的变化一般为各部椎骨的互相移行，如6个腰椎，4个骶椎，形成骶椎腰化，有时则为4个腰椎，6个骶椎，形成腰椎骶化，而椎骨总数很少变化。

2. 半椎体和椎体融合　半椎体和椎体融合椎体只发育一半，缺如的一半受上、下位椎体的挤压，使半椎体呈楔形。根据半椎体的位置，可出现脊柱侧凸、前凸或后凸。相邻椎体间骨化愈合，为椎体融合。

3. 脊柱裂　胚胎期软骨化中心或骨化中心缺乏，使两侧椎弓板不相愈合，即形成脊柱裂。以第1、2骶椎和第5腰椎为多见。脊柱裂可为一窄缝，亦可较宽。

（三）椎骨间的连结

1. 椎体间的连结　椎体借椎间盘、前纵韧带和后纵韧带相连。

（1）前纵韧带　前纵韧带位于椎体和椎间盘前方，上自枕骨基底部，下至第1、2骶椎，宽而坚韧，与椎体边缘和椎间盘连结紧密，有防止椎间盘向前突出和限制脊柱过度后伸的作用。

（2）后纵韧带　后纵韧带位于椎体和椎间盘后方，上自枢椎，下至骶骨，窄细而坚韧，尤以腰段者为窄，与椎体边缘和椎间盘连结紧密，而与椎体连结疏松。有防止椎间盘向后突出和限制脊柱过度前屈的作用。由于此韧带窄细，椎间盘的后外侧部相对较为薄弱，是椎间盘突出的好发部位。有时后纵韧带可骨化肥厚，向后压迫脊髓。

（3）椎间盘　椎间盘位于相邻两椎体间，共23个，自第2颈椎向下至第1骶椎。第2颈椎体与齿突骨化愈合，偶有椎间盘的遗迹，X线片上呈透明线状，应与骨折相鉴别。椎间盘由髓核、纤维环和上、下软骨板构成。上、下软骨板紧贴于椎体上、下面；纤维环为围绕于髓核周围的纤维软骨，其前份较厚，后外侧份较薄；髓核呈胶状，位于纤维环的中央偏后。椎间盘富于弹性，可缓冲外力对脊柱和颅的震动。

椎间盘的弹性和厚度与髓核的含水量和所承受压力密切相关。含水量多，所受压力小，椎间盘厚且弹性好；相反，含水量少，所受压力大，则椎间盘变薄，弹性降低。椎间盘的含水量和弹性随年龄的增长而递降。

胎儿期椎间盘内有血管，出生后逐渐闭锁消失，除周围部外，无血管，其营养和代谢以渗透形式进行，所以随年龄的增长，椎间盘易发生退行性变，过度负重或剧烈运动可导致纤维环破坏，髓核突出，称椎间盘突出症，以第4~5腰椎间者多见。由于椎间盘前方有宽的前纵韧带，后方中部有窄的后纵韧带加强，后外侧薄弱并对向椎间孔，因此髓核常向后外侧突出，压迫脊神经。颈段椎间盘的后外方有椎体钩加固，胸段脊柱活动幅度小，故颈、胸段的椎间盘突出症较少见。

（4）钩椎关节　由第3~7颈椎的椎体钩与上位椎体的唇缘所组成。钩椎关节是否是一个真正的滑膜关节尚存在不同的看法，但近年来的观察，多数学者认为不是恒定的典型滑膜关节，5岁以后随着颈段脊柱的运动而逐渐形成，是由直接连结向间接连结分化的结果。

钩椎关节的重要毗邻　后方为脊髓、脊膜支和椎体的血管；后外侧部构成椎间孔的前壁，邻接颈神经根；外侧有椎动静脉和交感神经丛。随年龄增长，椎体钩常出现骨质增生，可能压迫脊神经或椎血管。

2. 椎弓间的连结

（1）黄韧带　黄韧带又称弓间韧带，是连于相邻两椎弓板之间的节段性的弹性结缔组织膜，参与围成椎管的后外侧壁。厚0.2~0.3 cm，但其厚度和宽度在脊柱的不同部位有所差异，颈段薄而宽，胸段窄而稍厚，腰段最厚，腰穿或硬膜外麻醉，需穿经此韧带方达椎管。两侧韧带间在中线处有一窄隙，有小静脉穿过。随年龄增长，黄韧带可出现增生肥厚，以腰段为多见，常导致腰椎管狭窄，压迫马尾，引起腰腿痛。

（2）棘间韧带　棘间韧带位于相邻两棘突间，前接黄韧带，后续棘上韧带。

（3）棘上韧带和项韧带　棘上韧带和项韧带位于棘突和棘间韧带后方，是连于棘突尖的纵长纤维束。在第7颈椎以上部分为项韧带，人类已趋退化；在第7颈椎以下部分为棘上韧带，向下逐渐变薄，至腰部又增厚。当脊柱过度前屈时，可损伤两韧带，以腰部为多见，而引起腰痛。

临床常在脊柱胸段进行硬膜外麻醉，刺针自后正中线稍旁穿入，经皮肤、浅筋膜、深筋膜浅层、斜方肌和背阔肌、深筋膜深层、竖脊肌和横突棘肌、黄韧带而到达椎管（硬膜外腔）。

（4）横突间韧带　横突间韧带位于相邻二横突间。颈部常缺如，胸部呈索状，腰部较发达，呈膜状。韧带的内下方有腰神经，该韧带增生肥厚时，可压迫神经，是引起腰腿痛椎管外因素中常见的病因之一。

（5）关节突关节　关节突关节由相邻关节突的关节面组成，各关节囊松紧不一，颈部松弛易于脱位，胸部较紧张，腰部紧而厚。前方有黄韧带，后方有棘间韧带加强。关节突关节参与构成椎间孔的后壁，前方与脊神经相邻，颈段还有椎动脉穿行。

关节突关节由脊神经后支分支支配。神经受压或被牵拉，均可引起腰背痛。

3. **腰骶连结** 腰骶连结第5腰椎与第1骶椎之间的连接，与上方各椎骨间的连结基本相似。此外，在两侧尚有强大的髂腰韧带和腰骶韧带，前者自第5腰椎横突至髂嵴后部，由胸腰筋膜向下增厚而成；后者自第5腰椎横突至骶骨盆面，第5腰神经前支在韧带的内侧经过。上述连结对维持人体直立，支持体重，防止第5腰椎向前滑脱起着重要作用，是躯干与下肢的连接桥梁。

4. **骶尾关节** 骶尾关节第5骶椎与尾骨间的连结，以韧带连结为主。位于骶管前、后和两侧有坚韧的骶尾韧带，其中在骶管前方，覆盖于骶管裂孔背面者为骶尾背侧浅韧带。该韧带起自骶管裂孔周缘，向下止于尾骨背面，几乎完全封闭该孔。骶管麻醉时，刺针通过此韧带后有明显的落空感，提示已进入骶管。

5. **寰枢关节** 寰枢关节包括寰枢外侧关节和寰枢正中关节。前者由寰椎下关节面与枢椎上关节面组成，关节囊和周围韧带松弛，在一定限度内有较大范围的运动。后者位于齿突前后，前方者由齿突与前弓的关节面组成，后方者为齿突与寰椎横韧带间的滑膜囊。

寰椎横韧带起于寰椎侧块的内侧面，将寰椎的椎孔分为前、后二部。前部容纳齿突，后部容纳脊髓及其被膜。寰椎横韧带中部向上、下各发出一纵行纤维束，分别附于枕骨大孔前缘和枢椎体后面，纵横纤维共同构成寰椎十字韧带，有限制齿突后移的作用。当暴力损伤韧带时，齿突向后移位，可压迫脊髓有致命的危险。

（四）椎骨与颅骨的连结

1. **寰枕关节** 该关节由枕骨髁和寰椎上关节面组成，关节囊松弛。可使头部作屈伸和侧屈运动。借寰枕前、后膜加强关节的稳定性。

2. **寰枕前、后膜** 寰枕前膜为张于寰椎前弓上缘与枕骨大孔前缘之间的结缔组织膜，宽而致密，中部有前纵韧带加强，并与之愈合。寰枕后膜张于寰椎后弓与枕骨大孔后缘之间，位于枕下三角深面，其外侧部有椎动脉和第1颈神经穿过。

3. **覆膜** 覆膜为后纵韧带向上的延续，覆盖在齿突后方，向上附于枕骨斜坡，有防止齿突后移，保护脊髓的作用。

4. **齿突尖韧带** 齿突尖韧带位于寰椎横韧带深面，张于齿突尖与枕骨大孔前缘之间，甚薄。

5. **翼状韧带** 翼状韧带位于寰椎横韧带的前上方，张于齿突与枕骨髁之间，可限制头部过度前俯和旋转运动。

寰椎横韧带和翼状韧带又合称为寰枢韧带复合，具有稳定寰枢关节和寰枕关节的作用。寰椎横韧带是主要组成部分，使齿突局限于寰椎前弓后面的关节凹内；翼状韧带是辅助部分，阻止寰椎向前移位和头部的过度旋转运动。

（五）椎骨与肋骨的连结

肋椎关节包括肋头关节和肋横突关节。

1. **肋头关节** 肋头关节由肋头关节面、相应椎体的肋凹和椎间盘构成。关节囊周围有韧带加强，囊内有韧带将关节腔分为上、下二部，但第1、10、11、12肋头关节无此韧带。

2. **肋横突关节** 肋横突关节由肋结节关节面和胸椎横突肋凹构成，第11、12肋因无肋结节，故无此关节。

## 三、椎管及其内容物

（一）椎管vertebral canal

椎管由游离椎骨的椎孔和骶骨的骶管sacral canal连成，上接枕骨大孔与颅腔相通，下达骶管裂孔而终。其内容有脊髓、脊髓被膜、脊神经根、血管及少量结缔组织等（图9-12）。

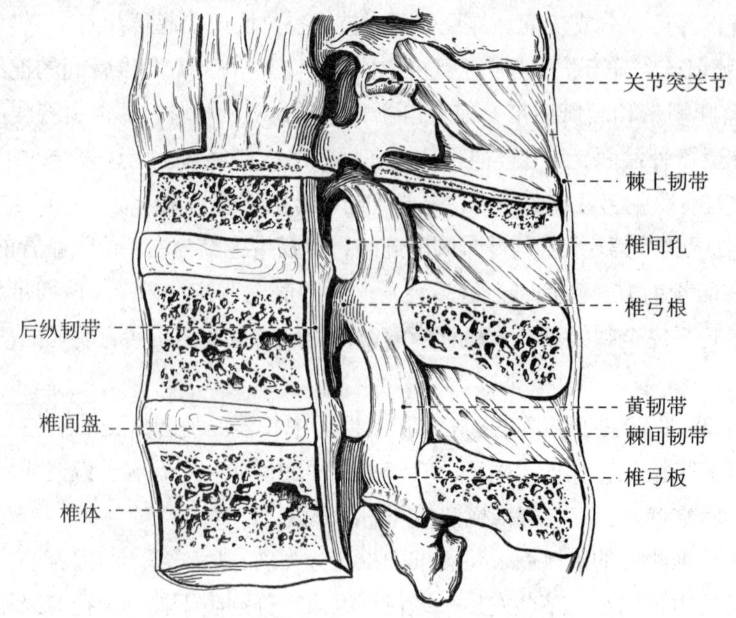


图9-12　椎管

1. **椎管壁的构成**　椎管是一骨纤维性管道，其前壁由椎体后面、椎间盘后缘和后纵韧带构成，后壁为椎弓板、黄韧带和关节突关节，两侧壁为椎弓根和椎间孔。椎管骶段由骶椎的椎孔连成，为骨性管道。构成椎管壁的任何结构发生病变，如椎体骨质增生、椎间盘突出以及黄韧带肥厚等因素均可使椎管腔变形或变狭窄，压迫其内容物而引起一系列症状。

2. **椎管腔的形态**　在横断面观察，各段椎管的形态和大小不完全相同。颈段上部近枕骨大孔处近似圆形，往下为三角形，矢径短，横径长；胸段大致呈圆形；腰段上、中部呈三角形，下部呈三叶形；骶段呈扁三角形。

椎管以第4~6胸椎最为狭小，颈段以第7颈椎和腰段以第4腰椎较小。

（二）脊髓被膜和脊膜腔

椎管内容有脊髓及其被膜等结构。脊髓上端平枕骨大孔连于脑，下端终于第1腰椎下缘（小儿平第3腰椎），向下以终丝附于尾骨背面。脊髓表面被覆3层被膜，由外向内为硬脊膜、脊髓蛛网膜和软脊膜。各层膜间及硬脊膜与椎管骨膜间均存在腔隙，由外向内为硬膜外腔、硬膜下腔和蛛网膜下腔（图9-13）。

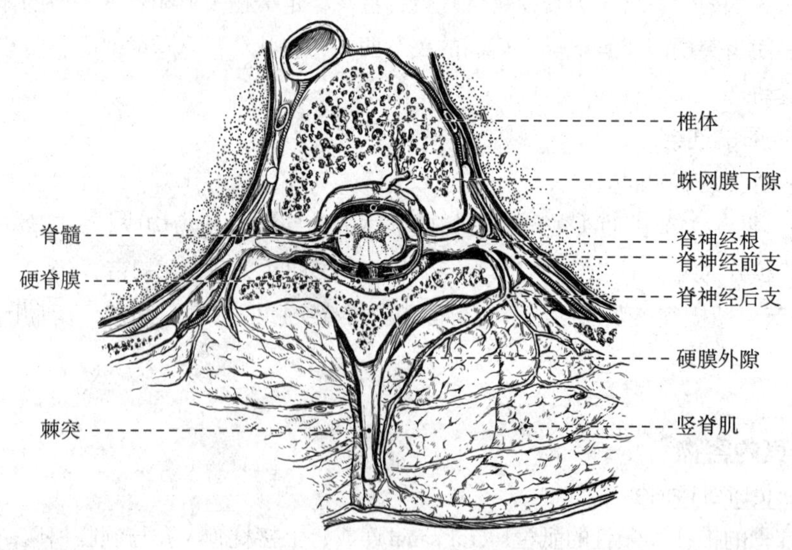


图9-13　椎管及其内容

1. 被膜（图9-14）

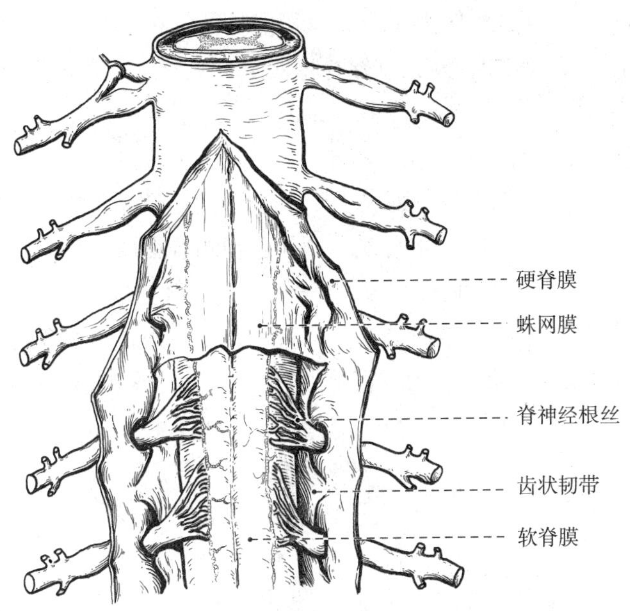


图9-14 脊髓的被膜

（1）硬脊膜dura mater　硬脊膜由致密结缔组织构成，厚而坚韧，形成一长筒状的硬脊膜囊。上方附于枕骨大孔边缘，与硬脑膜相续，向下在平第2骶椎高度形成一盲端，并借终丝附于尾骨。硬脊膜囊内有脊髓和31对脊神经根，每对脊神经根穿硬脊膜囊时被包被形成神经外膜，并与椎间孔周围的结缔组织紧密相连，起固定作用。

（2）脊髓蛛网膜arachnoid mater　脊髓蛛网膜薄而半透明，向上与脑蛛网膜相续，向下平第2骶椎高度成一盲端。此膜发出许多结缔组织小梁与软脊膜相连。

（3）软脊膜pia mater　软脊膜柔软并富于血管，与脊髓表面紧密相贴。在前正中裂和后正中沟处有纤维索或膜与脊髓相连，分别称为软脊膜前纤维索和后纤维隔。在脊髓两侧，软脊膜增厚并向外突，形成齿状韧带。

齿状韧带denticulate ligament　齿状韧带为软脊膜向两侧伸出的三角形结构。额状位，介于前、后根之间。其外侧缘形成一三角形齿尖，齿尖伸向外侧推顶脊髓蛛网膜而与硬脊膜相连。齿状韧带的附着部位不一，在颈段位于上下两神经根穿硬脊膜间，胸部以下则不很规则。据统计，齿状韧带每侧有15~22个。最上一对在第1颈神经根附近，最下一对可变动在第11胸神经至第2腰神经根之间，其附着处的下方常恒定地发出一细小的结缔组织纤维索，长1.28~1.32 cm，经后根前方向下止于第1腰神经穿硬脊膜处的附近，据此可作为辨认第1腰神经的标志。齿状韧带有维持脊髓正常位置的作用。

2. 脊膜腔

（1）硬膜外腔epidural space　硬膜外腔位于椎管骨膜与硬脊膜之间的窄隙，其内填有脂肪、椎内静脉丛和淋巴管，并有脊神经根及其伴行血管通过，呈负压。此腔上端起自枕骨大孔高度，下端终于骶管裂孔，由于硬脊膜附于枕骨大孔边缘，故此腔不通颅内。临床硬膜外麻醉即将药物注入此腔，以阻滞脊神经根。刺针穿入腔后因负压而有抽空感，这与穿入蛛网膜下腔时，有脑脊液流出并呈正压的情况不同。

硬膜外腔被脊神经根划分为前、后二腔。前腔窄小，后腔较大，内有脂肪、静脉丛和脊神经根等结构。在中线上，前腔有疏松结缔组织连于硬脊膜与后纵韧带，后腔有纤维隔连于椎弓板与硬脊膜后面。这些结构以颈段和上胸段出现率高，且较致密，是导致硬膜外麻醉出现单侧麻醉或麻醉不全的解剖学因素。

骶段硬膜外腔上大下小，前宽后窄，硬脊膜紧靠椎管后壁，间距为0.1~0.15 cm，骶管麻醉时应注意刺针的角度。硬脊膜囊平第2骶椎高度变细，裹以终丝，其前、后方有纤维索把它连于骶管前、后壁上，结合拉紧，似有中隔作用，且腔内充满脂肪，这可能是骶管麻醉亦会出现单侧麻醉的因素。

骶管内骶神经根列于硬膜外腔内，外包以硬脊膜延伸的神经鞘。第1~3骶神经鞘较厚，周围脂肪较多，这可能是骶神经麻醉不全的因素。骶管裂孔至终池下端的距离平均为5.7 cm。

**椎静脉丛** 按部位分为椎内静脉丛和椎外静脉丛。椎内静脉丛密布于硬膜外腔内，上自枕骨大孔，下达骶骨尖端，贯穿椎管全长。椎外静脉丛脉丛位于脊柱外面，椎体前方、椎弓及其突起的后方。

在寰椎与枕骨之间较为发达，称枕下静脉丛。两丛互相吻合交通，无瓣膜，收集脊柱、脊髓及邻近肌肉的静脉血，汇入椎静脉、肋间后静脉、腰静脉和骶外侧静脉。向上与颅内的枕窦、乙状窦等交通，向下与盆腔等的静脉广泛吻合，因此，椎静脉丛是沟通上、下腔静脉系和颅内、外静脉的重要通道。当盆、腹、胸腔等部位的器官发生感染、肿瘤或寄生虫病时，可经椎静脉丛侵入颅内或其他远位器官（图9-15）。

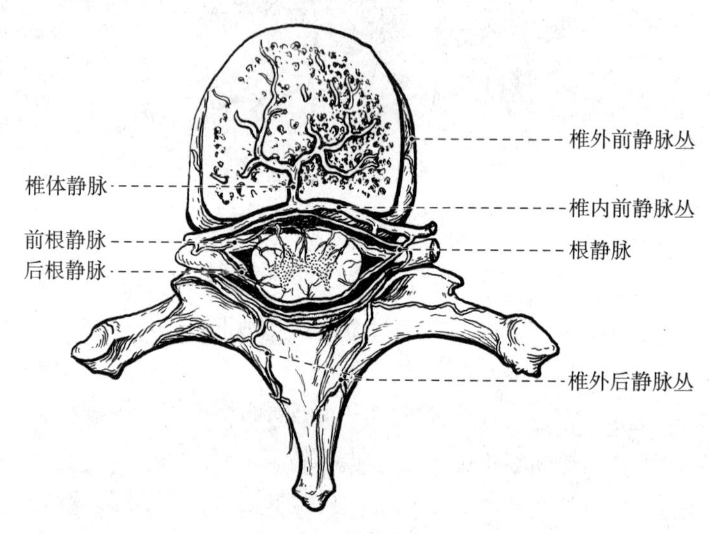


图9-15 脊髓的静脉

（2）硬膜下腔 subdural space 硬膜下腔位于硬脊膜与脊髓蛛网膜之间的潜在腔隙，与脊神经周围的淋巴隙相通，内有少量液体。

（3）蛛网膜下腔 subarachnoid space 蛛网膜下腔位于脊髓蛛网膜与软脊膜之间，腔内充满脑脊液，向上经枕骨大孔与颅内相应腔相通，向下达第2骶椎高度，两侧包裹脊神经根形成脊神经周围隙。此腔在第1腰椎至第2骶椎高度扩大，称终池 terminal cistern。池内有腰、骶神经根构成的马尾和软脊膜向下延伸的终丝。

由于成人脊髓下端平第1腰椎下缘，而马尾浸泡在终池的脑脊液中，故在第3~4或4~5腰椎间进行腰椎穿刺或麻醉，将刺针穿至终池而不会损伤脊髓和马尾。腰穿时刺针经皮肤、筋膜、棘上韧带、棘间韧带，黄韧带、硬脊膜和脊髓蛛网膜而到达终池。

**小脑延髓池** 是颅内的蛛网膜下腔。临床进行穿刺是在项部后正中线上枕骨下方或第2颈椎棘突上方进针，经皮肤、筋膜、项韧带、寰枕后膜、硬脊膜和蛛网膜而达该池。成人由皮肤至寰枕后膜的距离为4~5 cm，刺针穿寰枕后膜时有阻挡感，当阻力消失时刺针即已穿过寰枕后膜将进入小脑延髓池。穿刺时应注意进针的深度，以免损伤延髓。

3. 被膜的血管和神经

（1）血管 硬脊膜的血液来自节段性的根动脉。根动脉进入神经根前发支至硬脊膜，长的分支供应几个节段，短支不超过本节段。动脉有二条伴行静脉。动脉与静脉间有较多的动、静脉吻合。

（2）神经　硬脊膜的神经来自脊膜支，经椎间孔返回椎管内，分布至硬脊膜、后纵韧带和椎骨等结构。脊膜支含感觉和交感神经纤维。

（三）脊神经根

1. 行程和分段　脊神经根丝离开脊髓后，即横行或斜行于蛛网膜下腔，到达其相应的椎骨平面，在此处根丝汇成前根和后根，穿蛛网膜囊和硬脊膜囊，然后行于硬膜外腔中。脊神经根在硬脊膜囊以内的一段，为蛛网膜下腔段，穿出硬脊膜囊的一段，为硬膜外段。

2. 与脊髓被膜的关系　脊神经根离开脊髓时即包以软脊膜，当穿脊髓蛛网膜和硬脊膜时，带出此二膜形成蛛网膜鞘和硬脊膜鞘。此三层被膜向外达椎间孔处与脊神经外膜、神经束膜和神经内膜相延续。在神经根周围延伸的蛛网膜下腔至脊神经节近端附近即封闭消失。有时可伸展至脊神经近侧部，因而在进行脊柱旁注射时，药液有可能进入蛛网膜下腔内。

3. 与椎间孔和椎间盘的关系　脊神经根的硬膜外段较短，借硬脊膜鞘紧密连于椎间孔周围，以固定硬脊膜囊和保护鞘内的神经根不受牵拉。此段在椎间孔处最易受压。椎间孔的上、下壁为椎弓根上、下切迹，前壁为椎间盘和椎体，后壁为关节突关节。常见椎间盘突出可压迫脊神经根。

由于颈神经自相应椎骨上方穿出，当椎间盘突出压迫颈神经时，受压的颈神经序数应为突出的椎间盘序数加1。而胸、腰神经根丝在椎管内下行一段至相应椎骨下方汇成胸、腰神经穿出，故当腰椎间盘突出时，压迫的神经为突出椎间盘序数下1~2位的胸、腰神经。如第4、5腰椎间盘突出，被压迫的是第5腰神经或第5腰神经和第1骶神经。

（四）脊髓的血管

1. 动脉　该动脉来源有二，即起自椎动脉的脊髓前、后动脉和起自节段性（如肋间后动脉等）的根动脉（图9-16）。

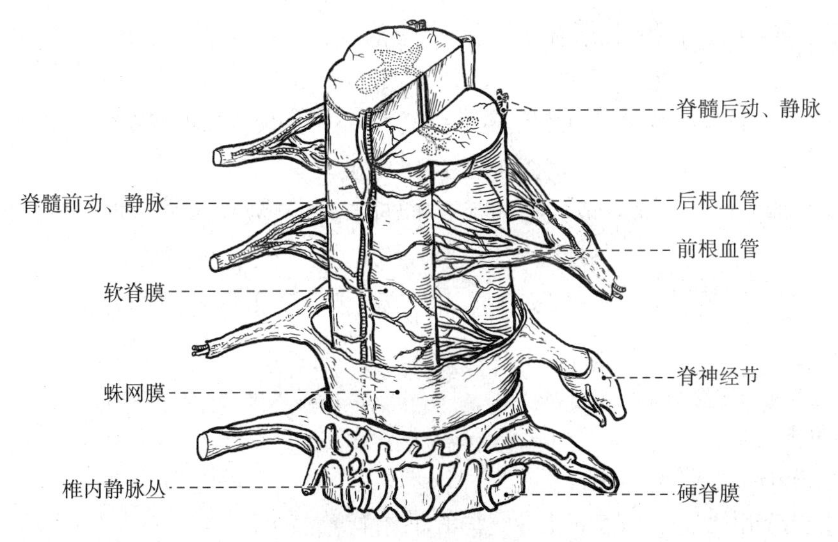

图9-16　脊髓的血管

（1）脊髓前动脉 anterior spinal artery　脊髓前动脉起自椎动脉颅内段，向内下行一小段距离即合为一干，沿前正中裂下行至脊髓下端，沿途发出分支营养脊髓灰质（后角后部除外）和侧、前索深部。行程中常有狭窄甚或中断，其供应范围主要是颈1~4节、颈5以下由节段性动脉加强和营养。脊髓前动脉在脊髓下端变细，于脊髓圆锥高度向侧方发出圆锥吻合动脉，向后与脊髓后动脉吻合。圆锥吻合动脉在脊髓动脉造影时是确定脊髓圆锥平面的标志之一。

（2）脊髓后动脉 posterior spinal artery　脊髓后动脉起自椎动脉颅内段，斜向后内下，沿后外侧沟下行，有时在下行中两动脉合为一干行走一段，沿途分支互相吻合成网，营养脊髓后角后部和后索。

（3）根动脉 radicular artery　根动脉起自节段性动脉的脊支，颈段者主要来自椎动脉和颈升动脉等，胸段来自肋间后动脉和肋下动脉，腰段来自腰动脉，骶尾段来自骶外侧动脉。根动脉随脊神经穿椎间孔入椎管分为前、后根动脉和脊膜支。

前根动脉沿脊神经前根至脊髓，发出分支与脊髓前动脉吻合，并分出升、降支连接相邻的前根动脉。前根动脉供应脊髓下颈节以下腹侧2/3区域，其数量不等，少于后根动脉，主要出现在下颈节、上胸节、下胸节和上腰节，其中有二支较粗大，称大前根动脉 arteria radicularis magna 或动脉。一支出现在颈5~8、胸1~6节，称颈膨大动脉，供应颈1~胸6节；另一支出现在胸8~12和腰1节，以胸11为多见，称腰骶膨大动脉，主要营养胸7节以下的脊髓。在暴露肾动脉以上降主动脉或肋间后动脉起始部的手术时，应注意保护这些血管，以免影响脊髓的血供。在主动脉造影时，如造影剂经腰骶膨大动脉注入，可阻断该部脊髓的血液循环，有导致截瘫的可能。后根动脉沿脊神经后根至脊髓，与脊髓后动脉吻合，分支营养脊髓侧索后部。

在脊髓表面有连接脊髓前、后动脉，前、后根动脉和两脊髓后动脉间的血管，形成环状，称动脉冠，分支营养脊髓周边部。脊髓各供血动脉的吻合，在胸4和腰1节常不充分，为乏血区，易发生血液循环障碍。

2. **静脉**　脊髓表面有6条纵行静脉，行于前正中裂、后正中沟和前、后外侧沟。纵行静脉有许多交通支互相吻合，并有支穿硬脊膜注入椎内静脉丛。

（五）脊髓节段与椎骨的对应关系

脊髓表面附有31对脊神经，每对脊神经借根丝附于一段脊髓，该段脊髓为一脊髓节段。因此脊髓有31个节段，即颈段8节、胸段12节、腰段5节、骶段5节和尾段1节。

在胚胎早期脊髓与脊柱等长，每一脊髓节段与其对应的椎骨高度一致，背神经根均水平向外经椎间孔出椎管。从胚胎第4个月开始，由于脊髓的生长慢于脊柱，脊髓上端连于脑，位置固定，因此脊髓比脊柱短。上自枕骨大孔，成人脊髓下端平第1腰椎下缘，新生儿常较低，可平第3腰椎，从而使脊髓节段与椎骨原来的对应关系发生变化，神经根丝需在椎管内下行一段方达椎间孔。了解脊髓节段与椎骨的对应关系，对临床测定麻醉平面和脊髓病变部位有实用意义。

脊髓节段与椎体的对应关系：成人脊髓颈1~4节段与同序数椎体相对应。颈5~8和胸1~4节段与同序数椎体上一个相对应。胸5~8节段与同序数椎体上二个相对应。胸9~12节段与同序数椎体上三个相对应。腰1~5节段与第10~11胸椎体相对应。骶1~5和尾1节段与第12胸椎和第1腰椎体相对应。

## 附：腰背部腧穴

一、大椎 Dàzhuī（GV14，督脉）

【体表定位】在后正中线上，第7颈椎棘突与第一胸椎棘突之间。

【临床主治】热病、癫痫、中暑、精神分裂、头痛项强、肩背痛、腰脊强痛、五劳虚损等。

【操作方法】俯伏或正坐低头，第7颈椎棘突下凹陷中取穴。针法：直刺，针尖朝向前上方顺棘突的倾斜度刺0.5~1寸，局部酸胀感，向下或向两肩部扩散。

灸量：5~7壮，温灸5~15 min。

【进针层次】见图9-17。

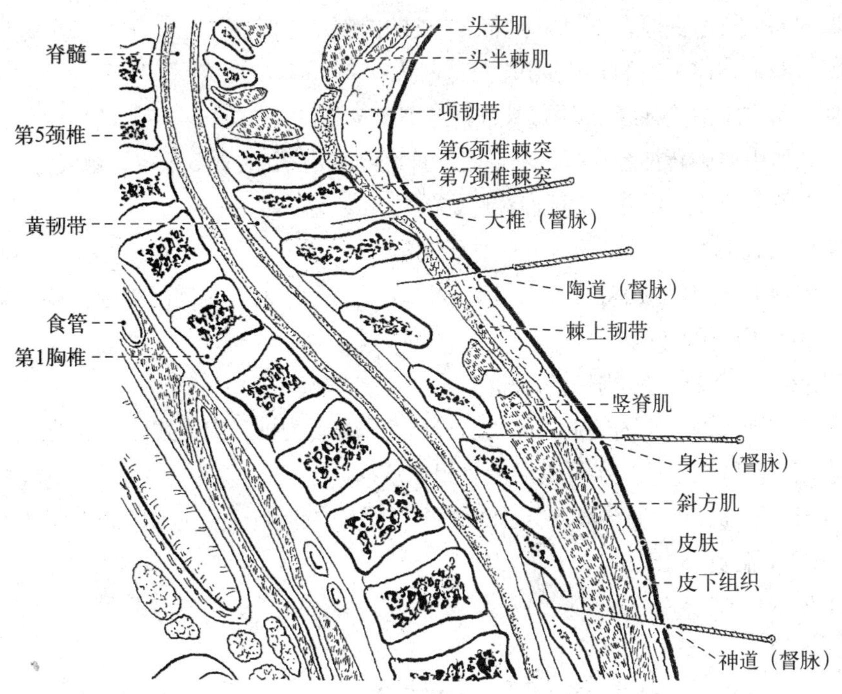


图9-17　大椎、陶道、身柱、神道穴的层次解剖（正中矢状切面）

1. **皮肤**　皮肤感觉由第8颈神经后支的皮支支配。

2. **皮下组织**　皮下组织有上述皮神经的分支分布。

3. **斜方肌腱膜**　斜方肌腱膜该肌由副神经及第3、4颈神经前支支配。

4. **棘上韧带**　棘上韧带呈细索状，较坚韧，针尖达此层时有涩滞感或阻力感。

5. **棘间韧带**　棘间韧带此区棘间韧带较薄，窄而长，进针0.5寸时针尖已达此层。由于此处棘间韧带较薄窄，若针尖向侧方偏离，则进针时稍有落空感。

6. **穴区深层结构**　深层的神经支配为第8颈神经后支，动脉血供为肩胛背动脉或颈横动脉的分支。

【针刺注意事项】直刺过深超过1.5寸以上，针尖可穿透黄韧带、硬脊膜、脊髓蛛网膜而刺入蛛网膜下腔进而刺中脊髓，造成硬膜外隙血管丛损伤出血、蛛网膜下腔渗血或脊髓损伤等严重后果。

二、定喘Díngchuǎn间韧带EX，奇穴）

【体表定位】在大椎穴旁开0.5寸处。

【临床主治】咳嗽、支气管炎、哮喘、呼吸急促、呼吸困难、荨麻疹、落枕等。

【操作方法】先取大椎穴（详见大椎穴），于大椎穴旁开0.5寸处取穴。针法：向内斜刺0.5~1寸。感应：局部酸胀，有时可扩散至肩背部或胸部。

灸量：灸3~5壮，温灸5~15 min。

【进针层次】见图9-18。

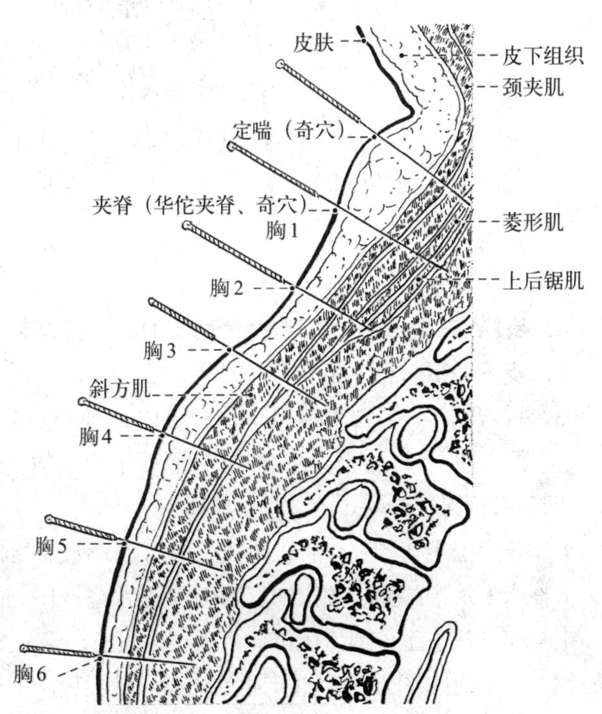


图9-18　经左定喘、胸1-6夹脊穴的矢状断面

1. 皮肤 该穴部位皮肤深厚，由第8颈神经后支的内侧支支配。

2. 皮下组织 有上述皮神经的分支通过。

3. 斜方肌腱 斜方肌由副神经及第3、4颈神经前支支配。

4. 菱形肌 该肌由肩胛背神经支配。到该肌的神经纤维由第4，第5颈神经组成。

5. 颈夹肌 该肌由第2、3、4和5颈神经后支的外侧支支配。

6. 上后鋸肌 该肌由第1、2、3和4肋间神经支配。

7. 竖脊肌（骶棘肌） 该肌由脊神经后支节段性支配。到该穴区肌肉的神经主要是第8颈神经后支的外侧支和第1胸神经后支的外侧支。

三、曲垣Qǔ yuá（SI13，手太阳小肠经）

【体表定位】在肩胛骨冈上窝内侧端，约当肩峰后端与第2胸椎棘突连线的中点处。

【临床主治】冈上肌腱炎、肩关节及其周围软组织疾病。

【操作方法】于冈上窝内侧端，肩胛冈上缘的凹陷处取穴。针法：直刺0.5~0.8寸。感应：局部酸胀。灸量：灸2~5壮，温灸5~15 min。

【进针层次】见图9-19。

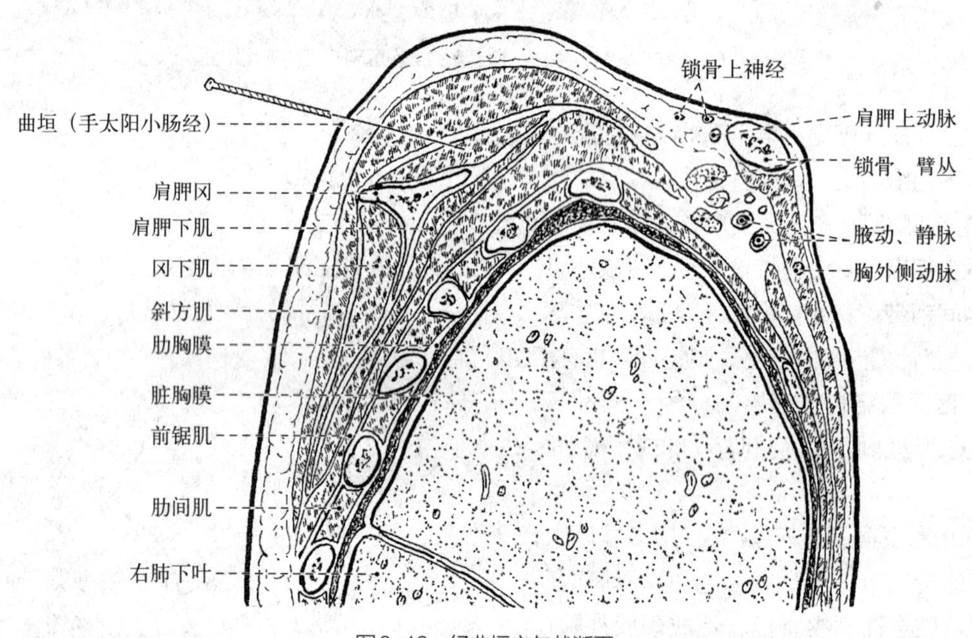


图9-19 经曲垣穴矢状断面

1. 皮肤 由第1、2和3胸神经后支的皮支重叠支配。

2. 皮下组织 有上述皮神经的分支通过。

3. 斜方肌 该肌由副神经及第3，第4颈神经分布。

4. 冈上肌 该肌由肩胛上神经支配。到该肌的神经纤维由第5、6颈神经组成。

四、命门Mìngmén（GV4，督脉）

【体表定位】在腰部，后正中线上，第2、3腰椎之间。

【临床主治】腰痛、腰扭伤、阳痿、遗精、带下，遗尿、腰脊强痛、坐骨神经痛等。

【操作方法】坐位或俯伏位，当后正中线上，第2腰椎棘突下凹陷中取穴。针法：直刺，针尖稍向上进针1寸，可用热补法使局部产生温热感。针尖稍向下进针1~1.5寸，麻电感可向腰骶部，下肢放散。

灸量：3~7壮，温灸5~20 min。

【进针层次】见图9-20。

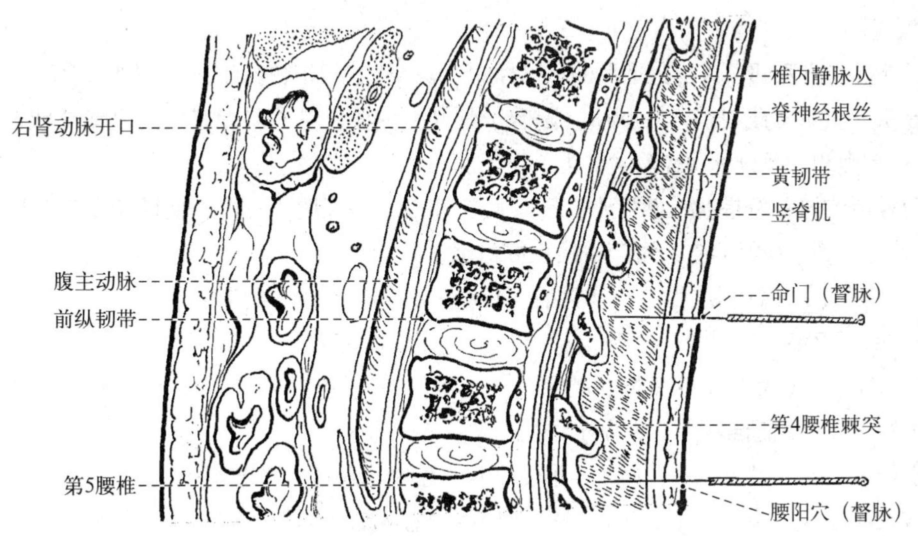


图9-20 经中脘、气海、命门、腰阳穴矢状断面

1. **皮肤** 较厚，移动性小。穴区皮肤有第2、3腰神经后支的皮支分布。

2. **皮下组织** 较为致密，脂肪含量相对较少，其内有上述神经的分支和第2腰动、静脉的浅支分支。

3. **棘上韧带** 此部棘上韧带坚韧且较宽而肥厚，血管及神经分支较少。

4. **棘间韧带** 此部棘间韧带宽而厚，呈四方形，较坚韧，前方与黄韧带愈合。

【针刺注意事项】

1. 由于穴区部棘上韧带和棘间韧带均较宽而肥厚，且比较坚韧，进针时须缓慢，谨防断针。

2. 针刺深度超过1.5寸后，针尖可穿过黄韧带进入椎管内。在此穴区平面上椎管内一般已无脊髓，进针相对安全但仍以针尖不刺入椎管为宜，以避免感染等严重后果，一般以获得针感即可。

五、长强Cháng qiáng（GV1，督脉）

【体表定位】在尾骨尖与肛门中间。

【临床主治】阳痿、精神分裂、泄泻、便血、便秘、痔疾、脱肛、腰脊及尾骶部疼痛。

【操作方法】俯卧位或胸膝位，在尾骨端下，当尾骨端与肛门连线的中点处取穴。针法：直刺，沿尾骨与直肠之间刺入0.5~1寸，局部酸胀可扩散至肛门。斜刺，针尖向上与骶骨平行刺入0.5~1寸，使针感向肛门扩散。

灸量：5~7壮，温灸5~20 min。

【进针层次】见图9-21。

1. **皮肤** 较厚，穴区皮肤有肛神经皮支支配。肛神经为阴部神经的分支。

2. **皮下组织** 皮下脂肪层较厚，其内分布有肛神经皮支的分支及浅血管。

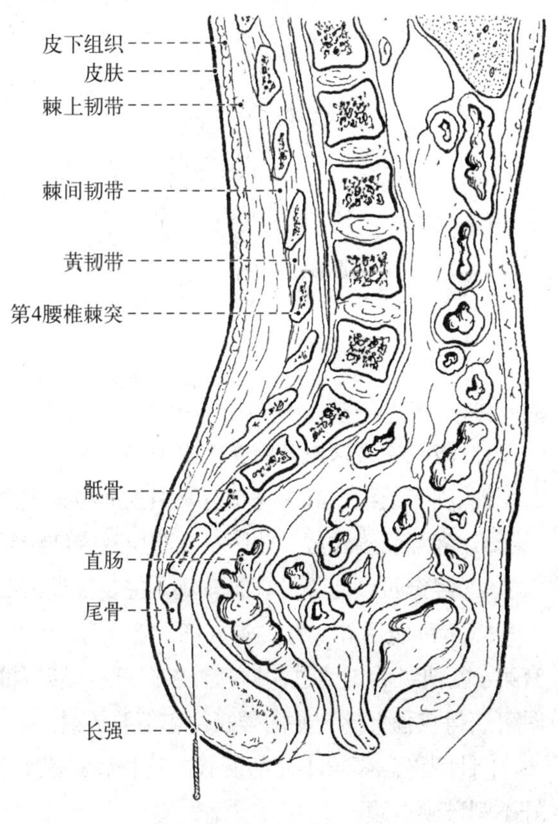


图9-21 长强穴的层次解剖

**3. 肛尾韧带** 肛尾韧带为连接尾骨尖与肛门之间的纤维性结缔组织束，较坚韧，针尖通过时可有突破感。

**4. 肛门外括约肌深部** 该部为增厚的环形肌束，环绕肛管周围的肛门内括约肌上部。

**5. 肛提肌** 该肌为成对的薄片状肌，附着于骨盆壁内面，左右肛提肌联合呈漏斗状，封闭骨盆下口的大部，其上面和下面分别覆盖着盆膈上、下筋膜。

**6. 肛门外括约肌和肛提肌** 两肌由肛神经肌支和会阴神经肌支支配，此两神经均为阴部神经的分支。针刺时若针尖刺中神经分支，可产生酸胀麻电感，并向肛门扩散。

【针刺注意事项】在针刺过程中，针尖前邻直肠，后邻骶尾骨，此时应避免针尖朝前刺入，以防针尖刺入直肠，引起感染。

六、次髎Cìliáo（BL32，足太阳膀胱经）

【体表定位】在第2骶椎棘突下缘旁开1寸。

【临床主治】腰痛、月经不调、痛经、小便不利、遗精、遗尿、下肢痿痹。

【操作方法】当骶后上棘内下方，适对第2骶后孔处取穴。针法：直刺，进针1~2寸，骶部酸胀。斜刺，60° 向耻骨联合方向进针2寸，针感向腰骶部及下肢放散。

灸量：5~7壮，温灸5~20 min。

【进针层次】见图9-22。

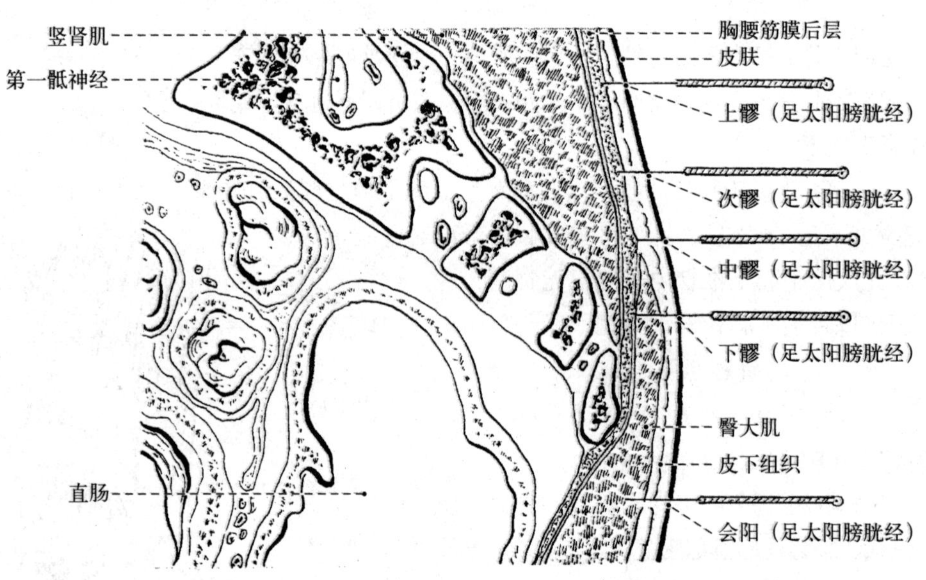


图9-22 上髎、次髎、中髎、下髎、会阳穴的层次解剖（右侧、矢状切面）

**1. 皮肤** 穴区皮肤由臀中皮神经支配。

**2. 皮下组织** 其内分布有臀中皮神经分支及浅血管。臀中皮神经参见”膀胱俞的进针层次”。

**3. 胸腰筋膜浅层** 此区呈一薄层致密结缔组织，被覆于竖脊肌表面，参与构成竖脊肌鞘。

**4. 竖脊肌** 此部竖脊肌较薄，主要接受第1骶神经后支的肌支支配。

**5. 第1骶后孔** 针尖刺入第1骶后孔，可进入硬脊膜外腔。骶段硬膜外隙上大下小、前宽后窄，内有第1骶神经后支通过，神经外包以硬脊膜延伸的神经鞘，该鞘较厚，周围脂肪较多，针尖刺中此神经时可获得较强针感，并向腰骶部和下肢放射。

【针刺注意事项】此部骶管内硬脊膜紧靠骶管后壁，间距为1~1.5 mm，进针时应注意针刺角度，最好不刺破硬脊膜。

七、秩边Zhì biān（BL54，足太阳膀胱经）

【体表定位】在臀部，平第4骶后孔，骶管裂孔旁开3寸。

【临床主治】腰腿痛、下肢痿痹、坐骨神经痛、阴痛、痔疾。

【操作方法】伏卧。针法：直刺：进针2~3寸，用较强刺激，麻电感向下肢放散。斜刺，向内倾斜45°，进针2~3寸麻电感向外生殖器或肛门放散，治疗生殖器疾病。斜刺，向内下方斜刺进针2~3寸，酸胀感向肛门扩散。

灸量：5~7壮，温灸5~20 min。

【进针层次】见图9-23。

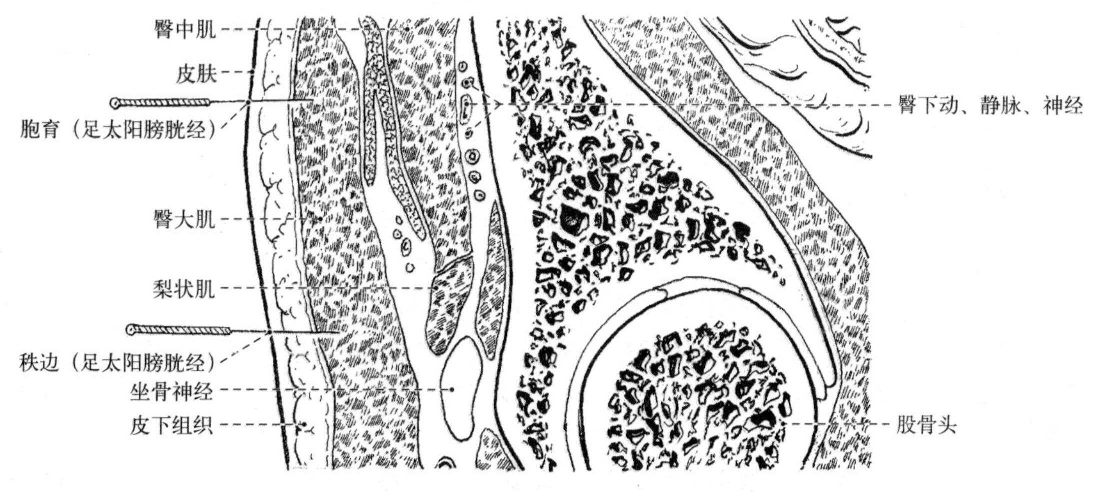


图9-23　胞肓、秩边穴的层次解剖（左侧、矢状切面）

1. **皮肤**　较厚，富有皮脂腺和汗腺。穴区皮肤有臀中皮神经分支分布，支配其感觉。

2. **皮下组织**　较发达，有许多纤维束连接皮肤与深筋膜，其间充满较厚的皮下脂肪。其内分布有臀中皮神经分支和浅血管。

3. **臀大肌**　肥厚，主要接受臀下神经支配。

4. **梨状肌下缘**　梨状肌起于骶骨前面骶前孔外侧的骨面，向外穿过坐骨大孔至臀部，止于股骨大转子。梨状肌穿坐骨大孔，将其分为梨状肌上孔和梨状肌下孔。梨状肌下缘紧邻梨状肌下孔，下孔内由外侧至内侧依次有坐骨神经、股后皮神经、臀下皮神经、臀下动静脉、阴部内动静脉及阴部神经等结构穿出。本穴深部有坐骨神经和股后皮神经通过，直刺进针2~3寸时，针尖可能刺中上述神经，产生麻电感，并向下肢放射。

八、风门Fēng mén（BL12，足太阳膀胱经）

【体表定位】在背部，后正中线两侧1.5寸，平对第2、3胸椎棘突之间。

【临床主治】伤风咳嗽、发热头痛、项强、胸背痛。

【操作方法】俯伏位，当第2胸椎棘突下，旁开1.5寸处取穴。针法：直刺，微斜向脊柱，深0.5~1寸，局部酸胀感，治疗伤风、咳嗽、发热头痛。斜刺，尖向脊柱方向斜刺1~1.5寸，针感可向胸胁部扩散，治疗项强、胸背疼痛。

灸量：3~5壮，温灸10~30 min。

【进针层次】见图9-24。

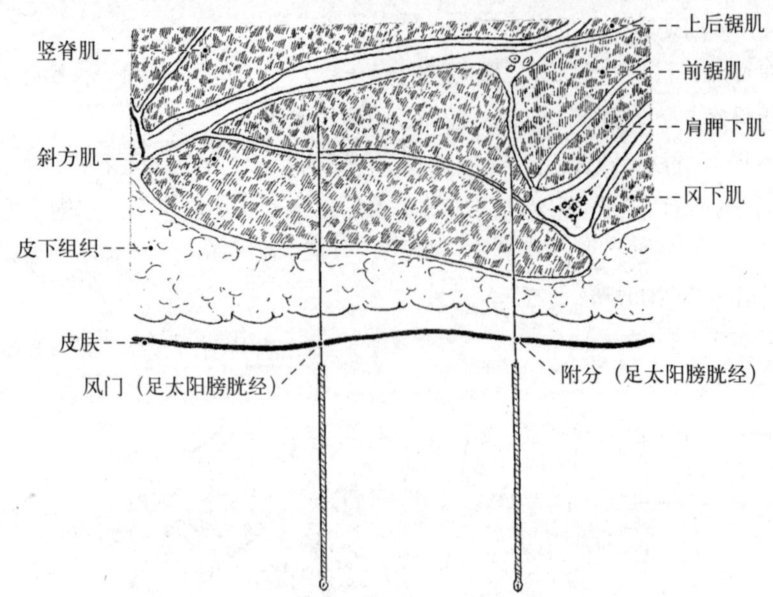


图9-24　经风门、附分穴的断面层次解剖

1. **皮肤**　皮肤较厚，其感觉由第2、3胸神经后支的皮支支配。

2. **皮下组织**　皮下组织较致密，内有第2、3胸神经后支的皮支及其伴行动脉、静脉分布。

3. **斜方肌**　斜方肌位于项部和背部浅层的三角形阔肌、左右两肌会合呈斜方形，由副神经及第3、4颈神经前支支配。直刺进针0.5寸时针尖即可达此层。

4. **菱形肌**　菱形肌斜方肌深面的菱形阔肌，受肩胛背神经支配，该神经主要由第4、5颈神经前支组成，针刺方向斜向外侧时可能刺中肩胛背神经主干。

5. **上后锯肌**　上后锯肌受第1~4肋间神经（为1~4胸神经前支）支配。

6. **竖脊肌**　竖脊肌为背部最长的强大后伸肌，纵列于脊柱全部棘突的两侧。受多节段的脊神经后支支配。

【针刺注意事项】直刺不宜过深，如过深针尖可穿透肋间软组织、壁胸膜、胸膜腔而刺伤肺，引起气胸，若深刺再加提插、捻转，气胸更为严重。肺的神经属内脏神经，对针刺的反应不敏感。当针尖通过肺时无阻力，并有空松感觉。直刺时若微斜向脊柱，则可避免针尖刺入胸腔，此时针尖停留于竖脊肌内。

九、肺俞Fèishù（BL13，足太阳膀胱经）

【体表定位】位于第3、4胸椎棘突间水平，后正中线旁开1.5寸。

【临床主治】支气管炎、咳嗽、气喘、胸满、背痛、潮热、盗汗、癫痫等。

【操作方法】俯伏位，第3胸椎棘突下，旁开1.5寸处取穴。针法：直刺，微斜向脊柱，深0.5~1寸，针尖对准椎间孔方向进针，局部酸胀感。

灸量：3~5壮，温灸5~15 min。

【进针层次】见图9-25。

1. **皮肤**　管理穴区皮肤感觉的神经纤维来自第3、4胸神经后支的皮支。

2. **皮下组织**　内有上述皮神经的分支及其伴行动、静脉分布。

3. **深部各层结构**　参见”风门穴直刺的进针层次”。

【针刺注意事项】

此部距肋及肋间隙甚近，若针尖朝外侧或垂直刺入，同样易使针尖刺入胸腔，损伤胸膜和肺，造成气胸。

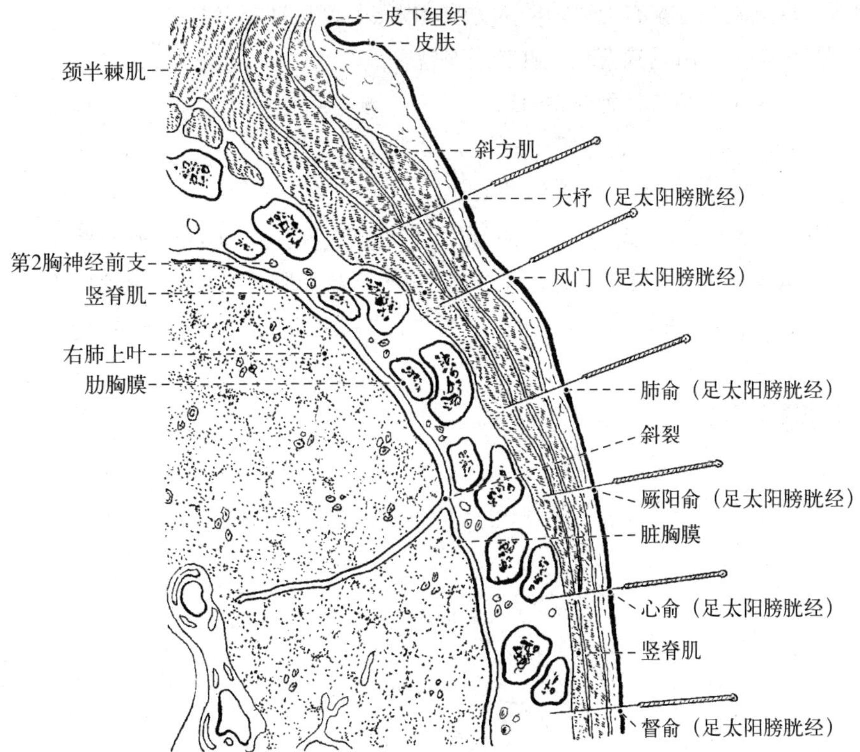


图9-25 大杼、风门、肺俞、厥阳俞、心俞、督俞穴的层次解剖（矢状切面）

十、心俞 Xīnshù（BL15，足太阳膀胱经）

【体表定位】在第5胸椎棘突下方，旁开1.5寸。

【临床主治】癫狂、惊悸、失眠、健忘、心烦、心痛、胸背痛、肋间神经痛。

【操作方法】俯卧位，针法：直刺，微斜向脊柱，深0.5~1寸。

灸量：3~5壮，温灸5~15 min。

【进针层次】见图9-26。

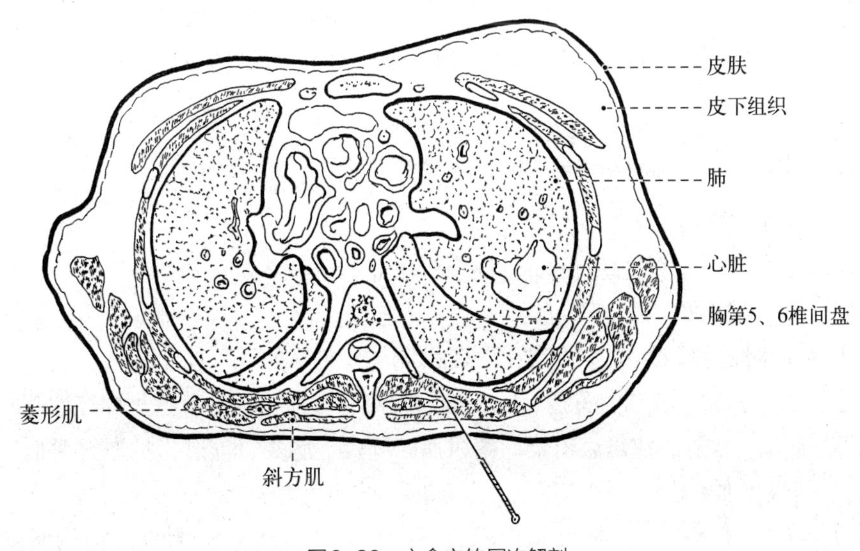


图9-26 心俞穴的层次解剖

1. **皮肤**　皮肤较厚.该穴部位的皮肤有第5、6胸神经后支内侧皮支分支分布。

2. **皮下组织**　皮下组织分布有上述神经的分支和第5肋间后动、静脉的浅支。

3. **深部各层结构参见"风门穴直刺的进针层次"。**

【针刺注意事项】参见肺俞穴针刺注意事项。

十一、肝俞Gānshù（BL18，足太阳膀胱经）

【体表定位】第9胸椎棘突下，正中线旁开1.5寸。

【临床主治】黄疸、胁痛、目赤、眩晕、目视不明、癫狂、痫证、神经衰弱、背痛。

【操作方法】俯伏位，于9胸椎棘突下，正中线旁开1.5寸处取穴。针法：斜刺，针尖向内侧成60°进针0.5~1寸，局部酸胀感。平刺，针尖直对病所可进针1~2寸，向四周透刺以扩大针感。

灸量：3~5壮，温灸5~15 min。

【进针层次】见图9-27。

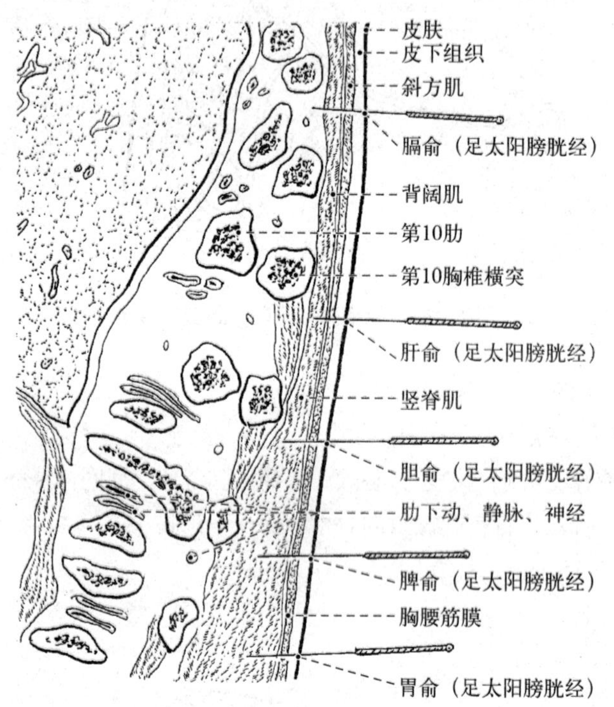


图9-27　膈俞、肝俞、胆俞、脾俞、胃俞穴的层次解剖（矢状切面）

1. **皮肤**　穴区皮肤有第9、10胸神经后支的内侧支分布。

2. **皮下组织**　此层有上述神经的分支和第9肋间后动、静脉浅支分支。

3. **深层结构**　参见"膈俞穴的进针层次"。

【针刺注意事项】参见"肺俞穴直刺的针刺注意事项"。

十二、脾俞Pǐshù（BL20,足太阳膀胱经）

【体表定位】后正中线两侧1.5寸，平第11、第12胸椎棘突间处。

【临床主治】胁痛、腹胀、腹痛、黄疸、胁下满、胃炎、胃溃疡、胃下垂、神经性呕吐、消化不良、泄泻、痢疾、完谷不花、水肿、痃癖、积聚、糖尿病、肝炎、肠炎、浮肿、贫血、便血、吐血、紫癜、崩漏、肝脾肿大、慢性出血性疾病、子宫脱垂、荨麻疹、肢体乏力等。

【操作方法】坐位或俯伏位，于第11胸椎棘突下旁开1.5寸处取穴。针法：向内斜刺0.5~1寸。感应：局部酸、麻、胀，并向腰部放散。灸量：灸3~7壮，温灸5~20 min。

【进针层次】见图9-28。

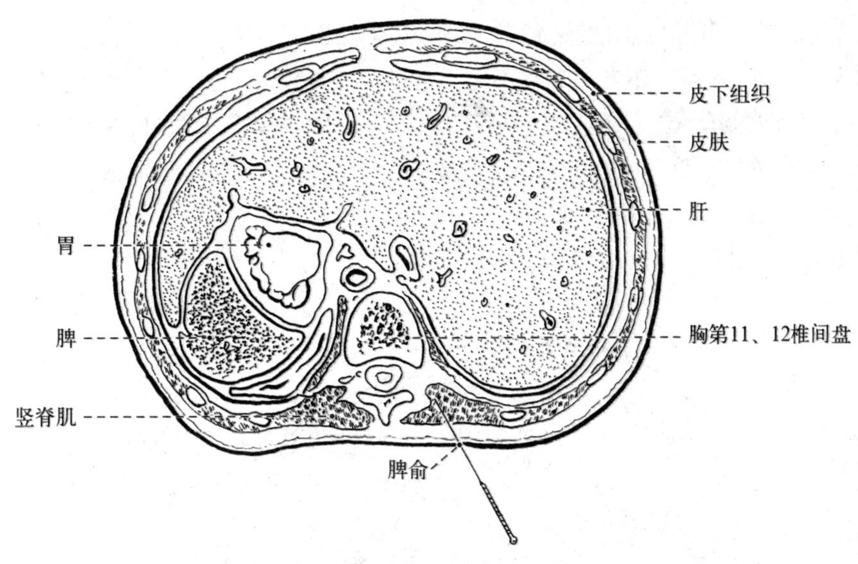

图9-28 脾俞穴的层次解剖

1. **皮肤** 较胸部皮肤厚。该穴部位由第11胸神经后支的皮支分布。针刺时阻力较胸部皮肤大。

2. **皮下组织** 有上述皮神经的分支通过。

3. **背阔肌** 该肌由胸背神经支配。到该肌的神经纤维由第6~8颈神经组成。

4. **下后锯肌腱膜** 下后锯肌由第9~11肋间神经及肋下神经支配。

5. **竖脊肌** 竖脊肌位于脊柱的两侧，为背部的最深肌。该肌由相应脊神经后支节段性支配。到穴区肌肉的神经主要是第11、12胸神经的后支的内侧支。竖脊肌的深面有横突棘肌等背深部小肌肉。

【毗邻结构】

1. **深面** 深面骶棘肌的深面由浅入深；依次有肋提肌、肋间内韧带、胸内筋膜、肋胸膜和肺。

（1）肋提肌 肋提肌位于脊柱的两侧，较薄。

（2）肋间内韧带 肋间内韧带位于肋提肌的深面，是肋间内肌自肋角向后移行成的腱膜，为薄的结缔组织膜。

（3）胸内筋膜 胸内筋膜衬于胸壁的内面。它的浅面和深面分别有肋间内韧带和肋胸膜，三者紧密相贴。以上各层，针刺通过时虽阻力较小，但因深面为胸膜腔，故有突然空松感觉。

（4）肺 肺为气体交换的场所，肺的神经属内脏神经，对针刺的反应不敏感。肺的结构主要由肺泡组成，故针刺通过时无阻力，并有空松感觉。

2. **上面** 上面为第11、12肋横突关节间隙。针刺斜向上时可刺中横突关节，有坚硬感。

3. **下面** 下面为第12肋横突关节。

4. **外侧** 外侧为肋间外肌和肋间内韧带。

5. **内侧** 内侧胸椎椎弓。

【针刺注意事项】该穴部位的胸后壁从体表至胸腔体壁厚度左为3.36 cm，右为3.25 cm，因深面有肺，故采用向脊椎（内）方向斜刺，以与水平成65° 角进针为宜，直至针尖触及锥体，再略略退出，以0.5~1寸为安全，施行手法。若直刺则以3~5分或针刺8分深是安全的，有针感后即起针。如需留针时直刺3~5分，有针感后将针提至肌层向前下方或斜向脊柱方向刺0.5~1寸，也是安全的。因内侧的肌肉较丰厚，故向内斜刺，较为安全，勿深刺透胸腔，以防刺伤肺脏，造成气胸。针尖向外斜刺，因穴区深面及外侧肌肉较薄，故易经肋间隙刺穿胸壁进入肋膈窦内，甚至伤及肝脏或肾脏等重要器官。

十三、胃俞Wèishù（BL21，足太阳膀胱经）

【体表定位】在背部，当第12胸椎棘突下，旁开1.5寸。

【临床主治】胃脘痛、腹胀、呕吐、完谷不化、肠鸣、食欲不振、胃下垂、肝炎、失眠等。

【操作方法】坐位或俯伏位，于第12胸椎棘突下，旁开1.5寸处取穴。针法：斜刺，针尖向内侧成70°进针0.5~1寸，局部酸、麻、胀感可向腰部放散。直刺0.5~1寸，局部酸胀感。

灸量：3~5壮，温灸5~15 min。

【进针层次】见图9-29。

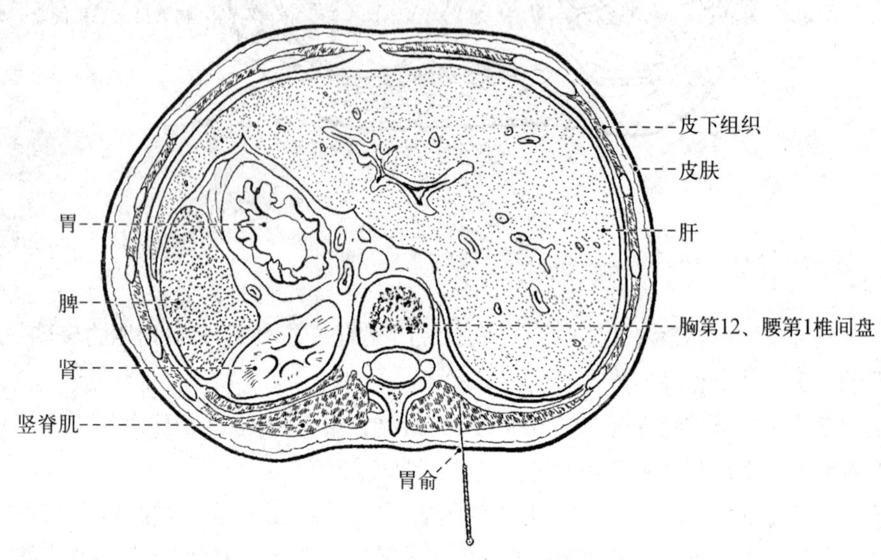


图9-29　胃俞穴的层次解剖

1. **皮肤**　皮肤较厚，穴区皮肤有第12胸神经和第1腰神经后支的皮支分布。

2. **皮下组织**　皮下组织致密而厚，含较多脂肪，其内分布有上述神经的分支和肋下动、静脉背侧支分支。

3. **背阔肌**　该肌腱膜与其浅面的腰背部深筋膜、其深面的下后锯肌腱膜，共同形成胸腰筋膜浅层，该层甚为发达，也易受劳损而引起腰腿痛。接受胸背神经和相应腰神经后支支配。

4. **下后锯肌**　下后锯肌位于背阔肌中部的深面，借腱膜起自下位两个胸椎棘突及上位两个腰椎棘突，肌纤维向外上方止于第9~12肋外面，接受第9~12肋间神经支配。

5. **竖脊肌**　竖脊肌此部竖脊肌主要接受第12胸神经和第1腰神经后支的肌支支配。

【针刺注意事项】两侧壁层胸膜下界在接近脊柱处平第12胸椎棘突，如针刺过深且针尖稍偏上，易刺伤胸膜，引起气胸。本穴深部正当两肾上端，若过分深刺且针尖稍偏外侧，针尖可刺入肾的被膜，进而伤及肾脏。

十四、肾俞Shènshù（BL23，足太阳膀胱经）

【体表定位】位于后正中线两侧1.5寸，平2、3腰椎棘突间处。

【临床主治】遗精、阳痿、不孕不育、月经不调、腰背酸痛。

【操作方法】当第2腰椎棘突下，旁开1.5寸处取穴。针法：直刺，微斜向脊柱，向椎间孔处进针1~1.5寸。斜刺，进针1~1.5寸，针尖对着病所，使麻电感向腰骶、臀部及下肢放射。

灸量：3~7壮，温灸5~15 min。

【进针层次】见图9-30。

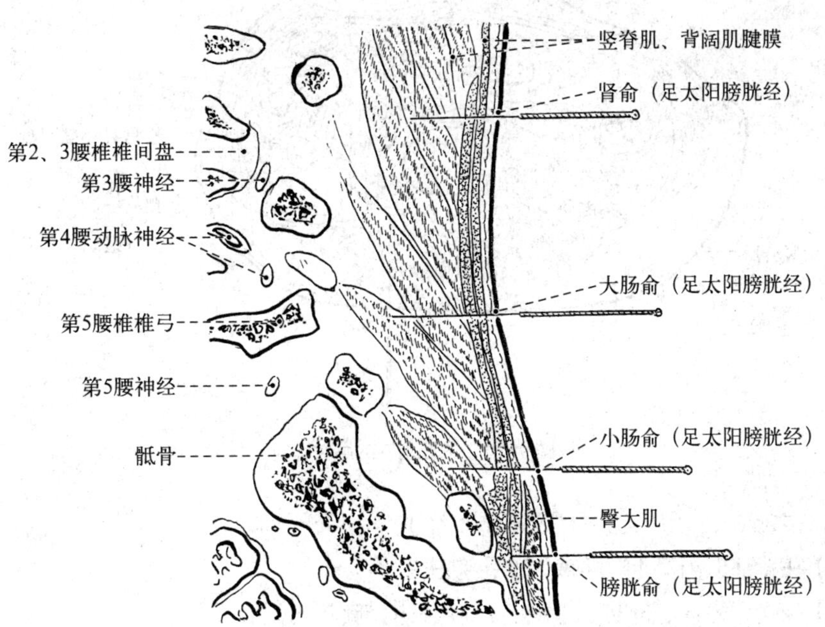


图9-30 经肾俞、大肠俞、小肠俞、膀胱俞的矢状断面

1. **皮肤** 皮肤较厚，移动性小，穴区皮肤第2、3腰神经后支的内侧皮支分布。

2. **皮下组织** 皮下组织由疏松结缔组织构成，脂肪含量相对较多，其内分布有上述神经的分支及其伴行浅动、静脉支。

3. **胸腰筋膜浅层** 胸腰筋膜浅层较致密，厚且坚韧，覆于竖脊肌表面，向下附于髂嵴，内侧附于腰椎棘突和棘上韧带。针尖刺穿此层时可有突破感。

4. **竖脊肌** 竖脊肌此部竖脊肌主要接受第2、3腰神经后支的肌支支配。

【针刺注意事项】

1. 若针尖能到达第2、3腰椎之间的椎间孔附近，刺激到第2腰神经干或其分支，则可获得较强针感，具体操作要点参见“肺俞穴针刺注意事项”。

2. 如进针时针尖偏向外侧，且针刺过深，针尖可依次穿透竖脊肌、腰方肌、腰大肌而到达两肾下端，可能刺伤肾脏，应注意避免。

十五、大肠俞Dàchángshù（BL25，足太阳膀胱经）

【体表定位】当第4腰椎棘突下，旁开1.5寸。

【临床主治】腰脊疼痛、腹痛、腹胀、泄泻、便秘、痢疾。

【操作方法】俯伏位。针法：直刺，进针1~2寸，腰部酸胀。斜刺，针尖方向朝内侧70° 进针2~3寸，较强刺激，使麻电感向腰骶部、下肢放散。平刺，针尖向下透小肠俞，酸胀感可扩散至骶髂关节。

灸量：3~7壮，温灸5~15 min。

【进针层次】见图9-31。

1. **皮肤** 较厚，穴区皮肤有第4、5腰神经后支的内侧皮支分布。

2. **皮下组织** 其内分布有上述神经的分支及其伴行浅动、静脉支。

3. **胸腰筋膜浅层及竖脊肌** 参见“肾俞穴的进针层次”。

【针刺注意事项】针尖朝向内侧70° 进针2~3寸可能达到第4、5腰椎之间的椎间孔附近，若刺激到第4腰神经干或其分支，即可获得较强的针感并向腰骶部和下肢放射。

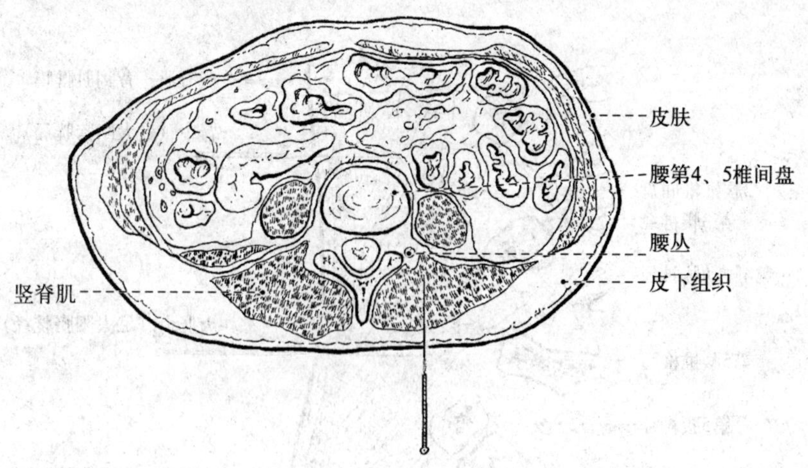


图9-31　大肠俞穴的层次解剖

十六、膏肓Gāohuāng（BL43，足太阳膀胱经）

【体表定位】在背部，当第4胸椎棘突下，旁开3寸。

【临床主治】咳喘、盗汗、健忘、遗精、肩胛背痛、顽谷不化。

【操作方法】俯伏或正坐低头，当第4胸椎棘突下，旁开3寸处取穴。针法：向外斜刺，从背侧向前外方刺入0.5~1寸，局部酸胀感。

灸量：3~5壮，温灸10~15 min。

【进针层次】见图9-32。

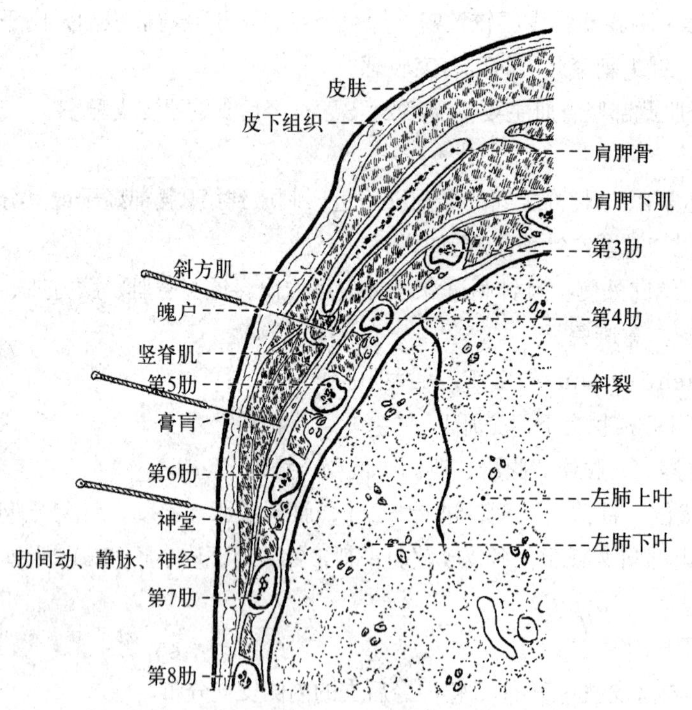


图9-32　经附会、魄户、膏肓、神堂穴的矢状断面

1. **皮肤**　皮肤较厚，有第4、5胸神经后支外侧皮支的分支分布，管理其感觉。

2. **皮下组织**　皮下组织较致密。脂肪含量因人而开，内有上述皮神经的分支及其伴行浅动、静脉分布。

3. **斜方肌、菱形肌和竖脊肌**　斜方肌、菱形肌和竖脊肌斜方肌由副神经支配，菱形肌由肩胛背神经支配，此部竖脊肌主要受第4、5胸神经后支的肌支支配。本穴深部正当菱形肌的深面，肩胛骨的脊柱缘，有肩胛背神经和肩胛背动、静脉伴行通过，针刺时容易刺到。

【针刺注意事项】本穴深部正好有肩胛背神经和肩胛背动脉通过，向外斜刺时，若针尖刺中肩胛背神经则针感强烈，并可向肩胛骨及颈根部放射；若针尖刺中肩胛背动脉，则可形成深部血肿并引起疼痛（血肿压迫神经）。

向外斜刺时，斜刺角度应以小于45°为宜，也不宜针刺过深，以免针尖进入肋间隙，损伤胸膜和肺，引起气胸。

十七、志室Zhì shì（BL52，足太阳膀胱经）

【体表定位】在腰部，当第2腰椎棘突下，旁开3寸，肾俞外侧1.5寸。

【临床主治】遗精、阳痿、阴痛下肿、小便淋漓、水肿、腰肌强痛。

【操作方法】俯卧位，两侧髂嵴最高点间连线平第4腰椎棘突，依次向上2个棘突即第2腰椎棘突，第2腰椎棘突下，旁开3寸定穴，直刺或向内斜刺，本穴腹后壁的厚度为：左（32.7±10.2）mm，右（33.3±9.8）mm。结合临床，其安全深度以0.5~1.0寸为宜。感应：腰部酸胀，或有麻电感向臀部及下肢放射。

灸量：灸3~7壮，温灸5~20 min。

【进针层次】见图9-33。

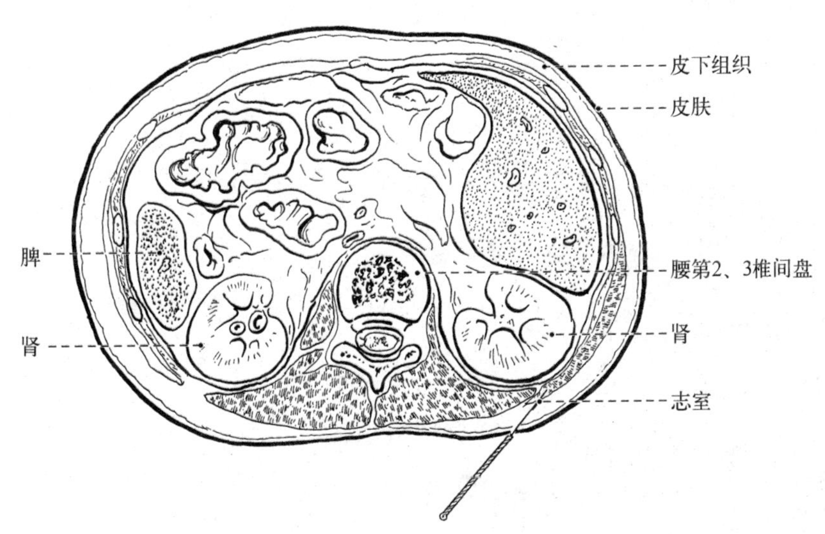


图9-33 志室穴的层次解剖

1. **皮肤** 较厚，进针时有韧感，由第2腰神经后支的内侧支分布。

2. **皮下组织** 厚而致密，含较多脂肪，有许多结缔组织纤维束与深筋膜相连，由上述皮神经的分支通过。

3. **背阔肌腱膜** 该腱膜为背阔肌的起始腱膜。背阔肌位于背下部，为浅层阔肌。由胸背神经支配，其神经纤维来自第6~8胸神经。

4. **下后锯肌** 该肌非常薄，位于背阔肌的深面。

5. **竖脊肌** 该肌为背部深层肌，针刺时通过该机的外侧部分，此处较中间部分薄，该肌由脊神经后支节段性支配。到穴区肌肉的神经主要是第2、3腰神经后支的内侧支。浅层有第1、2腰神经后支的外侧皮支及伴行的动、静脉；深层由第1、2腰神经后支的肌支和相应的腰动、静脉背侧支的分支或属支。

6. **腰方肌**　该肌位于脊柱两侧，竖脊肌前方，两肌之间有胸腰筋膜的中层，此肌起自髂嵴的后部，向上止于第12肋和第1~4腰椎横突。

【针刺注意事项】本穴层次较厚，掌握好进针方向和层次，一般比较安全。进针深度一般掌握在1.2寸以内。但如果向外斜刺，刺入过深，可达肾脏。若伤及肾脏，病人可感明显的针下疼痛，甚至痛连整个腰部。故当病人出现明显的疼痛感应时，提示可能刺中肾脏，应马上出针，切勿再行针。一旦损伤，轻症卧床休息，抗感染治疗，重症给予输液、输血，并应转入相应内、外科治疗。若向内下方进针过深，过度提插捻转，可能刺伤小肠，肠内容物外渗可导致腹膜炎。轻者病人无明显症状，若怀疑有肠损伤，应嘱病人休息，注意观察病人的体征变化。重者可导致肠壁渗出，形成腹膜炎。病人可出现进行性腹痛、发烧、恶心、呕吐等症状，应住院治疗。

# 主要参考文献


1. 韩永坚，刘牧之.临床解剖学丛书：腹、盆部分册.北京：人民卫生出版社，1996.
2. 严振国，杨茂有，邵水金.局部解剖学.北京：中国中医药出版社，2006.
3. 王怀经.局部解剖学.北京：高等教育出版社，2007.
4. 严振国.中医应用腧穴解剖学.上海：上海科学技术出版社，2005.
5. 严振国，杨茂有.正常人体解剖学.2版.北京：中国中医药出版社，2007.
6. 彭裕文.局部解剖学.北京：人民卫生出版社，2008.
7. 郭长清，胡波.针灸穴位图解.北京：人民卫生出版社，2006.
8. 杨茂有.正常人体解剖学.北京：人民卫生出版社，2012.
9. 舒强，徐国成，鹿晓理.局部解剖学.北京：高等教育出版社，2013.
10. 邵水金，杨茂有.腧穴解剖学.上海：上海科学技术出版社，2013.
11. 姜国华.局部应用解剖学.长春：吉林科学技术出版社，2006.
12. 白丽敏，姜国华.神经解剖学.北京：中国中医药出版社，2011.